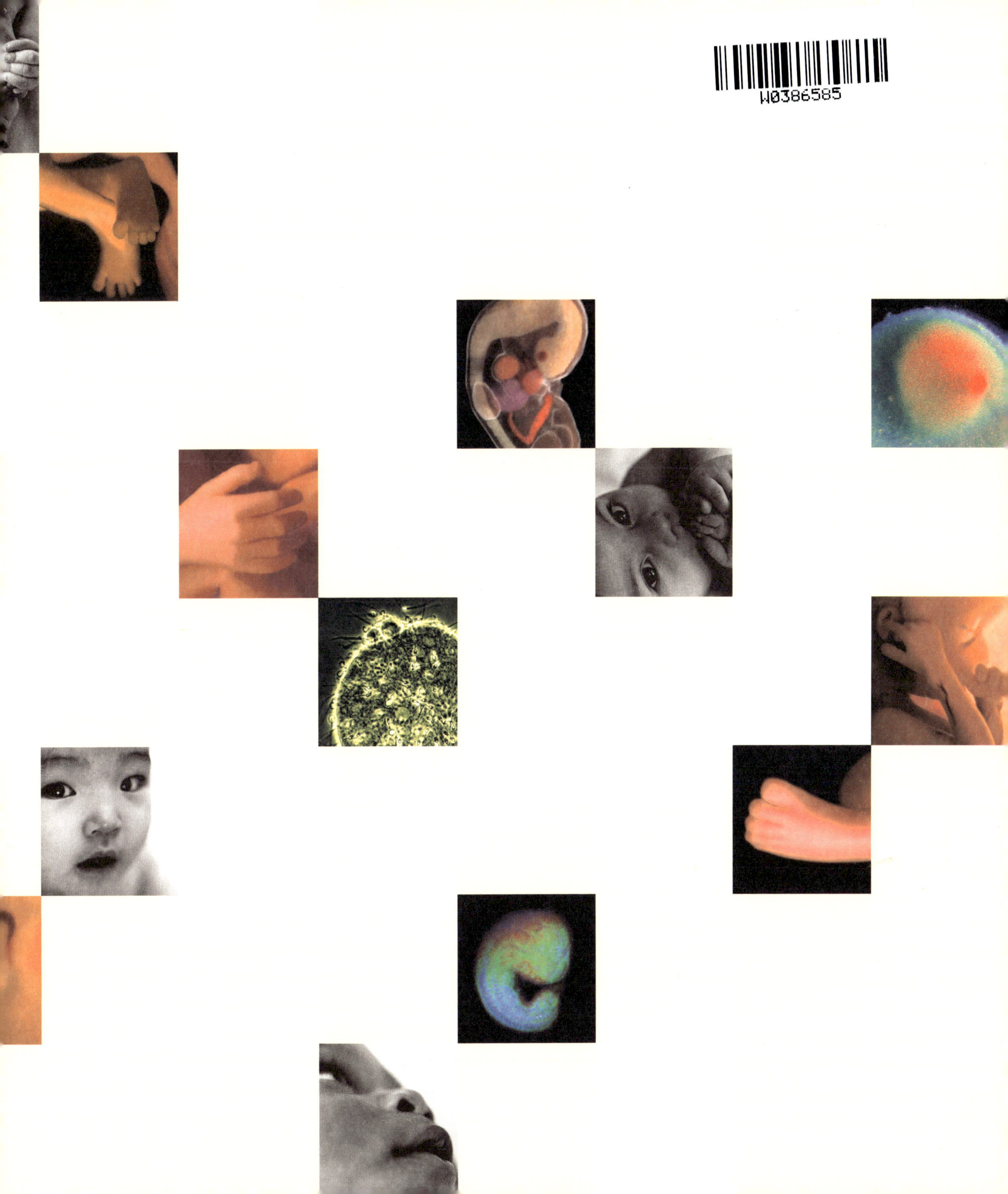

Wunder des Lebens: Wie ein Kind entsteht

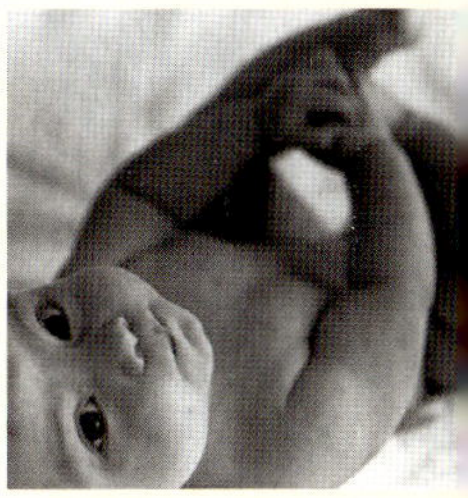

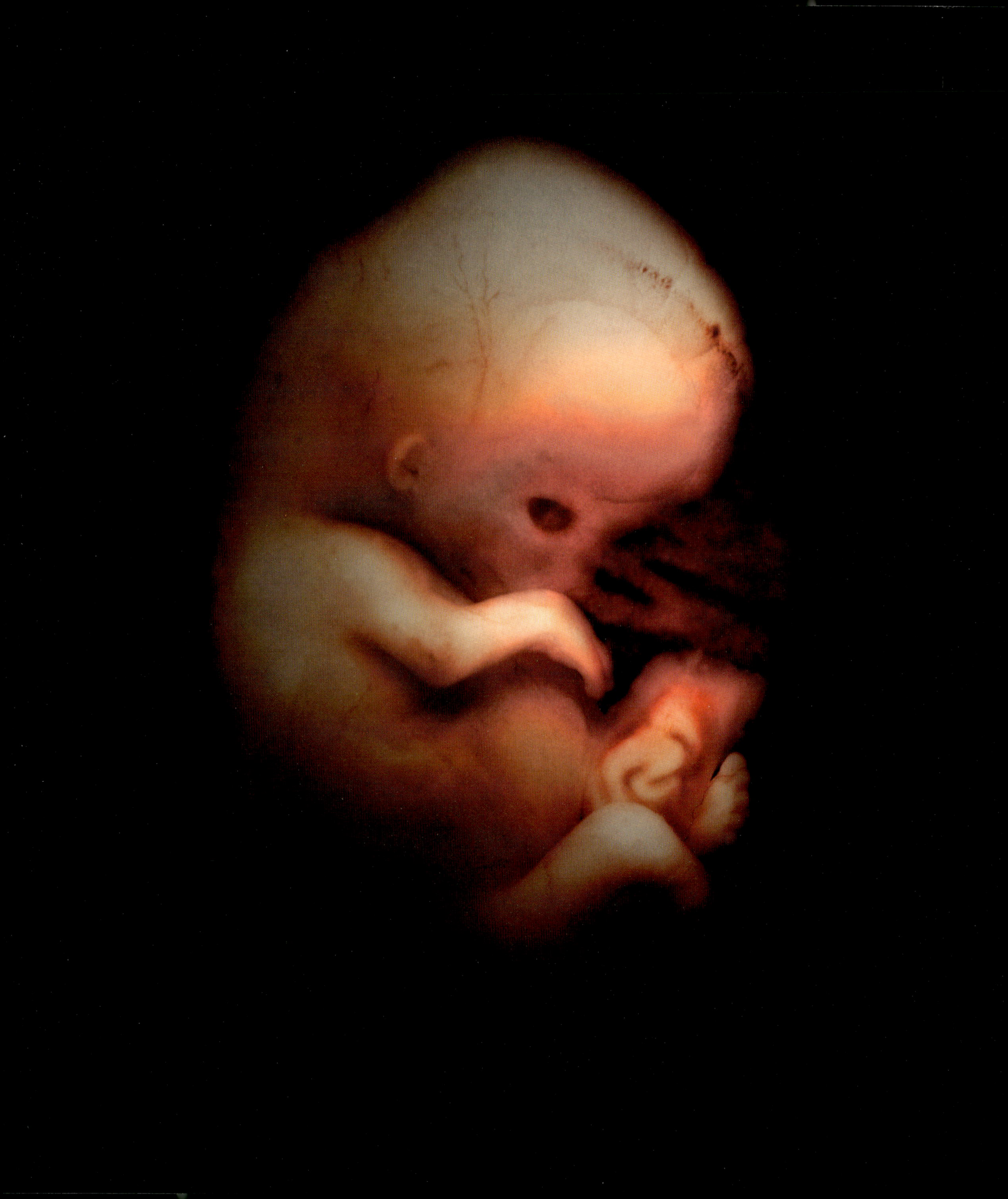

Wie mag unser Baby jetzt wohl aussehen?

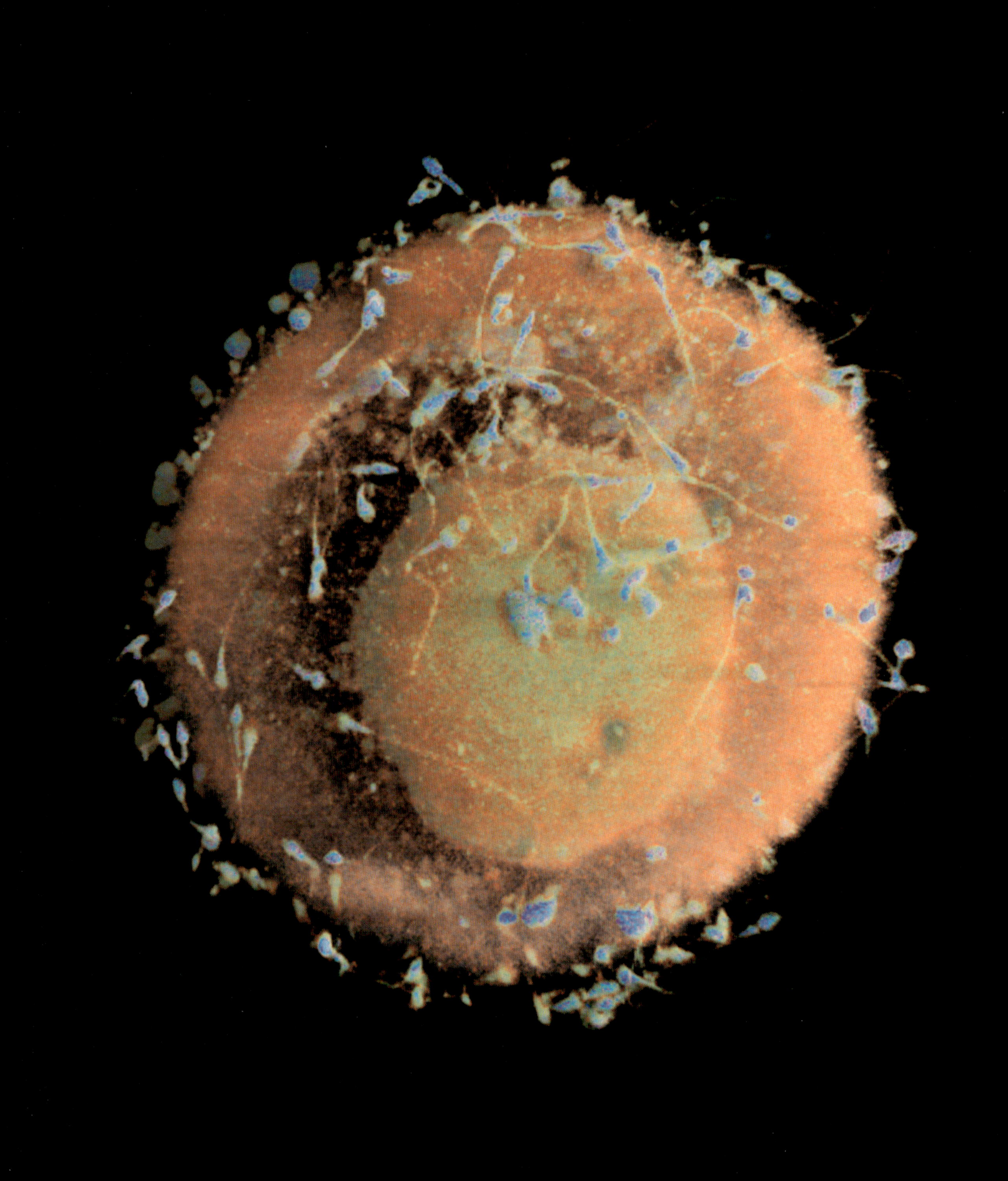

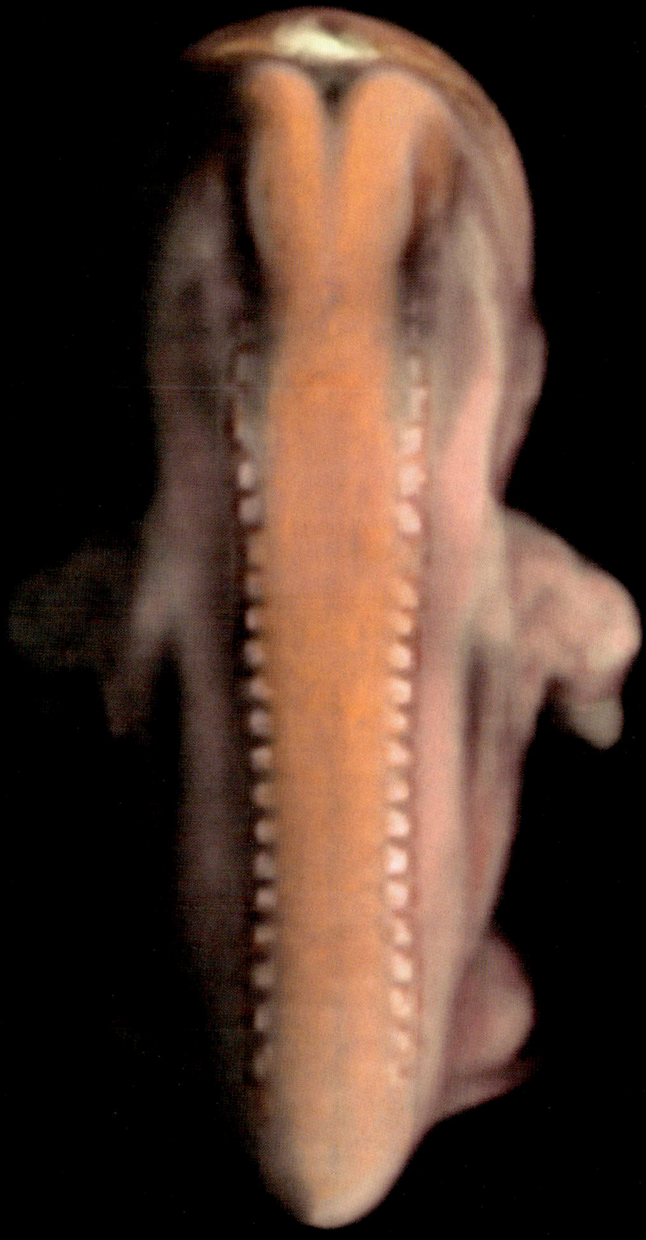

Ein Wunder

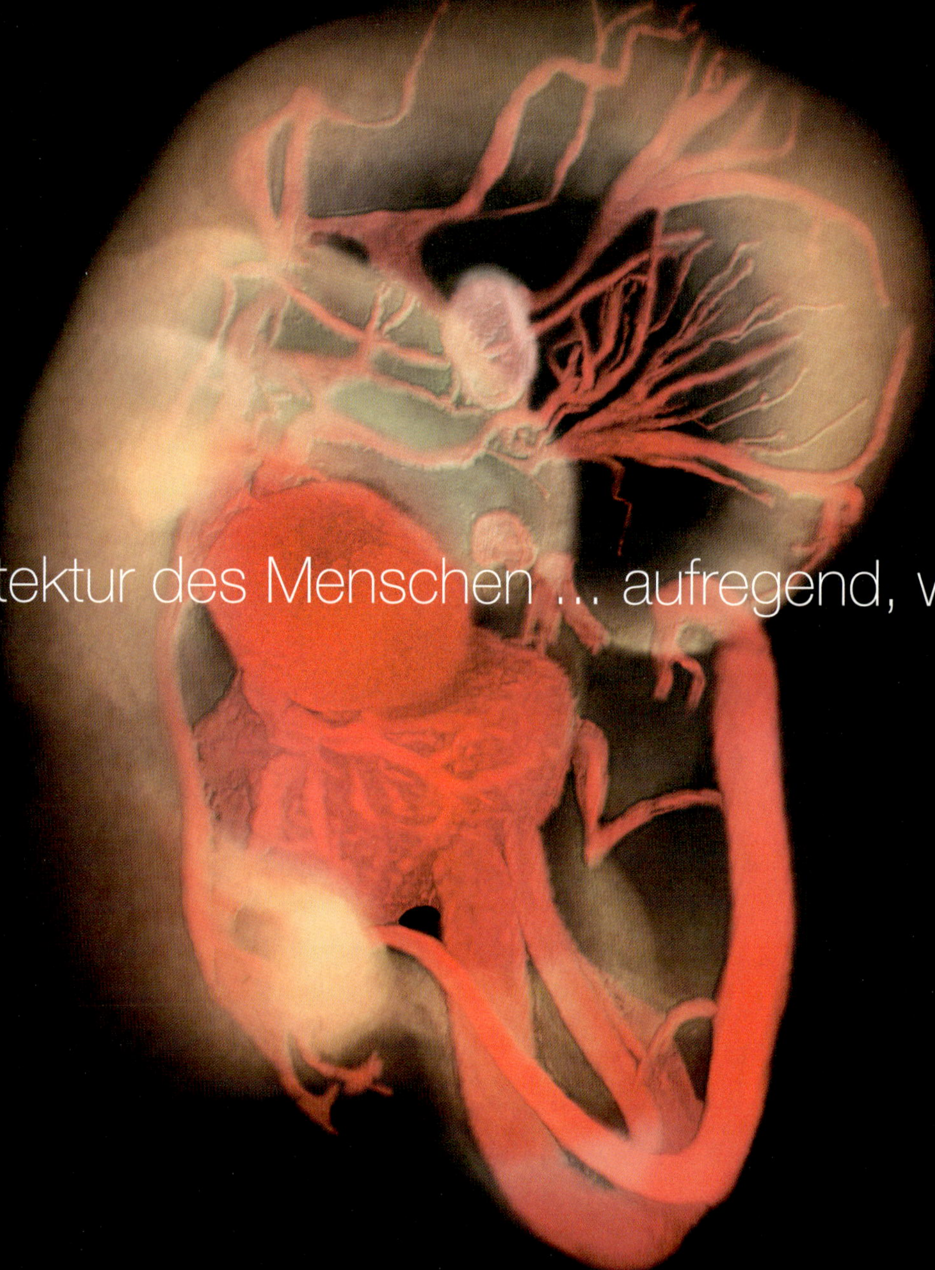

Die Architektur des Menschen … aufregend, wundervoll,

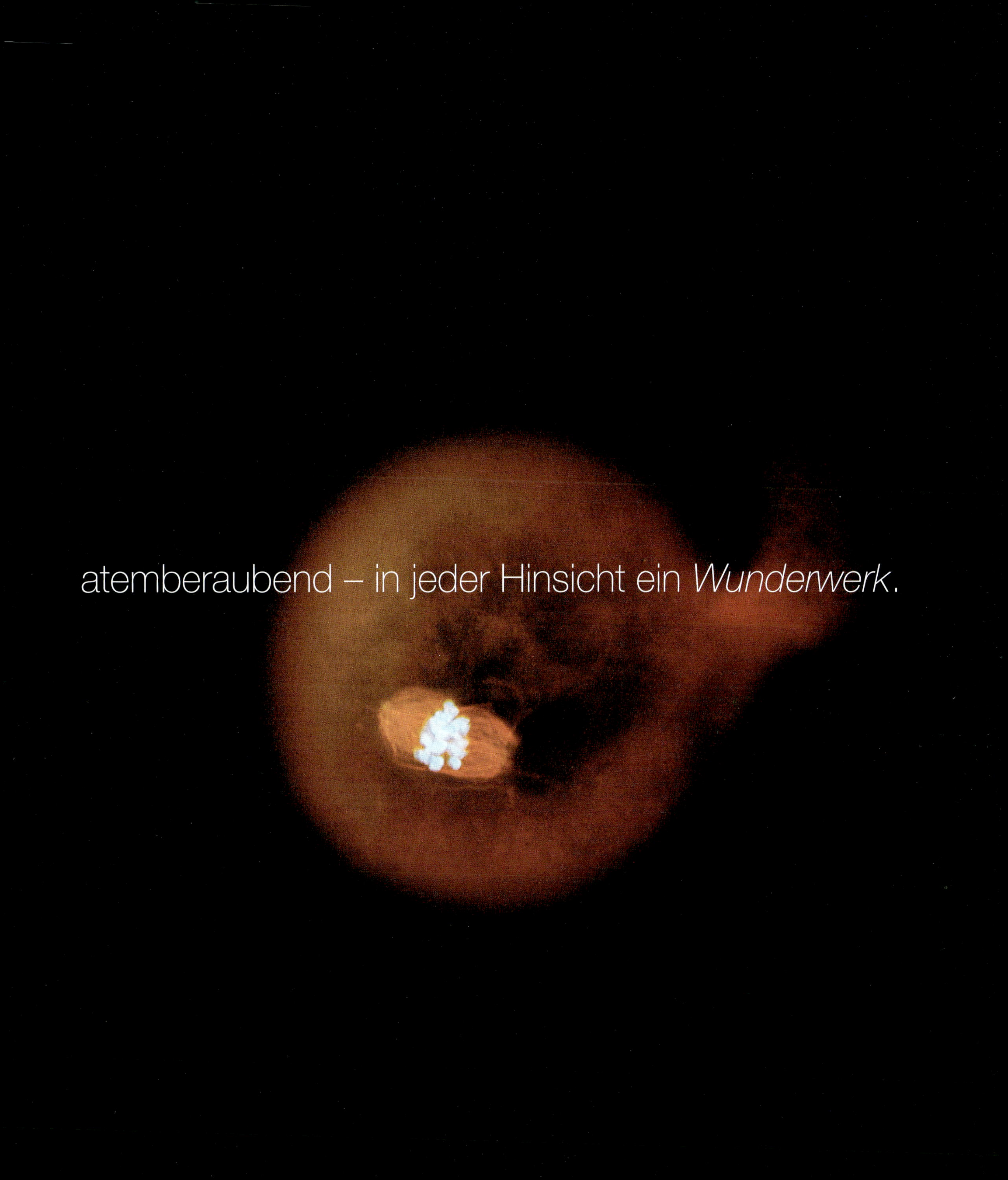

atemberaubend – in jeder Hinsicht ein *Wunderwerk*.

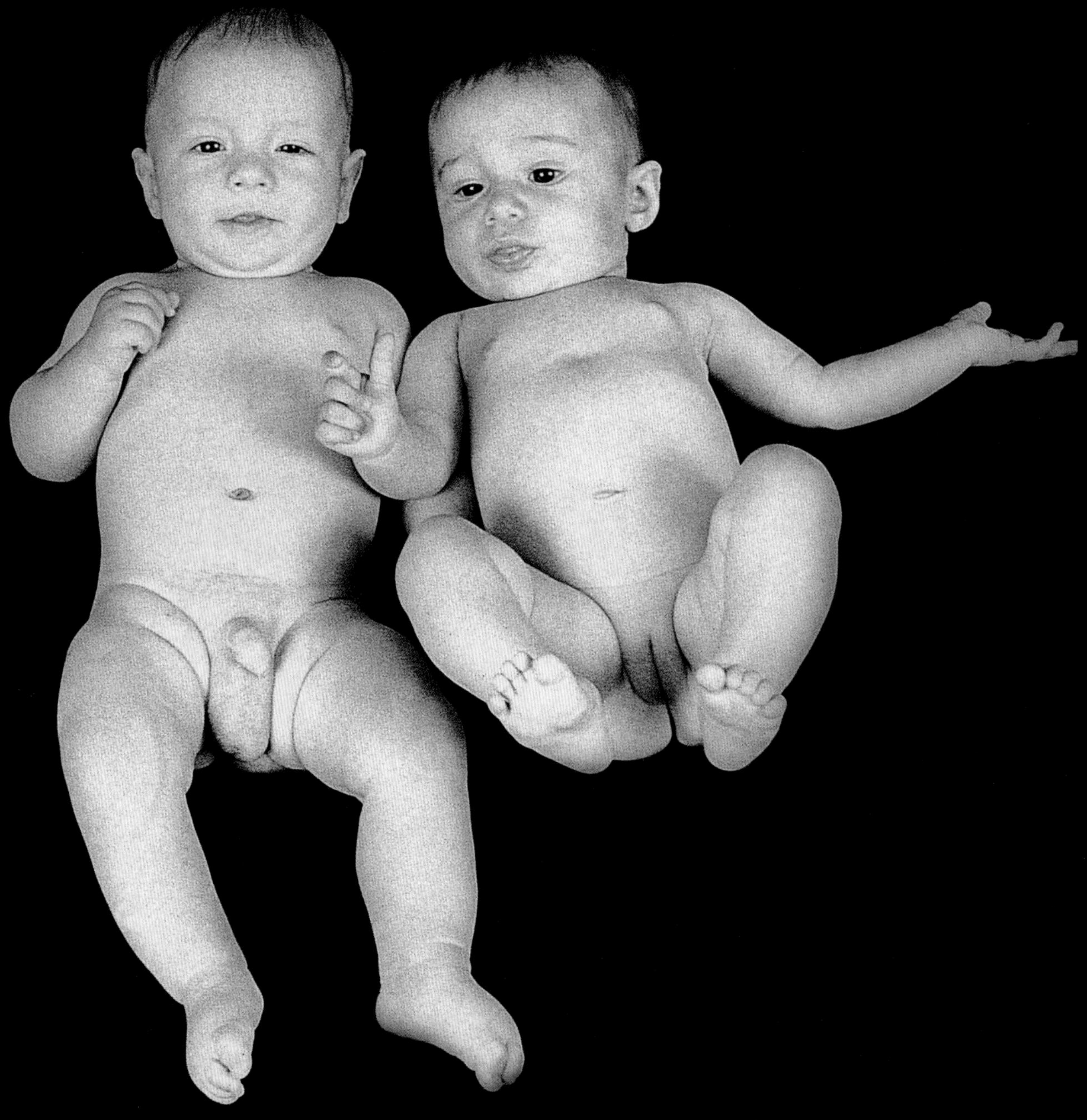

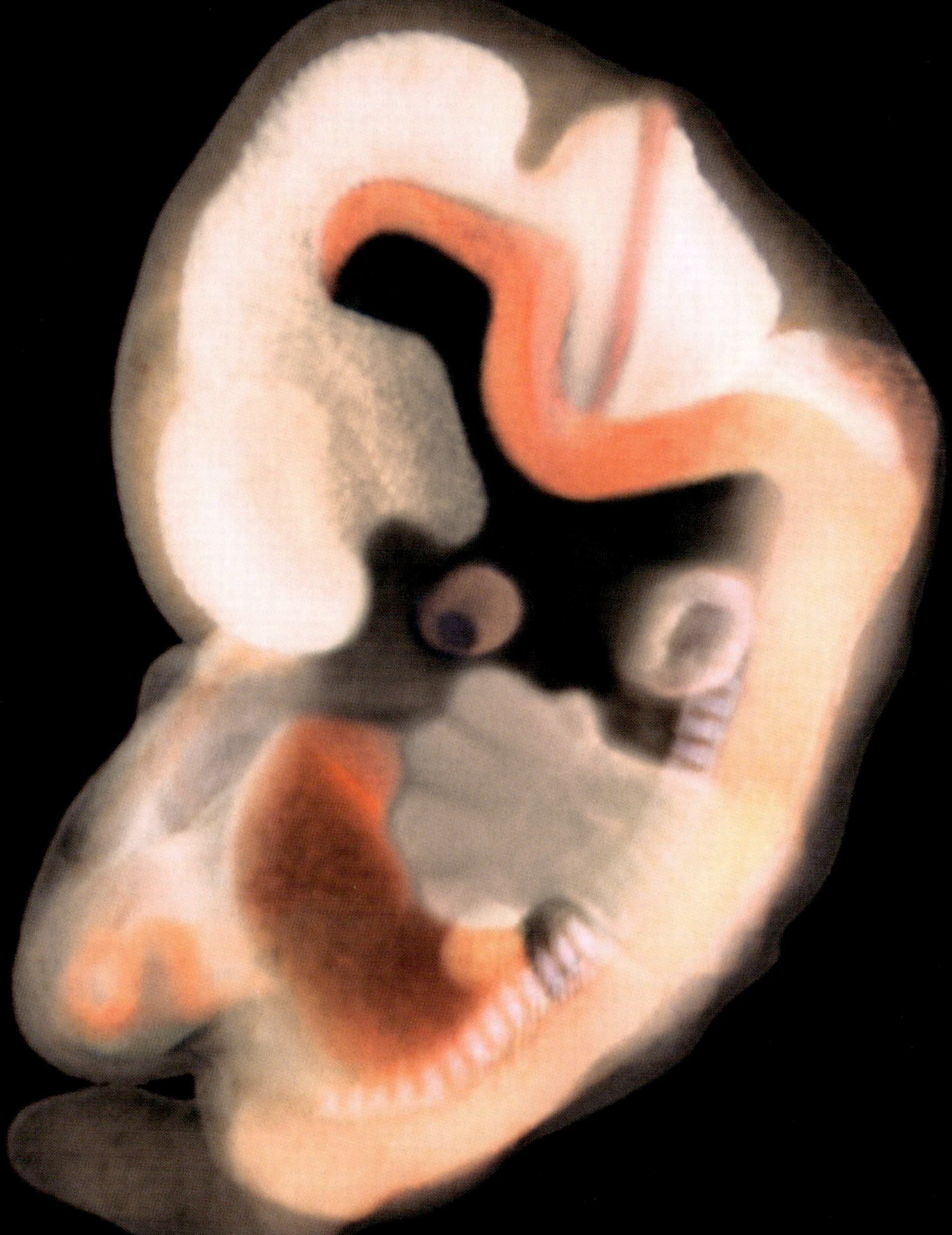

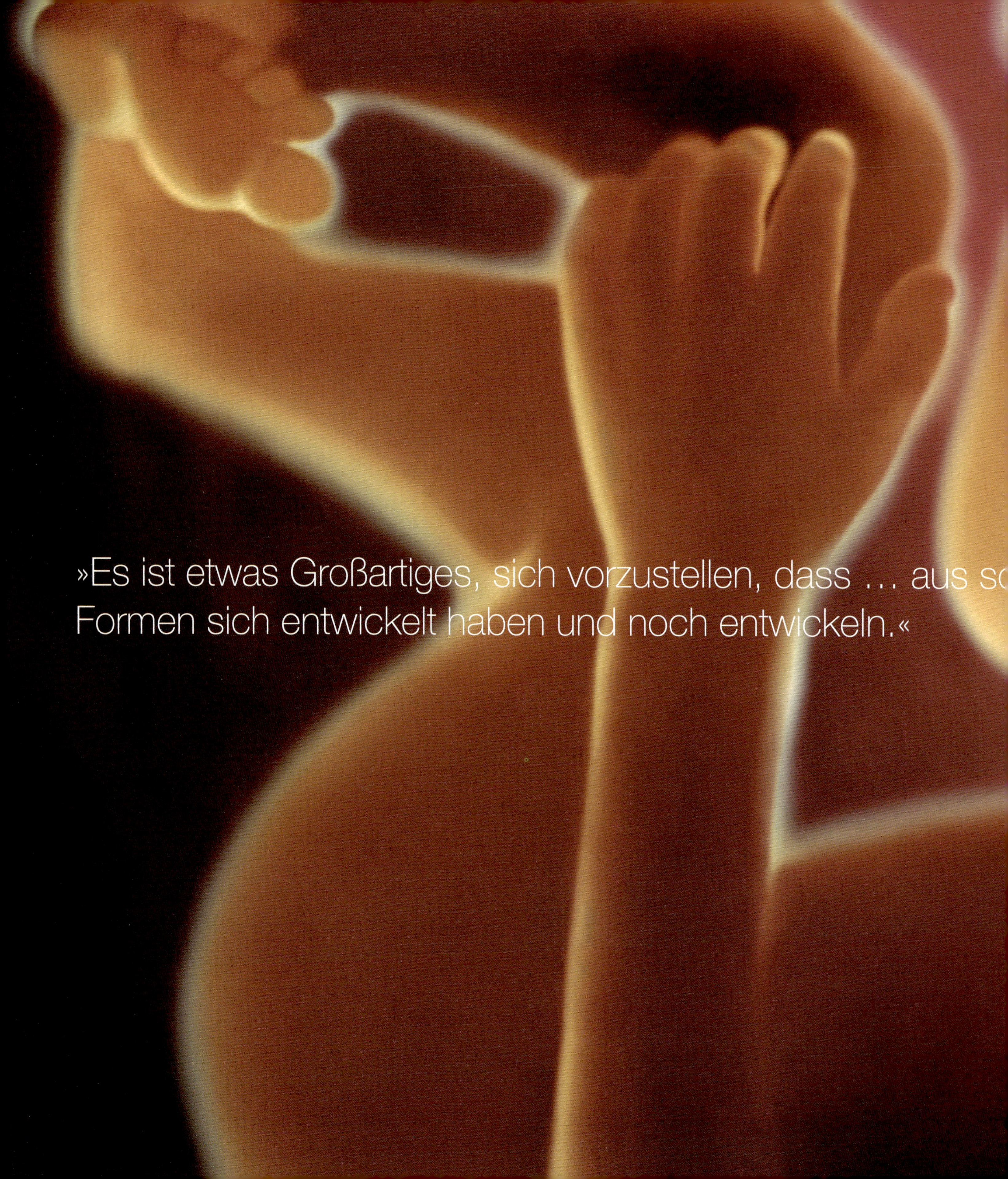

»Es ist etwas Großartiges, sich vorzustellen, dass … aus s
Formen sich entwickelt haben und noch entwickeln.«

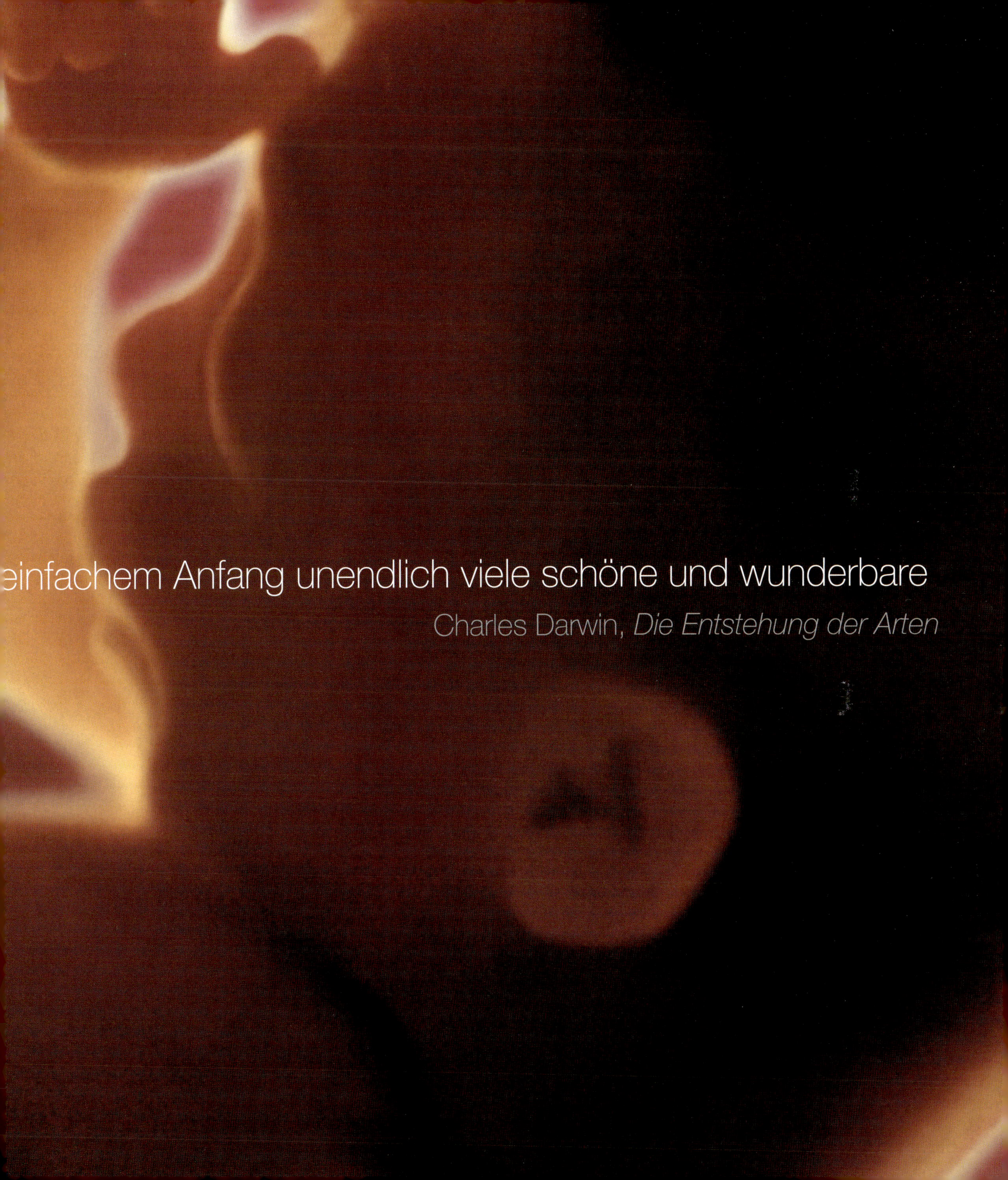

einfachem Anfang unendlich viele schöne und wunderbare

Charles Darwin, *Die Entstehung der Arten*

Knaur

Alexander Tsiaras

Text von Barry Werth

Wunder des Lebens

Wie ein Kind entsteht

Aus dem Amerikanischen von Claudia Ade

Originaltitel: From Conception to Birth: A Life Unfolds
Originalverlag: Doubleday, ein Imprint von Random House, Inc., New York

Bibliographische Information Der Deutschen Bibliothek
Die Deutsche Bibliothek verzeichnet diese Publikation in der
Deutschen Nationalbibliographie; detaillierte bibliographische
Daten sind im Internet über http://dnb.ddb.de abrufbar

Besuchen Sie uns im Internet:
www.knaur.de

Die Folie des Schutzumschlags sowie die Einschweißfolie sind PE-Folien
und biologisch abbaubar. Dieses Buch wurde auf chlor- und säurefreiem
Papier gedruckt

Design: Stark Design · NYC: Adriane Stark und Craig Bailey
Umschlagfotos: Alexander Tsiaras
Umschlaggestaltung: Werbeagentur ZERO, München
Satz: QuarkXPress im Verlag
Druck und Bindung: Appl, Wemding
Printed in Germany
ISBN 3-426-66477-1

5 4 3 2 1

Inhalt

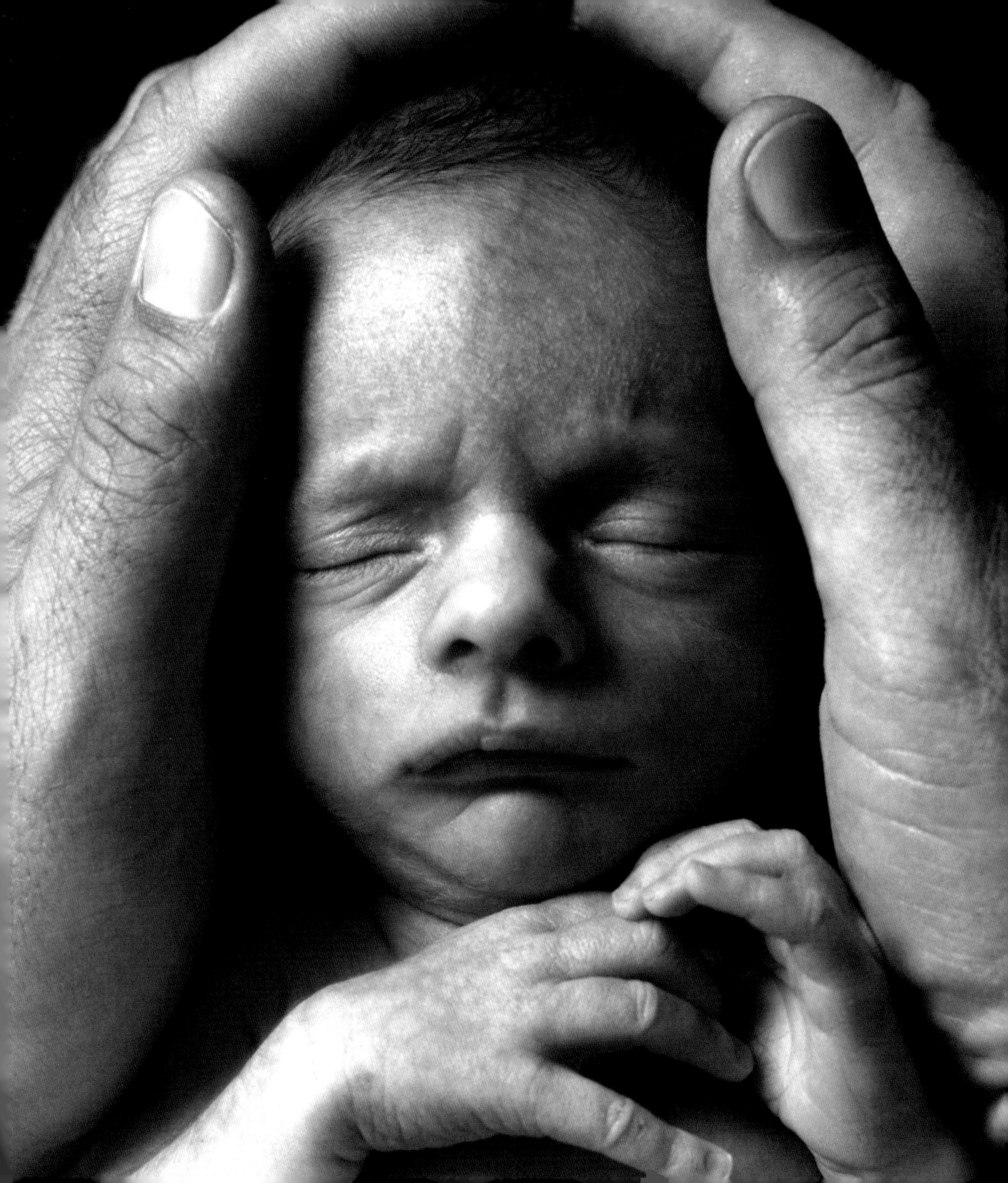

Einführung

Das Schauspiel des entstehenden Lebens

Wie entwickelt sich denn ein Baby? Wenn unsere Großeltern und selbst noch unsere Eltern diese Frage stellten, dann blieb die Antwort darauf ein großes Geheimnis. Sie wussten zwar, dass das Kind im Mutterleib heranwuchs und sich entwickelte und somit neues Leben entstand. Doch keiner ahnte, dass es irgendwann möglich sein würde, die geheimen Vorgänge in diesem inneren Kosmos sichtbar zu machen. Vielleicht hatten unsere Eltern noch vom Biologieunterricht her eine vage Vorstellung von den einzelnen Stufen der embryonalen Entwicklung, doch konnten sie an den wunderbaren Vorgängen im Mutterleib nicht teilhaben.

Dies änderte sich in den sechziger Jahren. Mit Hilfe von Kameras und anderen bildgebenden Verfahren gelang es, selbst die verborgensten Stellen des Mutterleibes zu erkunden. Auf einmal war es möglich, auf Ultraschallbildern oder eindrucksvollen Farbfotos die Entwicklungsstadien des ungeborenen Kindes mitzuverfolgen. Wenn schon im Zeitalter von Raumfahrt und Röntgenteleskop die

Himmelskörper erforscht werden konnten, so war es mit Hilfe von Elektronenmikroskopen und winzigen Endoskopen auch möglich, die Entwicklung des Kindes im Mutterleib zu beobachten. Wie der Philosoph Meredith Michaels bemerkte, kollidierten die Erforschung des Weltalls und die menschliche Embryologie unweigerlich auf sprachlicher Ebene. »Die Blastozyste ist gelandet!«, triumphierte die Zeitschrift »Life«.

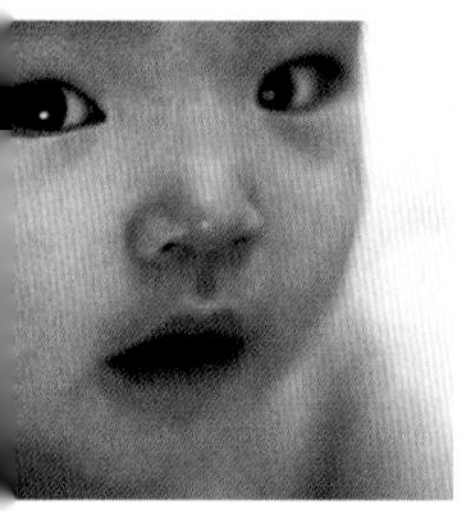

Mit diesen neuen Einblicken taten sich plötzlich Horizonte auf, die werdende Eltern und alle anderen Menschen in die bislang verborgene Welt vor der Geburt führten, in der sie nun miterleben konnten, wie Zellen verschmelzen, um sich danach immer wieder zu teilen, bis schließlich ein neuer Mensch entsteht. Je weiter die Entwicklung des Kindes voranschritt, desto deutlicher offenbarte sich eine wunderschöne, tiefgründige Welt, in der winzige Lebewesen auf ihrer kosmischen Reise in Salzseen schwammen und dabei an ihren Daumen lutschten. Es war aufregend und inspirierend, sowohl in der Entwicklung des Kindes als auch in unserer eigenen nach vertrauten Anzeichen, Erfahrungen und Momenten Ausschau zu halten.

Die Bilder, die wir zu sehen bekamen, waren jedoch Biografien des ungeborenen Lebens, keine Autobiografien – keine Erfahrungen vom Innern des Mutterleibes aus gesehen. Wir besaßen zwar Kenntnisse über das, was mit dem Baby geschah, doch die tatsächlichen Vorgänge – d. h., wie ein Lebewesen Zelle um Zelle, Gewebe um Gewebe modelliert wird – blieben uns nach wie vor verschlossen.

Bis jetzt. Wie die Fotos in diesem Buch zeigen, haben sich mit Hilfe neuer Errungenschaften in Wissenschaft und Technik unsere Möglichkeiten, ins Körperinnere zu blicken und das Schauspiel des entstehenden Lebens – von der Zeugung bis zur Geburt – mitzuverfolgen, sehr stark verbessert. Biologen haben die molekularen Bausteine des Lebens entschlüsselt und Computerwissenschaftler entwickelten dreidimensionale Techniken zur Darstellung des Körperinnern, mit deren Hilfe einzelne Systeme (Nerven-, Skelett-, Kreislaufsystem usw.) isoliert und bis auf die Molekularebene betrachtet werden können.

Wie entwickelt sich denn ein Baby? Noch vor einer Generation hätte die Antwort darauf lauten können: »Willkommen auf völligem Neuland.« Und heute? Eine faszinierende Augenweide.

DIE ANFÄNGE

Vor fast hundert Jahren – im Jahr 1911 – wurde in den Vereinigten Staaten das erste Aufklärungsbuch veröffentlicht, das die Themen Sex, Wissenschaft und Fortpflanzung kombiniert behandelte. Das Buch *A Child's Guide to Living Things* von Edwin Tenney Brewster war jedoch kein ausgesprochenes Kinderbuch. Der in Harvard ausgebildete Zoologe Brewster beschrieb darin weitgehend die wissenschaftlichen Vorgänge und wollte den jungen Lesern damit ein zeitgemäßes Verständnis über die Anfänge des Lebens vermitteln. Sein Scham- und Taktgefühl hielten ihn jedoch davon ab, die »Fakten« des Lebens unumwunden zu beschreiben: Stattdessen schrieb er über Seesterneier und Seeigel. So blieb die menschliche Embryologie für die breite Öffentlichkeit ein Tabuthema. Doch hatten einige Biologen und Ärzte damit angefangen, die Zellvermehrung und -veränderung im Frühstadium menschlichen Lebens zu erforschen, und Brewster erklärte die neuen Erkenntnisse mit einfachen Worten:

> Wir sind keineswegs aus Zement oder Holz, sondern aus Ziegelsteinen gebaut. Wir bestehen aus kleinen, lebendigen Bausteinen. Wir

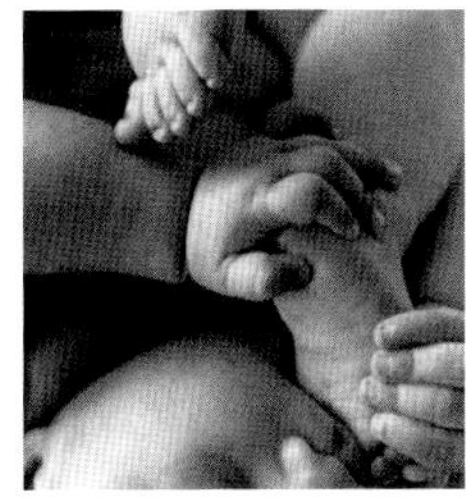

> wachsen, weil sich diese kleinen, lebendigen Bausteine in halbe Bausteine teilen, um dann wieder zu ganzen heranzuwachsen. *Doch woher sie wissen, wann und wo sie schnell wachsen, wann und wo sie langsam wachsen und wann und wo sie überhaupt nicht wachsen sollen, hat bislang noch niemand auch nur ansatzweise erforscht.*

Überspringen wir nun neunzig Jahre und begeben uns in ein Universitätslabor in Wisconsin, wo der unbekannte Biologe James Thomson Zellen eines vier Tage alten menschlichen Embryos dazu bringt, sich auf einer Glasschale zu vermehren. Seit den siebziger Jahren machen Wissenschaftler menschliche Zellen »unsterblich«, indem sie sie dazu bringen, sich außerhalb des Körpers immer wieder zu teilen. Und was für Zellen! Thomsons »kleine, lebendige Bausteine« – embryonale Stammzellen – besitzen die Fähigkeit, sich in über 200 weitere Bausteinarten zu verwandeln, die in milliardenfacher Ausführung und wundersamem Zusammenwirken ein menschliches Lebewesen ausmachen. In diesen mikroskopisch kleinen Einheiten sind praktisch alle Daten enthalten, die zur

Beantwortung von Brewsters Frage erforderlich sind: Woher wissen Lebewesen, wann, wo und wie sie sich entwickeln sollen?

Es war und ist das größte Wunder des Lebens und Brewster verdient noch heute unseren Dank, dass er seine jungen Leser einlud, darüber nachzudenken; und das zu einer Zeit, in der die modernsten Geräte – das Mikroskop und das Röntgengerät –, die zum Verständnis der grundlegenden biologischen Geheimnisse beitragen sollten, rückblickend sehr primitiv anmuten. Auch er konnte nur staunen, wie sich eine perfekte Zellkugel plötzlich streckte, einstülpte, ausdehnte, sich verbog, um schließlich eine ausgeklügelte lebendige Form anzunehmen. Ab dem Zeitpunkt der Zeugung – der unsichtbaren Verschmelzung zweier Spiralen mit chemischen Informationen – vollzieht sich eine unvorstellbare Wandlung. Angesichts des Seesterneies schrieb er:

> Man könnte erwarten, dass die Öl-Gallert-Mischung sich allmählich zu einem Seestern umwandelt. Stattdessen spaltet sich dieses ballonähnliche Ding deutlich in zwei Teile, so dass daraus zwei gleiche Ballons entstehen, die nebeneinander liegen. … Innerhalb einer halben Stunde hat sich jeder dieser Ballons oder Bläschen – man nennt sie »Zellen« – wieder geteilt, so dass es jetzt vier sind. Aus den vier werden schon bald acht, dann sechzehn usw. In wenigen Stunden sind es Hunderte, die aneinander haften und alle winzig klein sind. Die gesamte Masse sieht wie ein Haufen Seifenblasen aus, die man wegblasen kann …

Natürlich ist das nur der Anfang, die Aufwärmphase sozusagen. Die spektakulärsten Metamorphosen finden – laut Brewster – in den darauf folgenden Wochen statt:

> Bei einem Lebewesen wie dem Menschen ist dieser Körperstoff – bevor er zu einem Körper modelliert wird – eine runde Kugel. Daraufhin faltet sich an der Stelle, an der sich später der Rücken befindet, eine Furche nach innen und bildet das Rückenmark. Der darunter liegende »Stab« wird zur Wirbelsäule. Der vordere Teil des Rückenmarks wächst schneller als der Rest, wird immer breiter und entwickelt sich zum Gehirn. Aus dem Gehirn entstehen die Augen. Die äußere Körperoberfläche, die noch nicht aus Haut besteht, entwickelt sich nach in-

nen und wird zum Ohr. Vier Auswüchse aus der Stirn bilden das Gesicht. Die Gliedmaßen sind anfangs nur formlose Verdickungen und werden allmählich zu Armen und Beinen …

Man könnte Brewster vorwerfen, dass er in seinem Buch für Kinder unter zehn Jahren die Dinge zu stark vereinfachte – kleine, lebendige Bausteine, Seifenblasen, Furchen, Stäbe, Verdickungen. Dennoch sind seine Erklärungen, entstanden in einer Zeit, als Biologen sich meist mit bloßen Beschreibungen begnügten, elegant und vorausschauend: Es schien, als ob er einen göttlichen Bauplan, d. h. physikalische Gesetze, denen der Mensch während seiner Entstehung unterworfen ist, erahnte und zu deren Enträtselung unsere heutigen Biologen erst einen »kleinen Bruchteil« beitragen konnten.

Die Wissenschaft hat uns gezeigt, dass wir *tatsächlich* Bauwerke sind, obwohl unsere Strukturen unendlich viel erhabener sind als der imposanteste Ziegelbau. Ein Haus baut man von Grund auf und mit vielen verschiedenen Materialien, die von einem anderen Ort herbeigeschafft werden. Menschen und alle anderen Lebewesen entstehen jedoch von innen nach außen und verändern sich laufend.

Stellen Sie sich den Menschen als höchsten Wolkenkratzer der Welt vor, der in neun Monaten aus einem einzigen Baustein entstanden ist. Dieser »Grundbaustein« teilt sich und es entstehen daraus alle anderen Materialien, die für die Konstruktion und das Funktionieren des fertigen Gebäudes benötigt werden – Millionen Tonnen an Stahl, Beton, Mörtel, Isolationsmaterial, Fliesen, Holz, Granit, Lösungsmittel, Teppichbeläge, Kabel, Rohre und Glas; außerdem noch sämtliche Möbel, Telefonanlagen, Heizungs- und Kühlsysteme, sanitäre Anlagen, elektrische Leitungen, Dekorationsgegenstände und Computer-Netzwerke einschließlich der dazugehörigen Software. Dieser Grundbaustein und seine »Ableger« wissen auch ganz genau, wovon wie viel benötigt wird, wo es zum Einsatz kommt und wann und wie alles zusammengefügt werden soll. Und nun stellen Sie sich weiter vor, dass das fertige Bauwerk lieben, hassen, Gespräche führen, rechnen, Sinfonien komponieren und leidenschaftliche körperliche Beziehungen zu anderen Bauwerken eingehen kann, aus denen dann wiederum neue, vielleicht noch raffinierter konstruierte Gebäude hervorgehen.

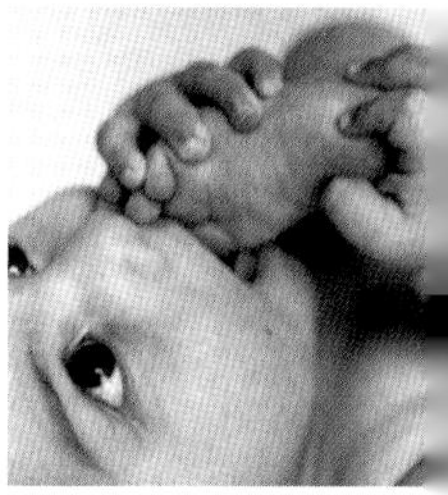

Wie funktioniert das? Wir wissen, dass der Mensch – wie auch alles andere im Universum – aus Molekülen besteht, die aus Materie und Energie zusammengesetzt, jedoch im eigentlichen Sinne nicht lebendig sind. *Was veranlasst diese Moleküle, mit dem Bau zu beginnen?*

Die Wissenschaft hat sich auch mit dieser Frage auseinander gesetzt. Zu den größten Entdeckungen in der Biologie, seit Brewster *A Child's Guide* veröffentlichte und James Thomson im August 2001 auf der Titelseite der *Time* geehrt wurde, zählt die Erkenntnis, dass der Anstoß für den Bau eines Menschen durch andere Moleküle erfolgt.

Alle lebenden Zellen bestehen hauptsächlich aus zwei Arten organischer Moleküle – Nukleinsäuren und Proteinen. Die Nukleinsäuren – die Gene also – sind Träger der Informationen, die von den Zellen zur Vermehrung und zum Funktionieren benötigt werden; oder anschaulicher ausgedrückt, sie besitzen den Gesamtentwurf für das Bauwerk, aber auch den Plan für jede einzelne Zelle. Die Proteine sind für die Bauarbeiten zuständig: Sie stellen das Gerüst auf, zerkleinern sich gegenseitig, setzen sich neu zusammen und erschaffen weitere Proteine. Tatsächlich pulsiert in jeder winzigen Zelle ein Mikrokosmos – ein weiterer Wolkenkratzer also –, der aus Milliarden Proteinen besteht; diese leiten komplexe chemische Reaktionen weiter und das mit einer atemberaubenden Geschwindigkeit von zehn Milliarden Mal pro Sekunde. In der Zwischenzeit interagieren (oder sprechen) andere Moleküle auf der Zelloberfläche mit den Molekülen auf der Oberfläche anderer Zellen. Das ist buchstäblich das Leben, das sich vom Nichtlebendigen durch die unergründlichste Aktivität unterscheidet: nämlich Kopien von sich selbst anzufertigen, d. h. sich fortzupflanzen.

Der Embryologe Lewis Wolpert drückte es so aus: »Moleküle sind die natürliche Sprache der Zelle.«

Wir ähneln also Bauwerken, aber solchen, die sich vermehren können. Und doch sind wir mehr als das. Wir sind Kopiermaschinen. Wir pflanzen uns fort, weil es unsere Zellen auch tun. Diese wiederum vermehren sich, weil es ihre Moleküle auch tun. Alles an uns scheint sich fortpflanzen zu wollen. Und das ständig. Walt Whitman nannte das den »Erschaffungstrieb der Welt«.

Aus diesem Grund lieben wir das Leben, Kinder und Sex.

Wie alle großen Bauwerke und Maschinen vereint auch das ungeborene Kind erlesene Architektur und ausgereifte Technik in sich.

Beginnen wir mit der Zeugung. Der Wunsch nach einem Kind macht es erforderlich, die Gene eines Mannes und einer Frau zu vereinigen. Da sich

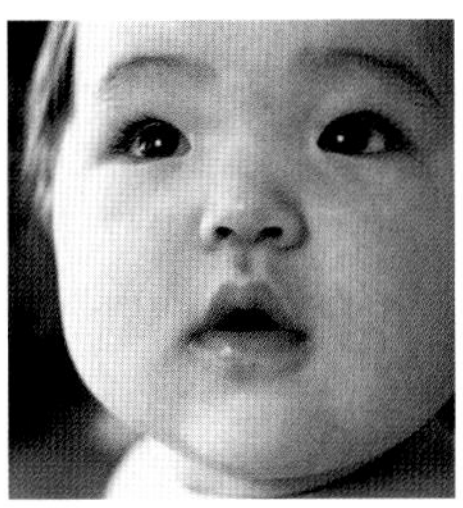

diese Gene aber in spezialisierten Körperzellen befinden, muss man (oder besser, musste man, bis die künstliche Befruchtung möglich war) zwei geschlechtsreife Menschen zum Geschlechtsverkehr bringen. Was passiert also? Ein bedeutungsvoller Blick, schwerer Wein, ein verführerischer Duft. Unlängst haben Wissenschaftler chemische Absonderungen im Schweiß – so genannte Pheromone – isoliert, die unsere sexuelle Reife und Bereitschaft signalisieren. Der springende Punkt dabei: Da unsere Gene zusammengebracht werden müssen, müssen sich Ei- und Samenzelle vereinen; und eine Steigerung des Verlangens mit gleichzeitigem Ablegen von Hemmungen ist der sicherste Weg, die Chancen zu erhöhen, dass diese Dinge eintreten.

In den nächsten neun Monaten – eigentlich das ganze Leben hindurch – werden die Fortpflanzungsprozesse auf ähnliche Weise optimiert. Männliche und weibliche Gene zusammenbringen? Kein Problem. Ein geschlechtsreifer, gesunder Mann produziert täglich mehrere hundert Millionen Samenzellen: Doch während diese bei der Ejakulation im Allgemeinen nur den halben Weg bis zu ihrem Ziel schaffen, sind sie zusätzlich noch mit rarem, supersüßem Zucker bestückt, der sie den Rest des Weges durchhalten lässt. Sobald die bekannte Zona pellucida durchdrungen ist, umschließt die Substanz aus Zucker und Protein die reife Eizelle wie ein Kraftfeld. Die Moleküle auf der Oberfläche des Spermienkopfes gehen spezifische Bindungen mit molekularen »Rezeptorstellen« auf der Zona ein, die nur eine einzige Samenzelle aufnimmt, danach versteift und alle anderen abweist. »Die Eizelle ist übersättigt, sie will keine DNA mehr«, schreibt die wissenschaftliche Autorin Natalie Angier.

Ist die Eizelle erst befruchtet, wird immer wieder dieselbe Situation geschaffen – mit zunehmender Komplexität. Mittels chemischer Botschaften wird die Nachricht von der erfolgreichen Penetration unverzüglich ans Gehirn weitergeleitet. Moleküle übermitteln es an Moleküle, Zellen an Zellen, Organe an Organe. »Feedback-Schleifen« lösen die Freisetzung spezieller Hormone und schleimiger Sekrete und leichte Muskelkontraktionen aus, die helfen, die befruchtete Eizelle in die Gebärmutter zu befördern. Anders als bei Brewsters Seesternen hat es die menschliche Oozyte nicht sehr eilig. In den ersten

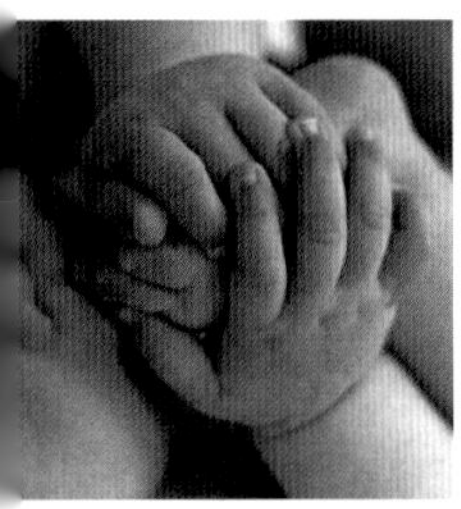

drei bis vier Tagen teilt sie sich ungefähr einmal täglich, bis daraus eine dicht zusammengepresste Kugel wird, die innen hohl ist. Diese Kugel – Brewsters »Haufen von Seifenblasen« – greift den kommenden Teilungen auf perfekte Weise vor.

Innerhalb einer Woche haftet sich das dickere Ende der Kugel an die Gebärmutterwand an. »Weiß« die Gebärmutter, was da gelandet ist? Natürlich weiß sie es. Das menschliche Immunsystem ist darauf programmiert, zwischen körpereigenen und körperfremden Molekülen unterscheiden zu können und letztere zu zerstören. Die Blastozyste verhält sich wie ein Parasit, indem sie sich in die Schleimhaut bohrt. Die Gebärmutter, die anfangs anschwillt, um den Embryo zu verschlingen, und weiße Blutkörperchen zur Beseitigung bereitstellt, wird nun plötzlich empfänglich, ja geradezu nachgiebig. Ihre Blutgefäße sind prall mit Nahrung und sauerstoffhaltigem Blut gefüllt, und ihr Gewebe sperrt einen Bereich für den Eindringling ab. Da sich der Embryo danach seinen Weg durch die mütterlichen Blutgefäße bahnt und sie dabei zerreißt, reagiert das blutende Gebärmuttergewebe mit der Freisetzung von Stärke, die seine erste Mahlzeit darstellt. Diese wird vom Embryo sofort verspeist; er beginnt schnell zu wachsen und verdoppelt täglich seine Größe. Bevor die werdende Mutter überhaupt weiß, dass sie schwanger ist, sind die grundlegenden Verbindungen zwischen Mutter und Kind bereits geknüpft.

Um zu begreifen, was als Nächstes geschieht, sollten Sie sich Brewsters hundert Jahre alte Beschreibung ins Gedächtnis rufen. Wie kann ein menschlicher Embryo in diesem winzigen, eingenisteten Pünktchen sich organisieren und Gestalt annehmen? Wie wird aus einer »Furche« das Rückenmark und aus einem »Stab« die Wirbelsäule? Woher »weiß« der Ableger einer embryonalen Stammzelle, dass er Teil einer Wimper werden soll? Oder anders gesagt: Woher weiß ein Baustein, dass er zu einem Stahlträger im 150. Stockwerk werden soll?

Die wissenschaftliche Antwort darauf ist ein Vorgang, den man Gastrulation nennt und den alle Tiere bei ihrer Entwicklung durchlaufen: Einige Tage nach der Einnistung beginnen die kugelförmig zusammengeballten Zellen sich neu anzuordnen und zu bewegen – sie wandern. Mit erstaunlicher Geschwindigkeit und Koordination wandern massenweise Zellen aneinander vorbei, manche nach innen, andere nach außen; einige nach oben oder nach unten – bis schließlich drei Schichten entstanden sind: eine innere, mittlere und äußere. Aus dieser Lage heraus beginnen die Zellen sich zu Bausteinen für spezifische Gewebe, Organe und Systeme zu verändern. Die Außenschicht produziert Zellen für Haut und Nervensystem; aus der Innenschicht gehen die Zellen für die Darmschleimhaut und damit verbundene Organe wie z. B. die Leber hervor. Die mittlere Schicht produziert Zellen für Herz, Nieren, Geschlechtsdrüsen, Knochen, Muskeln, Blut und die restlichen Eingeweide.

Sobald sich diese Schichten gebildet haben, interagieren die Zellen sofort miteinander und ordnen sich allmählich zu den komplexen Gemeinschaften, die wir Organe nennen. Poetisch veranlagte Embryologen vergleichen diesen Vorgang mit Origami – der japanischen Kunst des Papierfaltens. Die Anweisungen für diese Papierbearbeitung beinhalten nur die einfachen Tätigkeiten des Zusammen- und Auseinanderfaltens. Niemand käme auf die Idee, in einem einzigen Schritt den Schnabel eines Kranichs oder die Hörner eines Minotaurus aus einem Blatt Papier entstehen zu lassen. Durch Falten, Knicken, Auseinanderfalten und immer erneutes Falten ist es jedoch möglich, immer noch raffiniertere und komplexere Formen zu erhalten.

In nur drei bis sechs Wochen wird der grundlegende Körperbauplan erstellt. Die immer noch winzig kleine Zellkugel rollt sich zu einer C-Form, zu einem kleinen Komma, ein. Wie bereits Brewster beobachtete, befindet sich entlang dem Rücken eine Art Furche, die sich bald zu einer Röhre schließt. Im ganzen Embryo formieren sich lange, fadenartige Zellen zu Nerven, die durch die Röhre mit der Ausbuchtung am oberen Ende des Kommas verbunden sind – dem entstehenden dreiteiligen Gehirn. Am Kopf bilden sich zwei tiefe, enge Schlitze – primitive

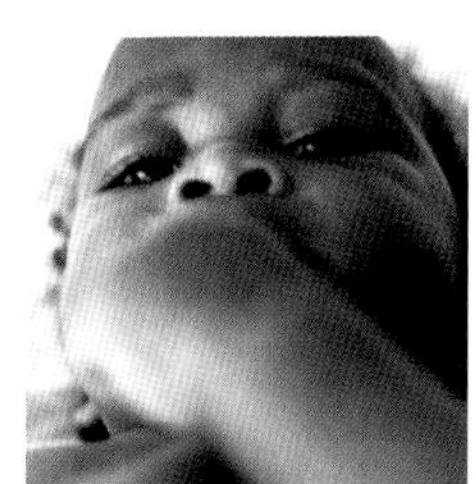

Augen. Um das rapide Zellwachstum mit Energie zu versorgen, entwickelt sich ein primitives Kreislaufsystem. Eine weitere Röhre aus neuen, hoch elastischen Zellen bildet sich im Bereich unterhalb des Punktes. Die Zellen besitzen eine bemerkenswerte Kontraktions- und Entspannungsfähigkeit. Drei Wochen nach der Zeugung haben sie sich S-förmig zu einer Schleife angeordnet und pumpen nun mit Sauerstoff und Nährstoffen gefüllte Zellen zu jedem Körpergewebe. Ein menschliches Herz beginnt zu schlagen.

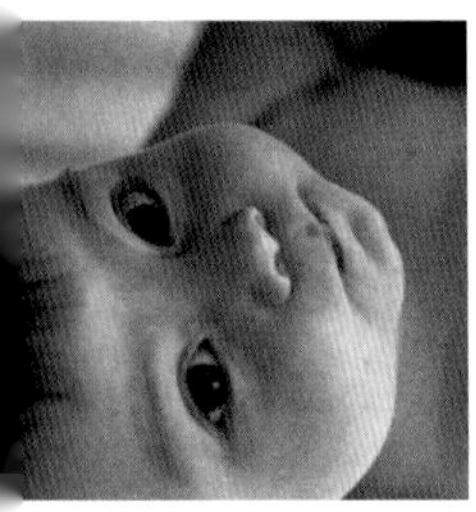

Überall ist hektisches Falten und Auseinanderfalten angesagt. Nach sechs bis sieben Wochen verwandeln sich die kleinen Ausbuchtungen an den Seiten des Embryos zu erkennbaren Gliedmaßen. Da sich die Neuronen rasant vermehren – innerhalb von einer Stunde um 100 000 –, wächst der Kopf sehr rasch. Die Augenhöhlen vertiefen sich und der Nasenbereich wird größer. Wo sich noch vor einem Monat ein Zellhaufen befand, ist jetzt ein deutliches, doch nicht näher definierbares Gesicht zu erkennen – aber es ist immerhin ein Gesicht. Der Embryo ist ungefähr so groß wie eine Weintraube; es besteht jedoch kein Zweifel, wo oben und unten ist. Bald sind auch ansatzweise Finger und Brustwarzen zu erkennen.

Dann, nach ungefähr acht Wochen, kommt das rasche Zellwachstum genauso schnell zum Stillstand, wie es begann. Wenn alles – wie in den meisten Fällen – gut verlief, dann ähnelt der Embryo nun einem reifen menschlichen Wesen. Der Kopf macht ungefähr die Hälfte der gesamten Körperlänge aus, während der Körper selbst etwa 2,5 cm lang ist und weniger als 15 g wiegt. Augenlider und Außenohr sind deutlich erkennbar. Der Schwanz verschwindet und damit die letzte Ähnlichkeit mit anderen Arten. Leber, Nieren, Lunge und Verdauungssystem sind klar zu unterscheiden. Der Form nach ist der Embryo nun vollkommen: Und um die Unterscheidung deutlicher zu machen, wird er nun als Fötus bezeichnet.

Natürlich gibt es noch viel zu tun. Die Körperproportionen müssen sich noch ändern, um ihn auf das Leben außerhalb des Mutterleibs vorzubereiten. Doch in gewisser Hinsicht ist die Architektur abgeschlossen. Das Bauwerk hat sich selbst fertig gestellt, weil es wusste, »wann und wo es schnell wachsen, wann und wo es langsam wachsen und wann und wo es überhaupt nicht wachsen sollte«.

Aber wie hat es das gemacht? Für Brewster und unsere heutigen Biologen, wie z. B. James Thomson, bleibt dies die Kernfrage – die Frage aller Fragen.

DIE SICHT DER DINGE

Wir leben in einer bemerkenswerten Zeit. Die Zeugung eines Kindes wurde uns durch Gen- und Fruchtbarkeitsforschung begreiflich gemacht. Heute zeigen uns die Entwicklungsbiologie und Embryologie, wie man ein Kind erschafft. Es ist uns möglich, ins Innere des menschlichen Körpers zu blicken, durch verborgene Organ-, Gewebe- und Zellstrukturen, ja selbst Moleküle zu reisen, als ob wir nur die Größe eines Atoms hätten: So können wir Orte erkunden, die wir uns früher kaum vorstellen konnten.

Manche mögen sich fragen, wie das denn möglich ist: Wie können wir ins *Innere* von etwas blicken, das für das menschliche Auge nicht mehr sichtbar ist? Die Mehrzahl der Bilder in diesem Buch sind keine Fotos, da man nicht durch die Oberfläche hindurchfotografieren kann. Es handelt sich stattdessen um Visualisierungen, die aus der Verbindung von bilddarstellenden Techniken in der Medizin und Kunst entstanden. Die wichtigsten Techniken sind bekannt: Computer- und Kernspintomographie sowie die Software Photoshop. In dieser Kombination können verborgene Welten sichtbar gemacht werden. So wird beispielsweise ein erbsengroßer Embryo von Kopf bis Fuß gescannt und die Informationen darüber werden gesammelt. Da anhand dieser Daten Unterschiede in der Dichte ermittelt werden können (Knorpel ist dichter als Lebergewebe und das wiederum dichter als Blut), lässt sich mit Hilfe der richtigen Software ein Organ, eine Zelle, selbst ein Atom vom anderen unterscheiden. Mit digitalen Techniken kann man dann jedes Objekt isolieren, vergrößern, die Oberfläche entfernen, es drehen, dass es von jedem Blickwinkel aus betrachtet werden kann, und Schattierungen, Schatten und »Pseudofarben« hinzufügen, bis die Essenz zutage tritt. Und das in 3-D.

Wie entwickelt sich denn ein Baby? Angesichts der Tatsache, wie Künstler und Wissenschaftler seit der Zeit Leonardo da Vincis die menschliche Entwicklung sahen und was wir heute dank der eindrucksvollen Bilder von Alexander Tsiaras vermittelt bekommen, müsste die Frage eigentlich lauten: *Was bleibt uns noch verborgen?*

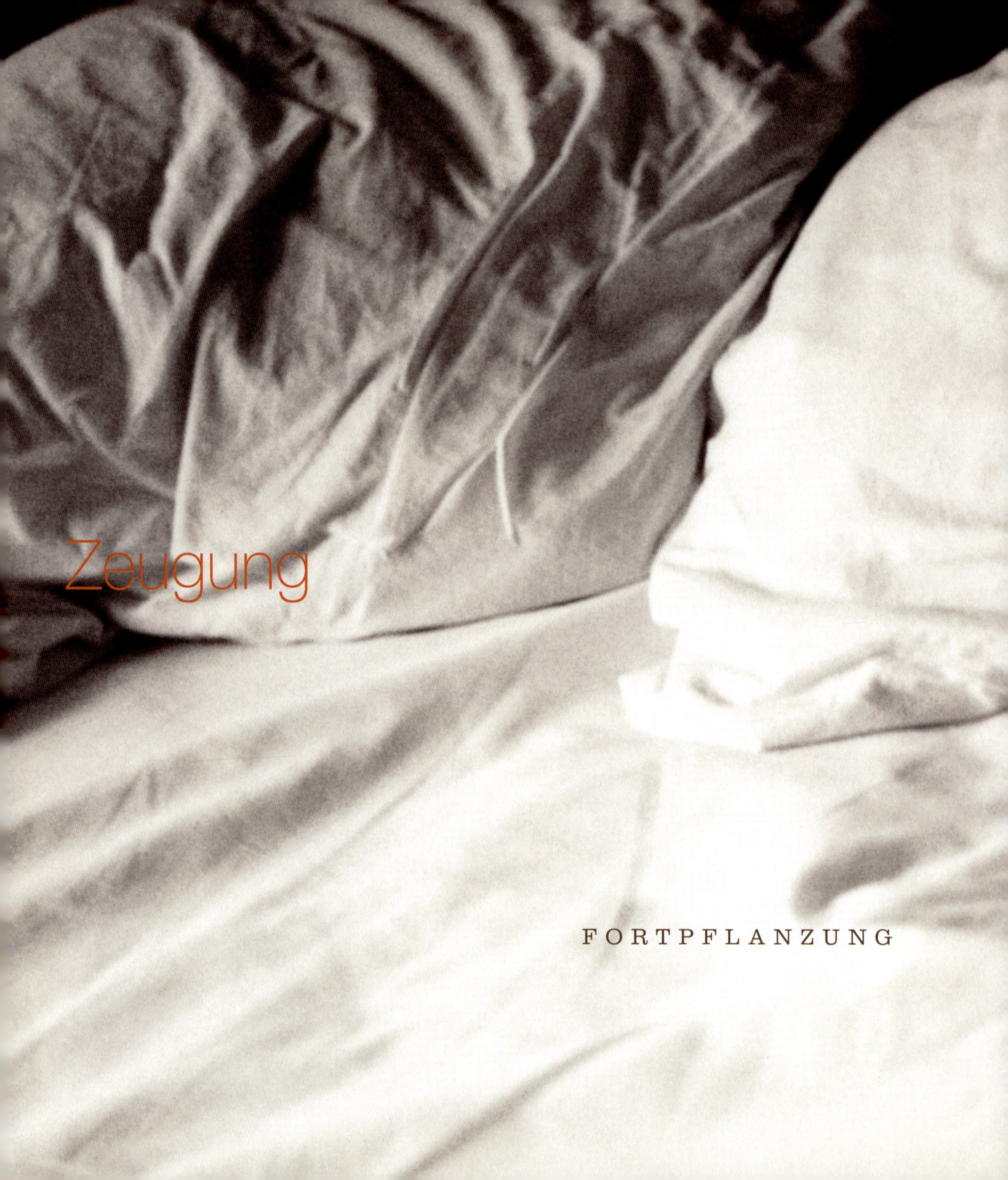

Zeugung

FORTPFLANZUNG

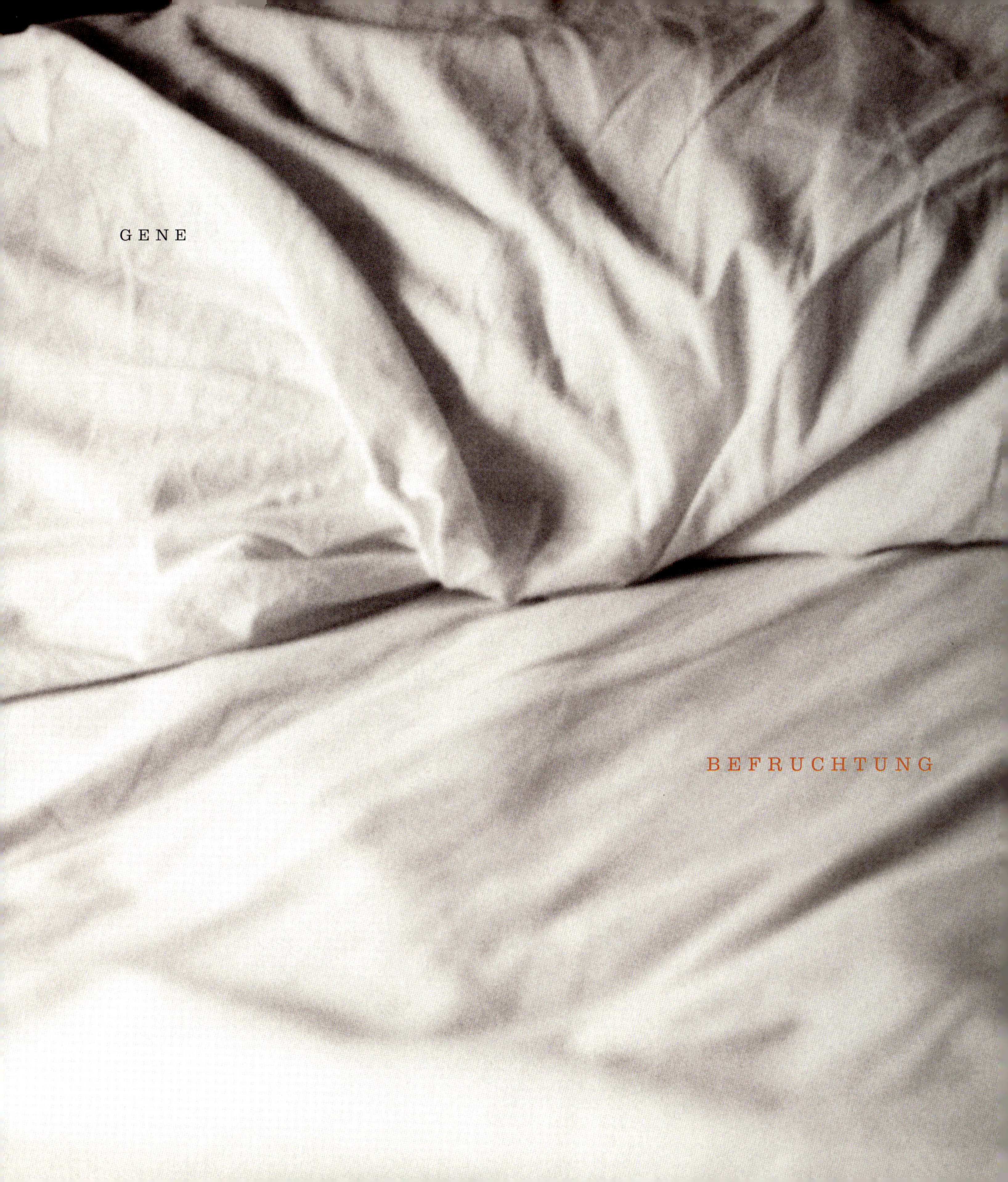
GENE
BEFRUCHTUNG

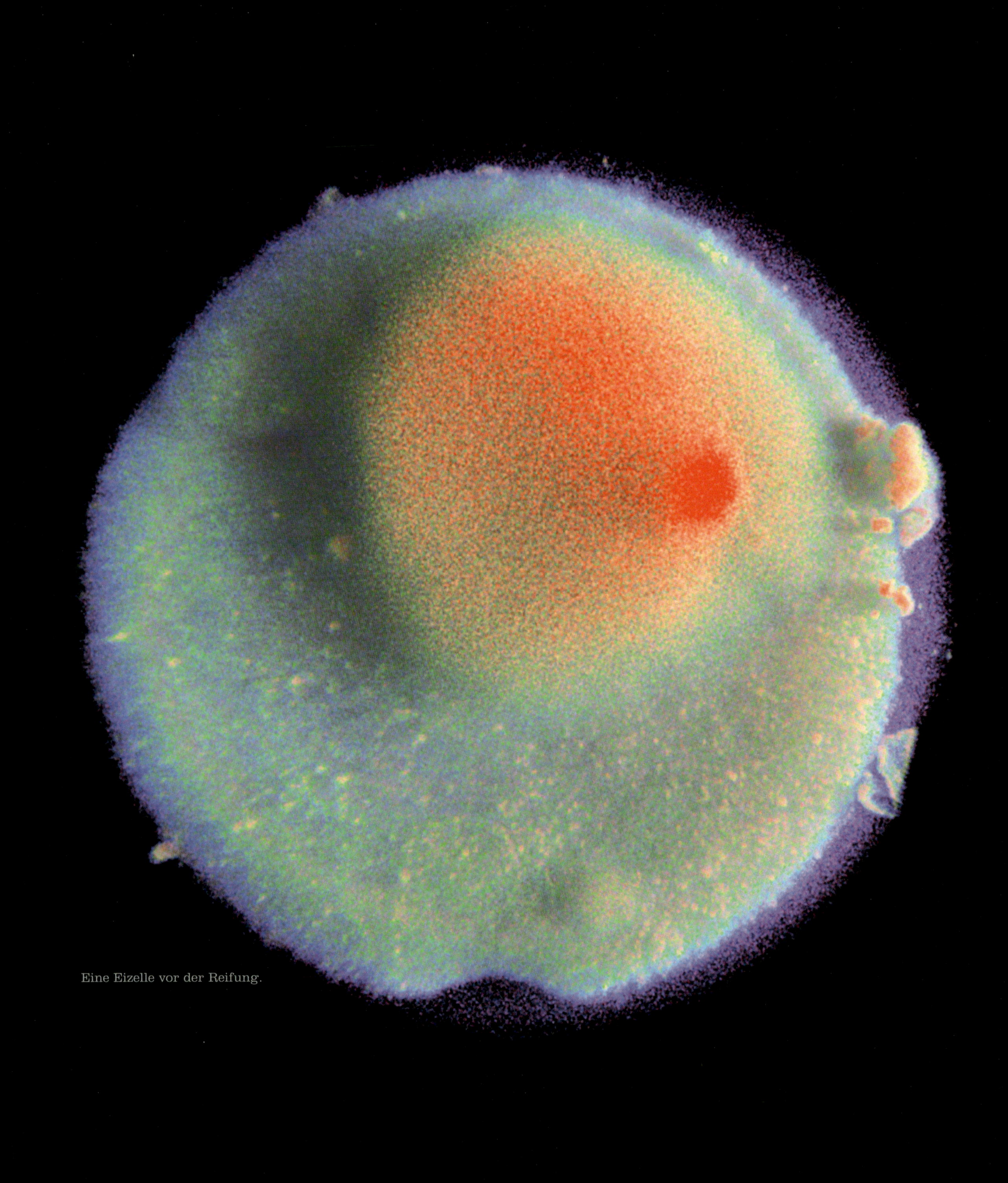

Eine Eizelle vor der Reifung.

01

Zeugung

Gibt es etwas Faszinierenderes und Wunderbareres als die Zeugung menschlichen Lebens? Nach D. H. Lawrence entspringt ein Kind dem »ureigensten Instinkt … dem Bewusstsein der Nacht« – Sex.

Kein Wunder, dass unsere Vorfahren die Zeugungskraft den Göttern zuschrieben.

Wir Menschen haben schon immer versucht, den Ursprung menschlichen Lebens auf spezielle Weise zu beschreiben, auf eine Weise, die ihr Verständnis über die restliche Welt widerspiegelte. Die alten Kelten beteten Störche an, von denen sie glaubten, dass sie die Kinderseelen aus geheimen Sümpfen holen und sie dann zu glücklichen Menschen bringen würden. Auf diese Weise erklärten sie dann auch ungewollte Schwangerschaften, indem sie behaupteten, die Störche hätten sich in der Nacht unbemerkt bei ihnen eingeschlichen und ein Kind dagelassen.

Nach solchen »Ammenmärchen« sollte man der Hysterie nach Entdeckung der männlichen Geschlechtszellen im Jahr 1677 besondere Bedeutung beimessen. Gerade war das Mikroskop erfunden worden, mit dessen Hilfe die Wissenschaftler Dinge betrachten konnten, die für das menschliche Auge unsichtbar waren. Was manche zu sehen behaupteten, beschwor Gefühle sowohl des Zorns als auch der Ehrfurcht herauf. Antonie van Leeuwenhoek sagte, er habe im Sperma eines geschlechtskranken Patienten so genannte Animalcules, d. h. winzige Männer und Frauen, gesehen, die so zusammengekrümmt waren, dass ihre Knie die Augenbrauen berührten und die wie »kleine Erdnüsse mit langem Schwanz« in durchscheinende Kapseln eingeschlossen waren. Weiter schrieb er: »Eine Million von ihnen sind nicht einmal so groß wie ein Sandkorn.«

Die spontane Reaktion darauf war umwerfend. Einige der gelehrten Wissenschaftler waren verwirrt, dass so viele Spermien an der Entstehung eines einzigen Menschen beteiligt sein sollten, andere ereiferten sich über das sinnlose Absterben so vieler von Gott geschaffener Lebewesen, wenn doch nur ein einziges für die Befruchtung einer Frau erforderlich war. Schließlich ging man davon aus, dass die »Animalcules« die »Saat« und die Frau der Boden sei, in den neues Leben eingepflanzt werde. Die charakteristischen Eigenschaften der »Animalcules« waren ausschlaggebend für diejenigen des Kindes und für dessen Geschlecht. Diese Ansicht galt 150 Jahre lang als wissenschaftliches Dogma, bis man entdeckte, dass auch weibliche Geschlechtszellen existierten.

Was man nicht verstand, war, wie diese beiden Zellen bei ihrer Vereinigung einen neuen Organismus – ein Kind – hervorbringen konnten. Die Wissenschaft ging davon aus, dass irgendeine auslösende Energie dahinterstecken musste, die genauen Mechanismen blieben jedoch ein Geheimnis. Bis schließlich ein Mönch aus Mähren, der von der neuen, in Europa grassierenden Leidenschaft der Blumenzucht angesteckt worden war, Zuchtexperimente bei Pflanzen durchführte. Durch Kreuzungen verschiedener Erbsensorten konnte Gregor Mendel den Nachweis erbringen, dass die charakteristischen Eigenschaften der Nachkommenschaft diejenigen beider Elternteile widerspiegelten. Er studierte aufeinander folgende Generationen und konnte überdies beweisen, dass bestimmte Regeln existierten, die darüber bestimmten, welche charakteristischen Eigenschaften weitervererbt wurden. Am Ende konnte er mit mathematischer Genauigkeit einige Charakteristika vorhersagen.

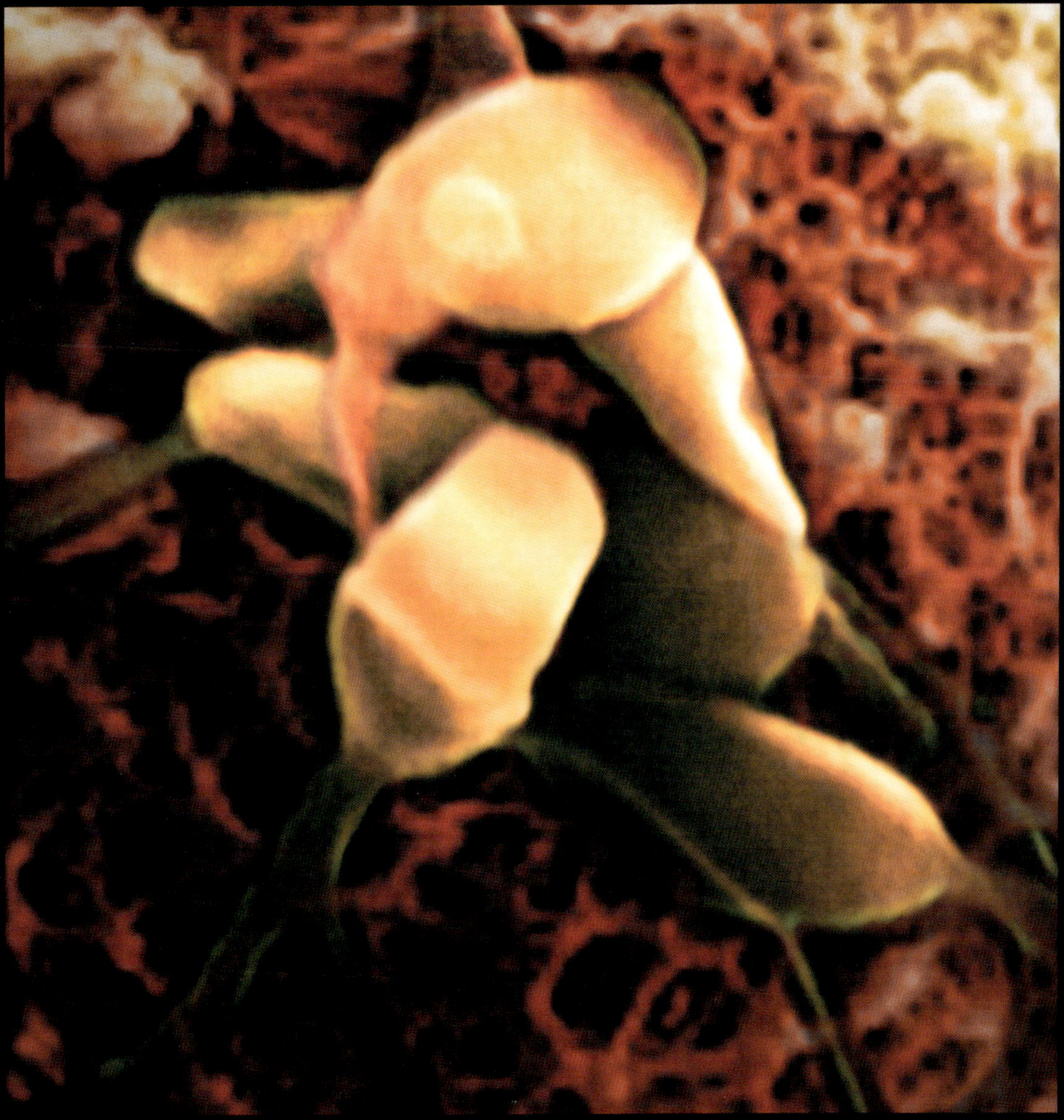

Eine Samenzelle hat eine Lebensdauer von 48 Stunden. Sie braucht etwa zehn Stunden, um den weiblichen Fortpflanzungsapparat zu durchwandern und sich entlang dem Scheidenkanal, durch den Gebärmutterhals bis in den Eileiter zu bewegen, wo dann die Befruchtung stattfindet.

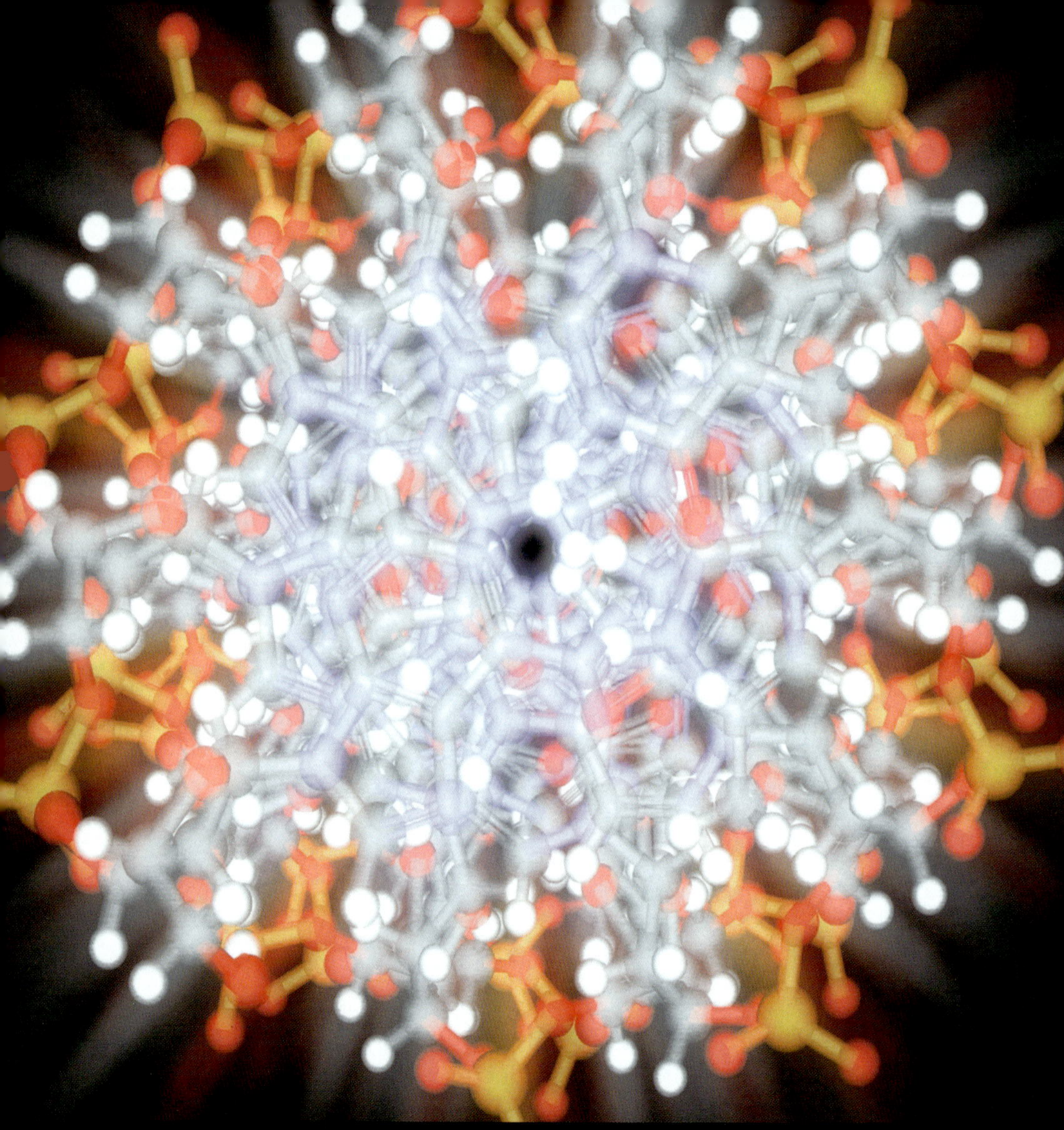

Vererbung: Ein neues Lebewesen entsteht, wenn sich die Gene von Mutter und Vater vereinigen. Das genetische Material des Kindes setzt sich nicht nur aus dem der Eltern, sondern auch aus dem von

Mendel hatte die Vererbungslehre begründet, und seine Erkenntnisse wurden schon bald durch Charles Darwin ergänzt; er stellte die Theorie auf, dass nicht nur einzelne Lebewesen, sondern ganze Arten aus selektiver Zucht hervorgingen. Keiner erwähnte die geschlechtliche Fortpflanzung an sich und ein Arbeiten mit menschlichen Embryonen war noch undenkbar. Doch Ende des 19. Jahrhunderts machte sich ein modernes wissenschaftliches Verständnis der menschlichen Fortpflanzung breit.

Aber welcher Mechanismus steckte dahinter? Wie funktionierte er? Diese Fragen beschäftigten die Wissenschaft Anfang des 20. Jahrhunderts, als sie damit begann, die Rätsel dieser Welt zu lösen – nicht nur Biologen, sondern auch Physiker und Mathematiker revolutionierten die Wissenschaft, indem sie das Verhalten des Atoms untersuchten. Im Jahr 1943 begann der in Dublin lebende Physiker und Exilösterreicher Erwin Schödinger über das Thema »Was ist Leben?« zu schreiben und Vorträge zu halten. Schödingers Kerngedanke war, dass die genetischen Informationen auf molekularer Ebene gespeichert sein mussten – anders ausgedrückt, dass Vererbung durch kleine Atomgruppen erfolgte. Seine Untersuchungen konzentrierten sich auf die Nukleinsäuren, jene komplexen Moleküle, die sich im Kern jeder Zelle fanden. Da die Wissenschaftler nun begriffen, dass die Struktur eines Moleküls für dessen Aufgaben verantwortlich war, begaben sie sich nun auf die Suche nach einer Architektur, die die Funktionsweise der Gene erklären konnte. Wenn es schon keine kleinen Männer waren, die sich zusammengekrümmt in den Samenzellen befanden, was war es dann? Wie sahen die Träger der Materie des Lebens aus?

»Zu schön, um nicht wahr zu sein«, lautete der leidenschaftliche Ausspruch des DNA-Mitentdeckers James Watson. Die Geschichte, wie Watson, ein 23-jähriger früherer Student der Ornithologie, und der Physiker Francis Crick die Struktur der DNA entschlüsselten (sie entdeckten, dass sie wie eine spiralförmige Treppe aufgebaut ist, die sich in der Mitte wie ein Reißverschluss teilen und Kopien von sich selbst machen kann), wurde selbst zum Mythos – wie Prometheus, der das Feuer vom Olymp stahl. Das wichtigste Resultat war jedoch die Beantwortung der Frage nach unserem Ursprung. Watson, Crick und ihre Mitarbeiterin Rosalind Franklin hatten endlich das »Geheimnis des Lebens« enträtselt.

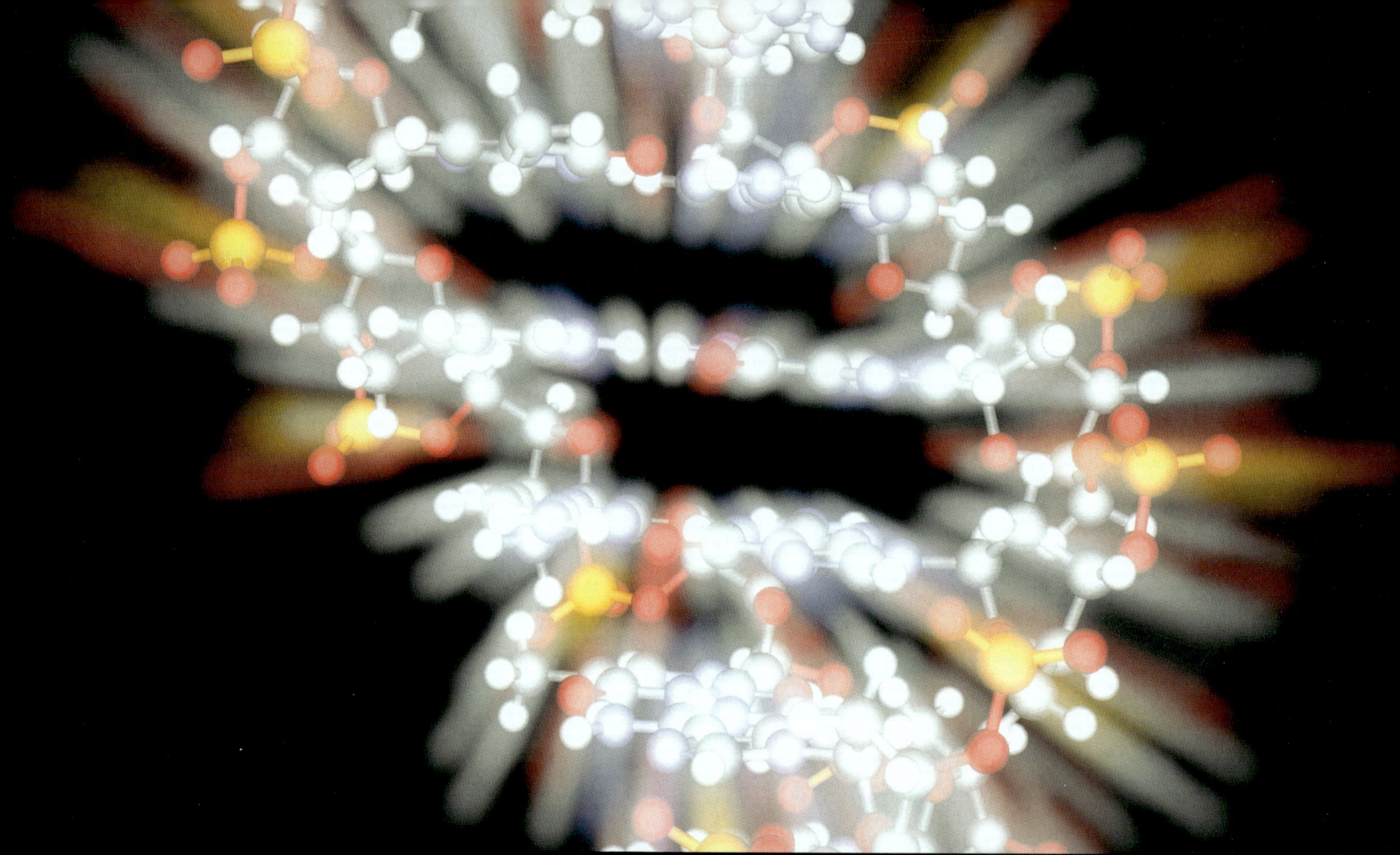

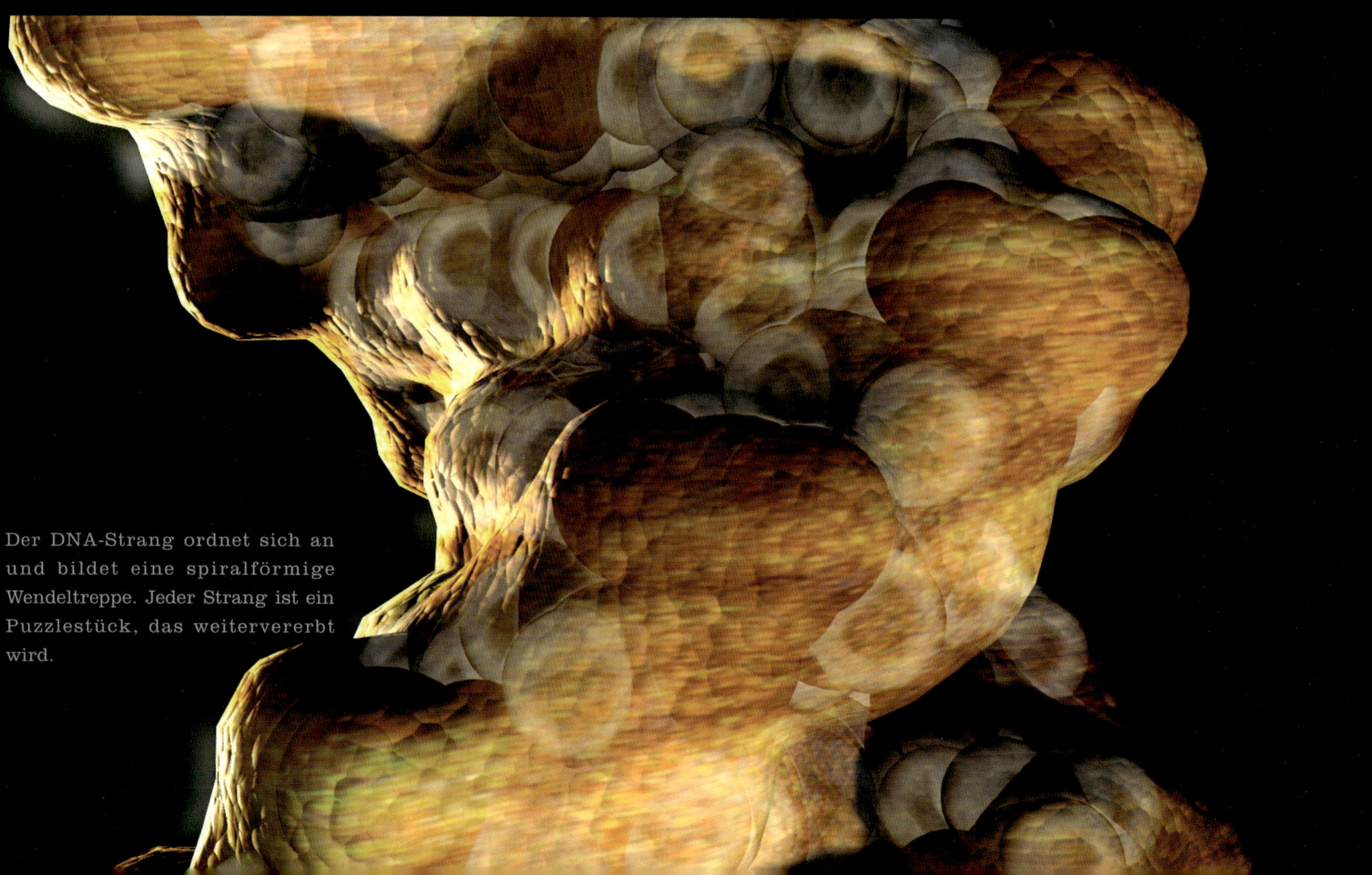

Der DNA-Strang ordnet sich an und bildet eine spiralförmige Wendeltreppe. Jeder Strang ist ein Puzzlestück, das weitervererbt wird.

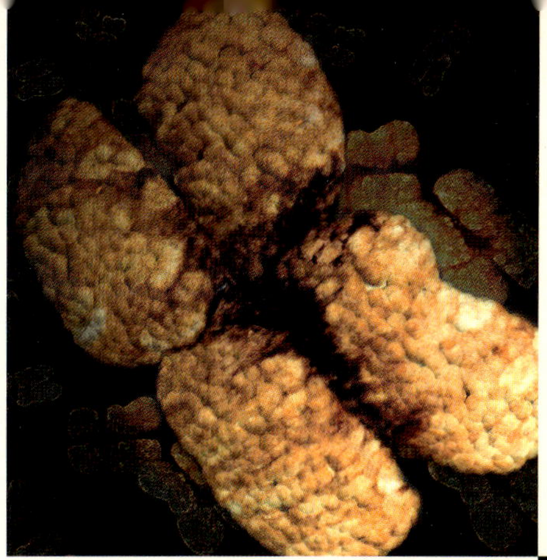

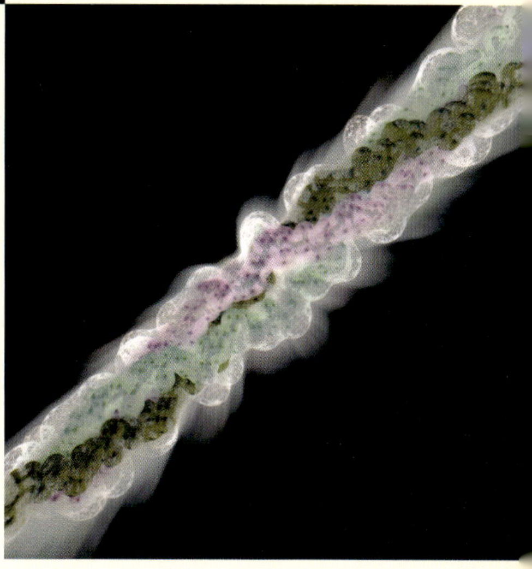

VERERBUNG

WIE UNTERSCHIEDLICH wir Menschen auch sein mögen, eines haben wir gemeinsam: Unsere Vorfahren waren alle Sieger im Kampf des Lebens. Alle vergangenen Generationen haben ausnahmslos wenigstens bis zum Erwachsenenalter durchgehalten – bis sie sich dann erfolgreich Partner suchten und eigene Kinder hatten. Vom Standpunkt der Vererbung aus gesehen, sind das wundervolle Nachrichten. Während der Schwangerschaft fragen wir uns oft, wie unsere Kinder wohl aussehen, und vor allem, ob sie gesund sein werden. Wir können aber sicher sein, dass ihre Überlebenschancen – dank der erfolgreich weitervererbten Gene ihrer Vorfahren – im Allgemeinen ausgezeichnet sind.

Das soll nicht heißen, dass wir ausschließlich ein Produkt unserer Gene sind, sondern dass wir mit diesem starken, ausgewählten Erbmaterial einen guten Start ins Leben erhalten – dass die an uns vererbten Gene größtenteils von Menschen weitergegeben wurden, die in ihrer Generation zu den überlebens- und fortpflanzungsfähigsten gehörten. Der Sozialbiologe Richard Dawkins hat es so ausgedrückt: »Sie besitzen, was man braucht, um Vorfahr zu werden.«

Da nun wir an der Reihe sind, um Vorfahren zu werden, stellen wir uns vielleicht die Frage, was wir weitervererben werden. Werden unsere Kinder sein wie wir, und zwar nicht nur, was unsere positiven Eigenschaften anbelangt, sondern auch die negativen? Aus unserer genetischen Veranlagung kann viel gemacht werden; wir sind viel zu komplex – die Summe unserer gesamten Lebenserfahrungen –, als dass wir durch unsere DNA programmiert werden könnten.

Unsere Chromosomen sind jedoch Träger von Bauinstruktionen, nicht für uns, sondern für die wunderbaren Strukturansammlungen, die unser Werden möglich machen. Der Autor E. B. White schreibt darüber: »Vererbung ist ein entscheidender Faktor, selbst in der Architektur. Anfangs machte die Not erfinderisch. Jetzt hat die Erfindung selbst Nachkommen und die sehen wie ihre Großmutter aus.«

Das Chromosom: eine gewundene, mehrstrangige Struktur, die den genetischen Kode enthält. Eine gesunde Körperzelle besitzt 46 Chromosomen, die in 23 Paaren angeordnet sind.

Kollagen-Protein: Proteine werden für das Wachstum und die Durchführung lebenswichtiger chemischer Funktionen benötigt. Kollagen ist das häufigste Protein: Wir können es im Spiegel in Form unserer Haare, Haut und Augen sehen.

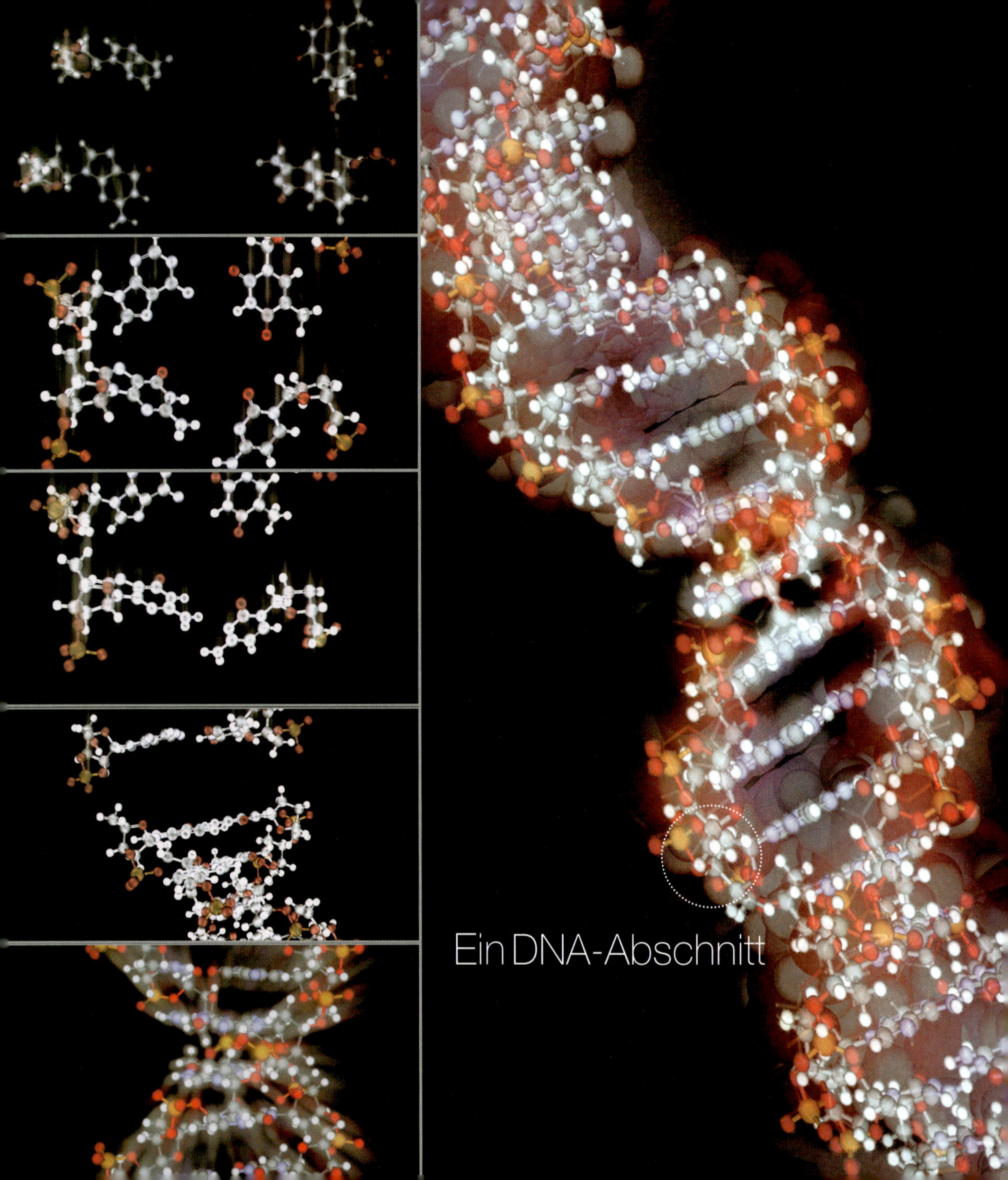

Ein DNA-Abschnitt

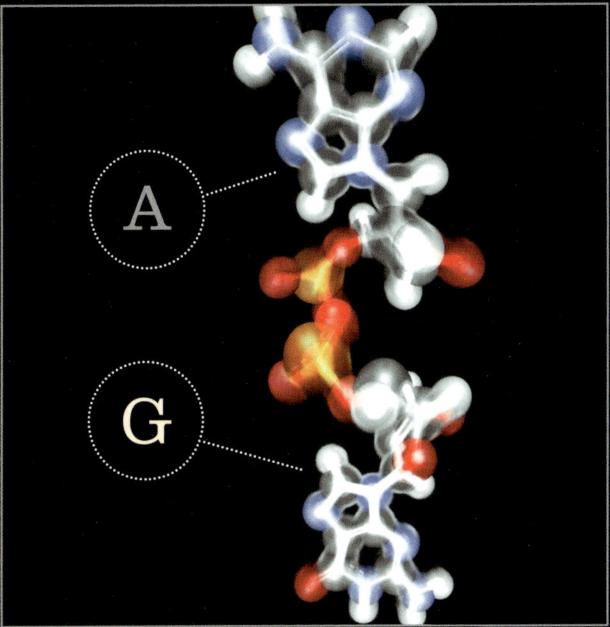

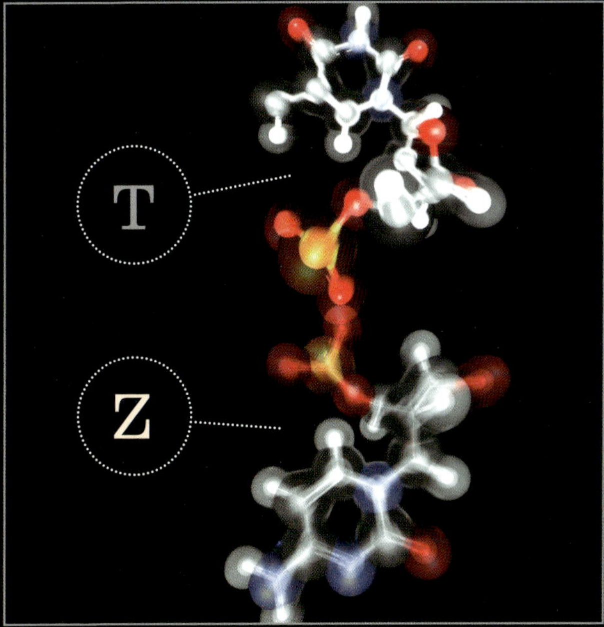

VERERBUNG

Auf der linken Seite wurde ein Abschnitt herausgegriffen, der die vier für das gesamte Lebewesen verantwortlichen Nukleinsäuren enthält. Auf diesem fundamentalen Niveau machen diese Molekularstrukturen unsere ganze Persönlichkeit und die unseres Kindes aus.

INSTRUKTIONEN FÜR DAS LEBEN

Die DNA besteht aus vier Bestandteilen, den Nukleinsäuren Adenin (A), Zytosin (Z), Guanin (G) und Thymin (T).

VATER

ALS NEIDOBJEKT lässt das männliche Geschlechtsorgan eher zu wünschen übrig. So bezeichnete der Romanschriftsteller William Gass den Penis als »einen lächerlichen Bittsteller«. »Er ist so unzuverlässig, obwohl alles von ihm abhängt – die ganze Welt ist sein Spielzeug, wie ein Ball, der auf der Seehundschnauze balanciert wird. Man kann ihn so leicht reizen, verletzen, betrügen; und doch muss er stets so tun, als sei er unverwundbar, eine Waffe, die ihrem Besitzer magische Kräfte verleiht; folglich muss dieses muskellose Würmchen wie ein haariger Samson, ein mächtiger Bulle, herumstolzieren und sich zwischen Schenkel quetschen.« Und doch könnte die Anatomie dieses Garants für das Fortbestehen der Menschheit nicht besser angepasst sein – genauso wenig könnte das weibliche Gegenstück vollkommener sein. Alles an unseren Geschlechtsorganen ist optimal, um die erfolgreiche Vereinigung von Samen- und Eizelle zu garantieren.

Beim Mann gewährleisten die gebündelten Energien mehrerer Drüsen und Organe, dass während des Geschlechtsverkehrs gesunde DNA übertragen wird. Die Spermien werden in den Hoden erzeugt, zwei eierförmige Organe, die unter dem Penis im Hodensack herabhängen. Die Hoden befinden sich außerhalb des Körpers, da die normale Körpertemperatur für die Spermienproduktion zu hoch läge. Aus diesem Grund hängen sie ungleichmäßig herab (um bei Bewegung nicht aneinander zu stoßen) und schwanken in ihrer Temperatur (eine Muskelreaktion im Hodensack fungiert als Thermostat, das die Temperatur regelt). Während der etwa zehn Tage bis zu ihrer Reifung bewegen sich die Spermien durch gewundene Röhren im Nebenhoden, so genannte »Speicherbehälter«, die sich oberhalb der Hoden befinden.

Danach verbleiben die Spermien »scheintot« im Samenleiter, einer langen Röhre, welche die Hoden mit einem Zapfen hinter der Blase verbindet. In dieser Zeit »sedieren« sie sich bemerkenswerterweise selbst, um ihre Vitalität zu erhalten – sie setzen Kohlendioxid frei und schaffen damit ein leicht saures Milieu, das sie vorübergehend außer Gefecht setzt. Kurz vor der Ejakulation setzen mehrere Drüsen (die Prostata, die Cowpersche Drüse und die Samenblasen) Substanzen frei, die das Sperma auf seinem Weg stärken und den natürlichen Säuregehalt der Vagina senken. Auf ihrer Mission sind die Spermien mit Fruktose, dem süßesten Zucker, den die Natur hervorgebracht hat und den der Körper einzig für diesen Zweck produziert, ausgestattet.

Und was ist mit dem Penis? Nun, vielleicht ist er doch nicht so ungeeignet. Bei den Säugetieren besitzen nur die Primaten einen frei hängenden Penis – damit können sie erfolgreich von Bäumen herunter urinieren, ein klarer evolutionärer Vorteil gegenüber anderen Arten. Unter den Primaten hat nur der Mensch keinen Penisknochen, da der beim Aufrechtgehen auf zwei Beinen leicht brechen und außer Gefecht gesetzt werden könnte. Das schwammige Gewebe, das bei der Erektion anschwillt, ist nicht nur nützlich, sondern bringt auch Vergnügen, so dass man es immer wieder gern tut. Anders ausgedrückt: Der Penis sieht vielleicht lächerlich aus und verhält sich auch so, trotz allem wurde er im Laufe der Evolution so optimiert, um eine erfolgreiche Fortpflanzung zu gewährleisten.

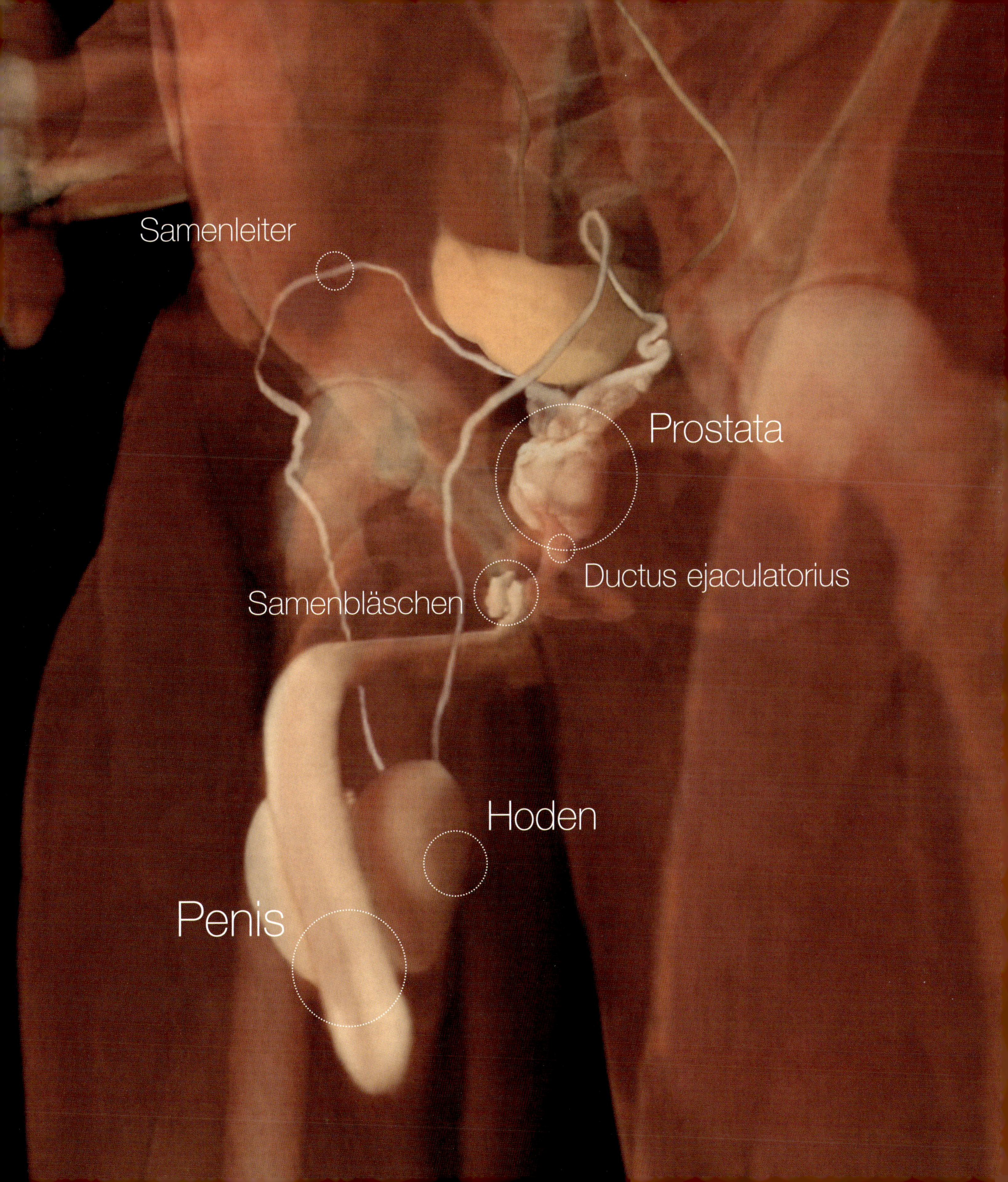
Samenleiter
Prostata
Ductus ejaculatorius
Samenbläschen
Hoden
Penis

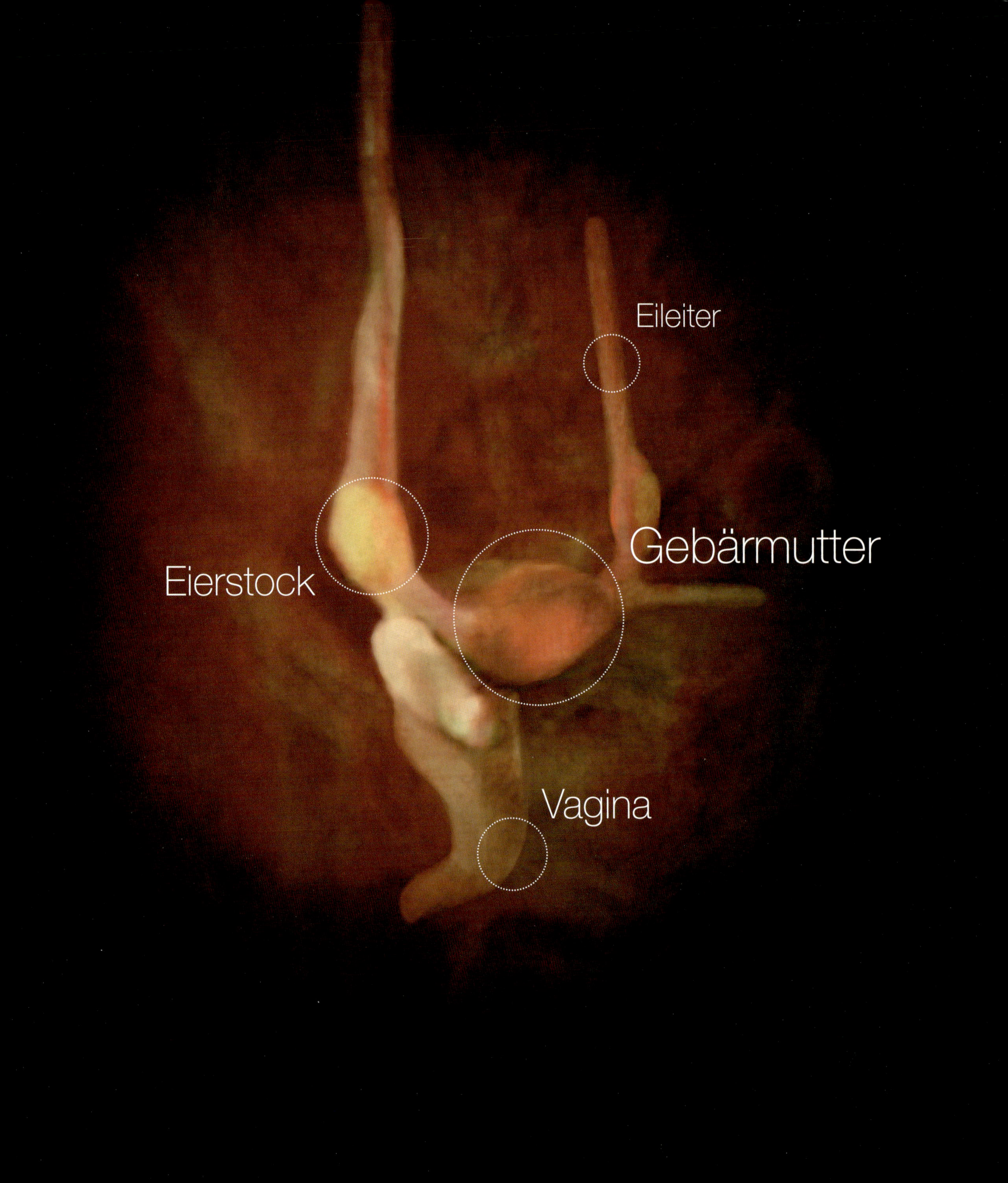
Eileiter
Gebärmutter
Eierstock
Vagina

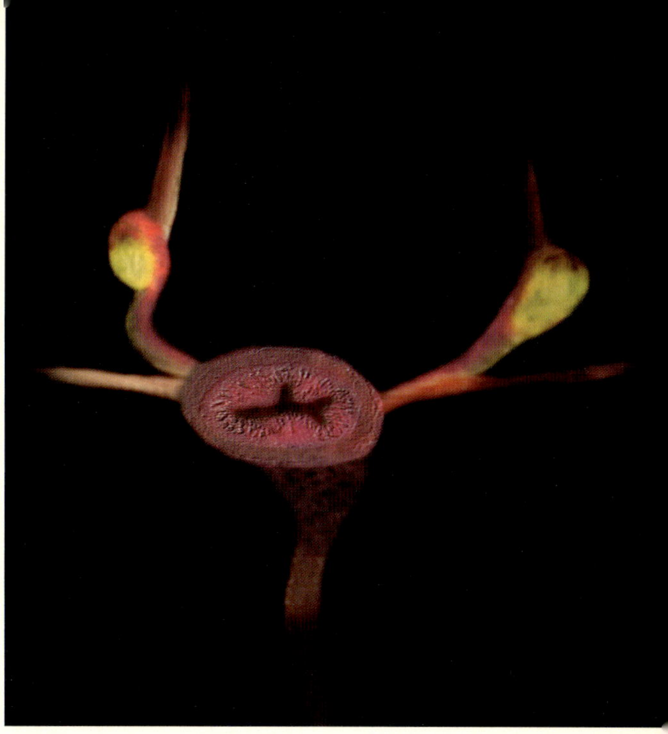

MUTTER

DIE AUS HAUT, MUSKEL- UND FASERGEWEBE bestehende Vagina ist – wie die Autorin Natalie Angier schreibt – ein »Gedankenstrich zwischen dem Aussagesatz, den die äußere Welt darstellt, und den Einflüsterungen unseres Innenlebens«. Dieses Wunder der Technik kommt beiden Richtungen entgegen: Es hilft die Samenzelle zur Eizelle zu befördern und neun Monate später ein Kind zur Welt zu bringen. Die Rolle der weiblichen Geschlechtsorgane bei der Fortpflanzung ist viel komplexer und langfristiger als die des Mannes, da sie nicht nur eine Zusammenarbeit von Organen, sondern eine Nährumgebung, ein Ökosystem, darstellen. Die Vagina ist dabei sozusagen die Vorhalle. Als »Rorschach mit Beinen« bezeichnet sie Angier angesichts ihrer Ambiguität, »man kann daraus praktisch alles machen, was man möchte, braucht oder fürchtet«.

Als Geschlechtsorgan ist die Vagina mehr als nur ein einfacher Hohlraum, ein zehn bis zwölf Zentimeter langer Tunnel, der sich von der Außenöffnung – den Schamlippen – bis zum Gebärmutterhals, dem Muskelring vor der Gebärmutter, erstreckt. Ihre Anatomie gehört zum faszinierendsten Teil des Körper-Origami. Vom Schamhügel – einem Fettgewebe, das die Beckenknochen beim Geschlechtsverkehr polstert – teilt sie sich nach unten hin in die Genitalien. Aus der Öffnung ragen zwei lippenähnliche, konzentrische

Jeden Monat wird eine Eizelle entlassen, die den Eileiter hinab in die Gebärmutter wandert. Wurde die Eizelle nicht befruchtet, setzt die Menstruation ein.

Gewebsfalten, die Labia majora und Labia minora: Die Ersten dienen zum Schutz, die Zweiten als Gleitmittel. In das Muskel- und Fasergewebe am Vortex der inneren Lippen eingebettet, befindet sich die gut durchblutete und reich mit Nerven ausgestattete Klitoris.

Letztere hat vor kurzer Zeit starkes Interesse und heftige Debatten darüber ausgelöst, ob sie nun von biologischer Bedeutung ist oder nicht. Im Gegensatz zu Männern können sich Frauen auch ohne Orgasmus fortpflanzen. Die erbsengroße Klitoris – ein Zentrum sexuellen Lustempfindens – enthält immerhin 8000 Nervenendigungen, d. h. doppelt so viel wie der um einiges größere Penis, und damit den größten Anteil aller äußeren Körperstrukturen, einschließlich Finger, Lippen und Zunge. Einfach ausgedrückt, sie ist wie geschaffen für lustvolle Empfindungen.

Hinter dem Gebärmutterhals befinden sich die wichtigsten Fortpflanzungsorgane, die Gebärmutter und Eierstöcke. Die beiden mandelgroßen Eierstöcke ähneln in Form und Größe den Hoden und produzieren die weiblichen Hormone, die für physiologische Veränderungen wie z. B. das Brustwachstum erforderlich sind. Außerdem beherbergen und nähren sie die Eizellen, die in reifem Zustand in die Eileiter freigesetzt werden, wo sie gegebenenfalls auf Spermien treffen. Wird eine Eizelle befruchtet, dann wandert sie in die hohle, muskulöse, birnenförmige Gebärmutter weiter. Im Schutz der Gebärmutter erwacht die Eizelle zum Leben, entwickelt sich immer weiter, bis schließlich – nach 38 Wochen – das Kind durch die Vagina »zur Welt kommt«.

Rechts: Nach der Befruchtung wandert die Eizelle in die Gebärmutter, die so dehnbar ist, dass sie dem Baby neun Monate lang Schutz bieten und es am Leben halten kann.

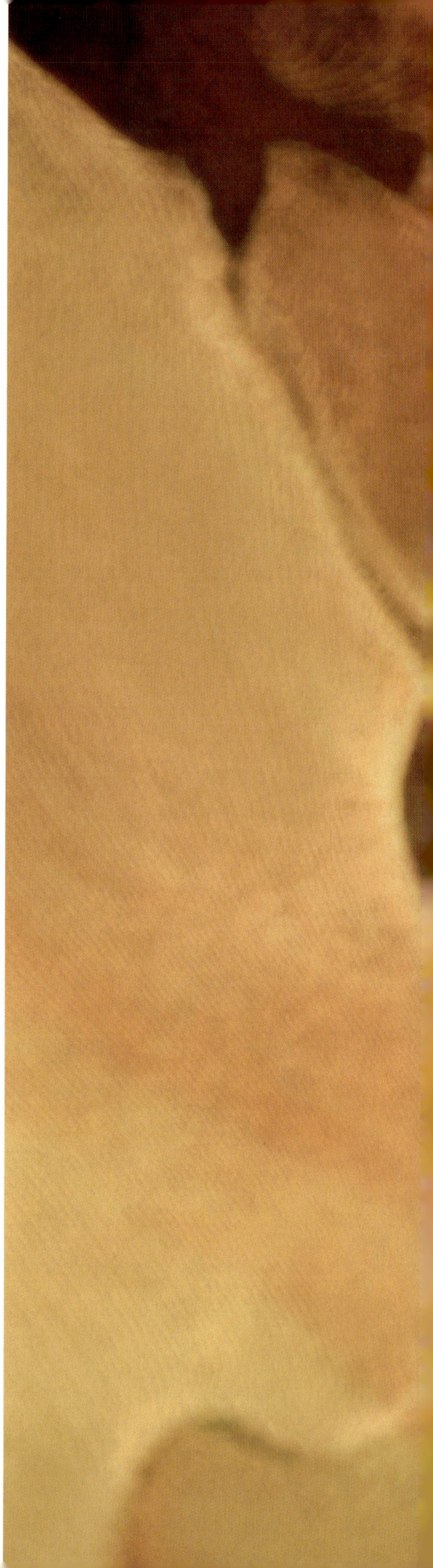

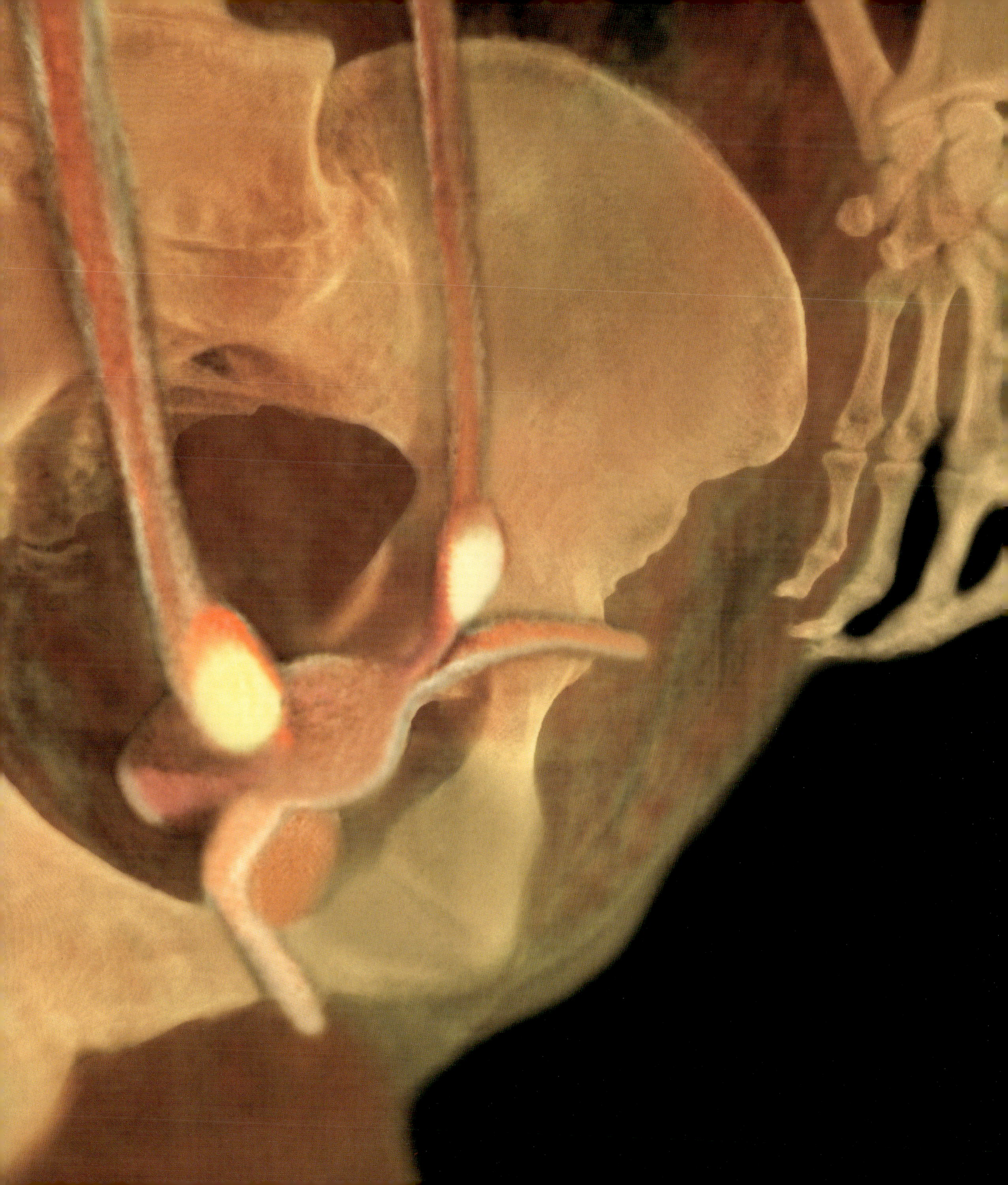

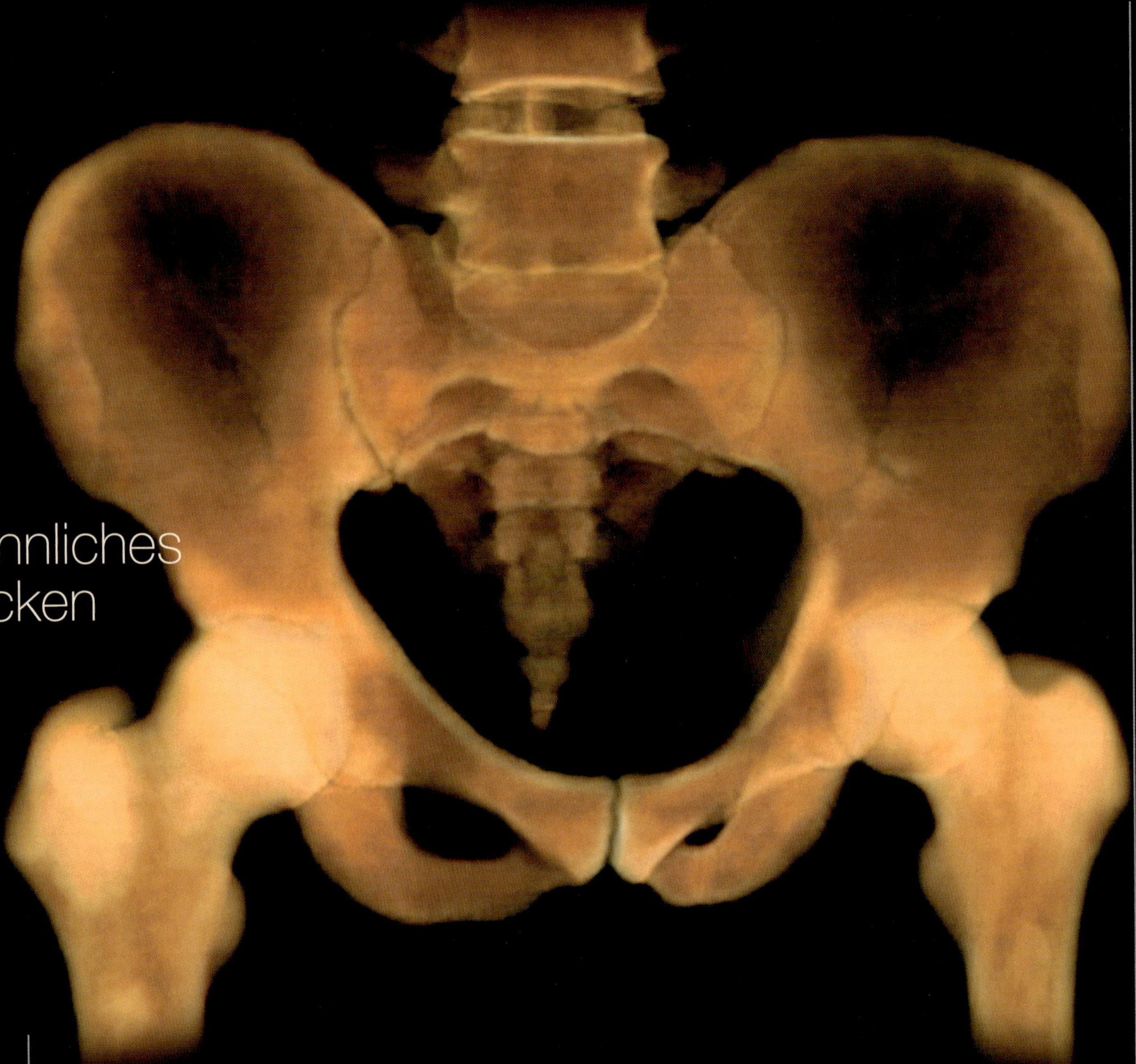

Männliches
Becken

Erschaffen, um neues Leben hervorzubringen

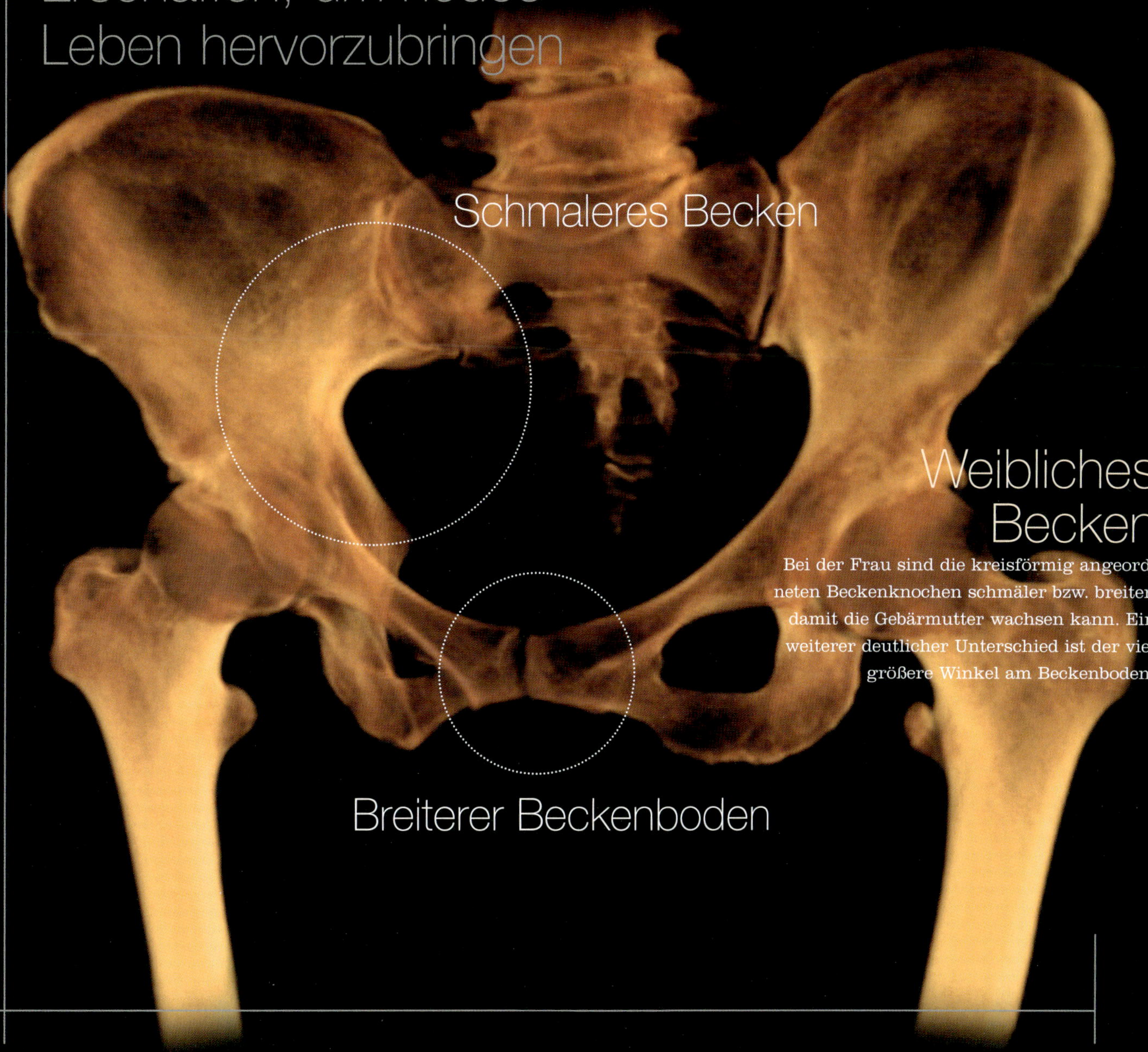

Weibliches Becken

Bei der Frau sind die kreisförmig angeordneten Beckenknochen schmäler bzw. breiter, damit die Gebärmutter wachsen kann. Ein weiterer deutlicher Unterschied ist der viel größere Winkel am Beckenboden.

ANATOMIE DER EIZELLE

VON ALLEN EIGENSCHAFTEN, die der menschliche Fortpflanzungszyklus zur Erhaltung der Art aufweist, ist die Länge unserer Fruchtbarkeit vielleicht am entscheidendsten. Eine Frau kann über dreißig Jahre lang Kinder zur Welt bringen, Männer sind oft ihr ganzes Erwachsenenleben lang zeugungsfähig. Würde eine Frau jede Gelegenheit zu einer Schwangerschaft wahrnehmen und bliebe sie dabei bei bester Gesundheit, dann könnte sie über dreißig Mal Mutter werden. Die wichtigste Einschränkung dabei ist das monatliche Heranreifen einer einzigen Eizelle. Die ursprünglich sechs bis sieben Millionen Eizellen werden bis auf 40 000 alle bis zur Pubertät auf natürliche Weise zerstört. Ab da wird die Zukunft durch die Selektion, Pflege, Ernährung und Ausstoßung von nur etwa vierhundert Eizellen festgelegt.

Dieser Prozess – der so genannte Eisprung – beginnt damit, dass die Hypophyse, eine augenförmige Drüse am unteren Ende des Gehirns, die das endokrine System steuert, Hormone freisetzt. In den Eierstöcken nistet sich jede Eizelle in ihre eigene Hülle – oder Follikel – ein. Mit Hilfe stimulierender Hormone im Blut beginnen fünfzehn bis zwanzig Follikel das weibliche Geschlechtshormon Östrogen freizusetzen, das unter anderem die noch unentwickelten Eizellen zum Leben erweckt und ernährt. Um den zehnten Tag herum wird, aus bisher unbekannten Gründen, eine einzige Eizelle zur vollen Reifung bestimmt.

Vier Tage später sondert das Gehirn ein weiteres stimulierendes Hormon ab, die aktiven Follikel öffnen sich und die Eizellen wandern in die Eileiter, die sie aufsaugen. (Manchmal kommt es zu Blutungen aus den winzigen Bruchstellen, was zu Krämpfen führen kann.) Der Inhalt der restlichen neunzehn, unvollständig herangereiften Schwesterfollikel schrumpft zusammen und stirbt ab, während die einzig überlebende Eizelle auf ihre Befruchtung wartet.

Von allen Körperzellen ist nur die reife Eizelle kugelförmig. Angier schreibt darüber: »Diese Form ist sinnvoll, weil die Kugel zu den stabilsten Formen gehört, die in der Natur vorkommen. Zum Schutz der wertvollsten Erbstücke – der Gene – eignet sich eine kugelförmige Schatztruhe am besten.« Außerdem ist sie von einem Ring aus Helferzellen umgeben – der Corona radiata –, die sie nähren und schützen, sowie von einer dicken, schalenartigen Matrix aus Zucker und Protein – der Zona pellucida –, die als eine Art »Rausschmeißer« fungiert, der den Eintritt verwehrt. Vierzig Jahre nachdem sie das erste Mal produziert wurde, lohnt es sich, die weibliche Geschlechtszelle einmal näher zu betrachten.

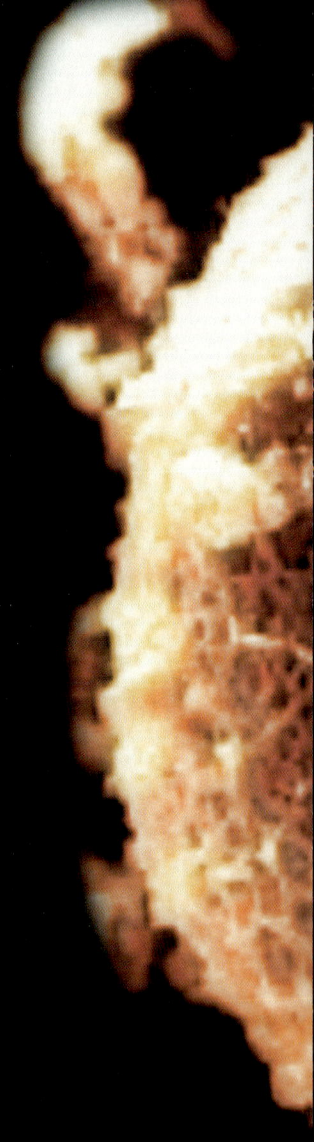

Eine Eizelle in starker Vergröße-

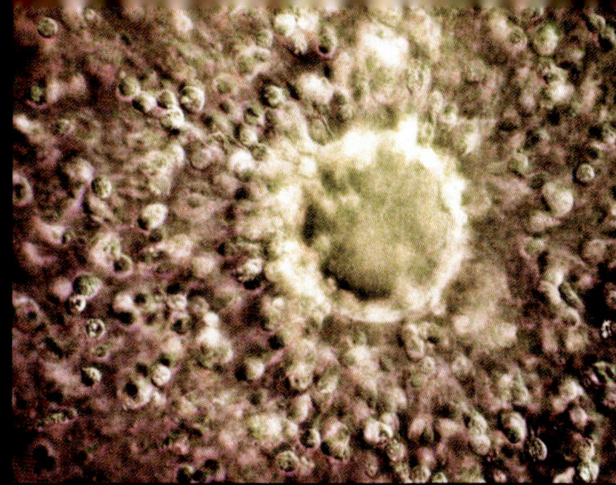

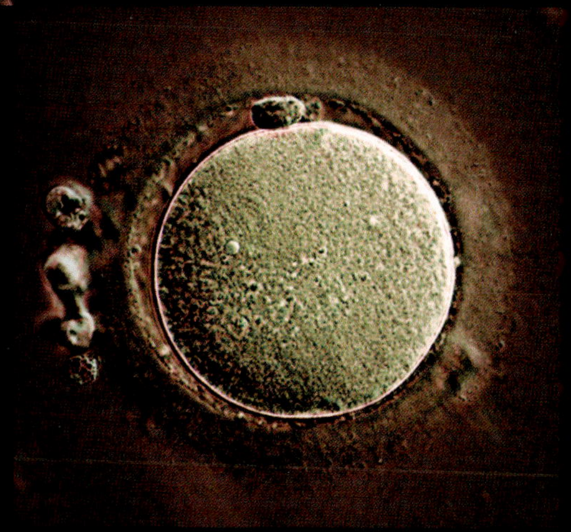

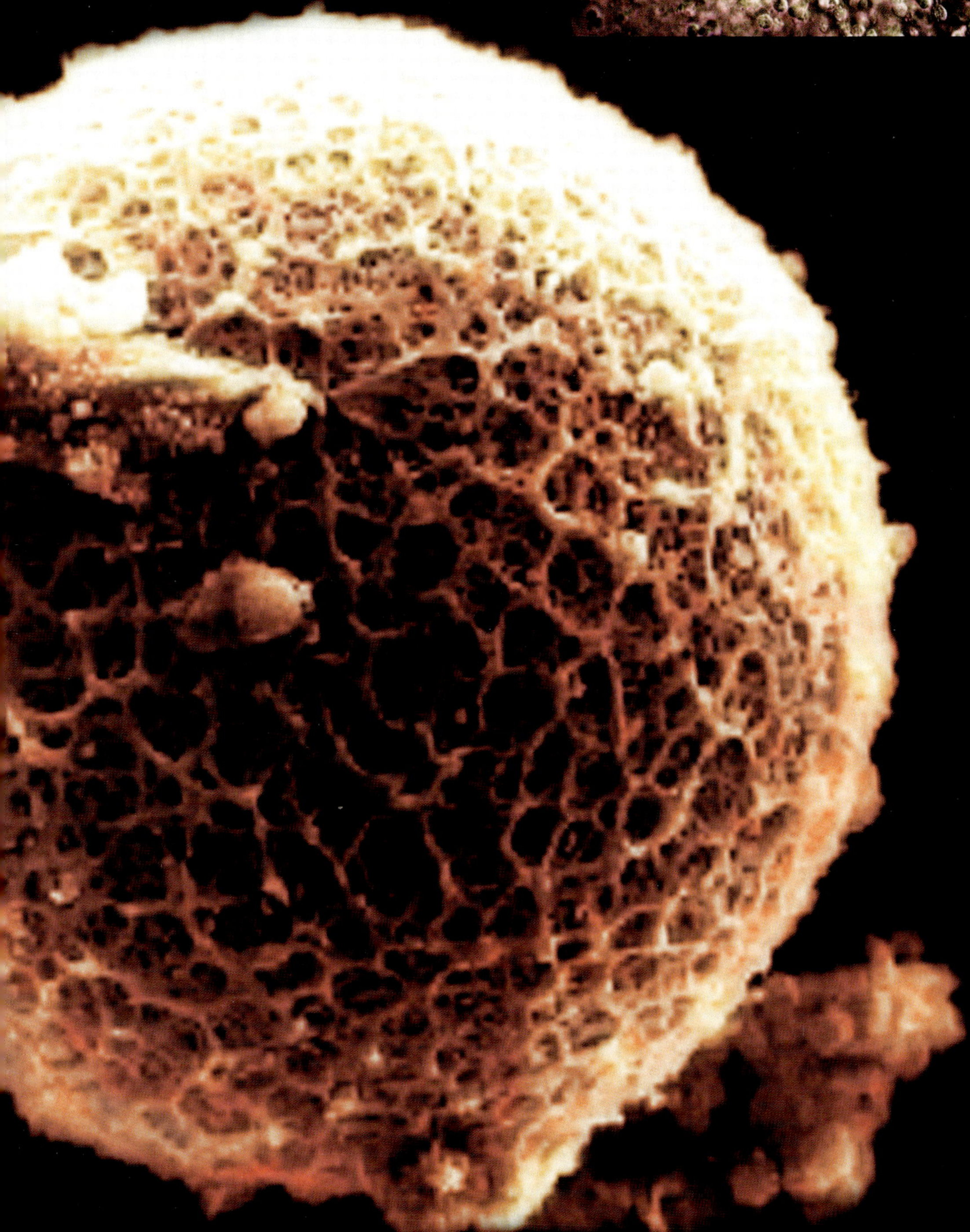

Oben links: Zucker und Proteine – Cumulus genannt – versorgen die entlassene Eizelle mit Nährstoffen.

Oben rechts: Abbildung einer Eizelle ohne Cumulus: Zu sehen ist die Zona pellucida (die dünne magentafarbene Linie), eine schützende Pufferzone, die die Samenzelle zum Zweck der Befruchtung durchdringen muss.

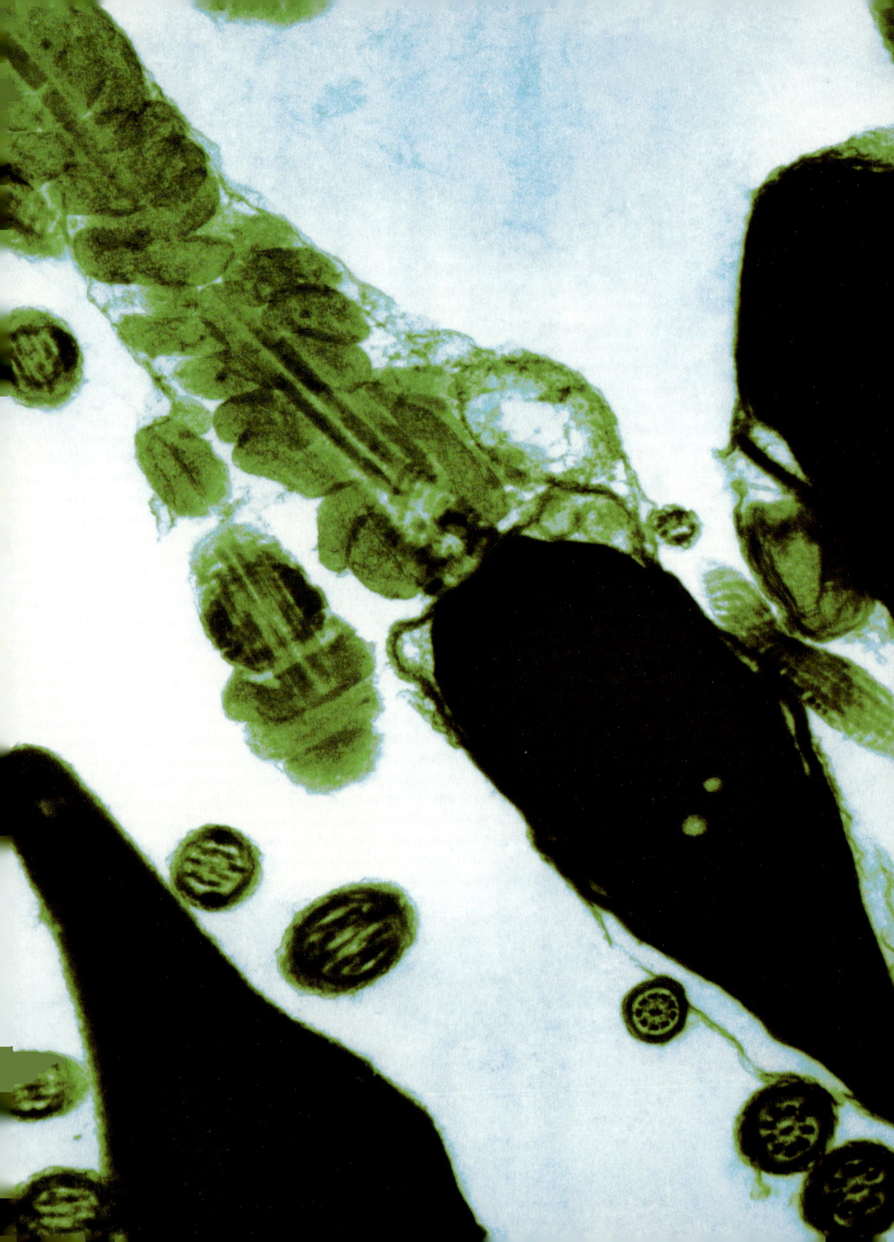

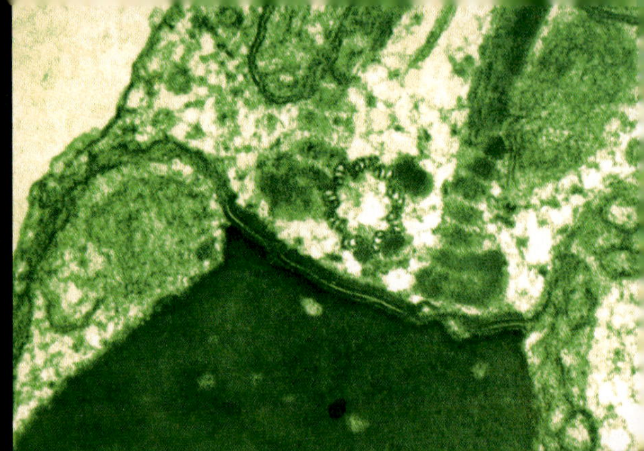

Links: Querschnitt durch den Kopf einer Samenzelle mit den darin enthaltenen 23 Chromosomen (der Beitrag des Vaters zum neuen Lebewesen).

Oben: Strukturelle Ansicht des Querschnitts von der Basis des Samenzellenkopfes.

Gegenüber: Querschnitt vom Schwanz einer Samenzelle. Im Innern des Schwanzes befinden sich kleine, doch kräftige gewundene Strukturen, mit denen die Schwimmbewegungen durchgeführt werden können.

ANATOMIE DER SAMENZELLE

BEI EINEM LOTTO-JACKPOT mit einer Trefferwahrscheinlichkeit von eins zu 80 Millionen sind die Gewinnchancen höher. In jeder Sekunde produziert ein erwachsener Mann im Durchschnitt 1000 Spermien. Über das ganze Leben verteilt können es bis zu 12 Billionen Samenzellen sein. In einem durchschnittlichen Ejakulat von einem Kubikzentimeter Samenflüssigkeit befinden sich etwa 300 Millionen Spermien. Warum so viele? Antwort: Nur ein derartig hoher Überschuss kann mit hoher Sicherheit garantieren, dass eines davon das gemeinsame Ziel erreicht.

Aufgabe der männlichen Geschlechtszelle ist es, im Eileiter in Kontakt mit der Eizelle zu kommen, in sie einzudringen und das winzige DNA-Paket abzuliefern. Vom Design her ist die Samenzelle ein ungewöhnlich schnittiges Vehikel. Auf dem eiförmigen Kopf befindet sich eine Schutzkappe mit einem Enzym, das die Haufenzellen um die Eizelle herum verdaut. Der mittlere Abschnitt, der das Powerpaket enthält, verbindet Kopf und Schwanzteil. Als Fortbewegungshilfe dient der peitschenartige Schwanz.

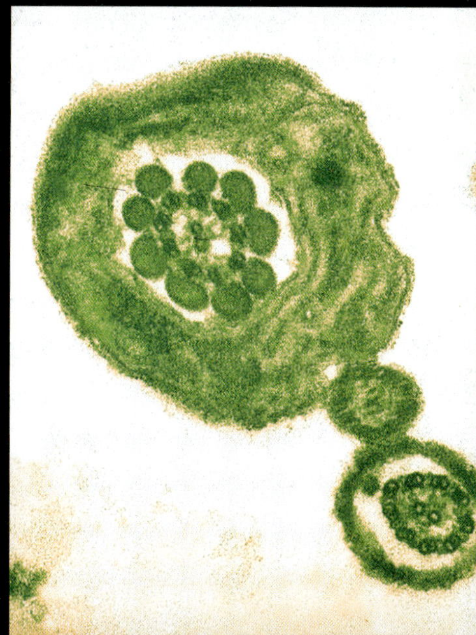

Der Mensch weist 23 Chromosomenpaare auf. In weiser Voraussicht auf ihre bevorstehende Vereinigung weisen Samen- und Eizelle jedoch nur jeweils halbierte Paare auf. Die Samenzelle enthält neben 22 so genannten Autosomen entweder ein X- oder ein Y-Chromosom, welches das Geschlecht des Kindes bestimmt: X für Mädchen, Y für Jungen. Da X- und Y- Chromosomen in gleicher Zahl produziert werden, könnte man erwarten, dass sich auch die Anzahl der männlichen oder weiblichen Embryos die Waage hält: Anhand von Statistiken konnte jedoch festgestellt werden, dass auf 100 Mädchen 106 Jungen kommen. Als Grund für dieses Ungleichgewicht geben Wissenschaftler an, dass Y-Zellen sich schneller fortbewegen als X-Zellen, weil sie etwas weniger genetisches Material mit sich tragen. Der evolutionäre Sinn einer Überzahl an Jungen liegt nach Meinung einiger Biologen darin, einen Ausgleich für die höhere Sterblichkeitsrate bei männlichen Säuglingen zu schaffen. Bis zur Geschlechtsreife hat sich das Zahlenverhältnis zwischen Jungen und Mädchen eingependelt.

GESCHLECHTSAKT UND ORGASMUS

»ICH WERDE HABEN, WAS SIE AUCH HAT.« – Nora Ephron, *When Harry Met Sally*.

Galenos, der berühmte Arzt im antiken Pergamon, glaubte, dass Frauen verkehrte Männer seien und dass beide Geschlechter einen Orgasmus bräuchten, um empfangen zu können. Obwohl er beim zweiten Punkt falsch lag, hatte Galen doch begriffen, dass die Vereinigung von Mann und Frau auf gegenseitiger Erfüllung basiert. Weshalb sich zwei Menschen sexuell begehren, können wahrscheinlich nur sie selbst und ein Dichter beantworten. Manche Evolutionsforscher behaupten, dass wir uns einen Partner mit dem passenden DNA-Profil für unsere (ersehnten) Kinder aussuchen. Wenn eine Schwangerschaft erwünscht ist, sehnt sich ein Paar nur noch nach Vereinigung und möchte neues Leben erzeugen.

Die Physiologie des menschlichen Geschlechtsaktes beginnt mit Gefühlsregungen. Bei Erregung bereiten sich unsere Geschlechtsorgane auf den Koitus vor, indem Blut- und Nervensystem einige Veränderungen durchlaufen. Das Gehirn empfängt Signale von den Geschlechtsorganen und erahnt erotische Freuden. Unser Herz schlägt schneller, die Arterien weiten sich, während sich die Venen verengen. Das Blut fließt verstärkt in das erektile Gewebe von Penis, Klitoris, den Hoden, Eierstöcken und Schamlippen. Die Muskeln sind gespannt, die Brustwarzen verhärtet. Mit der Zeit haben diese Effekte ein bestimmtes Niveau erreicht. Bei der Frau verengen sich die Gefäße am äußeren Drittel der Vagina, während sich die inneren zwei Drittel leicht ausdehnen und die Gebärmutter sich hebt – alles in Vorbereitung zur Aufnahme des Spermas. Nicht die Anstrengung, sondern unser vegetatives Nervensystem sorgt dafür, dass sich Atem- und Herzfrequenz beschleunigen.

Der Orgasmus setzt durch das rhythmische, unwillkürliche Pulsieren der Geschlechtsorgane ein – ein ekstatisches Erschauern. Beim Mann geschieht dies in zwei Schritten. Wenn sich die Erregung steigert, senden Reflexzentren im Rückenmark Impulse zu den Genitalien, die bewirken, dass die glatten Muskeln von Hoden, Nebenhoden und Samenleiter kontrahieren und das Sperma in die Harnröhre gedrückt wird. Dort wurden bereits alle Spuren von Urin, der Sperma abtöten kann, von Drüsensekreten neutralisiert. Prostata und Samenbläschen fügen der Mixtur noch ihre eigenen Sekrete bei. Beim Samenerguss verliert der Mann die Selbstkontrolle: Sobald sich die Harnröhre gefüllt hat, kontrahieren die Muskeln am Penisansatz und das Sperma wird ausgestoßen. Bei der Frau sind Gebärmutter, der äußere Teil der Vagina (einschließlich Klitoris), aber nicht die oberen zwei Drittel der Vagina mit einbezogen.

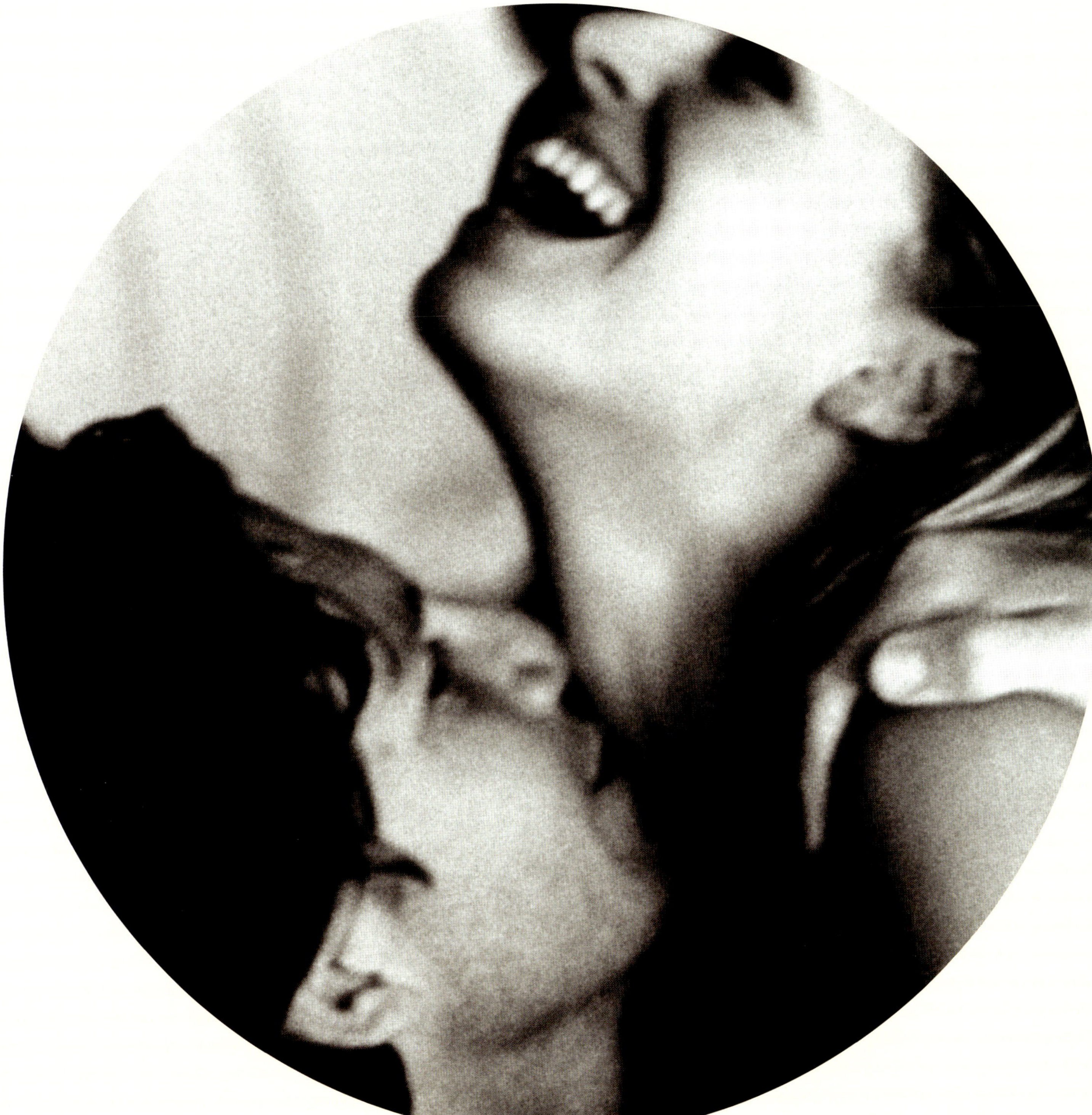

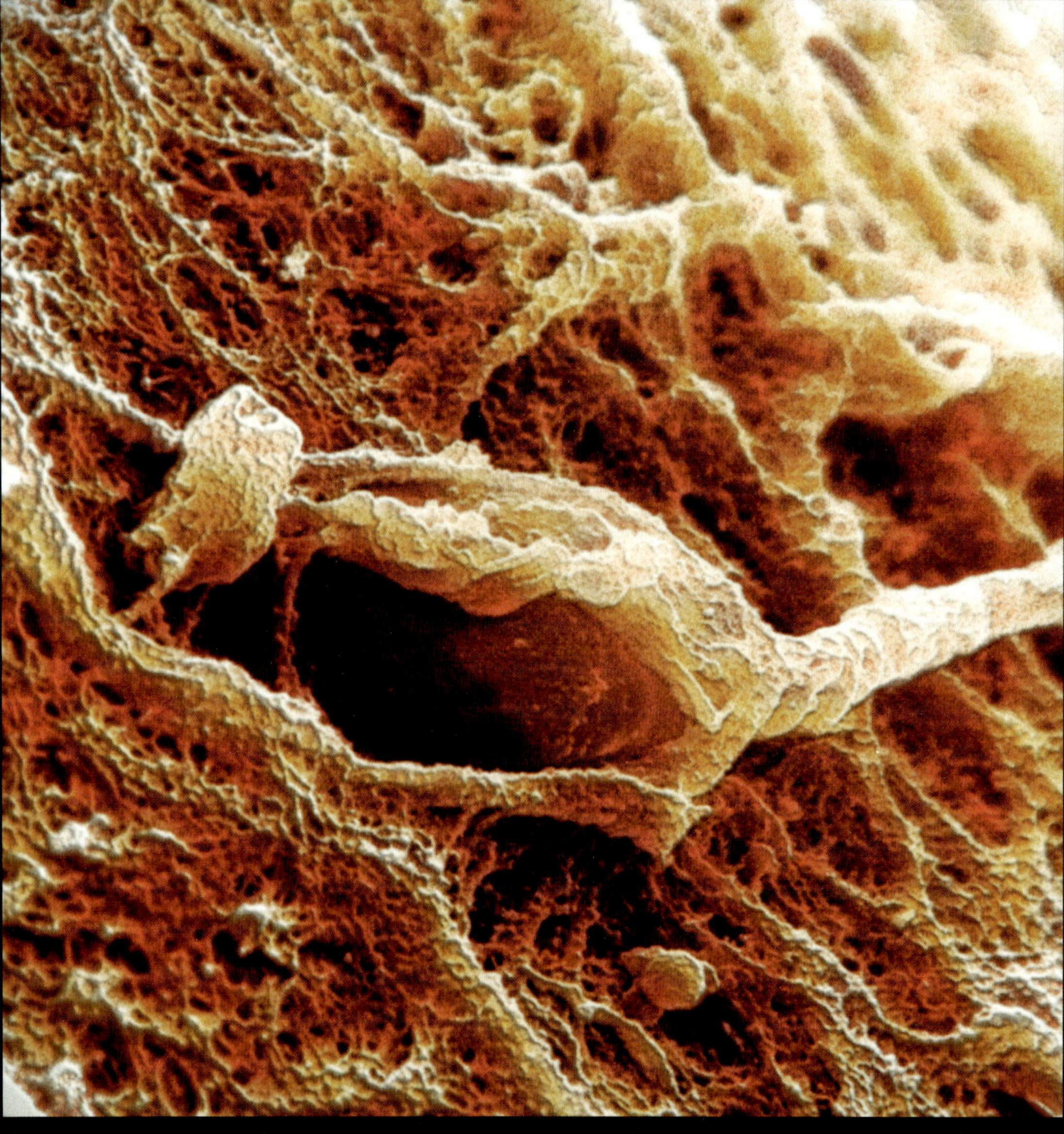

Die erste Samenzelle, die durch die Wand der Eizelle eindringt, wird sie befruchten.

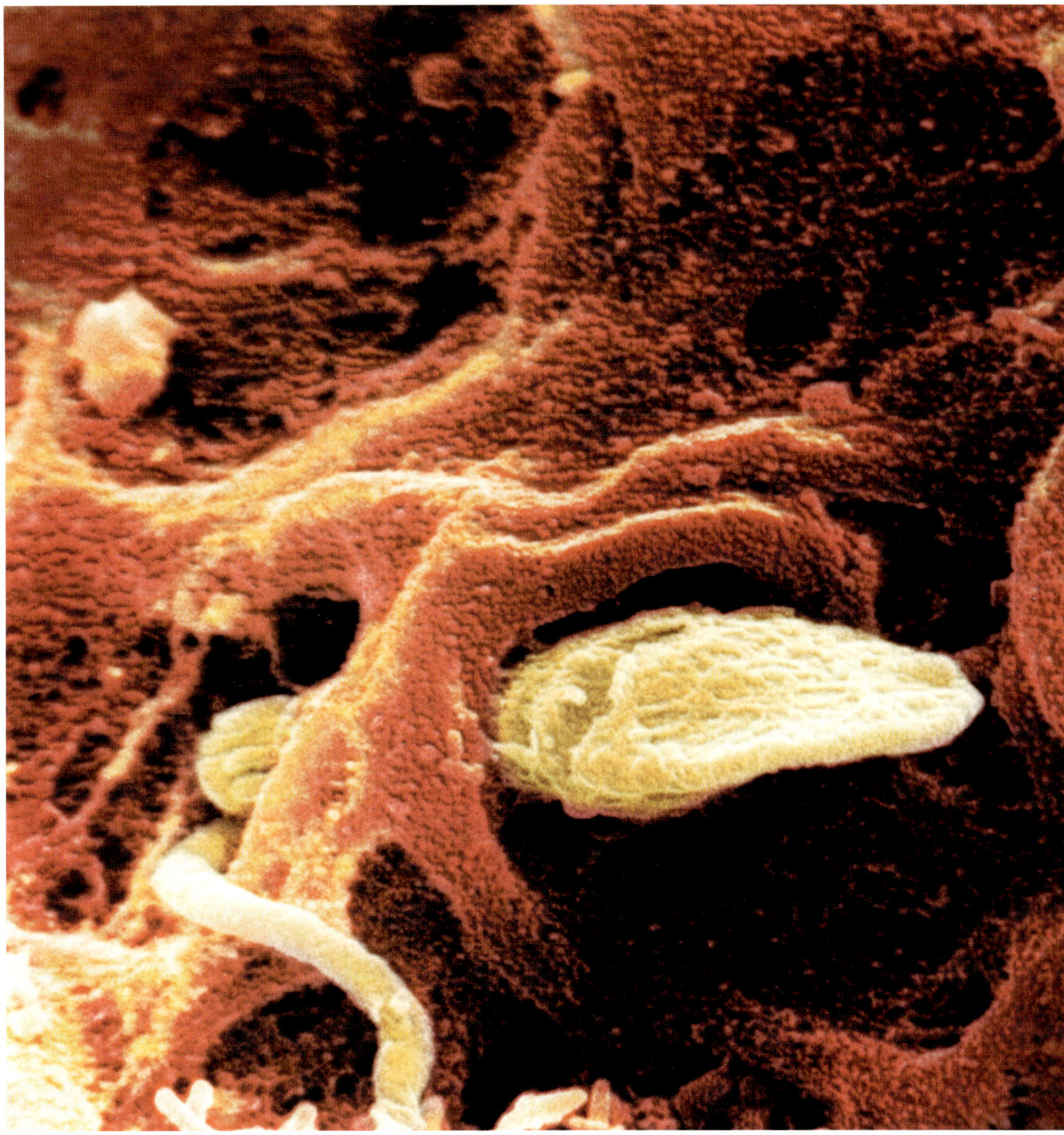

Von einigen Millionen Samenzellen wird nur eine überleben.

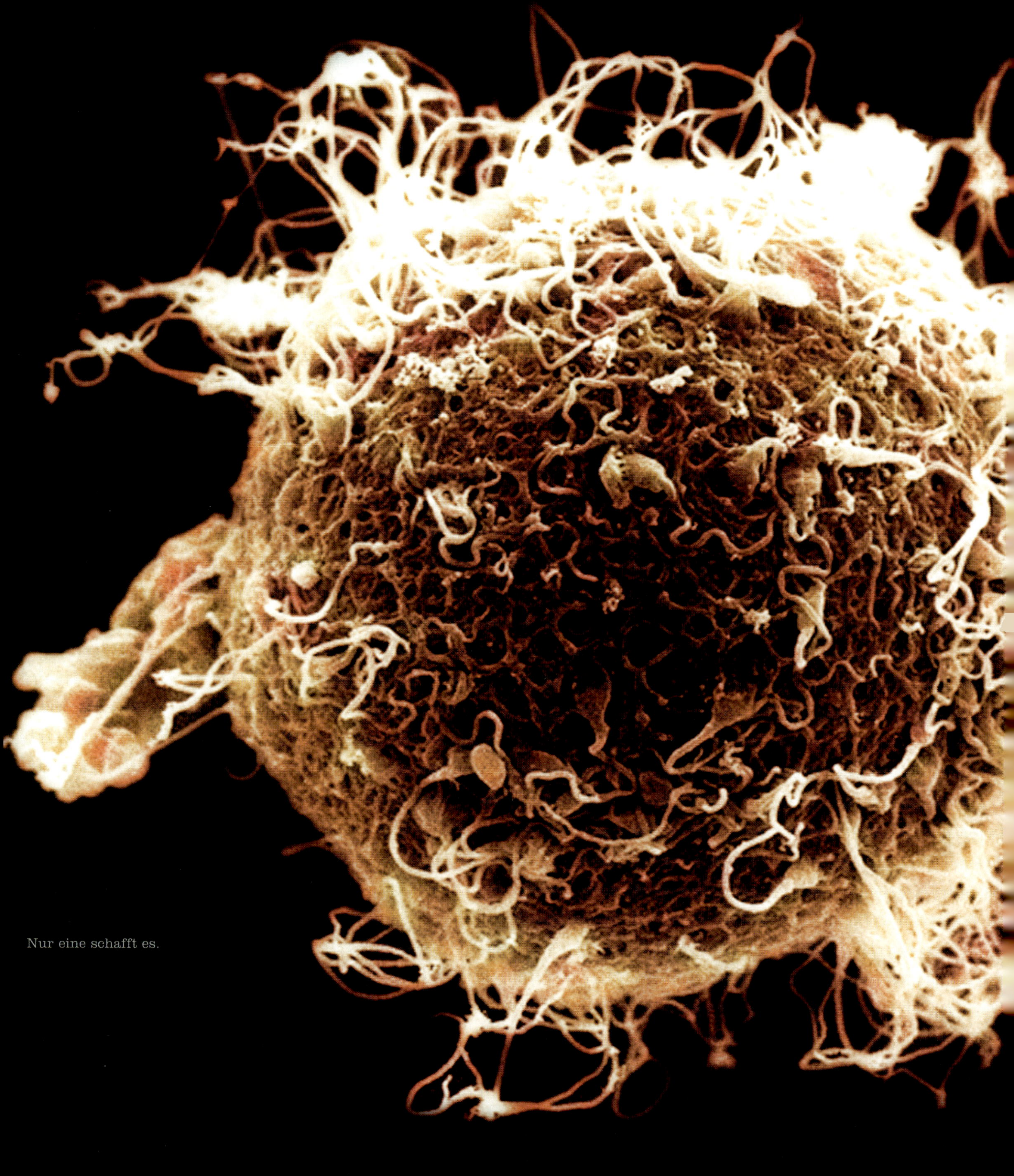

Nur eine schafft es.

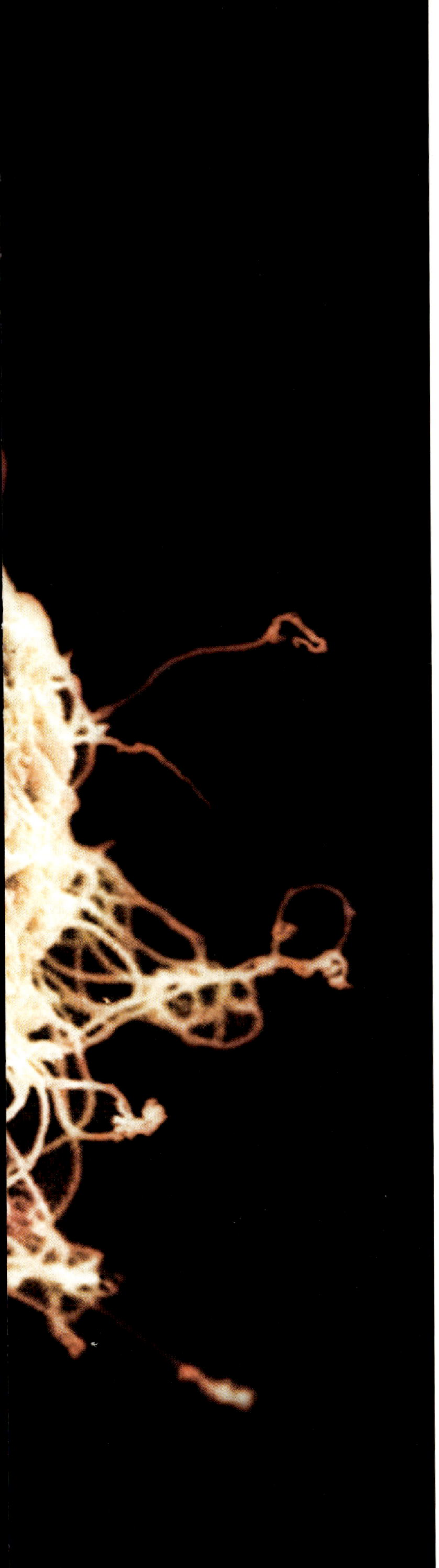

BEFRUCHTUNG

VON DEN DREIHUNDERT MILLIONEN SPERMIEN, die in den oberen Teil der Vagina gelangen können, erreichen nur drei Millionen – das entspricht einem Prozent – die Gebärmutter. Nur eine einzige Samenzelle kann sich an die Proteinrezeptoren in der Zona pellucida binden und damit eine Enzymreaktion auslösen, um in die Zona einzudringen und die Eizelle zu befruchten. Die Zona pellucida zu durchdringen dauert etwa zwanzig Minuten. Doch der Verschmelzung von Samen- und Eizelle stehen noch einige Hindernisse entgegen. Selbst wenn der Geschlechtsverkehr zu einer günstigen Zeit stattfand – nicht zu lang vor oder nach dem Eisprung –, können die freigesetzten Spermien immer noch in eine ganze Reihe tödlicher Fallen gelangen.

Stellen Sie sich die Laichwanderung der Lachse vor.

Die erste, doch nicht unüberwindbare Hürde liegt in der Entfernung. Durch peitschenartige Schwanzschläge bewegen sich Spermien mit einer Geschwindigkeit von etwa einem Zentimeter pro Minute fort. Der obere Teil der Eileiter ist jedoch beinahe dreißig Zentimeter entfernt – aus Sicht des Lachses also Kilometer.

Dazwischen durchlaufen die Spermien einen tödlichen Spießrutenlauf aus physikalischen und chemischen Hindernissen. Säure tötet die Samenzellen ab, und wenn auch während des Eisprungs der normale Säuregehalt der Vagina abnimmt, so würden hier doch die meisten männlichen Keimzellen absterben, wenn sie nicht einen alkalischen Schutzmantel vorzuweisen hätten. Noch unüberwindlicher ist der Gebärmutterhals. Sein Schleimpfropf wird zwar beim Eisprung etwas dünner, doch bleibt der gesamte Bereich verdickt aufgrund von Faserzellen, in denen sich Millionen von Spermien verfangen. Wissenschaftler vergleichen ihn mit dem Sargassomeer.

Die überlebenden Spermien, die schließlich die Gebärmutter erreichen, sehen sich schon bald vor eine Wahl gestellt, die für die Hälfte von ihnen den sicheren Tod bedeutet. Nur ein Eierstock hat eine reife Eizelle hervorgebracht und jede Samenzelle, die in den falschen Eileiter gelangt, schwimmt wie ein Lachs stromaufwärts in einem unfruchtbaren Nebenfluss.

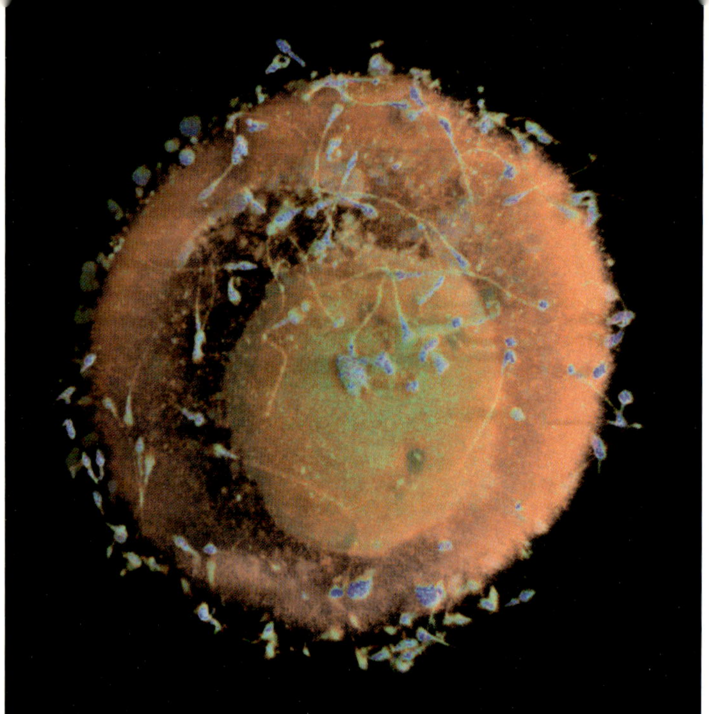

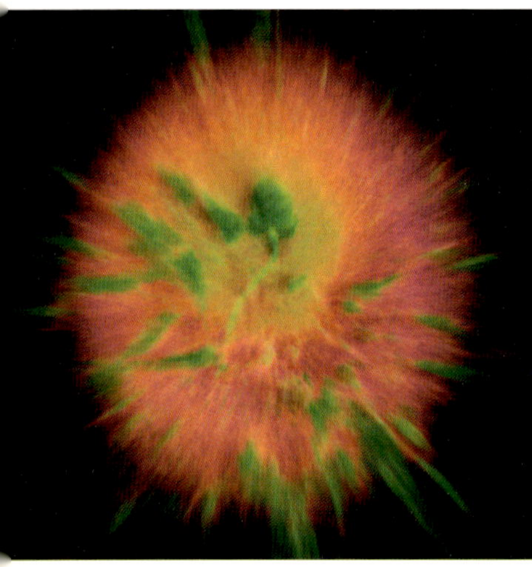

Befruchtung: Der Prozess beginnt, wenn die Samenzelle in eine Eizelle (Oozyte) eindringt. Aus der befruchteten Eizelle wird eine Zygote. Diese Zygote wandert in etwa drei Tagen vom Eileiter in die Gebärmutter.

➢ Gegenüber: Der Befruchtungsvorgang dauert ungefähr 24 Stunden. Die Eizelle wird noch viele Tage lang von Samenzellen umlagert, die es nicht geschafft haben.

Erstaunlicherweise erwarten diejenigen, die den richtigen Weg wählten, die größten Anstrengungen. Die Flimmerhaare und Muskelkontraktionen, mit deren Hilfe die Eizelle nach unten gedrückt wird, drängen auch die Spermien zurück. Die Wände stellen für viele der Spermien eine Falle dar. Weiße Blutkörperchen, immer auf der Suche nach Eindringlingen, greifen die verwundbaren Spermien an und zerstören sie. Von den hundert Millionen Samenzellen, die bei der Ejakulation ausgestoßen wurden, treffen schließlich weniger als fünfhundert auf die Eizelle. Von diesen ist es kaum eine Hand voll, die die Außenschale durchbrechen und sich an die innere Membran binden.

Und dann folgt schließlich noch die Endauswahl: Sobald die erste Samenzelle eingedrungen und mit der Eizelle verschmolzen ist, ändert sich sofort die elektrische Ladung der Membran, so dass sie keine magnetische Anziehungskraft mehr besitzt. Alle anderen »Mitbewerber« fallen buchstäblich ab. Es dauert weniger als fünf Minuten, bis ein zweiter, länger anhaltender chemischer Blockade-Mechanismus ausgelöst wird, der die einzigartige elterliche Genmischung sichert. Bei der Fortpflanzung verabscheut die Natur Dreiergruppen. Die abgewiesenen Spermien, denen man sozusagen den Laufpass gegeben hat, schwimmen noch einige Tage um die Eizelle herum.

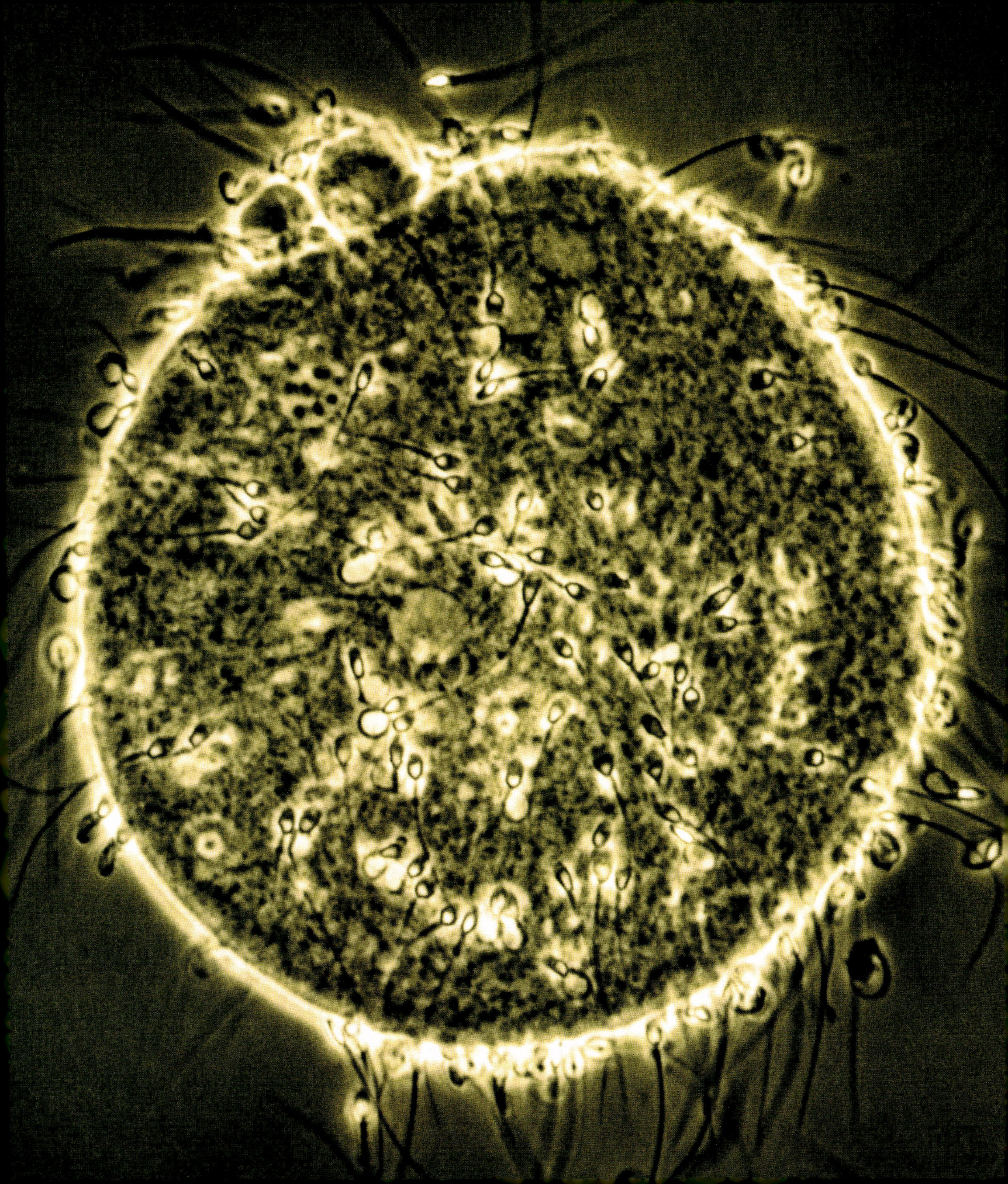

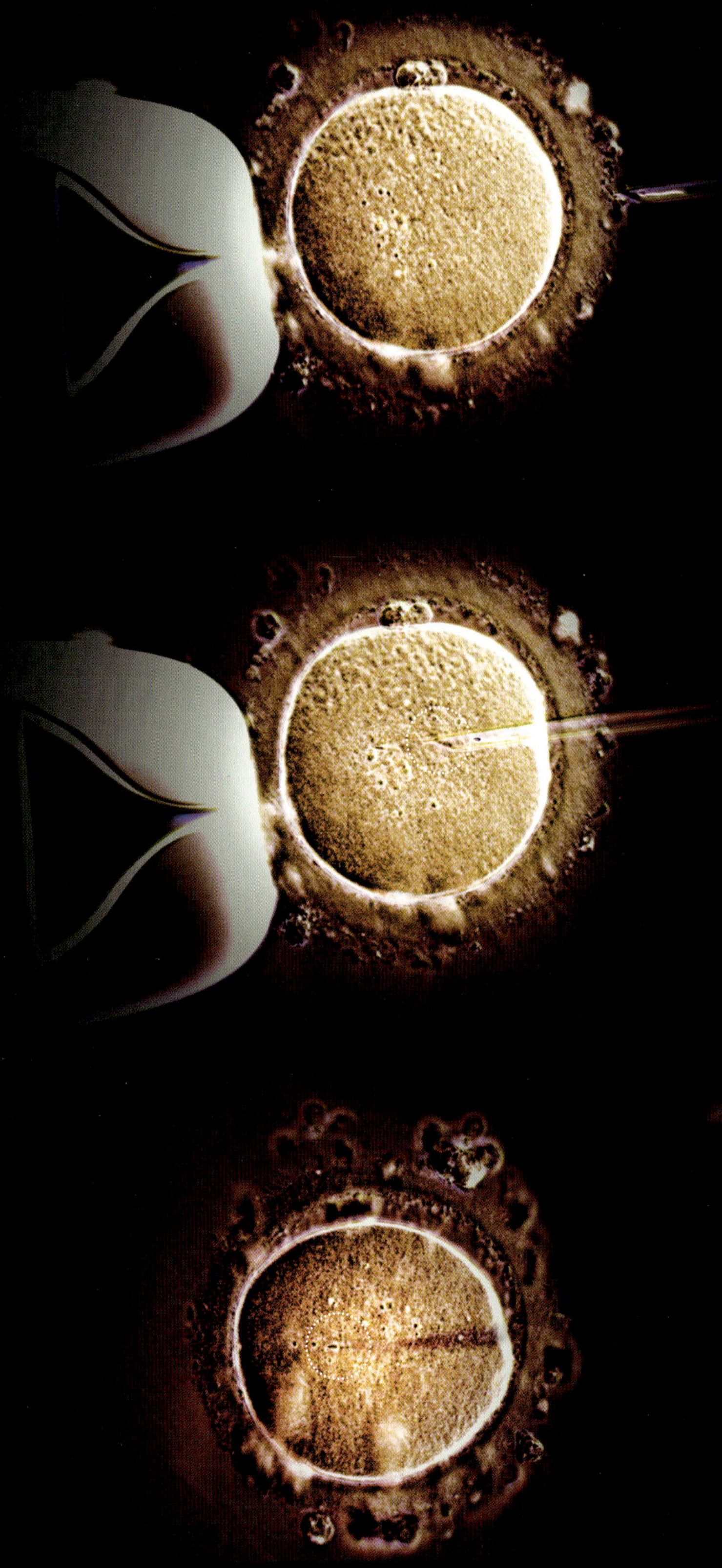

KÜNSTLICHE BEFRUCHTUNG

Bei diesem Verfahren der künstlichen Befruchtung wird nur eine einzige Samenzelle in die Eizelle injiziert.

Oben: Nahaufnahme von der Nadel, wie sie die Eizelle durchdringt.

Mitte: Es wird nur eine einzige Samenzelle injiziert – genau wie bei der natürlichen Befruchtung.

Unten: Im Kreis der Schwanz der Samenzelle.

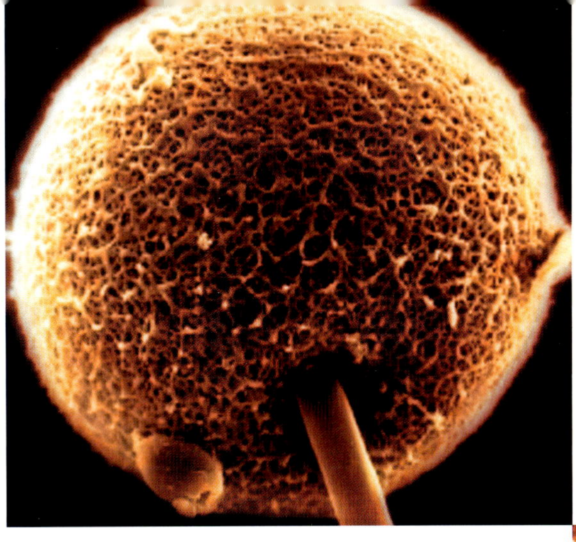

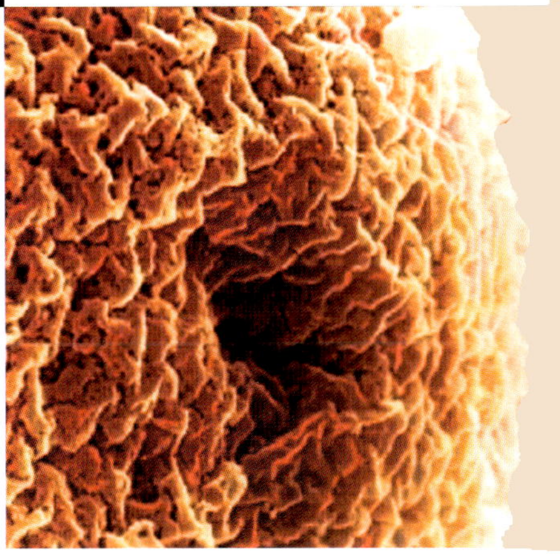

Sobald die künstliche Befruchtung stattgefunden hat, kann die Natur alles Weitere übernehmen.

UNFRUCHTBARKEIT

WENN MAN ALL DIE HINDERNISSE BETRACHTET, die es zu überwinden gilt, ist es nicht verwunderlich, dass viele Paare Schwierigkeiten haben, ein Kind zu bekommen.

Viele Männer produzieren nicht genügend Sperma oder ihre Samenzellen sind schlechte »Schwimmer« bzw. besitzen einen schlechten »Orientierungssinn«. Andere wiederum produzieren zu viele fehlgebildete Samenzellen oder solche, die absterben, bevor sie die Eizelle erreichen. Manche Männer sind unfruchtbar aufgrund genetischer Erkrankungen wie z. B. Zystofibrose oder Chromosomenabnormitäten.

Bei Frauen sind häufig Probleme beim Eisprung, blockierte Eileiter oder nicht lebensfähige Eizellen die Ursachen für Unfruchtbarkeit.

All dies ist weder ein Grund zur Besorgnis noch für falsche Scham. Unfruchtbarkeit ist ein medizinisches Problem, keine sexuelle Störung. In den USA sind über fünf Millionen Menschen in fortpflanzungsfähigem Alter von Unfruchtbarkeit betroffen, wobei sich die Zahlen bei Männern und Frauen die Waage halten. Bei mindestens der Hälfte dieser Menschen sorgt die Behandlung erfolgreich für Nachwuchs. Von den Paaren, die medizinische Hilfe in Anspruch nehmen, erhalten 85 bis 90 % konventionelle Therapien, wie z. B. Medikamente oder chirurgische Eingriffe, der Rest High-Tech-Therapien wie In-vitro-Befruchtung oder Spender-Eizellen.

Im Allgemeinen rät man Paaren zu medizinischer Hilfe, wenn sie ein Jahr lang ungeschützten Geschlechtsverkehr hatten und kein Kind bekommen konnten.

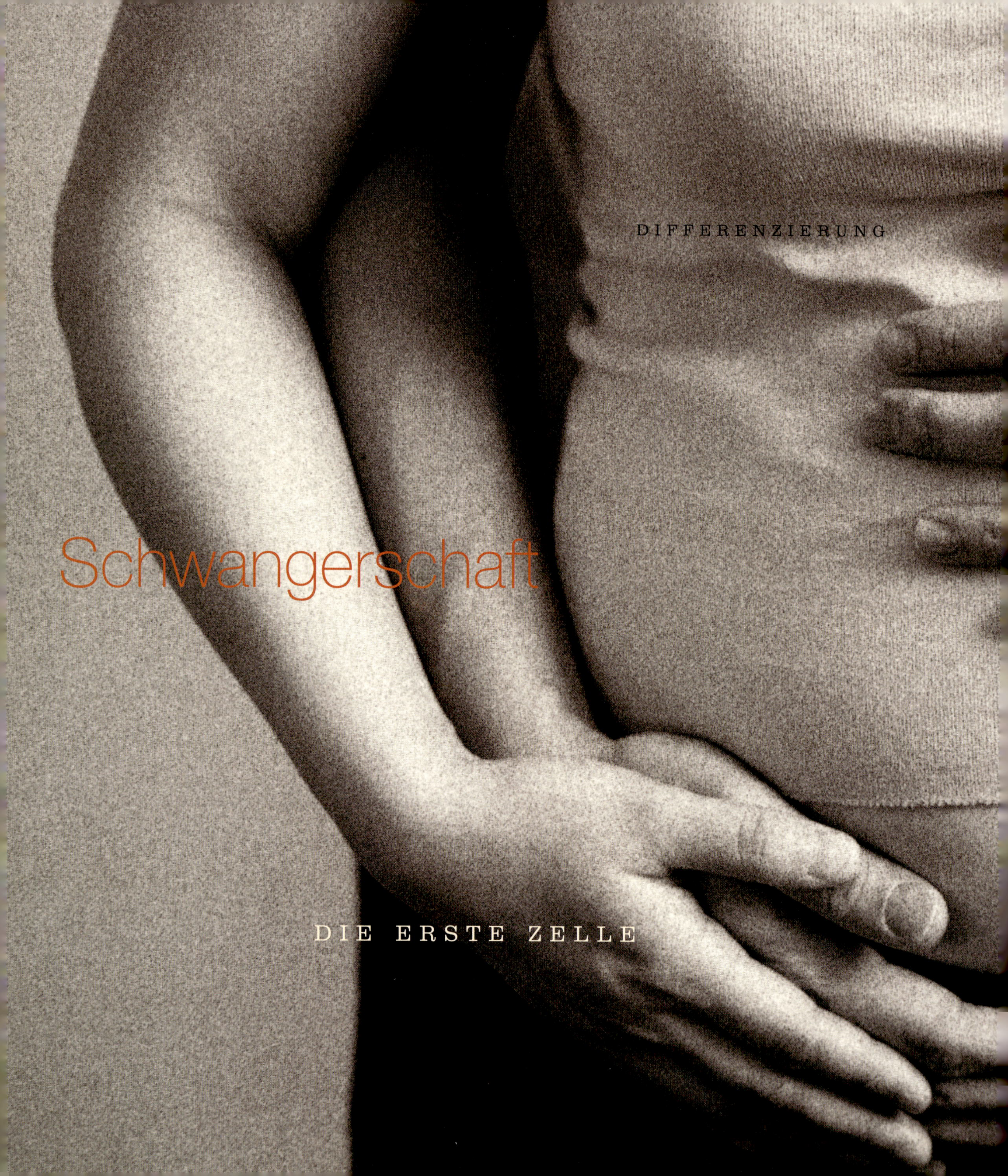
DIFFERENZIERUNG
Schwangerschaft
DIE ERSTE ZELLE

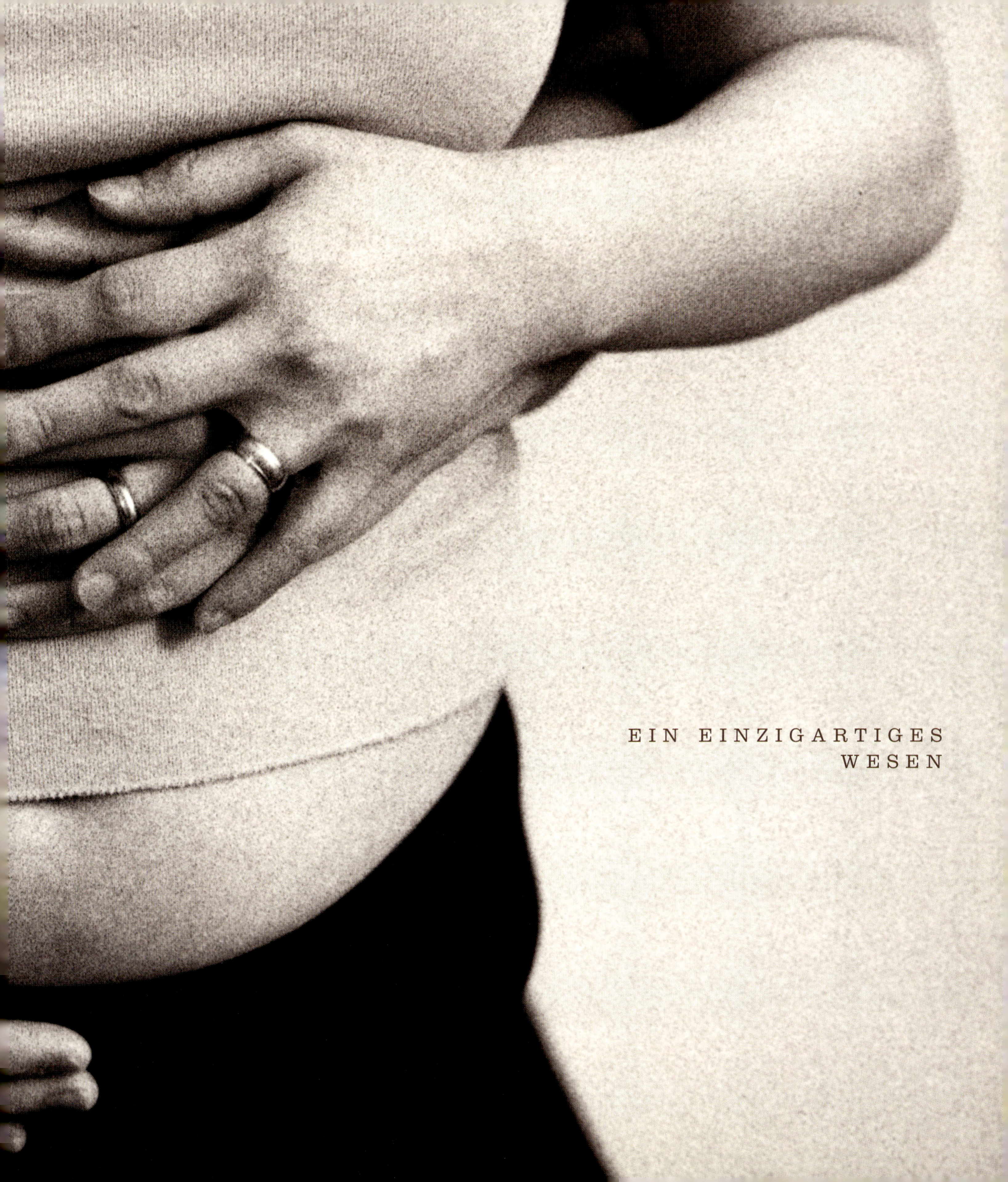

EIN EINZIGARTIGES WESEN

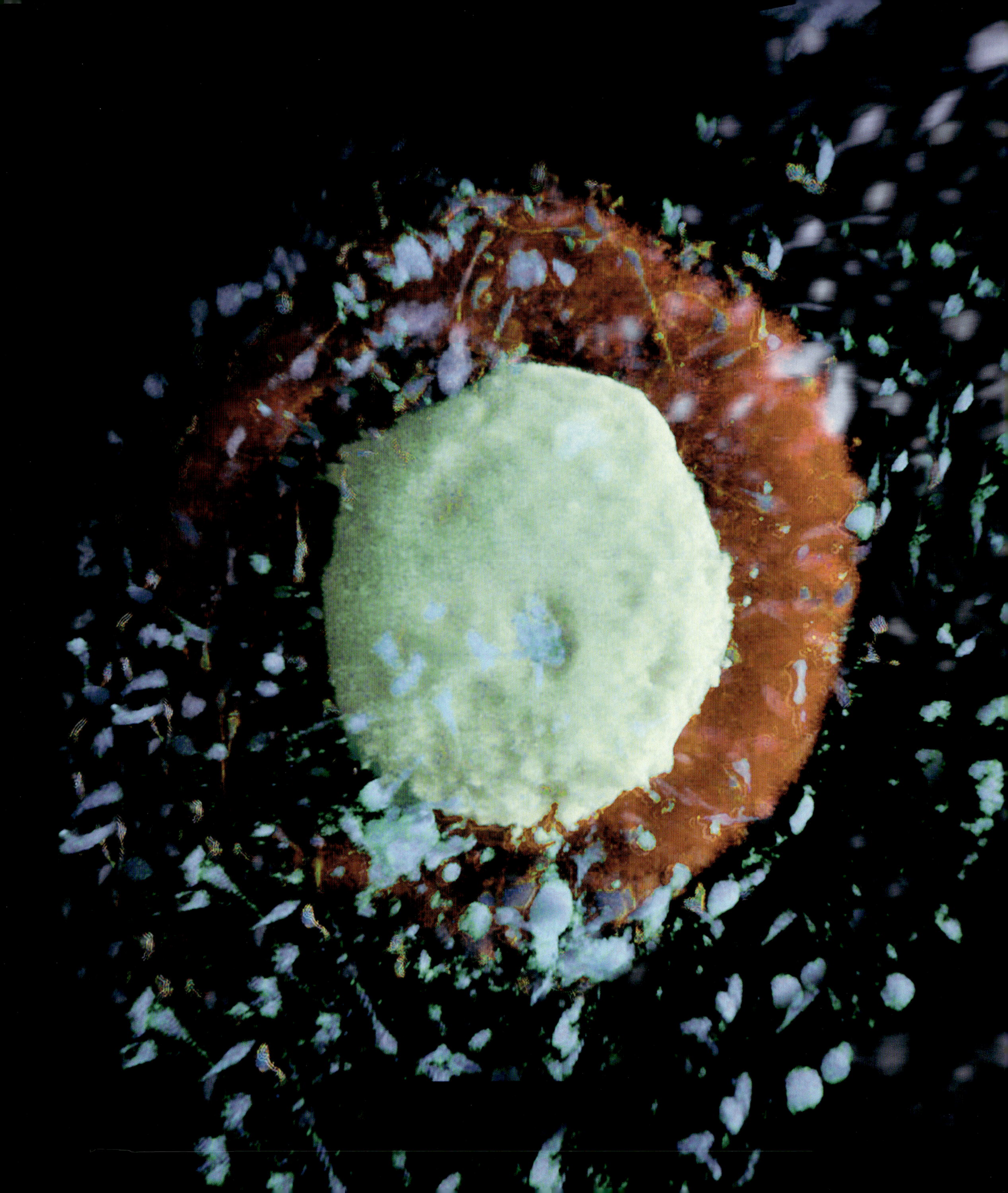

02

Erster Monat

Fünfzig Jahre bevor Edwin Tenney Brewster in seinem »Kinderbuch« über die Entstehung eines Menschen den Aufbau eines Embryos mit Hilfe von Stäben und Furchen beschrieb, brachte bereits der britische Sozialtheoretiker John Ruskin seine Ansichten über das Werden eines Kindes wie folgt zum Ausdruck: »Einen Jungen kann man wie einen Fels in Form meißeln oder ihn in denselben hineinhämmern, wie man es mit einem Stück Bronze tun würde. Ein Mädchen kann man jedoch in nichts hineinhämmern. Sie wächst wie eine Blume.« Jetzt, hundertfünfzig Jahre danach, untersuchen Biologen die Frage, woraus wir gemacht sind, indem sie den Stoff, aus dem wir sind – unsere Moleküle –, studieren. Das Wunder besteht nicht darin, dass Jungen und Mädchen in ähnlich großer Zahl entstehen, sondern dass ihre kleinsten, primitivsten Teilchen vom Zeitpunkt der Zeugung an wissen, wie sie gemacht werden sollen.

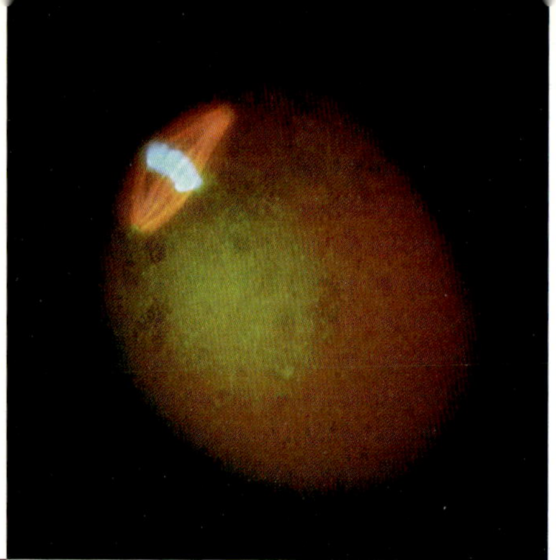

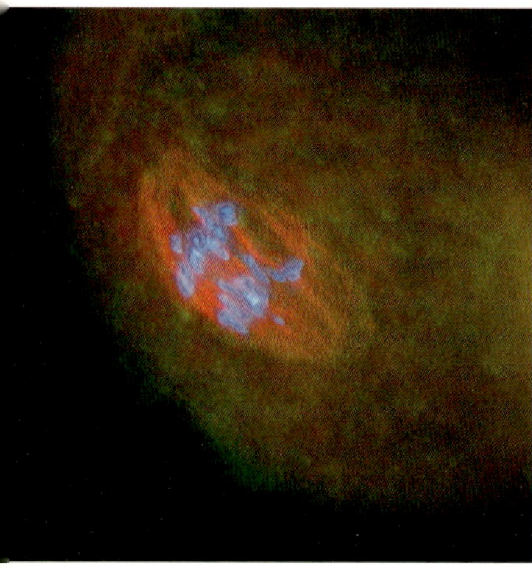

TAG 1

DIE ERSTE ZELLE VON BILLIONEN

MITOSE: Im Innern vollzieht sich eines der aufregendsten und wichtigsten – aber auch häufigsten – biologischen Ereignisse: die Zellfusion. Durch eine bislang unbekannte Kraft beginnt das Protoplasma der Eizelle heftig zu vibrieren. Die Kerne von Samen- und Eizelle nähern sich einander, werden größer und werfen ihre Schutzmembranen ab.

Innerhalb von zwölf Stunden sind die Kerne miteinander verschmolzen und es folgt ein weiteres Wunder. Die 23 mütterlichen und 23 väterlichen Chromosomen verbinden sich und erzeugen damit die erste von 46 Bauanleitungen, die aus dieser Zelle die Billionen anderer Zellen entstehen lassen, aus denen wir Menschen aufgebaut sind. Wenn sich von jetzt ab die Tochterzellen dieser Zelle – die nun als Zygote bezeichnet wird – teilen, dann trägt jeder der entstandenen zwei Teile eine perfekte Kopie dieses Entwurfes.

Nach der Verdoppelung tauschen die Chromosomen ihre DNA aus (sie überkreuzen sich): Dies geschieht auf eine einzigartige und willkürliche Weise, die nicht nachvollzogen werden kann.

Aus Mutter und Vater ist eine neue Mixtur entstanden. Die Zelle besitzt nun die doppelte Chromosomenanzahl gegenüber der, die sie eigentlich benötigt. Sie muss sich teilen. Kleine Fäden – so genannte Spindeln – ziehen jedes Chromosom von der Mitte auf die Seite.

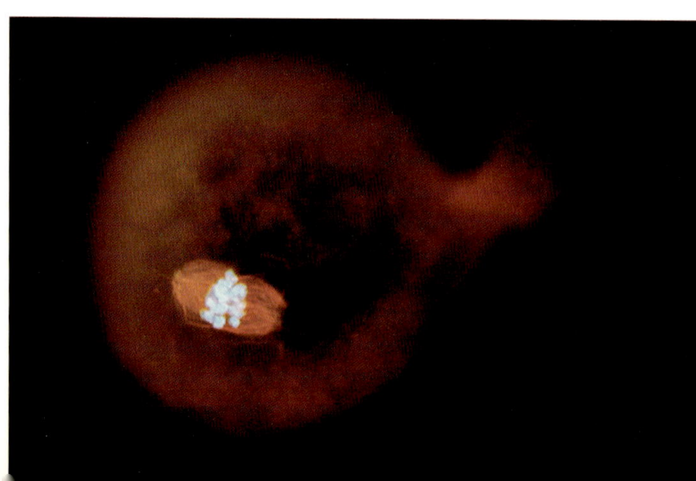

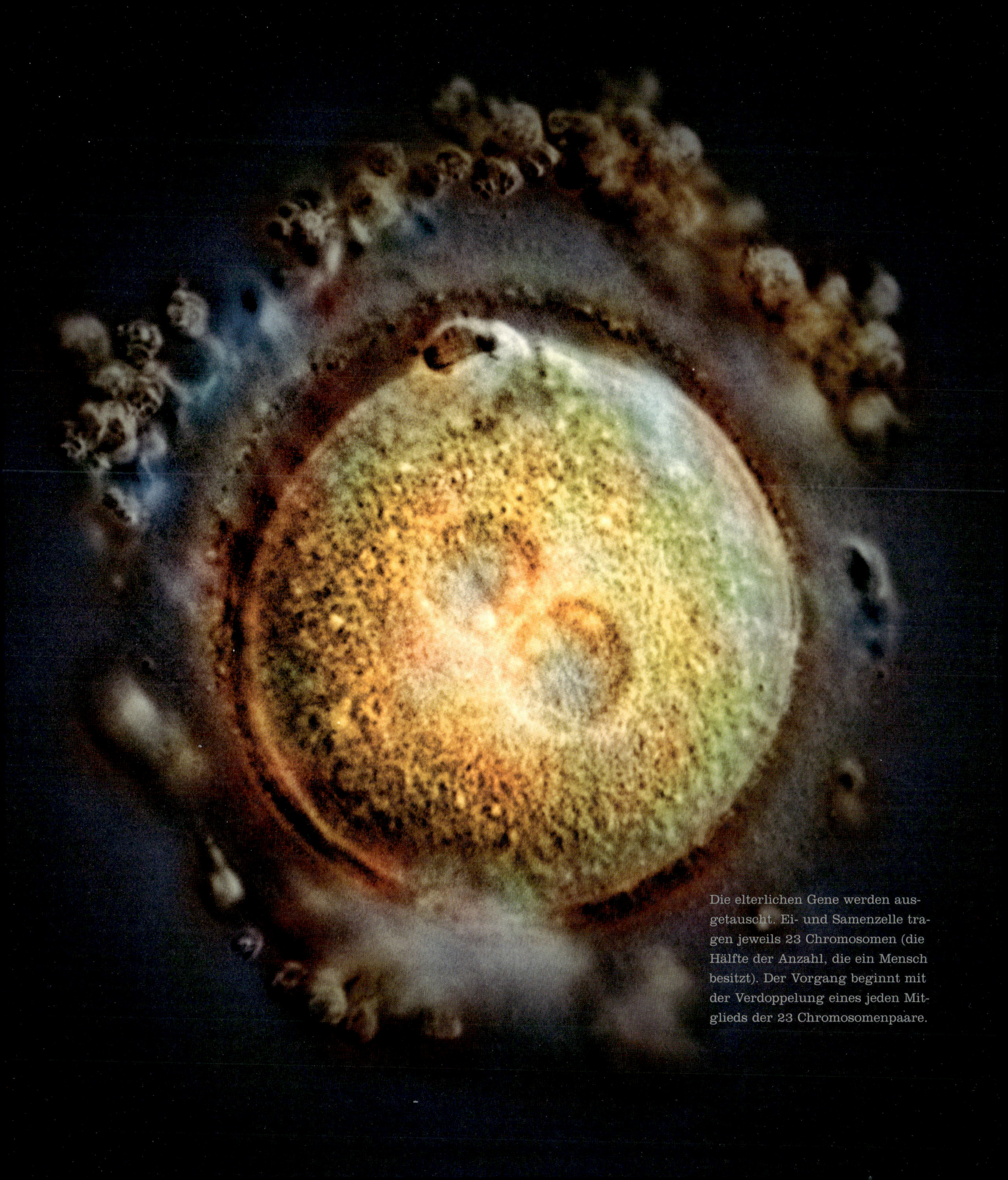

Die elterlichen Gene werden ausgetauscht. Ei- und Samenzelle tragen jeweils 23 Chromosomen (die Hälfte der Anzahl, die ein Mensch besitzt). Der Vorgang beginnt mit der Verdoppelung eines jeden Mitglieds der 23 Chromosomenpaare.

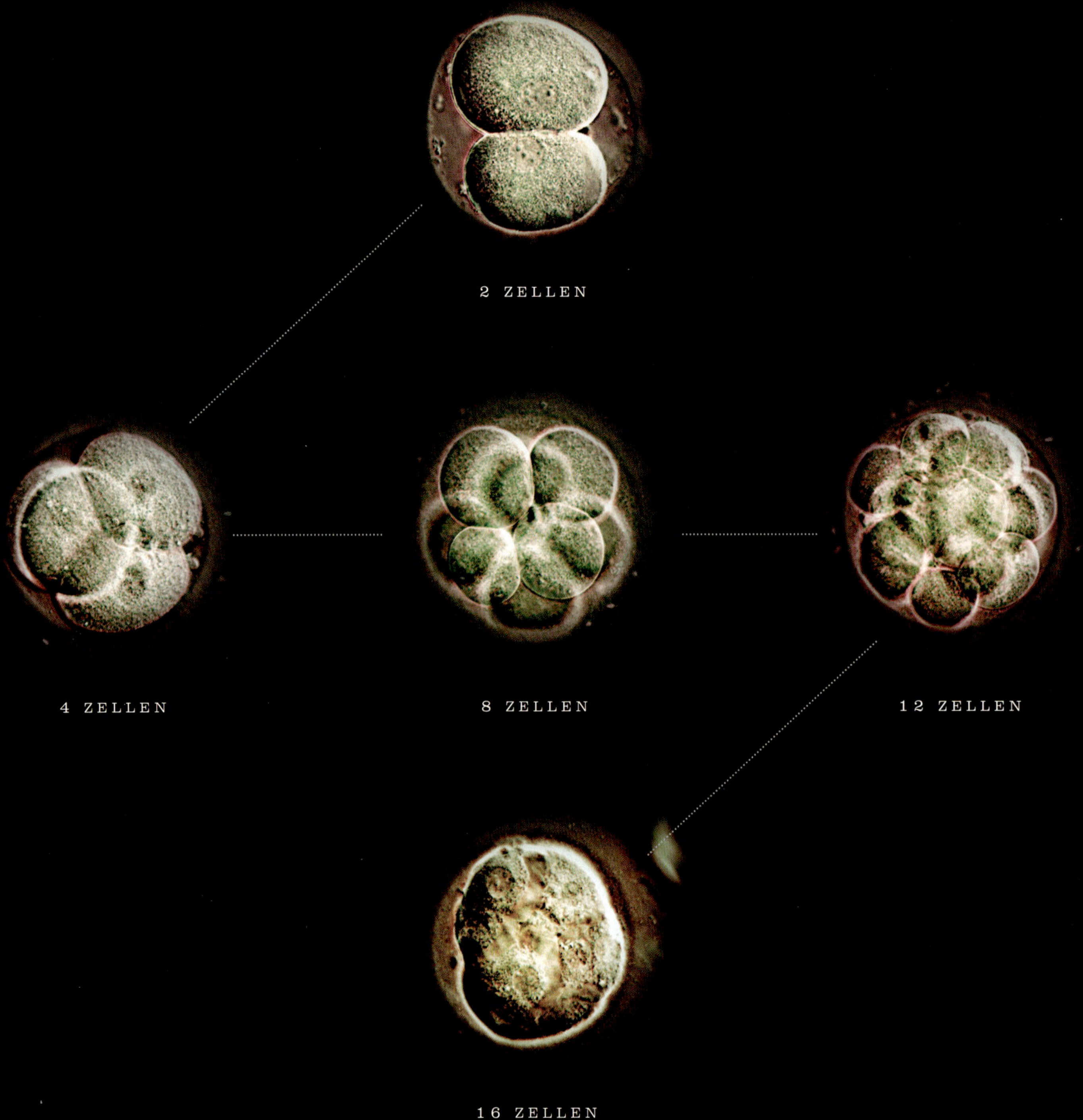
2 ZELLEN
4 ZELLEN
8 ZELLEN
12 ZELLEN
16 ZELLEN

1,5.–3. TAG

KOPIEN ENTSTEHEN

BEVOR SICH EINE ZELLE TEILEN KANN, müssen sich zuvor ihre Chromosomen ebenfalls aufgespaltet haben. Entlang jedem Chromosom sind ungefähr tausend Gene wie Perlen auf einer Kette aufgefädelt. Innerhalb weniger Stunden nach der Verschmelzung von Ei- und Samenzelle synthetisiert jedes Gen aus chemischen Stoffen, die in der Zygote vorliegen, eine exakte Kopie von sich selbst. Danach teilt sich jedes Chromosom der Länge nach und es entstehen zwei halbe Chromosomen, die sich in zwei getrennten Kernen neu anordnen.

Beobachtet man eine Zelle bei der Teilung – oder »Spaltung« –, wird man Zeuge monumentaler Vorgänge. In der einen Minute sieht sie aus wie eine kugelförmige Masse aus Protoplasma. In der nächsten »sackt« die Kugel auf einer Seite durch, die Oberflächenspannung wird größer, in der Mitte erscheint eine Linie und plötzlich teilt sich die Masse, als ob sie von einem Zugband in zwei gleiche Hälften auseinander gerissen würde – jede innerhalb der eigenen Membran und mit eigenem Kern. Als deutlich erkennbare Strukturen haften die Zellen aneinander, wenn sie sich auch gelegentlich aufspalten und in zwei getrennte Paare aus Tochterzellen – eineiige Zwillinge – teilen. Zweieiige Zwillinge entstehen, wenn zwei getrennte Eizellen befruchtet werden.

Zwei Tage nach der Empfängnis spalten sich die Zellen erneut: Am Ende des dritten Tages – nachdem sie sich noch ein oder zwei weitere Male geteilt haben – befinden sich 16 bis 32 identische Zellen in der Zona pellucida. Dieser Klumpen – die so genannte Morula, italienisch für »Maulbeere« – wird von Millionen haarähnlicher Zellen, die sich an den Wänden des Eileiters befinden, in Richtung Gebärmutter »gefächelt«. Verfängt sich dieser Maulbeerkeim in einer Falte, besteht die Gefahr einer Bauchhöhlen- oder Eileiterschwangerschaft.

◄ Gegenüber: Nachdem die Chromosomen auf die Seite gezogen wurden, teilt (spaltet) sich die Zelle in zwei Zellen. Mit der ersten Zellteilung der Zygote beginnt eine ganze Reihe von Teilungen, die jeweils im Abstand von etwa zwanzig Stunden stattfinden. Während sich die 23 Chromosomenpaare und die Zellen teilen, gehen die Spindeln weiter ihrer Aufgabe nach. Das Ergebnis sind vier Zellen mit einem einzigartigen Satz aus 23 Chromosomen und einer DNA, die von beiden Elternteilen stammt. Wenn aus den Teilungen sechzehn Zellen hervorgegangen sind, wird aus der Zygote die maulbeerförmige Morula.

4. TAG

BEDEUTSAME VERÄNDERUNGEN

➢ Gegenüber: Etwa vier Tage nach der Befruchtung wird die gesamte Struktur als *Blastozyste* bezeichnet.

BIS JETZT HABEN SICH DIE ZELLEN, aus denen einmal das Kind entstehen wird, alle gleich verhalten. Wäre dies weiterhin der Fall, dann würde sich die Kugel endlos weiterteilen. Doch nun finden einige grundlegende Veränderungen statt und das Ergebnis ist überwältigend. Darwin bezeichnete die obersten Gesetze, die unser Leben bestimmen, als »Wachstum mit Fortpflanzung, Vererbung und Vielfalt«. Sobald die Morula in die Höhle der Gebärmutter eintritt, wo sie sich im Lauf der Schwangerschaft entwickeln wird, kommen alle drei Gesetze zur Wirkung.

Zunächst verändert sich die Form der Morula, ihre Zellen wandern an andere Orte. Aus dem dicht zusammengepressten Haufen wird nun eine einschichtige, hohle Kugel, die eine mit Flüssigkeit gefüllte Höhlung umschließt. Welchen Zweck eine einzelne Zelle erfüllen wird, wie sie zu ihrer festgelegten Größe und Form heranwächst oder sich unter ihren Nachbarzellen fortbewegt, wird allein dadurch bestimmt, welches Gen aktiviert wird und welches nicht. In dieser neuen Gruppierung, die unter der Bezeichnung Blastozyste bekannt ist, verhalten sich die Zellen nun unterschiedlich.

Es bilden sich zwei Arten von Zellen. Einige Zellen, die sich um die Hohlkugel herum angeordnet haben, »klumpen« auf einer Seite zusammen. Aus ihnen entsteht später das Kind. Aus dem Rest (dem Außenring) entwickeln sich die Membranen, die das Kind schützen, ernähren, es umhüllen und mit seiner Mutter verbinden.

Ein paar Stunden später ereignet sich die zweite große Differenzierung – diesmal im Innern des scheibenähnlichen Haufens. Die Zellen ordnen sich schichtweise an: Es entstehen zwei dicke Schichten, von denen jede eine weitere Teilung erfährt. Die Außenschicht – das Ektoderm – besteht aus Zellen, aus denen sich das Gehirn, Rückenmark, Nervensystem, die Sinnesorgane und die Haut entwickeln werden; aus der Innenschicht – dem Entoderm – entsteht die Innenauskleidung der Eingeweide, einschließlich Magen und Darm. Später bildet sich zwischen den beiden eine dritte Schicht – das Mesoderm –, aus dem sich Muskeln, Skelett und die meisten inneren Organe entwickeln.

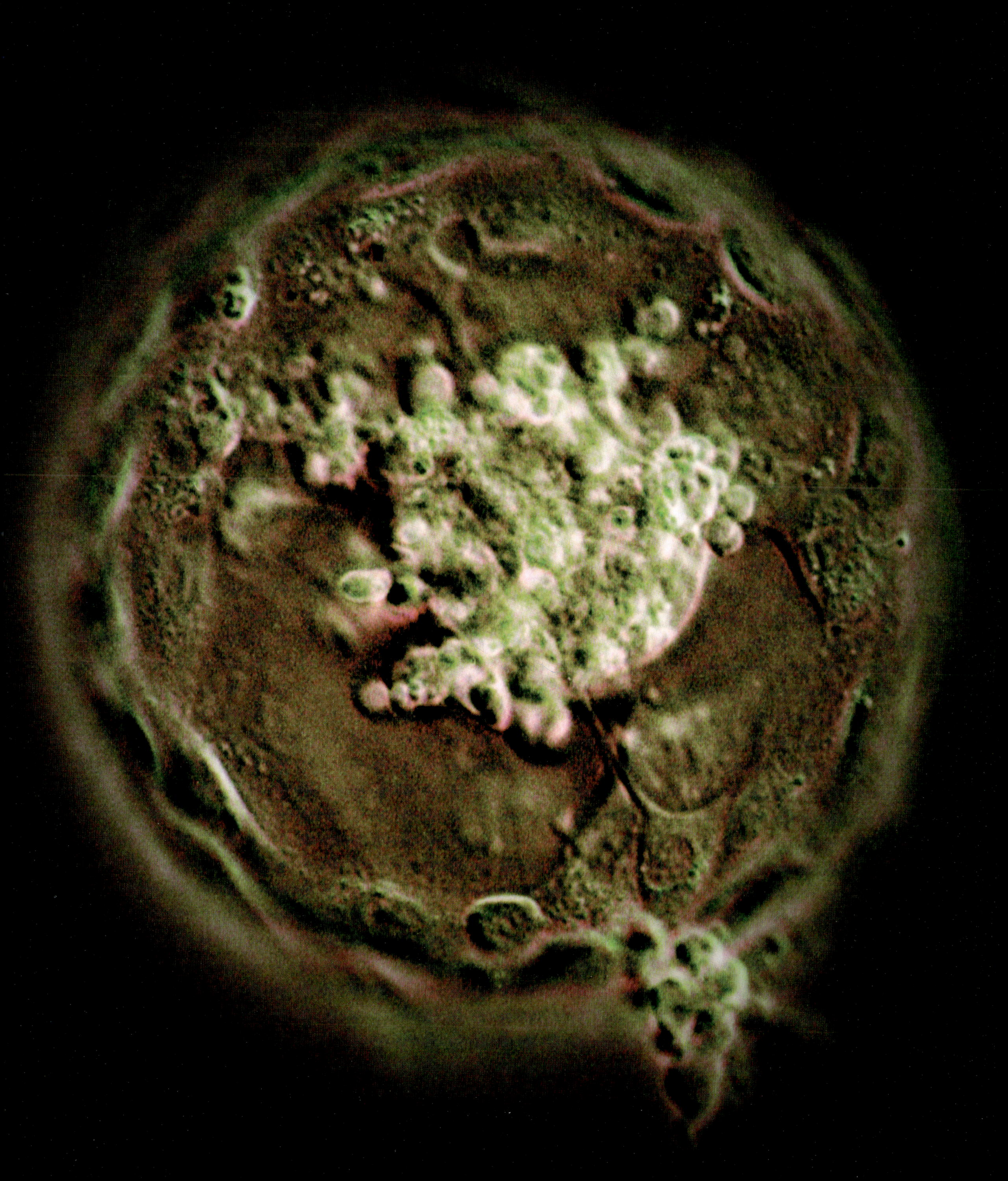

7.–12. TAG

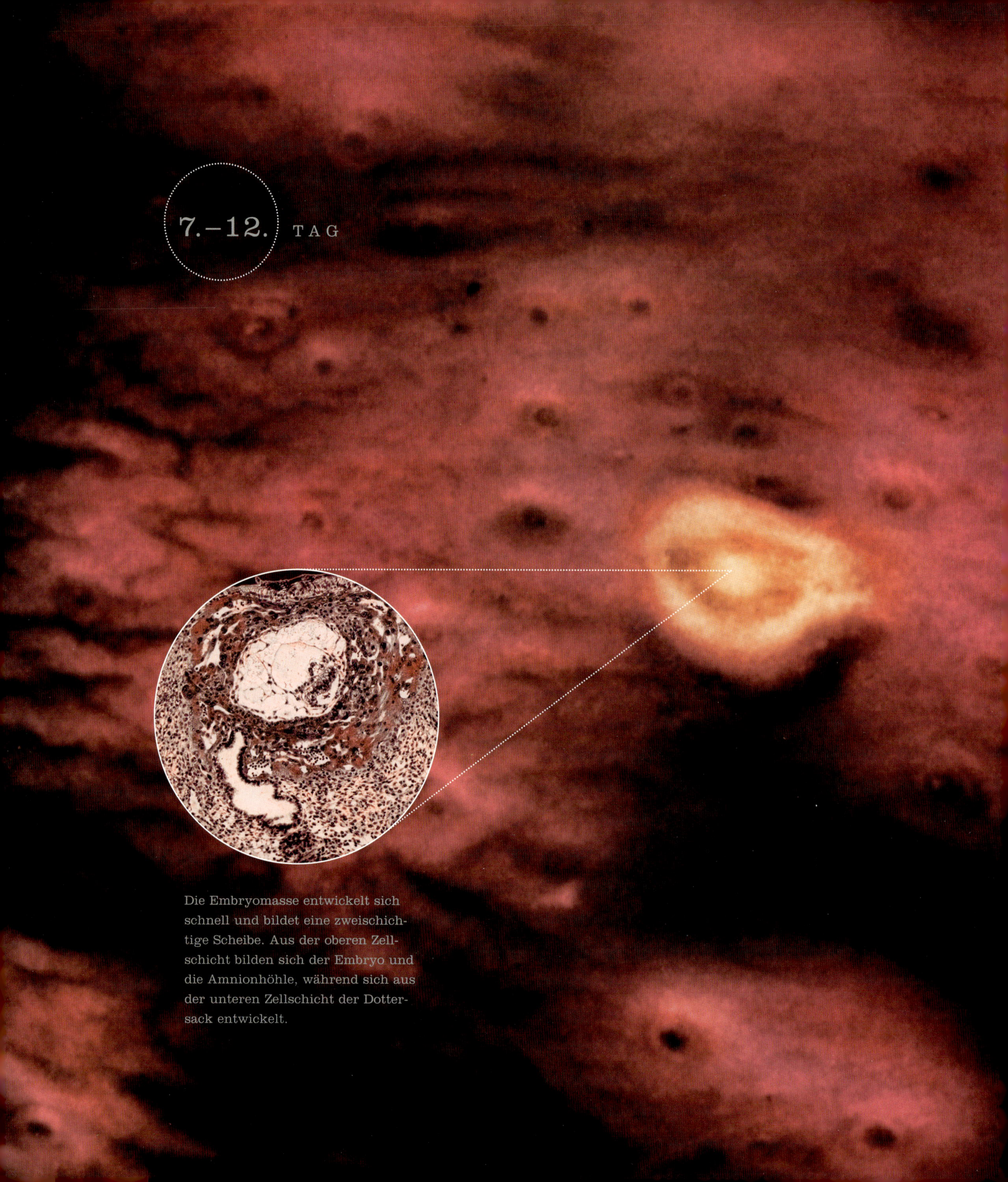

Die Embryomasse entwickelt sich schnell und bildet eine zweischichtige Scheibe. Aus der oberen Zellschicht bilden sich der Embryo und die Amnionhöhle, während sich aus der unteren Zellschicht der Dottersack entwickelt.

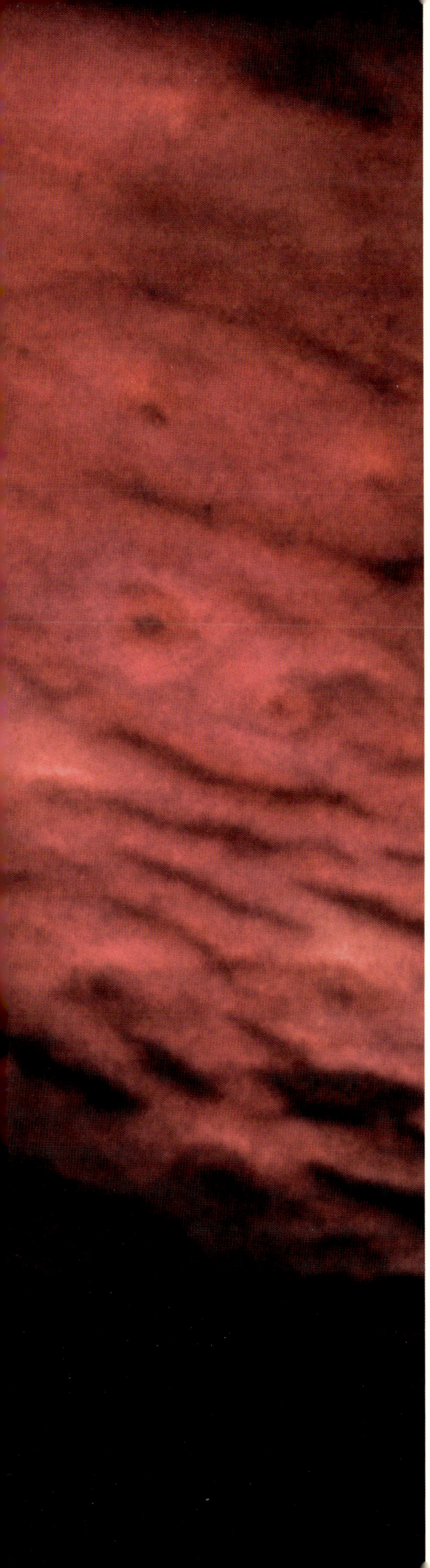

NEUES LEBEN

DIE BLASTOZYSTE BESTEHT NUR AUS EINIGEN HUNDERT ZELLEN und misst gerade mal ein Zehntel Millimeter – das entspricht dem Durchmesser einer Bleistiftspitze. Doch für ihr weiteres Wachstum und die Veränderungen benötigt jede Zelle vor allem zwei Dinge: Instruktionen (welcher ihr Bestimmungsort ist, wann sie sich wieder teilen soll) und natürlich Nahrung.

Seit der Befruchtung haben die Zellen von gespeicherter Energie und neu geprägter DNA gelebt. Es gab keine weitere Hilfe von den Eltern und die Aufgaben wurden sehr rasch komplizierter. Ihr Stoffwechsel (d. h. die Summe ihrer chemischen Vorgänge) verdoppelt sich alle paar Stunden. Zum Überleben muss die Blastozyste alle Zellen mit Nahrung versorgen und selbst von der Mutter genährt werden.

In der Zwischenzeit hat sich der weibliche Körper auch auf Veränderungen vorbereitet, obwohl die Frau selbst noch nichts von ihrer Schwangerschaft ahnt. Biologisch ausgedrückt, wird sie auf ihr »Wirtsdasein« vorbereitet. In der Gebärmutterhöhle entwickelt sich die Blastozyste aus der Zona pellucida. Dabei dehnt sie sich aus und bildet an ihrer Oberfläche Zellen, die mit der Umgebung interagieren können. Zur selben Zeit benetzen Hormone aus den zurückgelassenen Follikeln in den Eierstöcken die Gebärmutterschleimhaut und machen sie weich, porös und absorbierend – aufnahmebereit. Wenn die Zellen am Rand der Blastozyste, die nun chemische Enzyme zur weiteren Erosion der bereits weichen Gebärmutterschleimhaut absondern, in Kontakt damit kommen, klammern sie sich fest. Bei diesem Vorgang der »Einnistung« befindet sich die ideale Stelle an der Rückwand der Gebärmutter, in der Nähe der stützenden und schützenden Wirbelsäule.

Als Vorbereitung für die Einnistung entwickelt die Blastozyste ein System für den Molekültransport von Zelle zu Zelle.

Sieben bis zwölf Tage nach dem Eisprung werden die Zellen der Gebärmutterschleimhaut zerstört; es entstehen Blutungen und die Entwicklung der Plazenta steht bevor.

13. TAG

SYMBIOSE

DIE NUN STATTFINDENDE VERBINDUNG ZWEIER LEBEN ist nach der Befruchtung das zweite bedeutsame Ereignis während der Schwangerschaft. Fast eine Woche wird darauf verwendet, ein System aufzubauen, mit dessen Hilfe mehrere hundert Zellen ernährt werden können, damit sie zu einem drei oder vier Kilo schweren Baby heranwachsen können.

Die in vollkommener Harmonie funktionierenden Mechanismen sind ein Wunderwerk. Während Enzyme auf den Randzellen der Blastozyste wie kleine Macheten die Kapillaren in der Gebärmutter durchschneiden, verschmelzen die Zellen selbst zu einer stabilen Membran, dem so genannten Chorion (Zottenhaut), die nun neun Monate lang das Kind umhüllt und schützt. Sobald sich die Blastozyste tief eingegraben hat und vom mütterlichen Blut überflutet wird – reich an Stärke, die bei den Blutungen freigesetzt wurde –, stülpen sich von der Innenseite des Chorions fingerähnliche Strukturen nach außen und zapfen den mütterlichen Blutkreislauf an.

Die wichtigste Rolle bei diesem Wachstums- und Verwandlungsprozess spielt die Plazenta, eine scheibenförmige Gewebsmasse, die sich zwischen *Chorion* und Uteruswand bildet und als »Austauschorgan« dient. Die Gefäße von Mutter und Embryo stehen in Kontakt, ohne miteinander verbunden zu sein, so dass »altes« Blut gegen frisches, Abfallprodukte gegen Nährstoffe und embryonale Hormone gegen mütterliche Hormone ausgetauscht werden können – wobei jedoch gleichzeitig für Infektionen und andere schädliche Stoffe der Durchgang gesperrt bleibt. Die erwachende tiefe, nährende, gegenseitige Beziehung zwischen Mutter und Kind wird in diesem Schmelztiegel gemeinsamer Zellen geschmiedet.

In der Zwischenzeit bildet sich auf der gegenüberliegenden Seite der Scheibe eine neue Struktur – der Dottersack. Bei Vögeln stellt der Dotter die Nahrung für das Ei dar, weil der kleine Vogel nicht mit dem Blutkreislauf seiner Mutter verbunden ist; er braucht somit einen Nahrungsvorrat, der ihn die ganze Entwicklung über am Leben erhält. Beim Menschen enthält der Dottersack keinen echten Dotter, übt jedoch ähnliche Funktion aus: Er produziert primitive Blutzellen für den Embryo, bis dieser Organe entwickelt hat, die diese Aufgabe übernehmen können (Leber, Milz und Knochenmark).

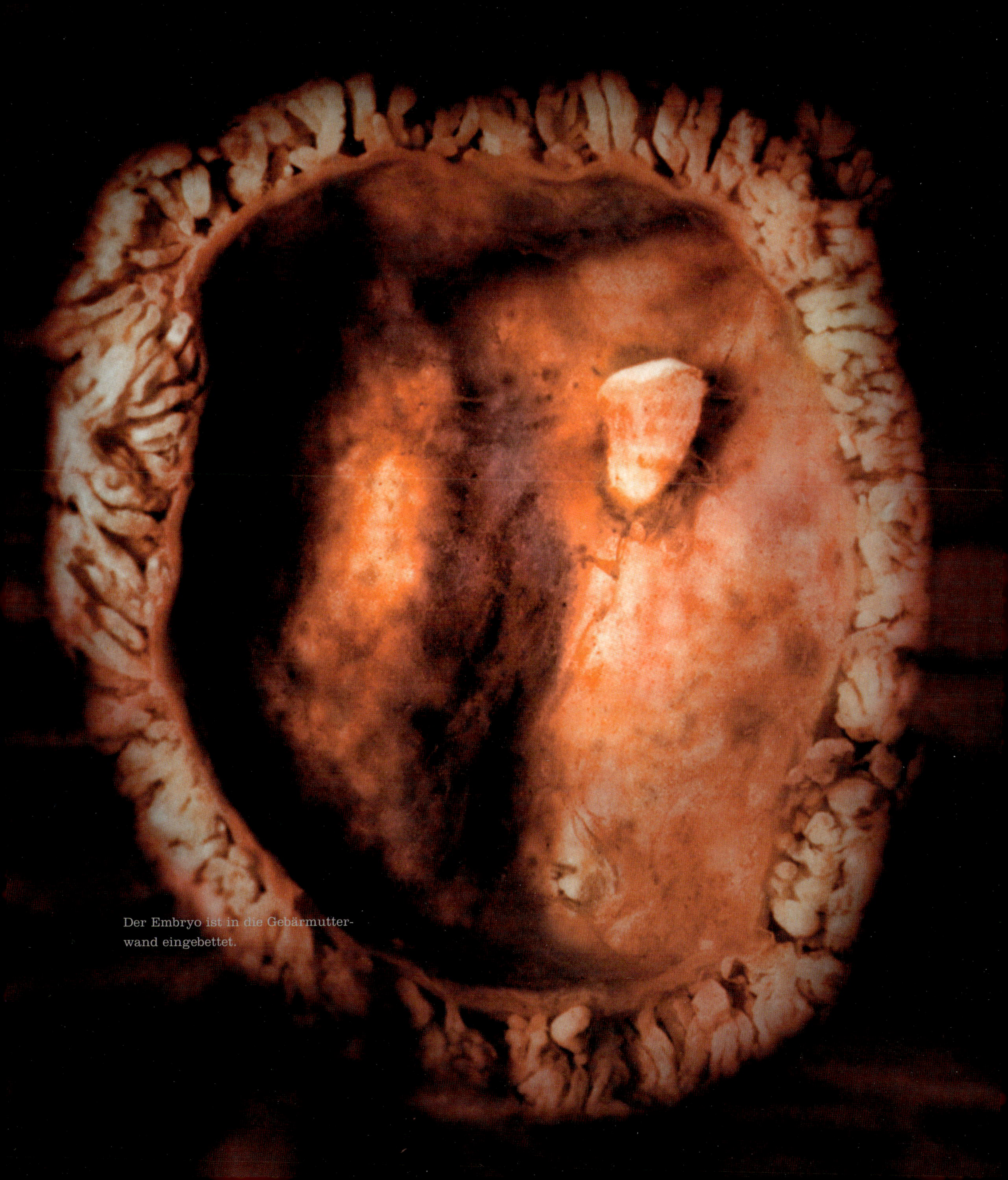

Der Embryo ist in die Gebärmutterwand eingebettet.

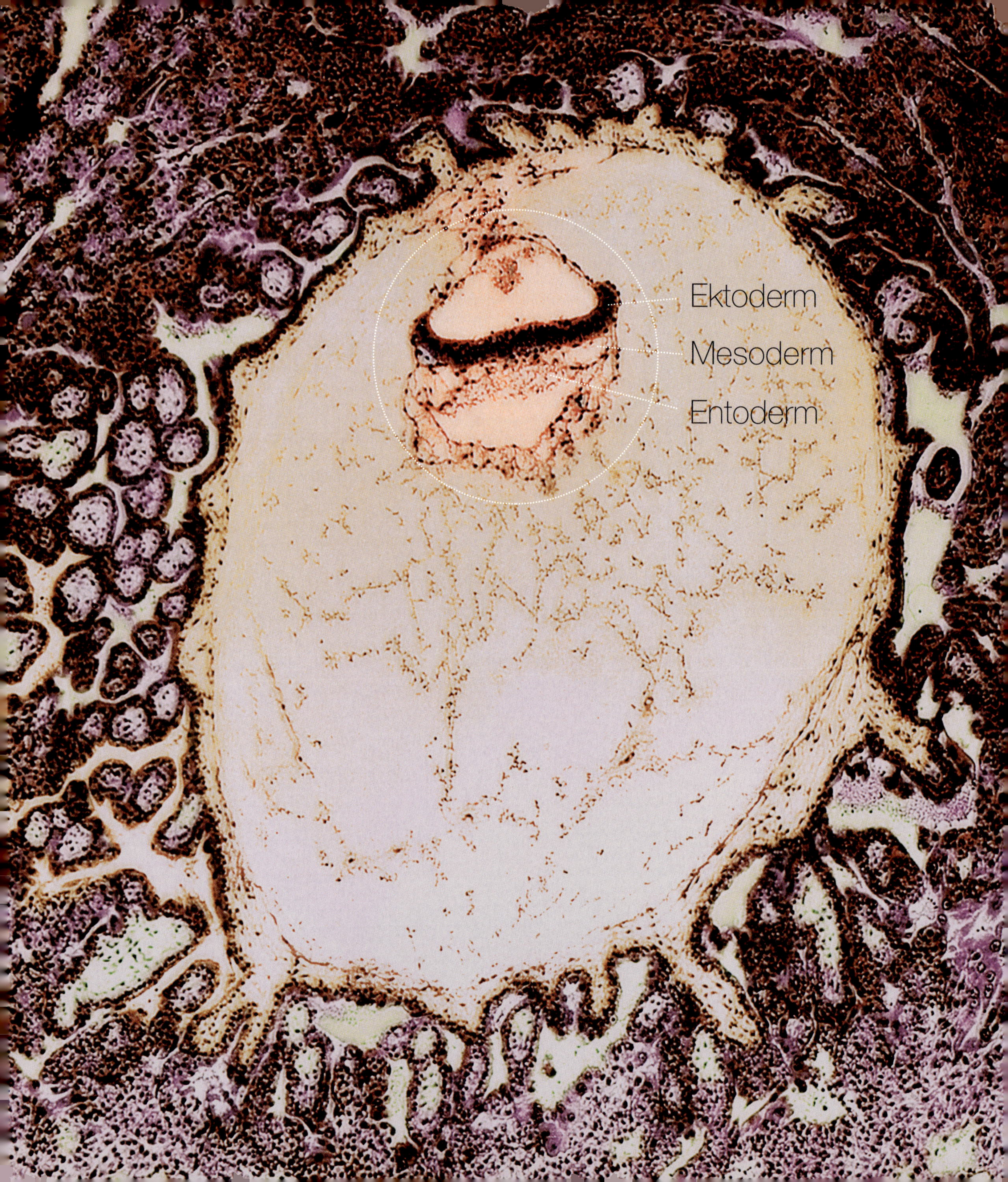
Ektoderm
Mesoderm
Entoderm

DREI SCHICHTEN

NACHDEM DER EMBRYO nun an die mütterliche Blutversorgung angeschlossen wurde und eigene Blutzellen und -gefäße entwickelt hat, ist er bestens versorgt. In den darauf folgenden Tagen wird er täglich um das Doppelte wachsen – würde er dieses Tempo aufrechterhalten, entspräche er bei seiner Geburt der Größe der Sonne. Um dieses Wachstum durchzuhalten, bildet sich ein Stiel, der den Embryo direkt mit der Plazenta verbindet. Daraus wird die Nabelschnur, die gegen Ende zu bis zu dreihundert Liter Blut täglich zwischen Mutter und Fötus befördern wird.

13. TAG

In der Folge nimmt die innere Zellscheibe, die gegen Ende der ersten Woche aufgetreten war, ihre komplexe Entfaltung wieder auf. In der Natur folgt die Funktionsweise auf die Form. Aktive Formen entstehen durch ein Neumodellieren der einfacheren Formen, und durch Teilung und erneute Teilung. So entwickelt sich aus dem Haufen Seifenblasen der Morula die hohle Kugel der Blastozyste; dann spaltet sich die Keimscheibe – die aufgeschichteten Zellen, die am oberen Ende der Blastozyste Gestalt annehmen – in zwei Schichten, das Entoderm und Ektoderm.

Während sich die Scheibe verdickt, erscheint auf der Oberfläche eine schmale Zelllinie, der »Primitivstreifen«. Bis zu diesem Punkt war nicht zu erkennen, was aus der Blastozyste einmal werden würde, die Entstehung einer Achse ist jedoch ein entscheidender erster Schritt. Dieser Zellstreifen gibt der Scheibe eine Orientierung – oben, unten, hinten, vorne und auch seitlich. Während sich die Zellen nun zu Geweben, dann zu Organen und Systemen gruppieren, wird der Primitivstreifen zu ihrem Polarstern und Leitfaden. Fast sofort beginnt der Primitivstreifen zwischen den zwei ursprünglichen Schichten eine mittlere Zellschicht – das Mesoderm – »herauszupressen«. Zusammen enthalten die drei pfannkuchenähnlichen Bereiche die Anfänge eines vollständigen, lebensfähigen Menschen.

Ab diesem Punkt ahnt die Mutter vielleicht, dass sie schwanger ist. Im Normalfall würde jetzt die Menstruation einsetzen. Bleibt sie aus, dann möchte sie wahrscheinlich ihre Schwangerschaft bestätigt wissen.

MAGEN, MUND, SKELETT

IM EMBRYO BEFINDEN SICH skelettbildende Zellen, eingeweidebildende Zellen – Zellen unterschiedlichster Art. Sie sind lebendig, pulsieren, drängeln sich in die richtige Position, bewegen sich fort. Die Zellen, die in Zukunft das Skelett bilden, bewegen sich nach außen, die Zellen, aus denen später die Eingeweide entstehen, wandern nach innen. Woher sie jedoch wissen, wohin sie zu wandern und wie sie sich mit den Nachbarzellen zu gruppieren haben, bleibt weiterhin rätselhaft: Wissenschaftler haben jedoch vor kurzem entdeckt, dass bestimmte Zellen chemische Stoffe freisetzen, die andere Zellen zu spezifischen Aktivitäten veranlassen. Die Identifizierung dieser Substanzen – der so genannten Morphogene – und der Muster, nach denen sie funktionieren, birgt vielversprechende Erkenntnisse für die Krankheitsforschung und für das Verständnis, wie wir Menschen aufgebaut sind.

Die Gastrulation (Becherkeimbildung) – d. h. der Prozess in der Entwicklung aller Lebewesen, bei dem sich die Zellen der Blastozyste neu anordnen und bewegen, so dass sich einfache flache oder runde Formen in etwas umwandeln, aus dem das Lebewesen entstehen kann – beginnt nicht mit der Bildung der Eingeweide. Vielmehr beginnt sie bei den Zellen, aus denen später das Skelett gebildet wird. Durch Kontaktaufnahme mit anderen Zellen bilden etwa vierzig dieser Zellen einen Ring auf der obersten Schicht der Keimscheibe. Erst nachdem sich diese Zellen entlang der embryonalen Außenwand angeordnet und eine Kerbe gebildet haben, beginnen die Zellen, aus denen später die Eingeweide entstehen, mit ihrer Wanderung, wobei sie die Kerbe zu einer Einbuchtung vertiefen. Die zuvor untertassenförmige Scheibe nimmt zunächst die Form einer Birne an; sie wird also an einem Ende – dem Kopfbereich – breiter. Einige Stunden später ähnelt sie dann einem winzig kleinen Pferdekummet mit einer tiefen Furche entlang der halben Mitte.

Zellen an der Spitze der Furche fangen mit Hilfe ihrer langen Filamente die Zellen auf der anderen Seite des Grabens ein und ziehen sie schichtweise zu sich herüber, um so eine Röhre zu bilden. Aus diesem Bereich wird später der Mund entstehen. Vergleichbar mit einem Reißverschluss, den man sehr schnell zuzieht, beginnt sich die Röhre zu strecken, bis der gesamte primitive Verdauungstrakt – vom Mund bis zum After – verbunden ist.

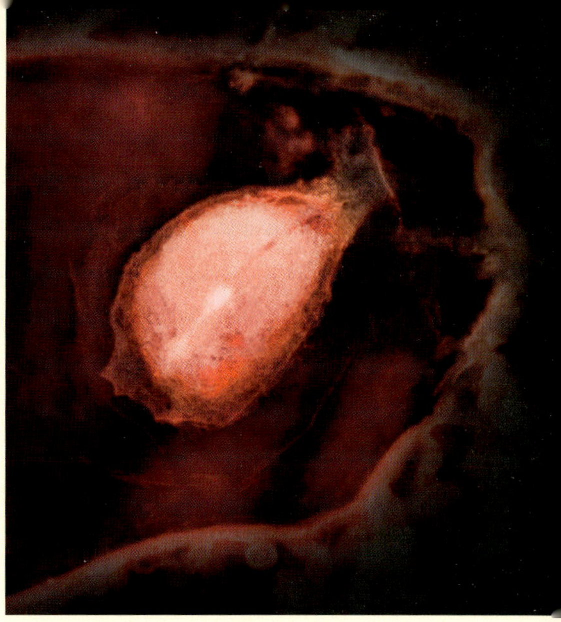

Der Bereich des zukünftigen Gehirns beginnt sich abzuteilen. Die Abtrennung geschieht entlang der weißen Linie. Dies signalisiert die Entwicklung der linken und rechten Körperhälfte.

KOMMUNIZIERENDE ZELLEN

DIE CHEMISCHEN SIGNALE aus dem Mesoderm haben bislang die Produktion neuer Zellen nach ihrer Funktion getrennt. Die Zellen, die sich auf der oberen Ebene angesammelt haben, sind lang und fadenförmig – oder säulenartig; die Zellen auf der unteren Ebene sehen aus wie Klötze, fast würfelförmig. Jetzt beginnt der Embryo die dritte – anspruchsvollste – Struktur anzulegen.

Viele der äußeren, säulenartigen Zellen sind so genannte Neuroblasten – embryonale Nervenzellen des Gehirns und Nervensystems. Diese Zellen können nicht wie reife Nervenzellen Botschaften mit einer Geschwindigkeit von 500 km/h übermitteln, sie enthalten jedoch die Informationen zur Produktion von Zellen, die dazu in der Lage sind. Ihre »Nachkommenschaft« wird bis in die entfernteste Ecke des kindlichen Körpers vordringen.

In den nächsten Tagen vereinigt sich eine zweite Zellmasse vor dem grabenartigen Primitivstreifen – das Neuralrohr. Nicht einmal drei Wochen nach der Befruchtung hat der jetzt stecknadelkopfgroße Embryo ansatzweise einen Apparat gebildet, der die Aktivitäten der anderen Systeme lenkt – das so genannte zentrale Nervensystem.

Diese Veränderungen kommen gerade zur rechten Zeit, da die embryonalen Blutzellen Kanäle gebildet haben, aus denen wiederum ein eigenes Netzwerk entstand. Für die Kontrolle und Aufrechterhaltung der immer komplizierter werdenden Zellentwicklungen wird schon bald eine viel größere Koordination erforderlich sein als diejenige, die bisher den chemischen Substanzen oblag.

16.–19. TAG

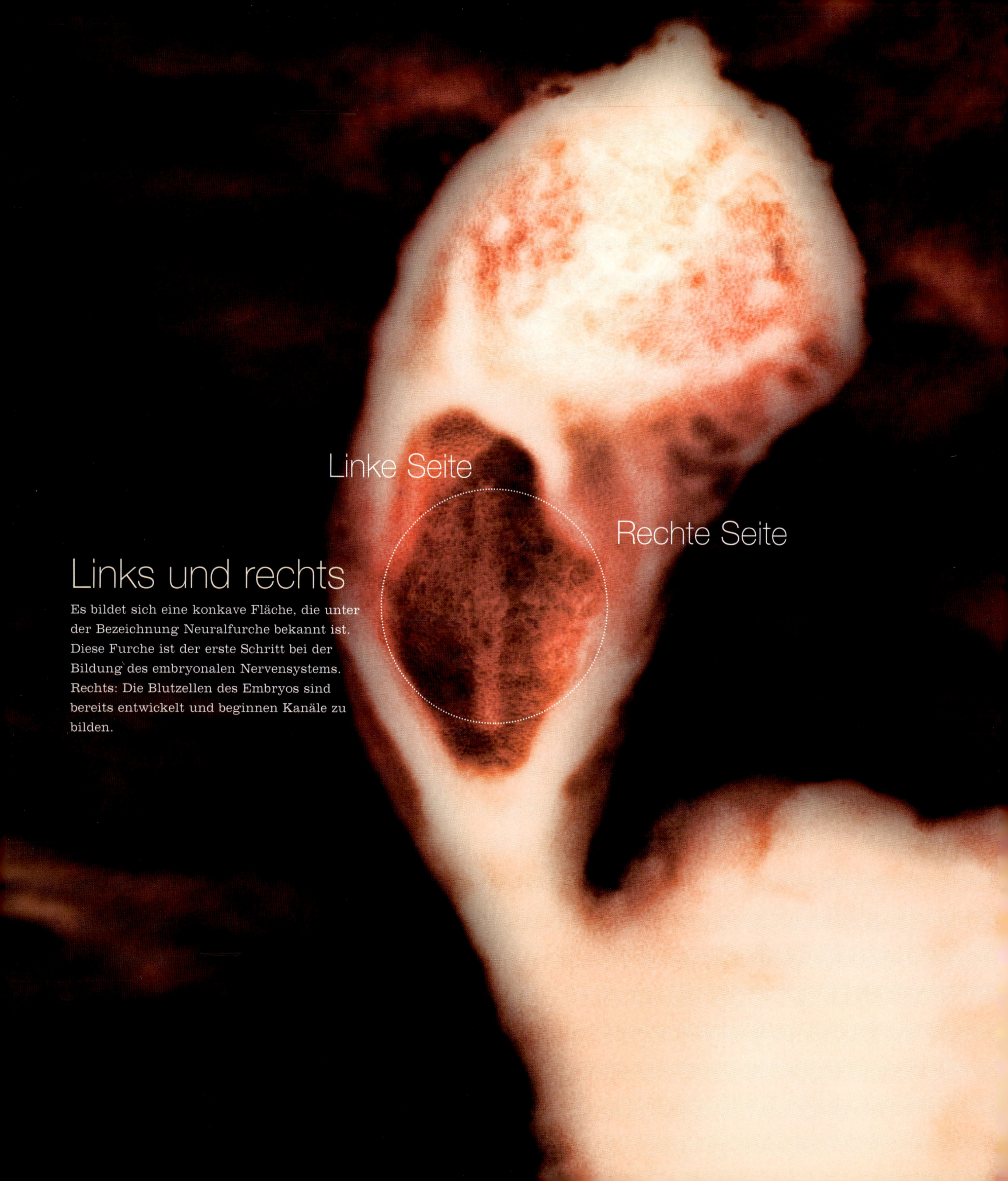

Links und rechts

Es bildet sich eine konkave Fläche, die unter der Bezeichnung Neuralfurche bekannt ist. Diese Furche ist der erste Schritt bei der Bildung des embryonalen Nervensystems. Rechts: Die Blutzellen des Embryos sind bereits entwickelt und beginnen Kanäle zu bilden.

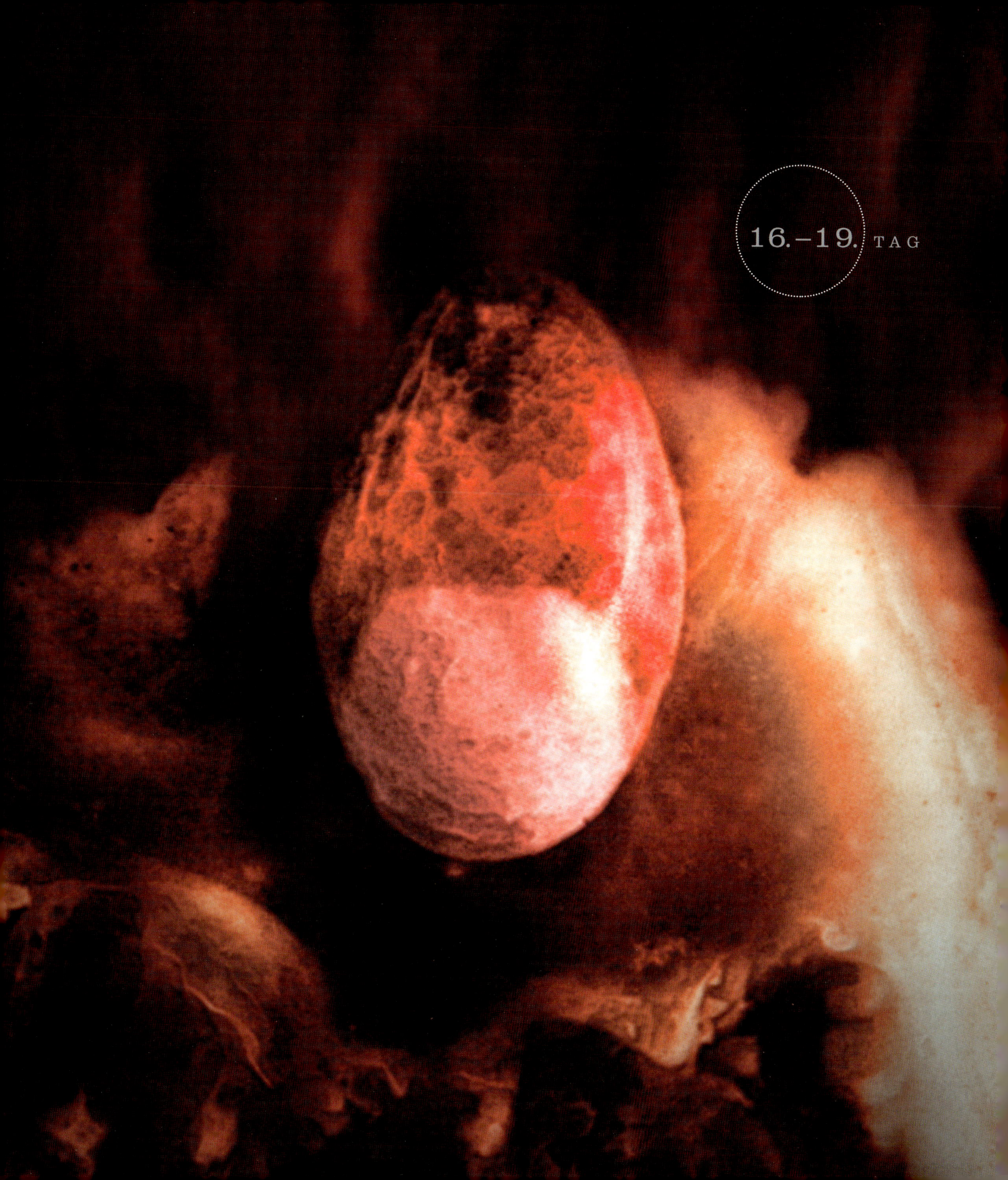
16.–19. TAG

19.–21. TAG

URSEGMENTE

KÖNNTE MAN JETZT DEN EMBRYO von oben betrachten, dann schiene es, als ob er plötzlich in die Länge gezogen worden wäre; er hat nun Ähnlichkeit mit der Sohle eines Clownsschuhs. Das Kopfende ist beinahe doppelt so breit wie das leicht spitz zulaufende Schwanzende. Jeder Wulst, jede Beule und Vertiefung deutet darauf hin, dass sich hier brandneue Zellen zu unterschiedlichsten Gewebsarten gruppieren.

Drei Paar Wülste treten auf jeder Seite der Neuralrinne hervor, und zwar vom Schwanzende bis zur Mitte. Es sind Ursegmente, dichte Zellanhäufungen aus der mittleren Schicht, aus denen das Skelett und die wichtigsten Muskeln des Körpers entstehen. Zu beiden Seiten des Primitivstreifens, der nun fast ein Drittel der Körperlänge des Embryos ausmacht, entsteht eine Kopffalte. Im Dottersack treten zwei neue Zellarten auf: Stammzellen, aus denen alle anderen Arten von Blutzellen hergestellt werden können, sowie Zellen, die später die Innenauskleidung der Blutgefäße bilden werden. (Zu diesem Zeitpunkt treten in der Plazenta auch schon sekundäre Blutgefäße auf.)

In der Zwischenzeit strömen die in der obersten Schicht gebildeten Muskelzellen durch den Primitivstreifen zu einem zentralen Punkt direkt unterhalb des Kopfendes und gruppieren sich dort. Sie sind – wie alle Muskelzellen – fadenförmig und elastisch. Doch diejenigen, die am oberen Ende vorbeikommen, erzeugen bei der Kontraktion eine Schubbewegung nach außen, während diejenigen, die das hintere Ende passieren, eher wie ein Siphon funktionieren. Die beiden Zellarten bilden sehr schnell zwei halbmondförmige Bereiche, die untereinander nicht in Verbindung stehen.

Rechts: Der lang gestreckte Embryo mit deutlicher Gehirnausbuchtung und Ansätzen für das Herz.

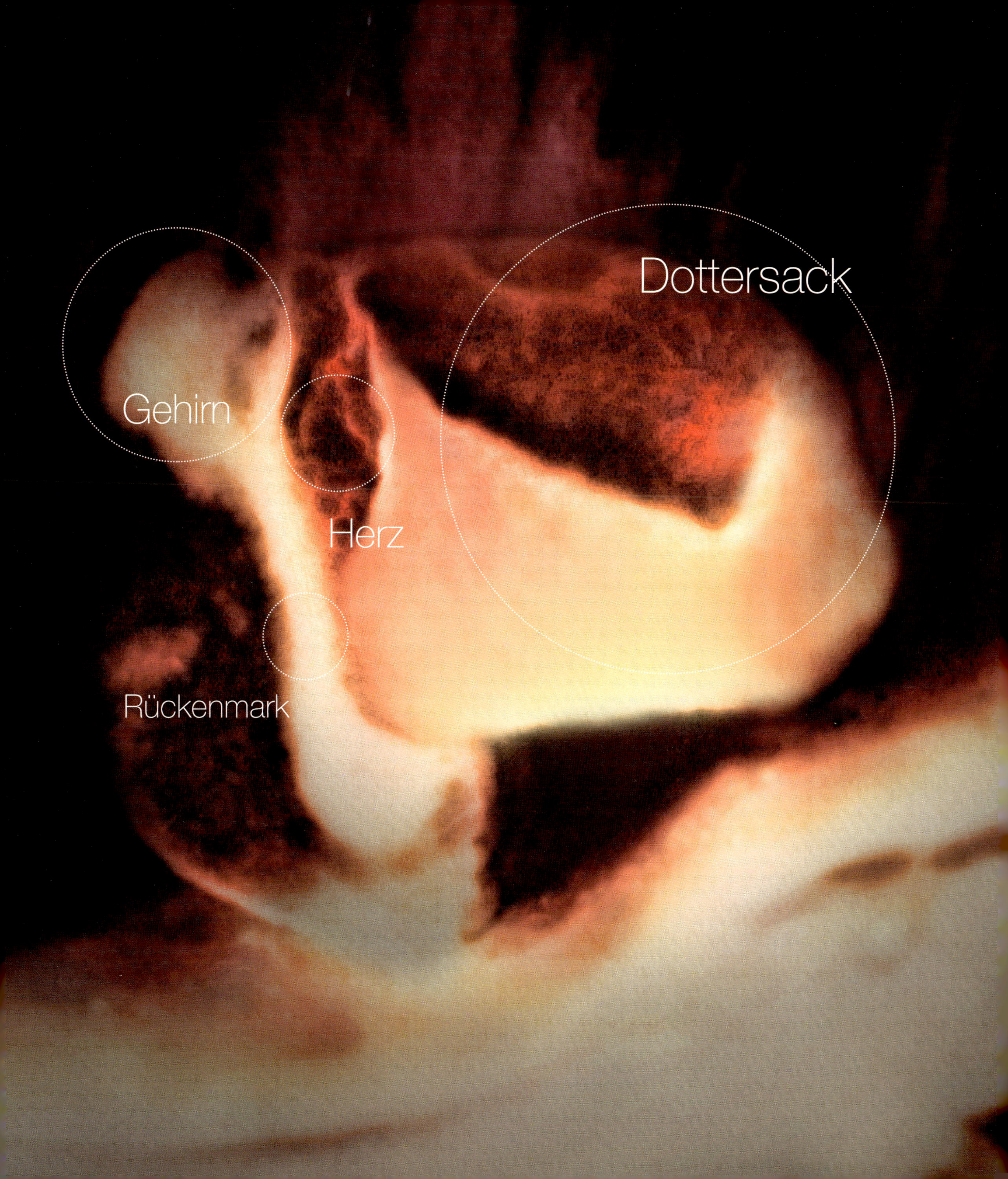
Dottersack
Gehirn
Herz
Rückenmark

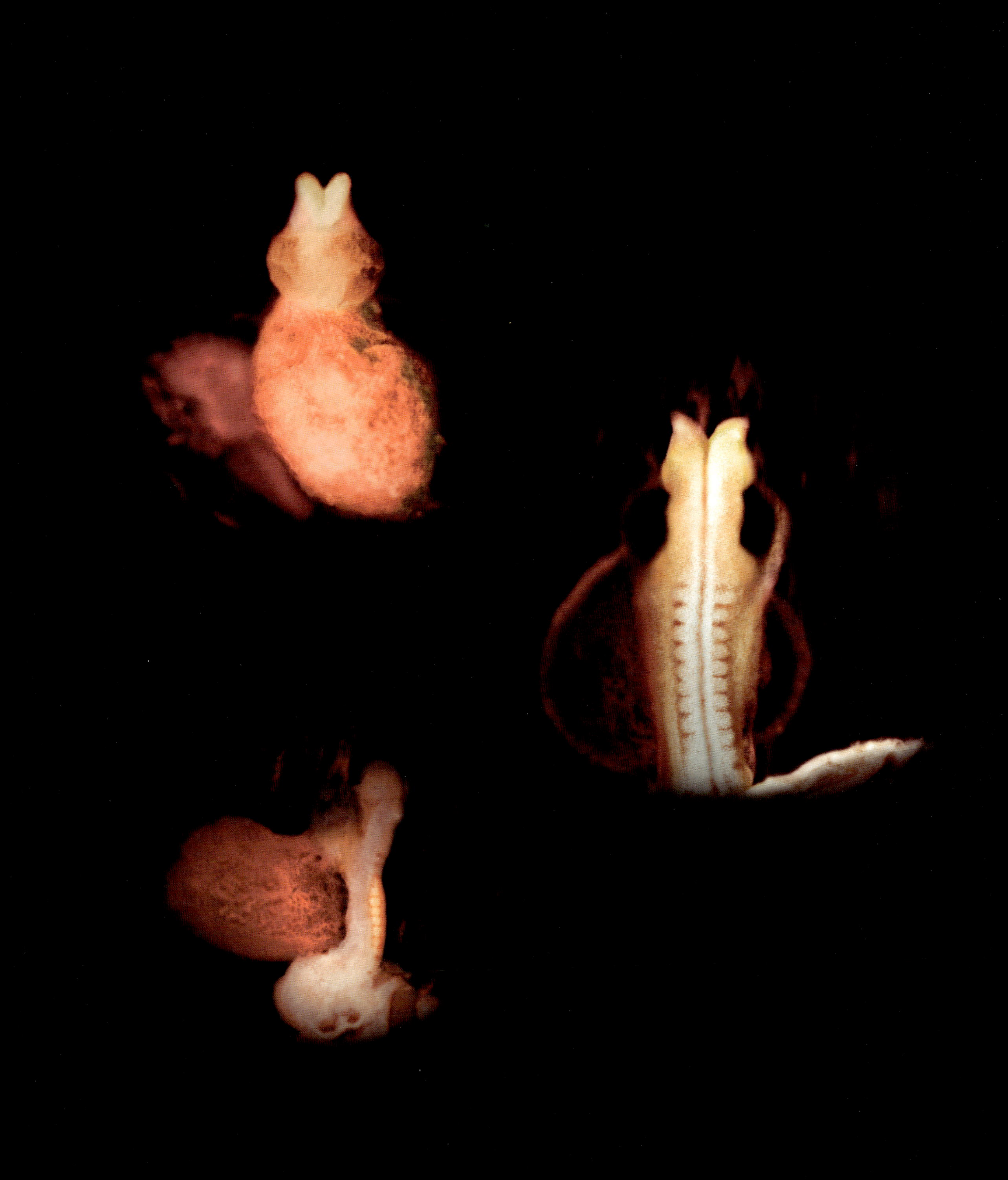

21.–23. TAG

Links: Die Zellen der Neuralleiste werden schließlich an der Bildung von Schädel und Gesicht des Embryos beteiligt sein. Deutlich erkennbar die Somiten (Ursegmente), die wie Reißverschlüsse aussehen.

Oben links: Das Herz nimmt eine S-Form an, und es treten Kontraktionen des Herzmuskels auf.

Unten links: Nach 28 Tagen beginnt das Herz zu schlagen.

DAS HERZ SCHLÄGT

DER EMBRYO IST ZWAR IMMER NOCH KLEINER als ein Buchstabe in der Überschrift auf dieser Seite, doch schreitet die Entwicklung mit großen Schritten voran. Jeder Entwicklungsprozess resultiert aus einer einfachen Teilung – eine Gruppe von Zellen erzeugt Tochterzellen, die keine exakten Kopien sind, sondern sich geringfügig darin unterscheiden, welche ihrer Gene aktiviert sind und welche nicht. Danach agieren ihre Nachkommen – und auch deren Nachkommen und so weiter – genau auf dieselbe Weise. Das Prinzip ist einfach: Es ist wie bei einem Baum, der sich immer weiter verzweigt. Mit erstaunlicher Geschwindigkeit – und scheinbar aus dem Nichts – entstehen immer neue, komplexe Strukturen, jede noch raffinierter und durchdachter als die vorherige.

Wenn der Embryo länger wird und sich der Dottersack ausdehnt, treten noch mehr Ursegmente auf – bis zu diesem Punkt sind es bis zu zwölf Paare –, die den Ansatz der Wirbelsäule darstellen. Sie umgeben die entsprechenden Abschnitte des Neuralrohres, indem sie den Bereich des künftigen Rückenmarks umschließen. Direkt über dem obersten Paar erscheinen zu beiden Seiten der Neuralrinne verdickte Zellscheiben, die späteren Augen. Auch die Zellen der Ohren sind schon vorhanden, obwohl sie noch entsprechende neue Strukturen hervorbringen müssen. In ähnlicher Weise sammeln sich auf der Unterseite des oberen Endes so genannte *Neuralleistenzellen*, die sich dort schließlich zu Schädel und Gesicht ausbuchten werden.

Am bemerkenswertesten ist aber, dass die beiden halbmondförmigen Bereiche in der oberen Mitte sich zu einer einzigen S-förmigen Röhre vereinigen und der obere Bereich anfängt zu pumpen, während der untere die umgekehrte Tätigkeit – nämlich Saugen – durchführt. Gerade mal drei Wochen nach der Befruchtung und ausgestattet mit einem primitiven Gefäßsystem, beginnt ein menschliches Herz zu schlagen.

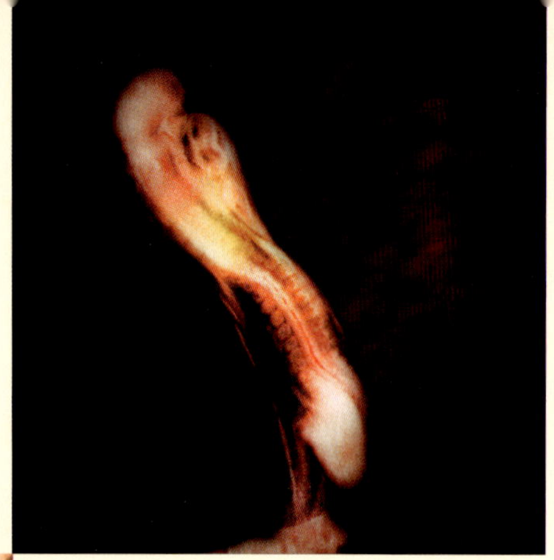

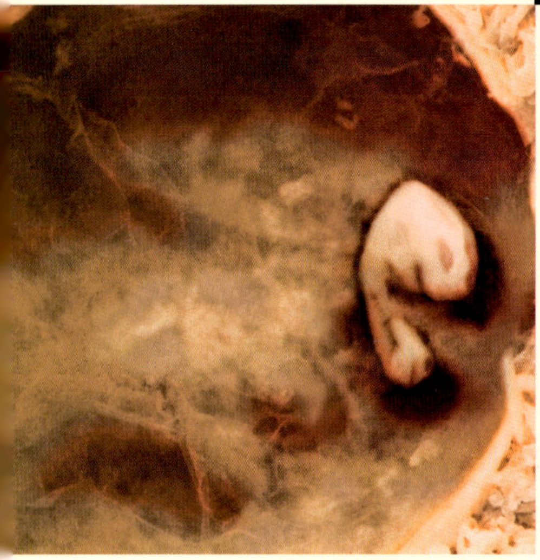

23.–25. TAG

DIE MUTTER AHNT ETWAS

AB JETZT WISSEN DIE MEISTEN WERDENDEN MÜTTER, dass sie schwanger sind: Ihre Menstruation ist ausgeblieben oder sie leiden aufgrund der hormonellen Veränderungen an Übelkeit und Unruhe. Typisch für die Mutter-Kind-Beziehung ist, dass, je unausgeglichener sich die Mutter fühlt, desto tief greifender die Umwälzungen sind, die in ihrem Innern stattfinden.

Gegen Ende des ersten Monats hat der Embryo die deutlich erkennbare Gestalt von Wirbeltieren angenommen – wulstiger Kopf, gekrümmter Rücken, lang gestreckter Schwanz. Aus einer Zelle sind Millionen Zellen entstanden, aus einer unförmigen Masse Protoplasma wurden kompliziert angeordnete Zellgruppen, die als Basis für die meisten bedeutenden Körpersysteme dienen – Nerven-, Muskel-, Gefäß- (Kreislauf-), Verdauungs- und Skelettsystem. Die Grundsteine für Herz, Gehirn, Rückenmark und Sinnesorgane wurden gelegt und funktionieren, obwohl die Organe selbst noch nicht ihre endgültige Form aufweisen. Das röhrenförmige Herz schlägt regelmäßig und pumpt dabei Flüssigkeit durch den gesamten Körper. Doch handelt es sich noch nicht um einen echten Kreislauf, da die meisten Blutgefäße noch gebildet werden müssen.

Sobald die übrigen Ursegmentpaare angelegt wurden, schließt sich das Neuralrohr. Das primitive Gehirn und Rückenmark beginnen nun damit, andere Systeme mit einzubeziehen. Das Blutsystem hat sich weiterentwickelt. Die embryonalen Blutzellen wandern an die Oberfläche des Dottersacks, wo sie geformt werden, das zentrale Nervensystem entlang und zur Plazenta und zurück. Innerhalb einiger Tage beginnen die Zellen, die den Magenschlauch auskleiden, sich in mehrere neue Bereiche zu differenzieren – Leber, Lunge, Magen und Bauchspeicheldrüse.

Das primitive, S-förmige Herz hat angefangen zu schlagen und der rhythmische Flüssigkeitsstrom durch den Körper setzt ein. Es handelt sich jedoch noch nicht um einen echten Kreislauf, da die Entwicklung der Blutgefäße noch nicht abgeschlossen ist.

➢ Gegenüber: 25–27 Tage nach dem Eisprung: In diesem Stadium sind Gehirn und Rückenmark die größten und kompaktesten Gewebestrukturen des Embryos. Das Blutsystem entwickelt sich weiter. Die Blutzellen folgen der Oberfläche des Dottersacks, aus dem sie stammen, bewegen sich das zentrale Nervensystem entlang bis ins Blutsystem der Mutter.

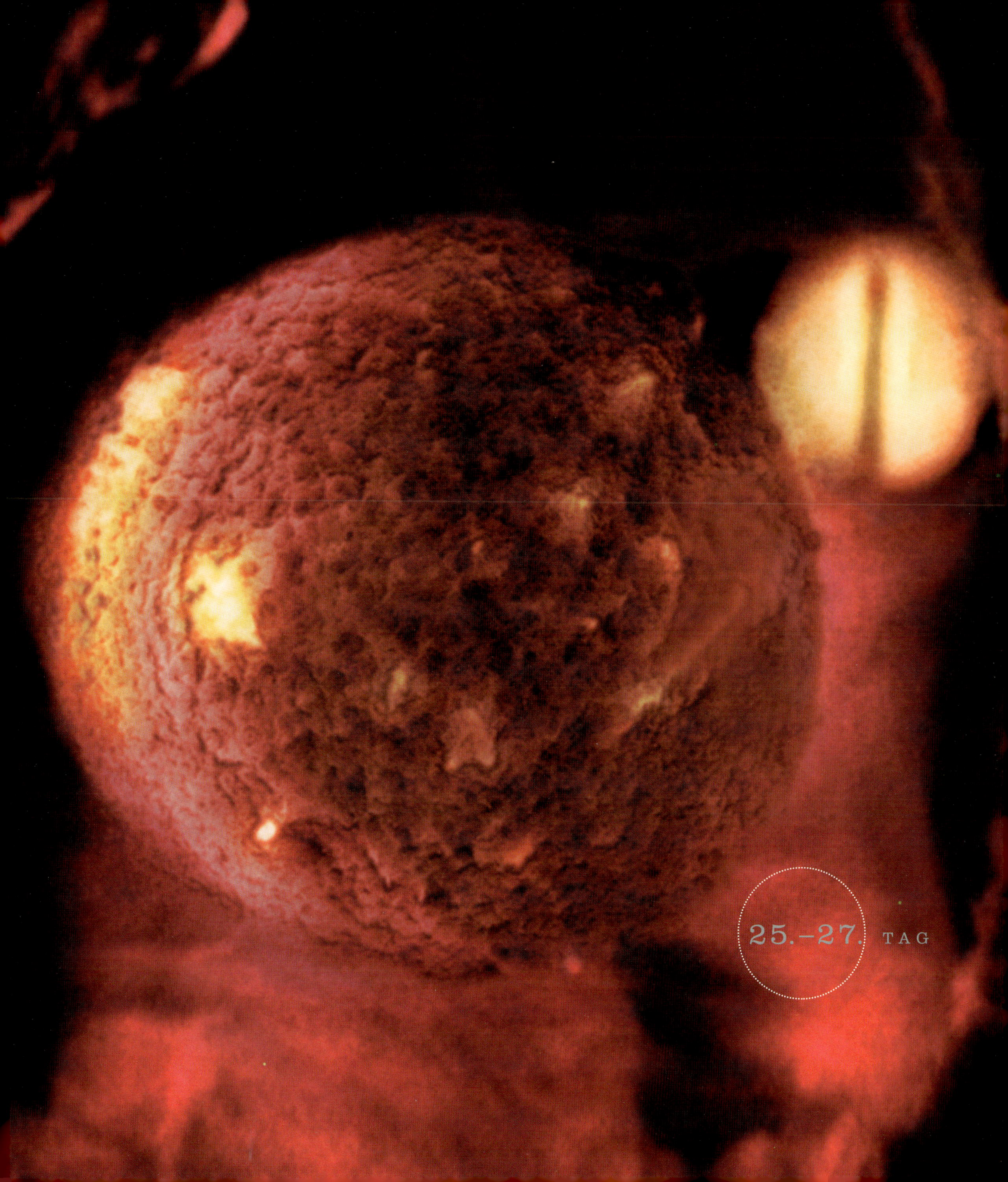
25.–27. TAG

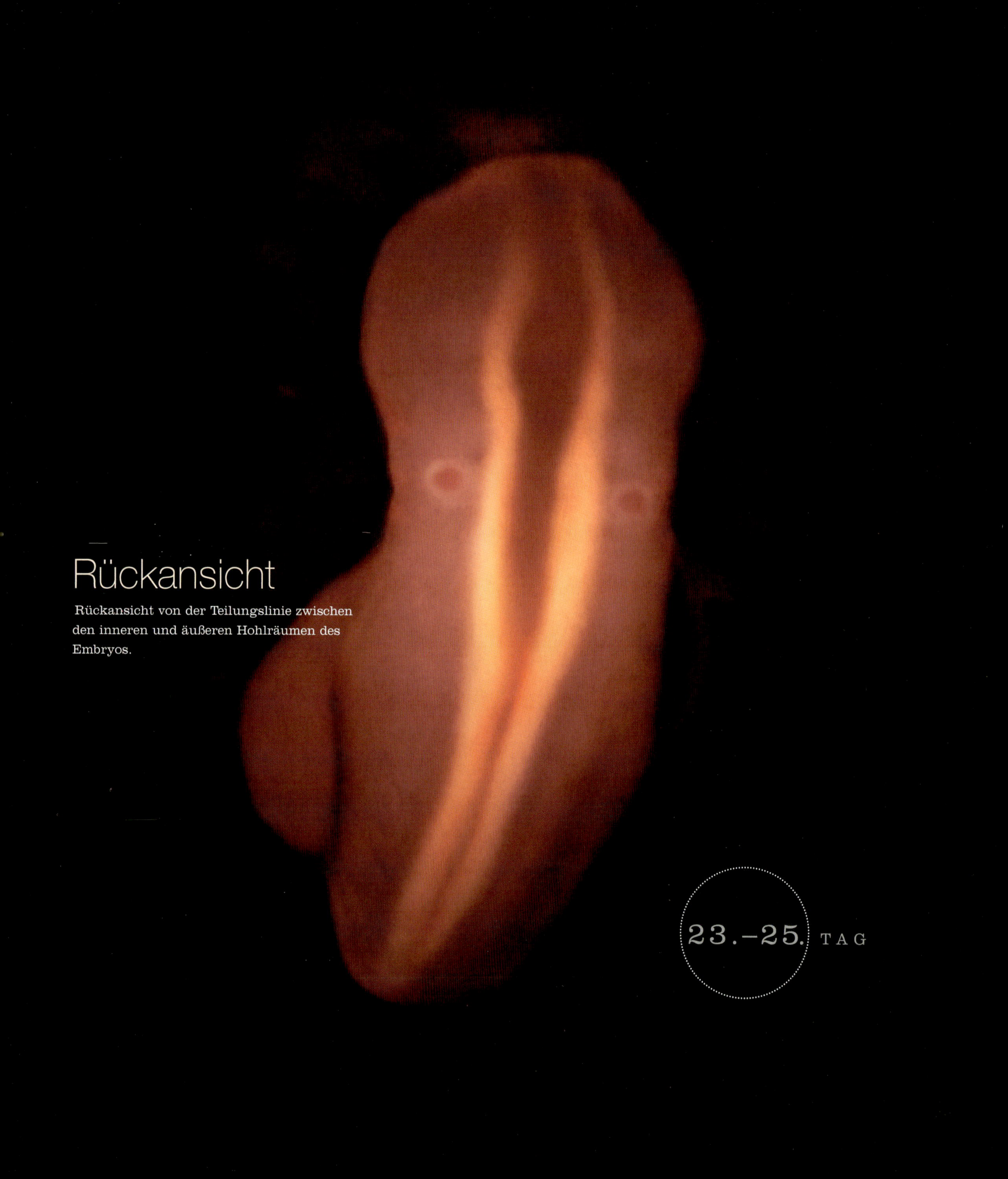

Rückansicht

Rückansicht von der Teilungslinie zwischen den inneren und äußeren Hohlräumen des Embryos.

23.–25. TAG

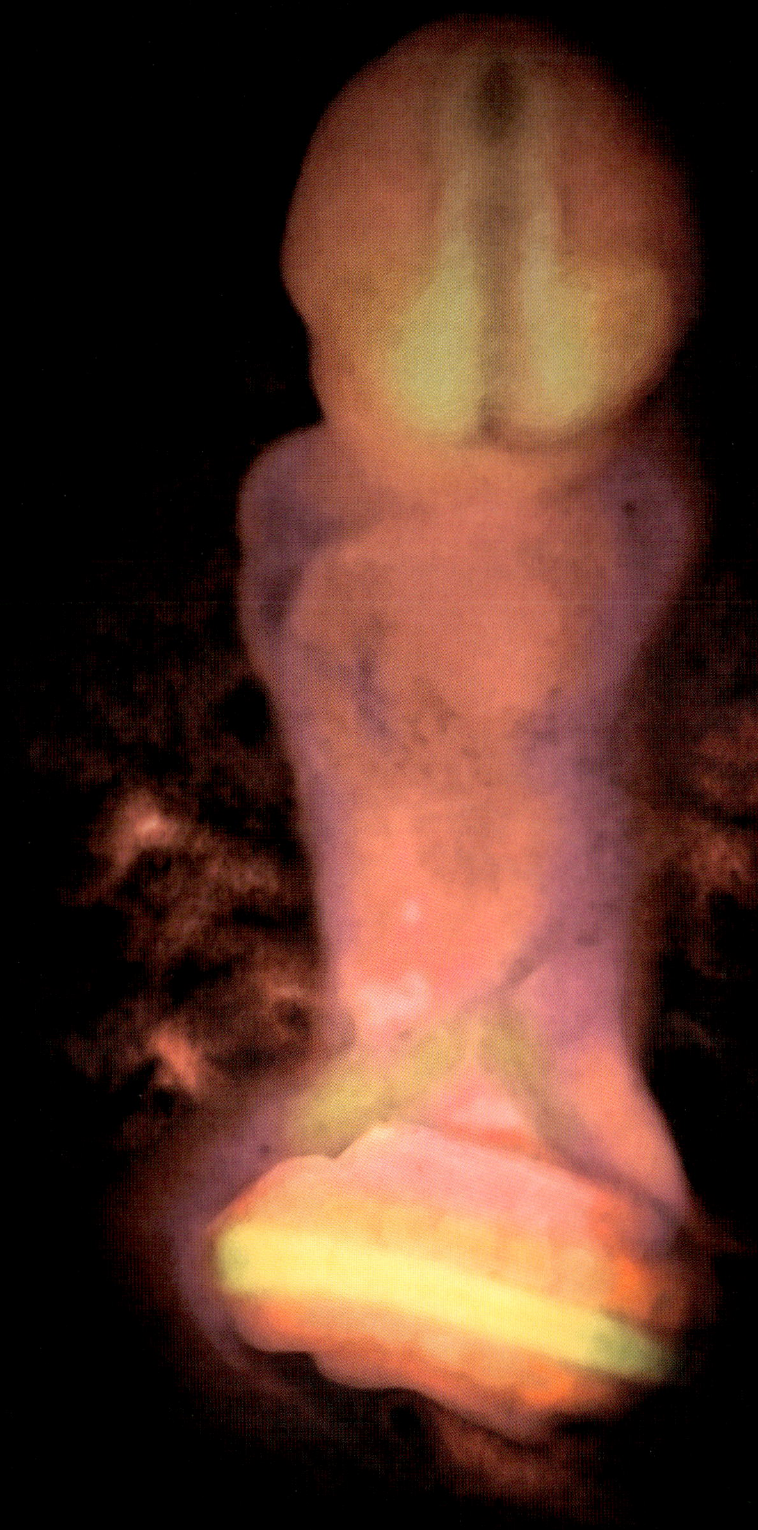

Vorderansicht

Links: Das zentrale Nervensystem scheint den gesamten Embryo zu beherrschen. Unten: Nahaufnahme des Schwanzes.

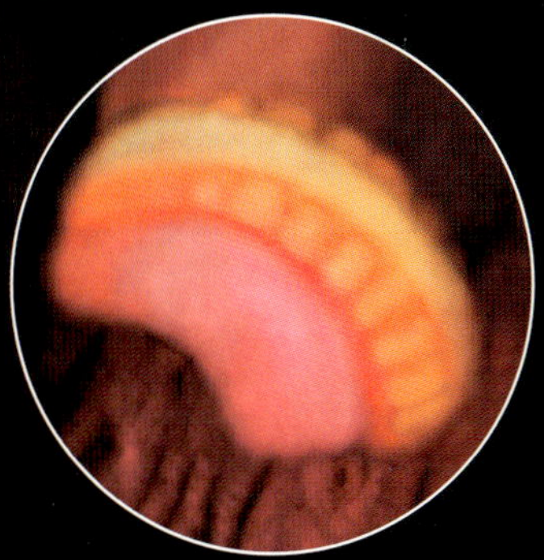

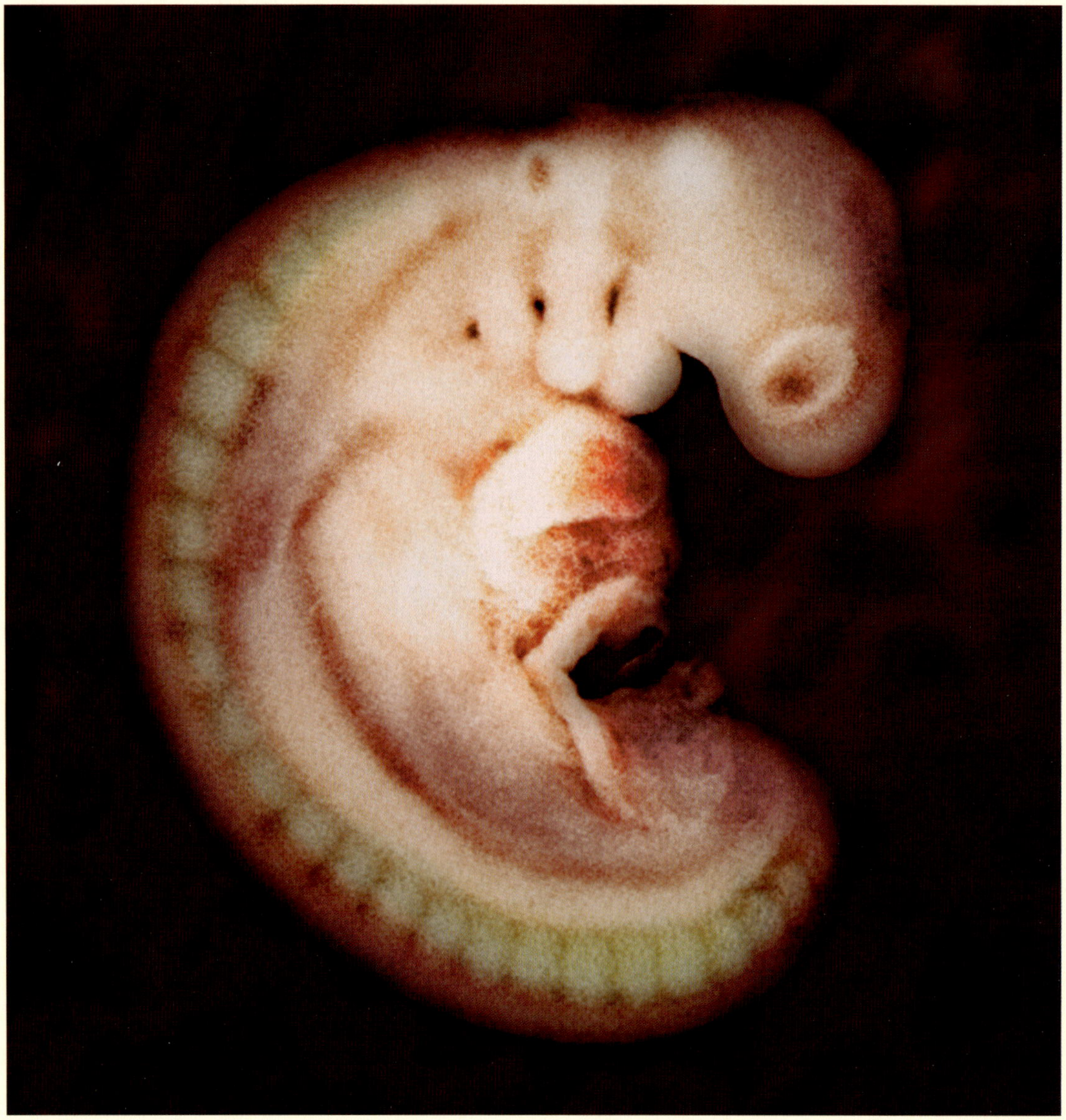

Sobald sich das Neuralrohr geschlossen hat, entwickeln sich Augen und Ohren.

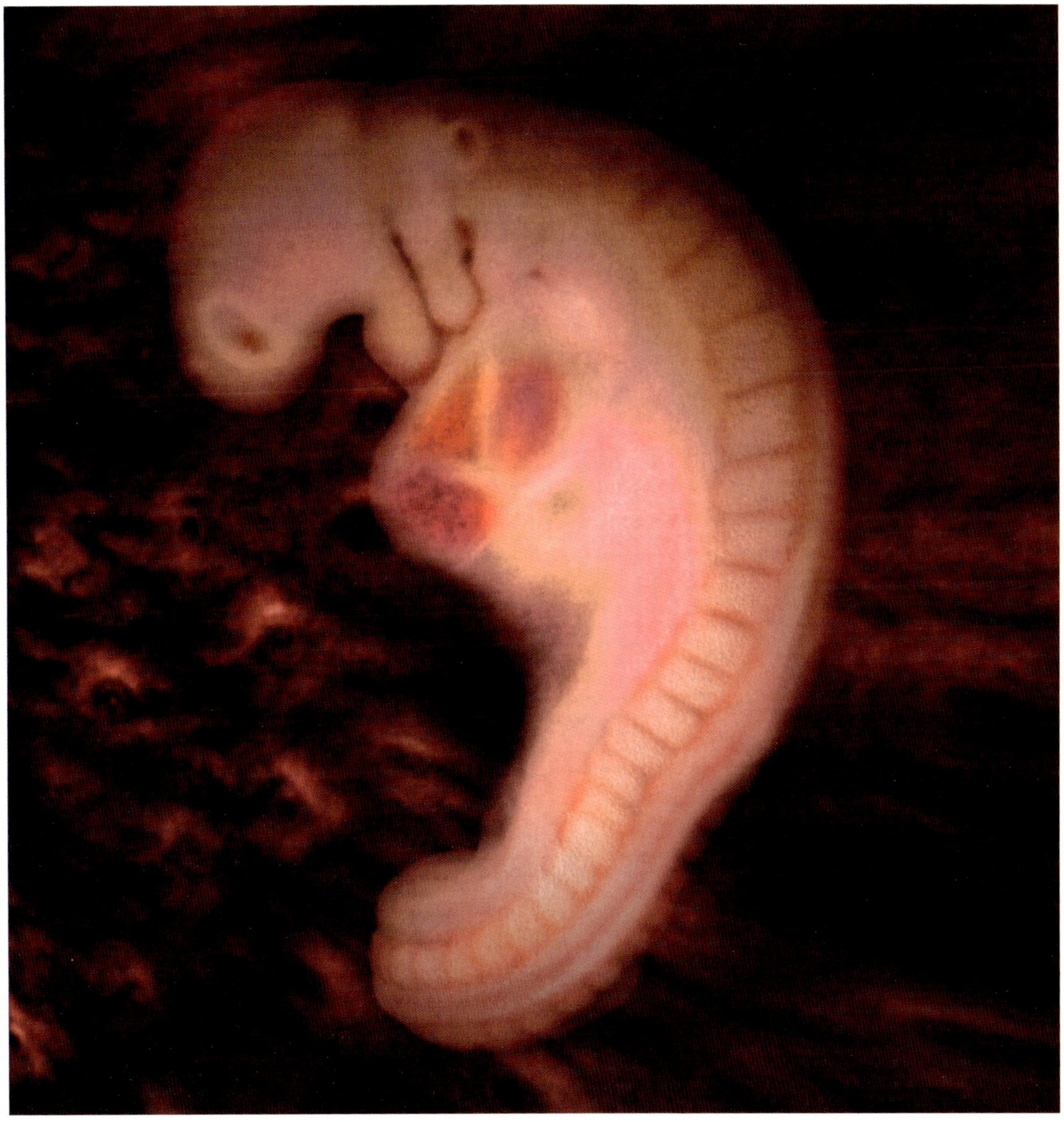

Der Embryo rollt sich zur C-Form ein. Die Wölbungen, die Gesicht und Hals bilden, werden unter dem größer werdenden Vorderhirn sichtbar.

VERÄNDERUNGEN

Jeden Tag ein neues Wunder

ZUSAMMENSPIEL

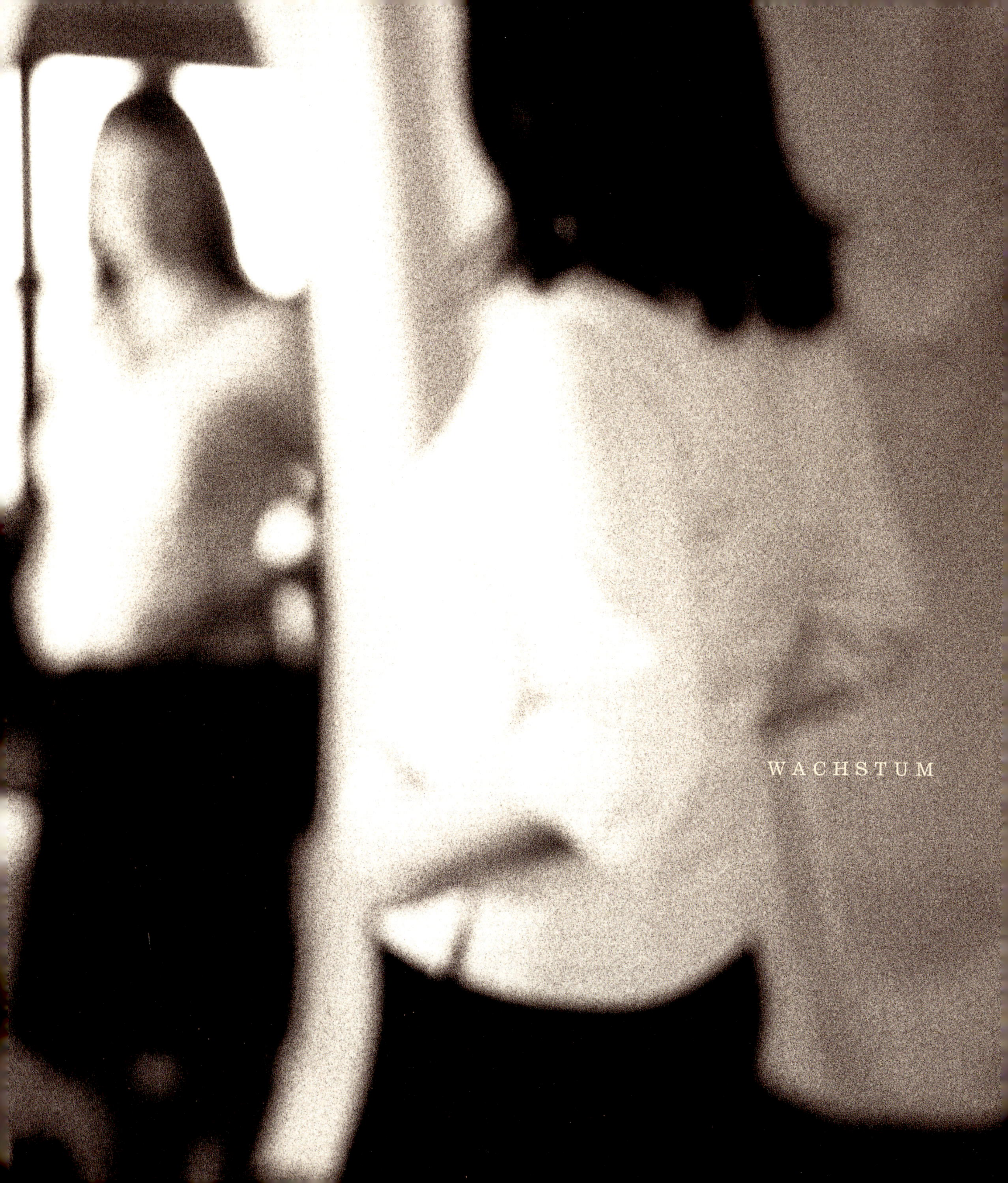

WACHSTUM

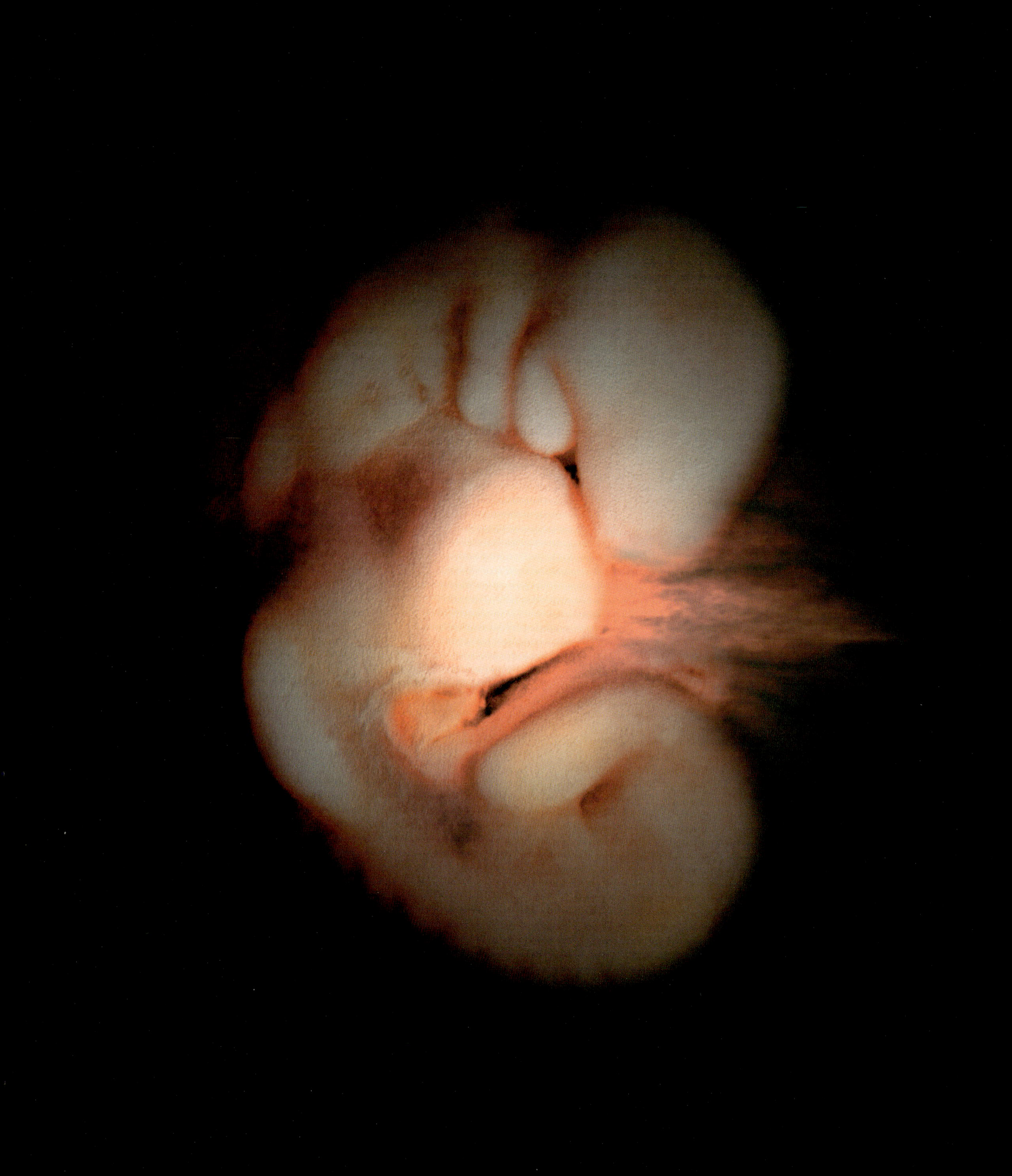

03

Metamorphose

»Jede werdende Mutter«, schreibt Katherine Whittemore, »wird zu einem Konversationsstück.« Und jeder werdende Vater zu einem Lampenschirm. Das ist nicht ungerecht, weil die entscheidenden Entwicklungen im Mutterleib stattfinden. Der Embryo wandelt sich praktisch jeden Tag – und damit auch die Rolle der Mutter. Man sieht ihr die Schwangerschaft zwar noch nicht an, doch sie weiß bereits, dass sie ein Kind erwartet, und dies verändert ihr Leben von Grund auf.

Zu Beginn des zweiten Monats befindet sich der sich entfaltende Embryo in seiner größten Wachstums- und Entwicklungsphase. Noch vor vier Wochen bestand er aus einer einzigen Zelle; jetzt – vier Wochen später – besitzt er bereits alle lebenswichtigen Teile (mit einigen Ausnahmen) und sieht unverkennbar wie ein Mensch aus, wenn auch noch nicht wie seine Eltern.

In diesem Entwicklungsstadium gab der Embryo lange Zeit Rätsel auf. Man konnte ihn noch leicht mit den Nachkommen anderer Spezies verwechseln: Mäuse, Elefanten, Schweine, ja selbst

Hühner sehen in diesem Stadium fast alle gleich aus. Überdies weist der Embryo noch Strukturen seiner Vorfahren auf – Schwanz, Dottersack, Ansätze von Kiemen –, die an niedrige Wirbeltiere erinnern, die er jedoch schon bald verlieren wird.

Noch vor einem Jahrhundert stellten Wissenschaftler aufgrund dieser Ähnlichkeiten die Theorie auf, dass wir Menschen in unserer Entwicklung alle Evolutionsstufen durchlaufen, bis wir endlich zu dem werden, was wir sind. Diese Ansicht wird heute nicht mehr geteilt – wir durchlaufen keine Fisch-, Vogel-, Reptilien- und Affenphase, bevor wir zum Menschen werden. Doch wie großartig das menschliche Origami auch sein mag, es bleibt immer noch Origami. Die Entwicklungsprozesse bleiben immer gleich; das Ergebnis, der Mensch, den Darwin als »höchstes Lebewesen, das man sich vorstellen kann« bezeichnete, hängt von deren Verwendung ab.

Der zweite Schwangerschaftsmonat ist nicht so sehr von den äußerlichen Veränderungen des Embryos geprägt, obwohl wir uns auf Bildern bereits in sein menschliches Aussehen verlieben. Die größte Bedeutung liegt in seiner Vollständigkeit: In einem einzigen Monat wird aus der Andeutung eines Herzens ein vollständiges Herz, aus dem Schatten eines Auges ein vollständiges Auge und aus einem Zellschlauch ein multiples Organsystem. In das Gesicht werden vier Erhebungen gemeißelt. Das Leben entfaltet sich auf wunderbarste Art, und das in kürzerer Zeit, als ein Salatkopf zum Wachsen benötigt.

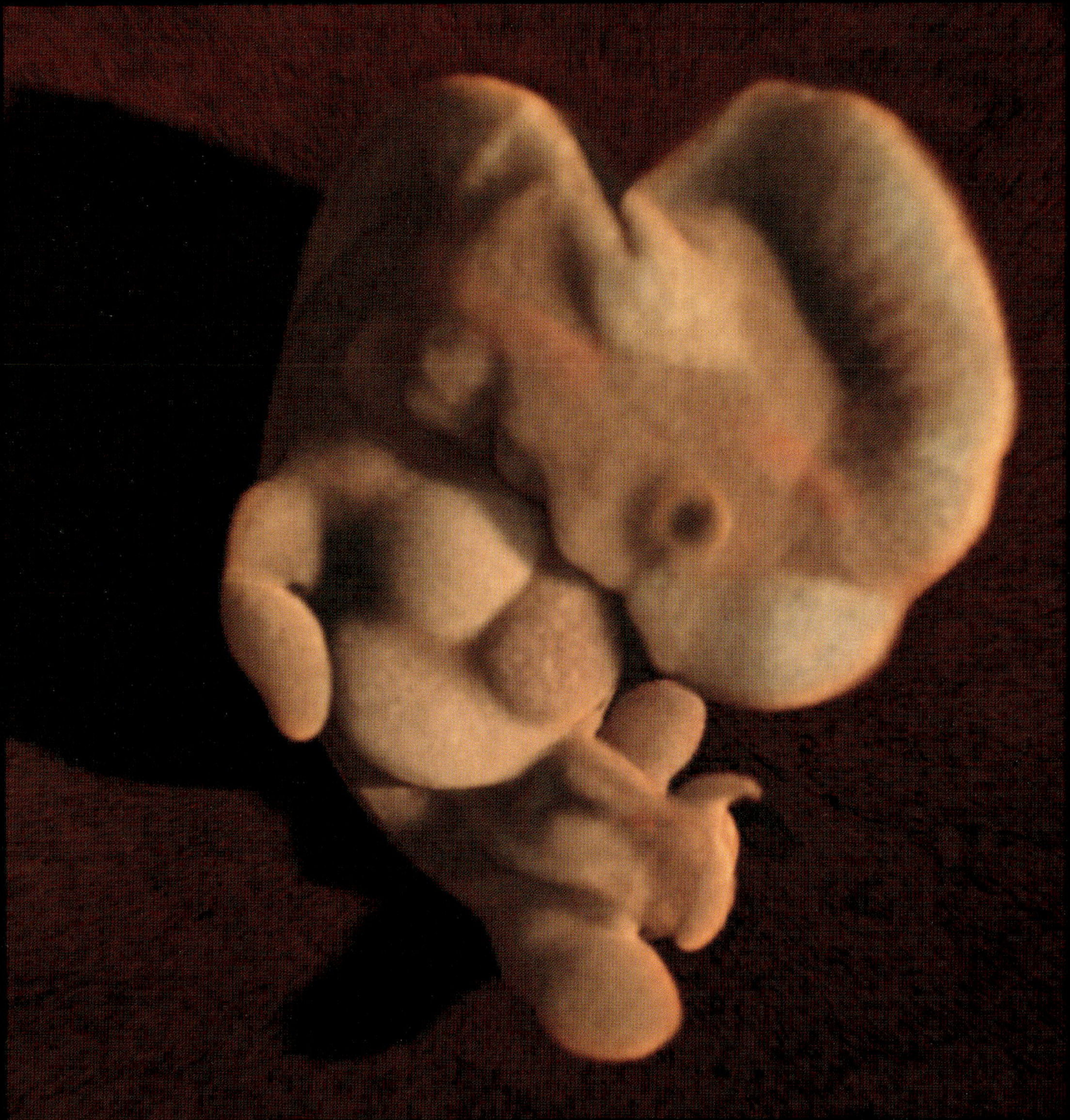

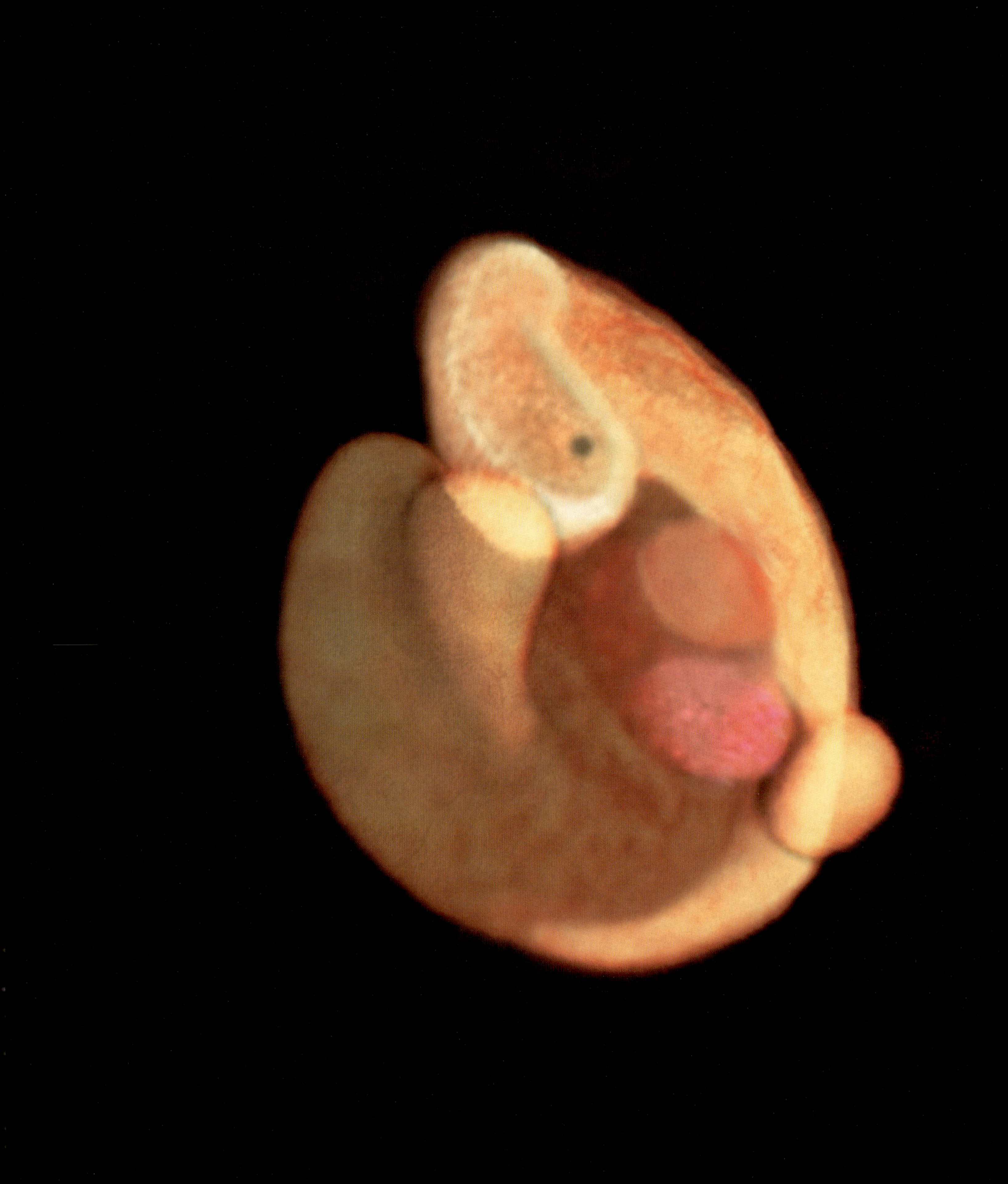

28. TAG

EXPLOSIONSARTIGE VERÄNDERUNGEN

SYSTEME ENTWICKELN SICH: Der Embryo wächst von innen nach außen und rollt sich nach 28 Tagen zu einer charakteristischen C-Form, einem engen Komma, zusammen. Sein primitives Herz und Gehirn funktionieren, befinden sich bereits an Ort und Stelle und entwickeln sich rasch zu komplexeren und funktionelleren Formen. Das Kopfende ist vergrößert, wie der Verschluss einer Sicherheitsnadel, da sich das Gehirn verbreitert und sich allmählich in Unterbereiche gruppiert. Obwohl der Embryo immer noch relativ formlos aussieht, wölbt sich von der Unterseite des Kopfes aus ein System von Wülsten – die Vorläufer von Gesicht und Hals – nach innen. Jeder Wulst ist bereits an eine große Arterie und einen Hirnnerv angeschlossen – an die »Hauptstrecken« sozusagen – und enthält ein Zellstäbchen, aus dem sich später die Knochen entwickeln. Die drei Wölbungen enthalten die lebenswichtigen Apparate für das Hören, Sprechen, Atmen, Essen und die Mimik. Am oberen Ende des Neuralrohrs, in der Nähe der Schädelregion, verdicken sich Zellplatten zu den Vorläufern der Augen.

In der Zwischenzeit haben sich aus dem Herzschlauch »Auswüchse« entwickelt – Wülste, die die kommenden Strukturen ahnen lassen. Dies ist die großartige Planungsphase und die Bausteine für vierzig Muskel- und dreiunddreißig Wirbelpaare ragen wie harte Fasern aus der Wirbelsäule hervor. Eine weitere Vorwölbung – die Urnieren – filtert die Stoffwechsel-Abfallprodukte aus dem Blut und ersetzt vorübergehend das Urogenitalsystem. Aus der unteren Hälfte des in einen spiralförmigen Schwanz auslaufenden C ragen die oberen und unteren Gliedmaßenknospen. Der reiskorngroße Embryo schwimmt wie ein zusammengerolltes Seepferdchen in einem winzigen Salzsee, mit haardünnen Arterien verbunden, die in die Plazenta münden, wo Nahrung, Sauerstoff und Abfallprodukte mit der Mutter ausgetauscht werden.

◄ Gegenüber: Leber und Herz sind vom Volumen her gleich. Jetzt ist auch die Unterteilung der zukünftigen vier Herzkammern deutlich zu erkennen.

Embryo am 28. Tag

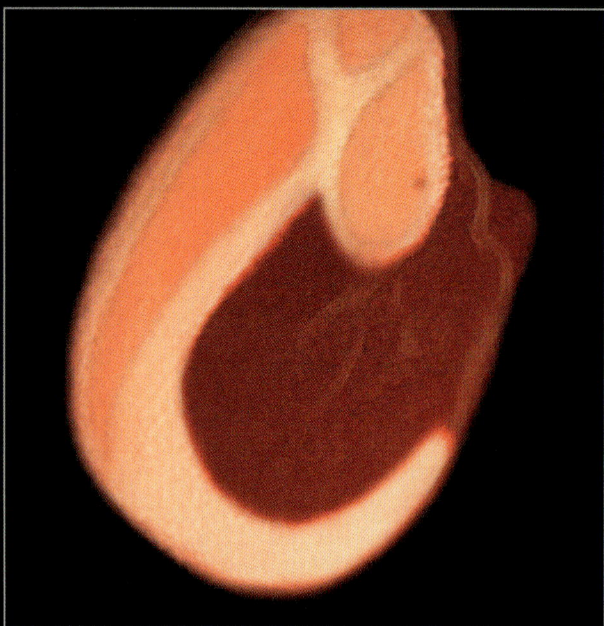

TATSÄCHLICHE GRÖSSE: 4,5 MM

BLICK INS INNERE EINES 28 TAGE ALTEN EMBRYOS

Zu diesem Zeitpunkt schreitet die Entwicklung überraschend schnell voran – nach drei Wochen war noch sehr wenig entstanden, doch nach acht Wochen befinden sich bereits alle Körpersysteme an Ort und Stelle.

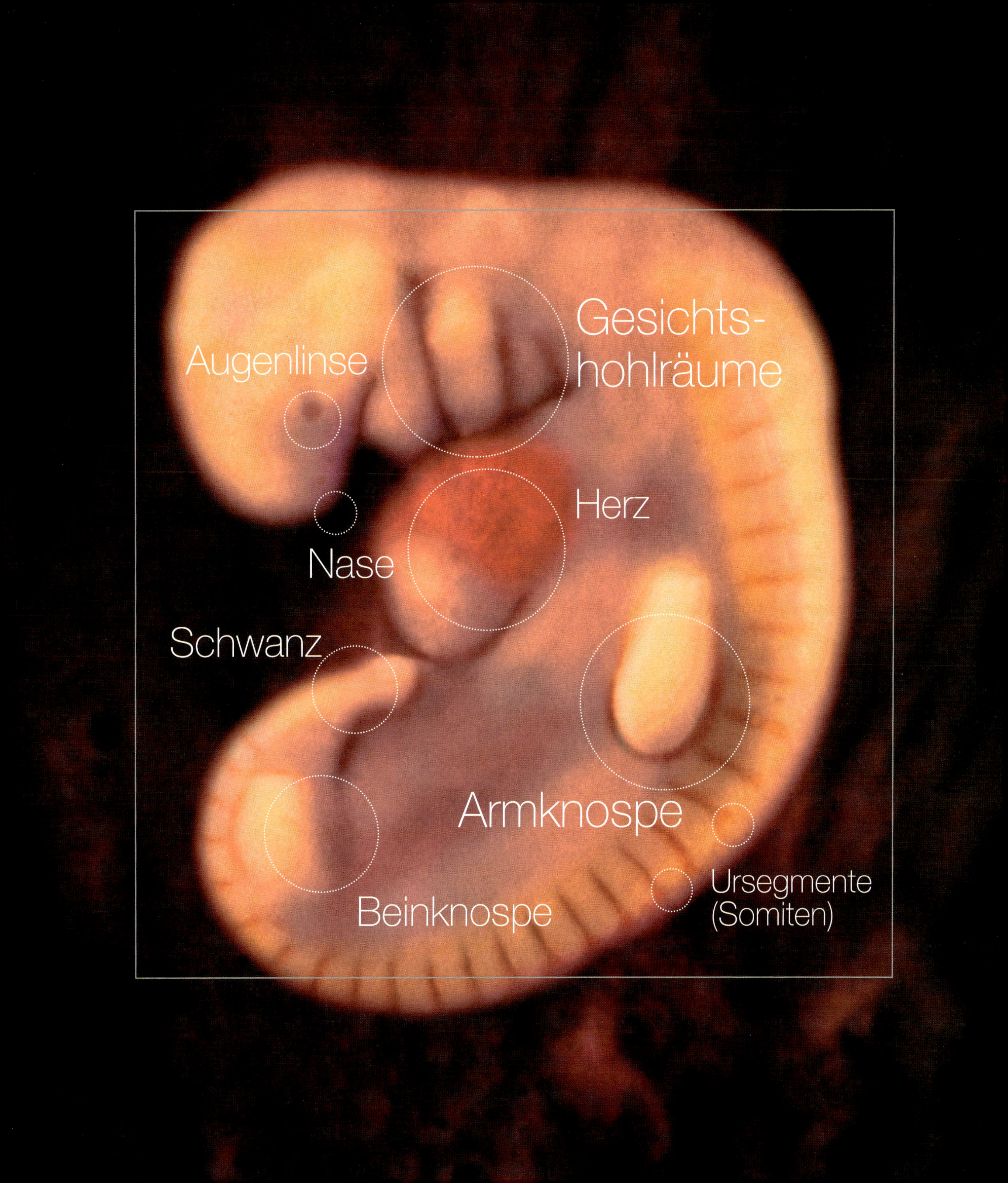
Augenlinse
Gesichts-
hohlräume
Herz
Nase
Schwanz
Armknospe
Beinknospe
Ursegmente
(Somiten)

4. WOCHE

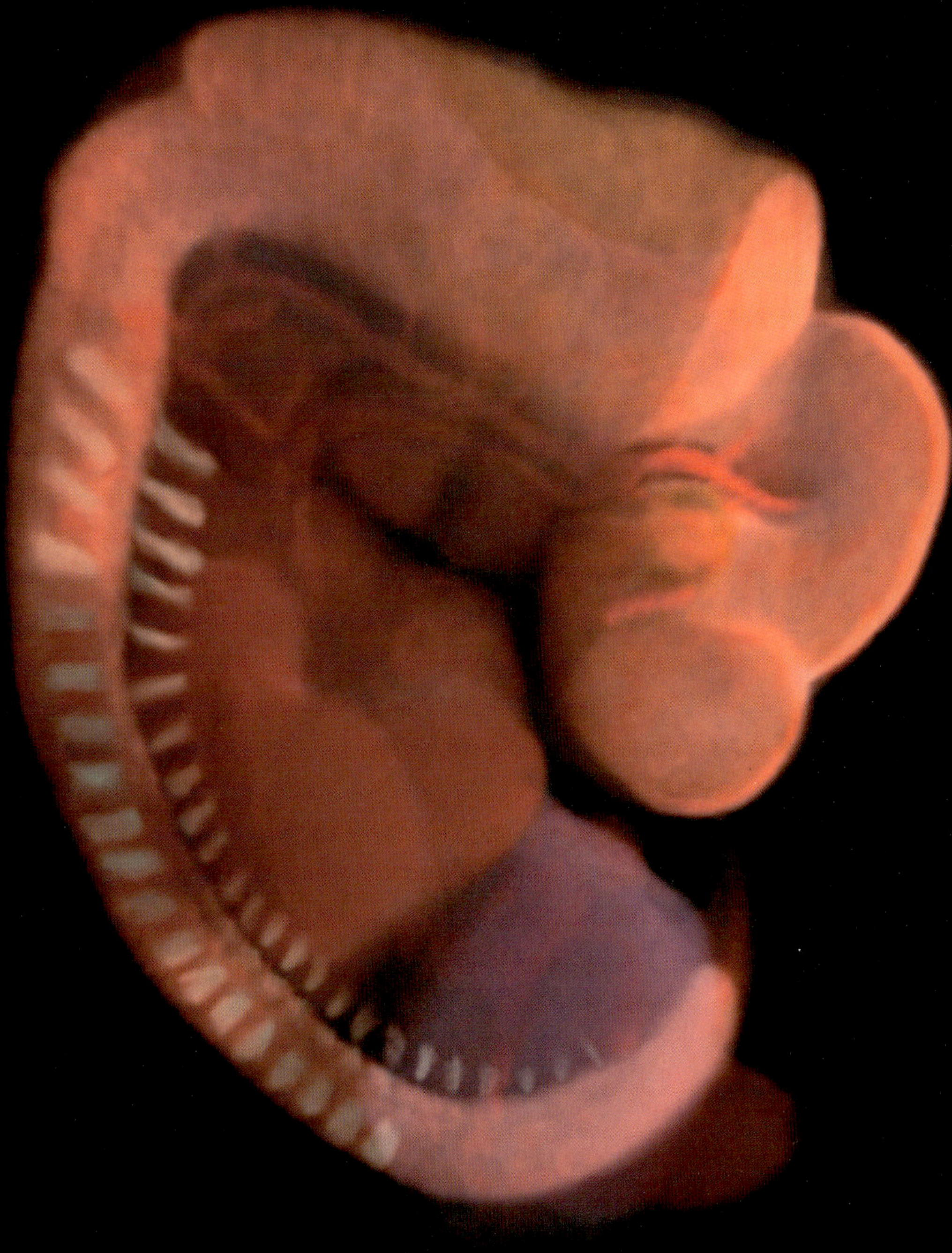

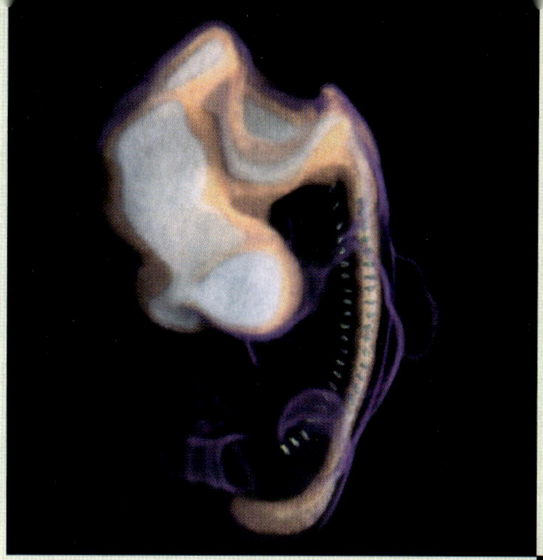

6. WOCHE

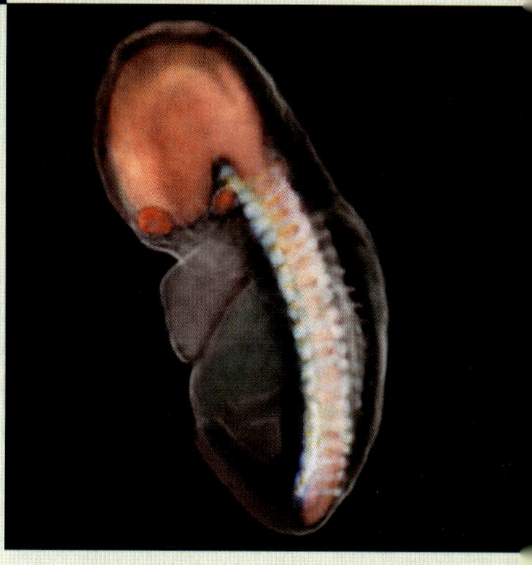

14. WOCHE

EIN KIND ENTSTEHT 01

NERVENSYSTEM

KOMMUNIKATION: Unser Nervensystem wird als effizientestes Netzwerk zur Übermittlung von Botschaften bezeichnet. Es bildet sich ab dem 18. Schwangerschaftstag und entwickelt sich bis einige Wochen nach der Geburt weiter. Die Informationen werden mit Höchstgeschwindigkeit durch ein weit verzweigtes System von untereinander verbundenen Zellen befördert. Es verbindet das Gehirn mit den Nervenendigungen in den Muskeln, Drüsen und Sinnesorganen. Bei der Geburt, wenn das Baby zu sehen, hören und schmecken beginnt, wird dieses System mit Informationen von den 10 000 Geschmacksknospen im Mund, den 240 000 Höreinheiten im Ohr und den bis zu 50 Milliarden lichtempfindlichen Punkten im Auge überschwemmt.

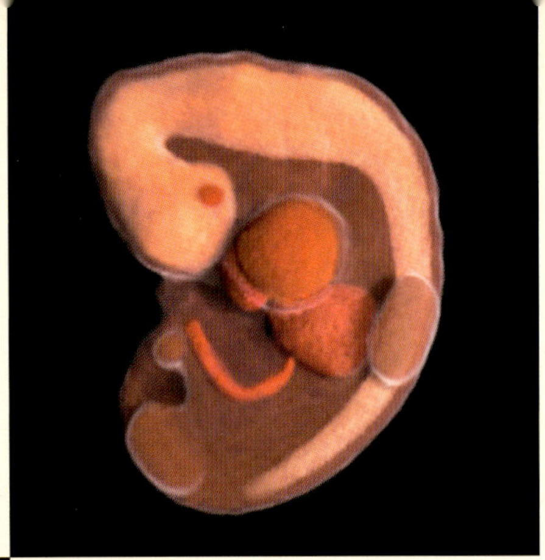

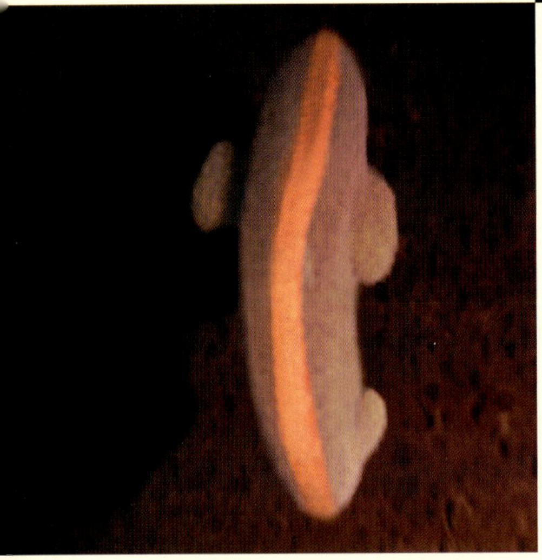

FORMGEBUNG

KLARE UMRISSE: Wie bei einem Foto, das im Entwicklungsbad immer deutlicher erkennbar wird, treten auch beim Embryo jeden Tag die feinen Umrisse immer klarer zu Tage. Oberhalb des Gesichtsbereichs erscheint eine gewölbte Furche – die Andeutung eines Ohres. Die Linsengrube wird tiefer und der erstaunliche Prozess der Augenbildung setzt ein. Aus der ursprünglichen äußeren Zellschicht bilden sich zwei dicke Zellplatten, die sich dann zu kraterähnlichen Einbuchtungen – umgeben von hufeisenförmigen Zellringen – weiterentwickeln: Sie bilden später die Nase. Entlang der innersten Gesichtserhebung erscheint ein kiemenähnliches Gebilde – der laterale Zervikalsinus –, der schließlich von Haut überwuchert wird. Die paddelartigen Gliedmaßenknospen strecken sich in die Länge.

Im Innern nehmen Herz und Gehirn sehr schnell Gestalt an. Beide Organe weisen Kammern auf – sie bestehen aus Hauptkanälen, die sich in Nebenkanäle verzweigen; diese sind untereinander wiederum durch dünnere Kanäle verbunden und mit Flüssigkeit gefüllt. Ein paar Tage nachdem sich das Gehirn zu teilen begonnen hat, öffnet sich ein neuer Ventrikel; er enthält das primitive Kanalsystem, das für die Bewegungssteuerung und Empfindungen benötigt wird.

Oben rechts: Das Herz ist in vier Abschnitte unterteilt.

Oben links: Rückansicht, auf der die Gliedmaßenknospen erkennbar sind.

➢ Gegenüber: Foto des Rückens mit den Ursegmenten.

32. TAG

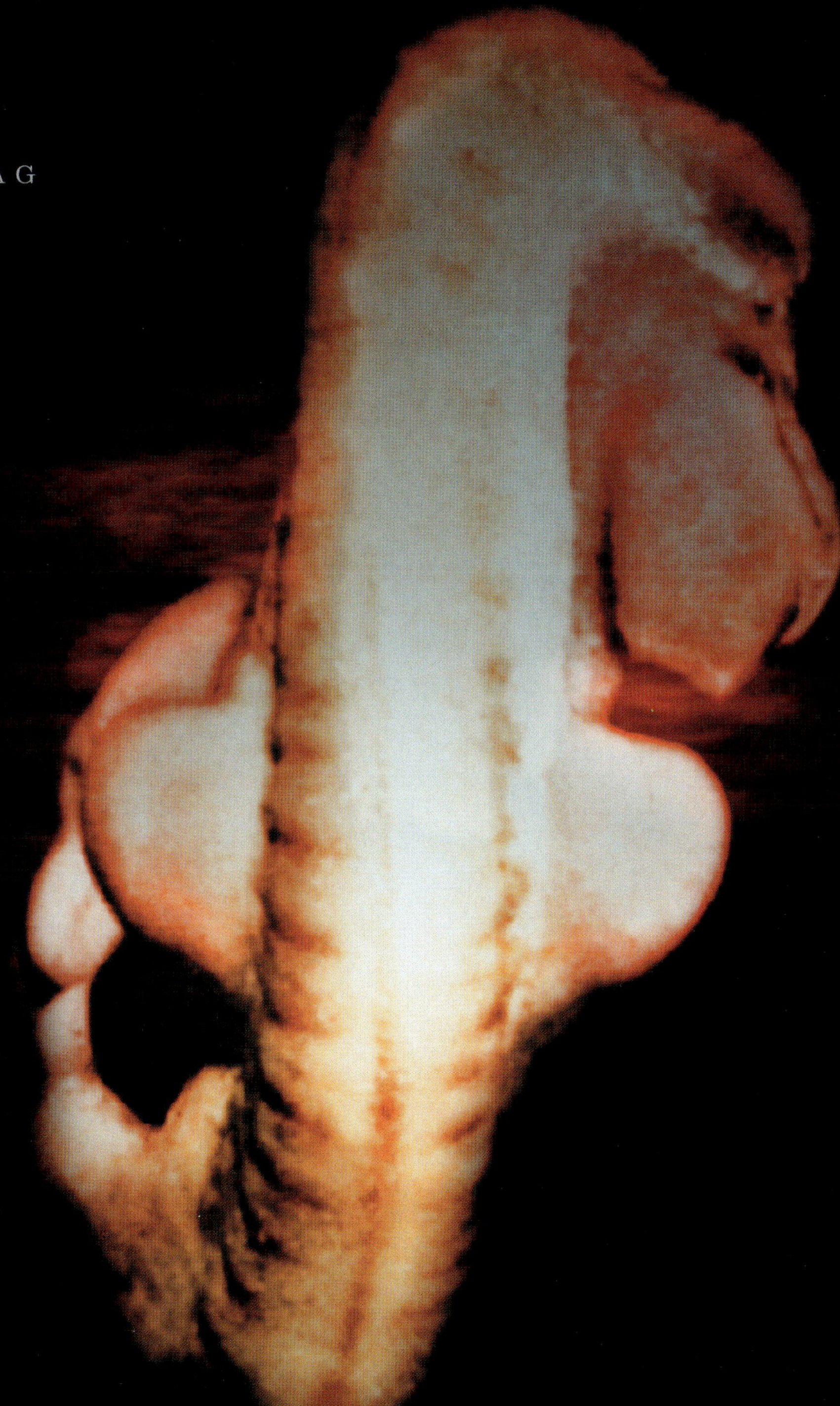

Embryo am 32. Tag

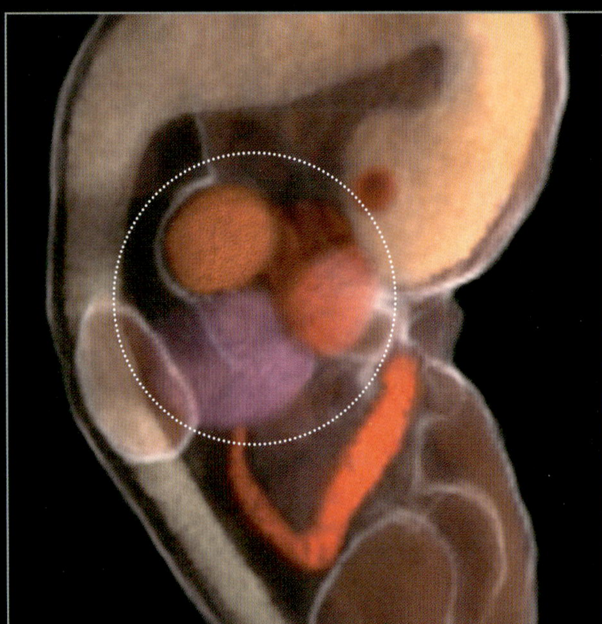

TATSÄCHLICHE GRÖSSE: 4,5 MM

DAS HERZ
Die vier Herzkammern wurden gebildet. Deutlich zu erkennen sind rechte Herzkammer und rechter Vorhof.

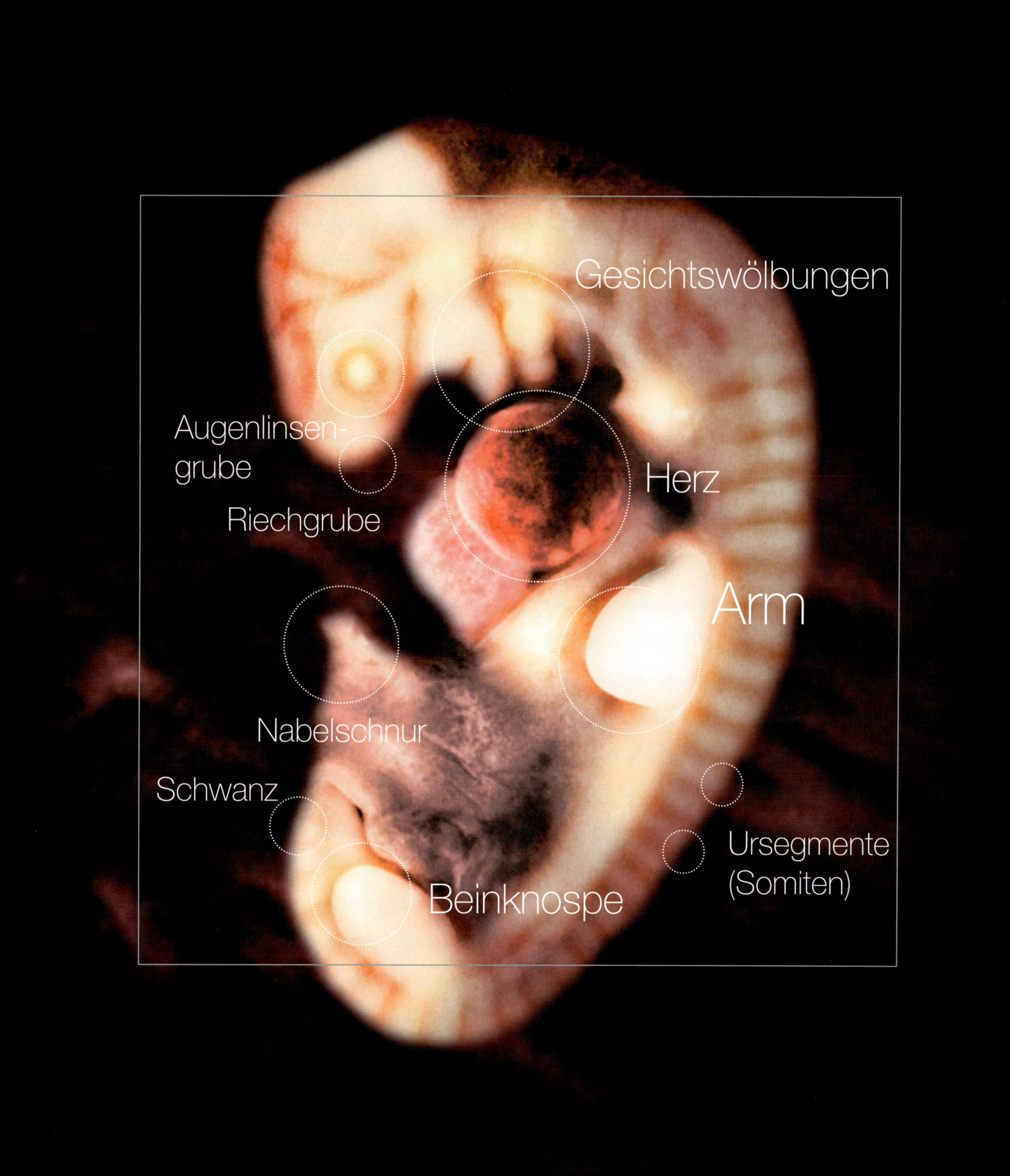
Gesichtswölbungen
Augenlinsen-
grube
Riechgrube
Herz
Arm
Nabelschnur
Schwanz
Ursegmente
(Somiten)
Beinknospe

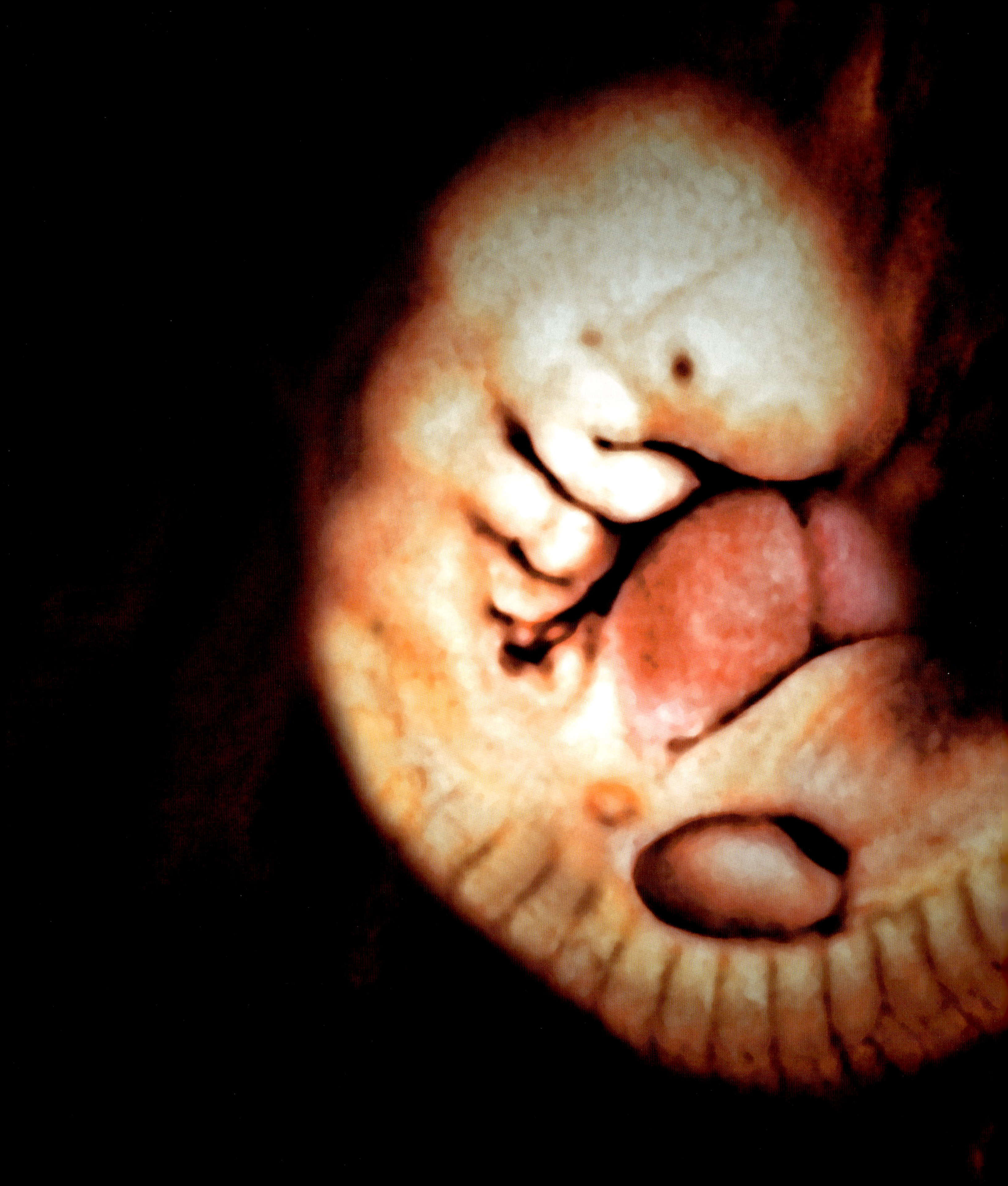

32. TAG

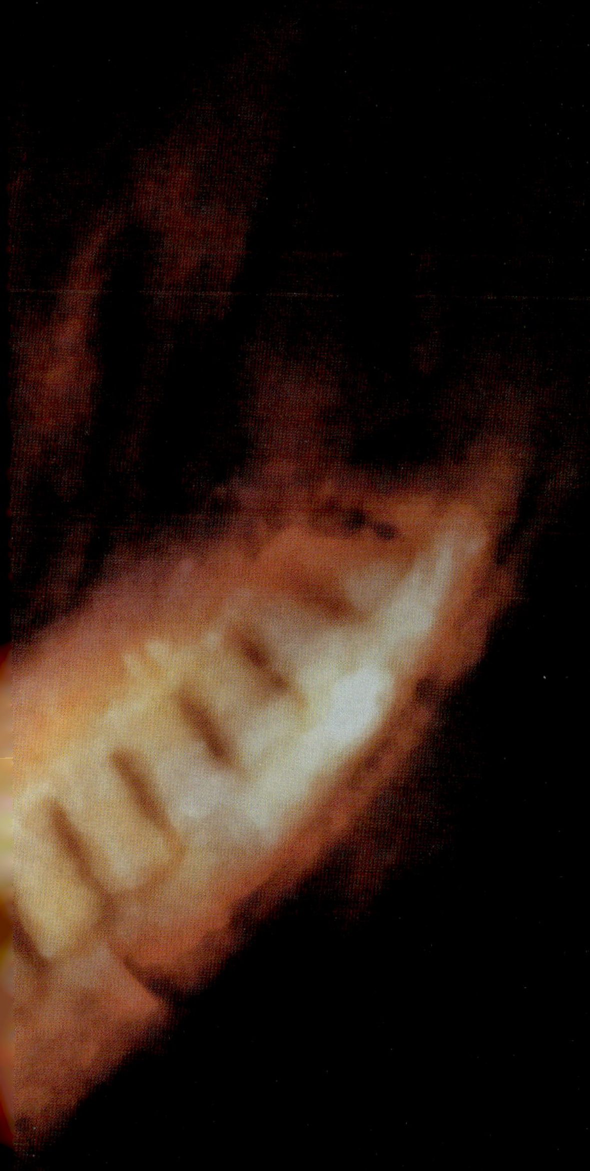

Computer und Motor

Der Embryo besteht zu fünfzig Prozent aus Gehirn und Herz

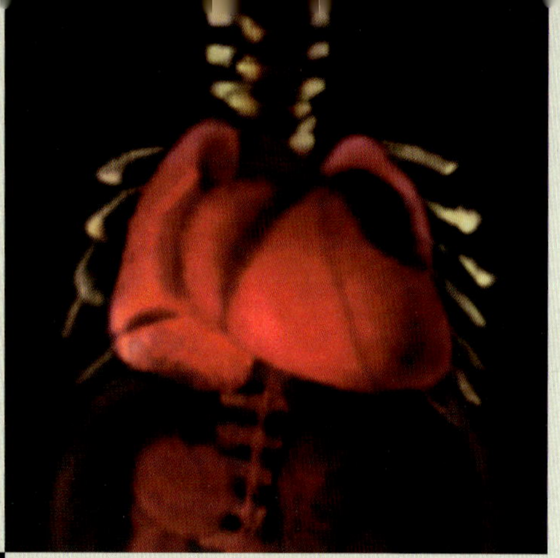

8. WOCHE

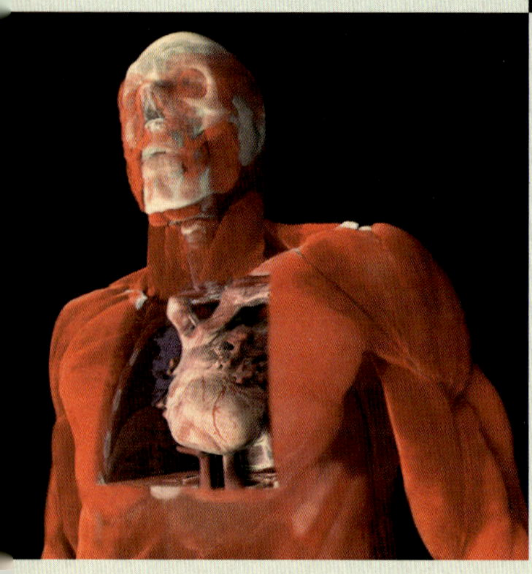

ERWACHSENER MENSCH

➤ Gegenüber: Gegen Ende der achten Woche hat das Herz seine tiefgreifendste strukturelle Entwicklung durchlaufen. In diesem Stadium hat der Embryo eine Größe von ca. 4 cm. Das Herz weist bereits eine erstaunliche Ähnlichkeit mit dem eines erwachsenen Menschen auf.

HERZ

Das embryonale Herz entwickelt sich ab der dritten Woche und ist wie ein Transformator aufgebaut – eines dieser Spielzeuge, die sich z. B. von einer Rakete in einen Superhelden verwandeln können. Während der ganzen Schwangerschaft funktioniert es wie eine Pumpe, die den Blutfluss durch den Körper und in die Plazenta aufrechterhält. Um jedoch den Lebensbedingungen nach der Geburt gerecht zu werden, wenn die Sauerstoffmoleküle mit dem Atem aus der Luft aufgenommen werden müssen, bildet das embryonale Herz vier Kammern, die abwechselnd Blut in die Lunge pumpen bzw. Blut aus der Lunge erhalten. Dieses physiologische Dilemma wird mit zwei »Weichen« gelöst, mit deren Hilfe durch jede Herzkammer große Blutmengen fließen und die unterentwickelten Gefäße in der Lunge geschont werden. Sobald das Baby nach der Geburt erstmals atmet – und schreit –, schließen sich die Weichen automatisch.

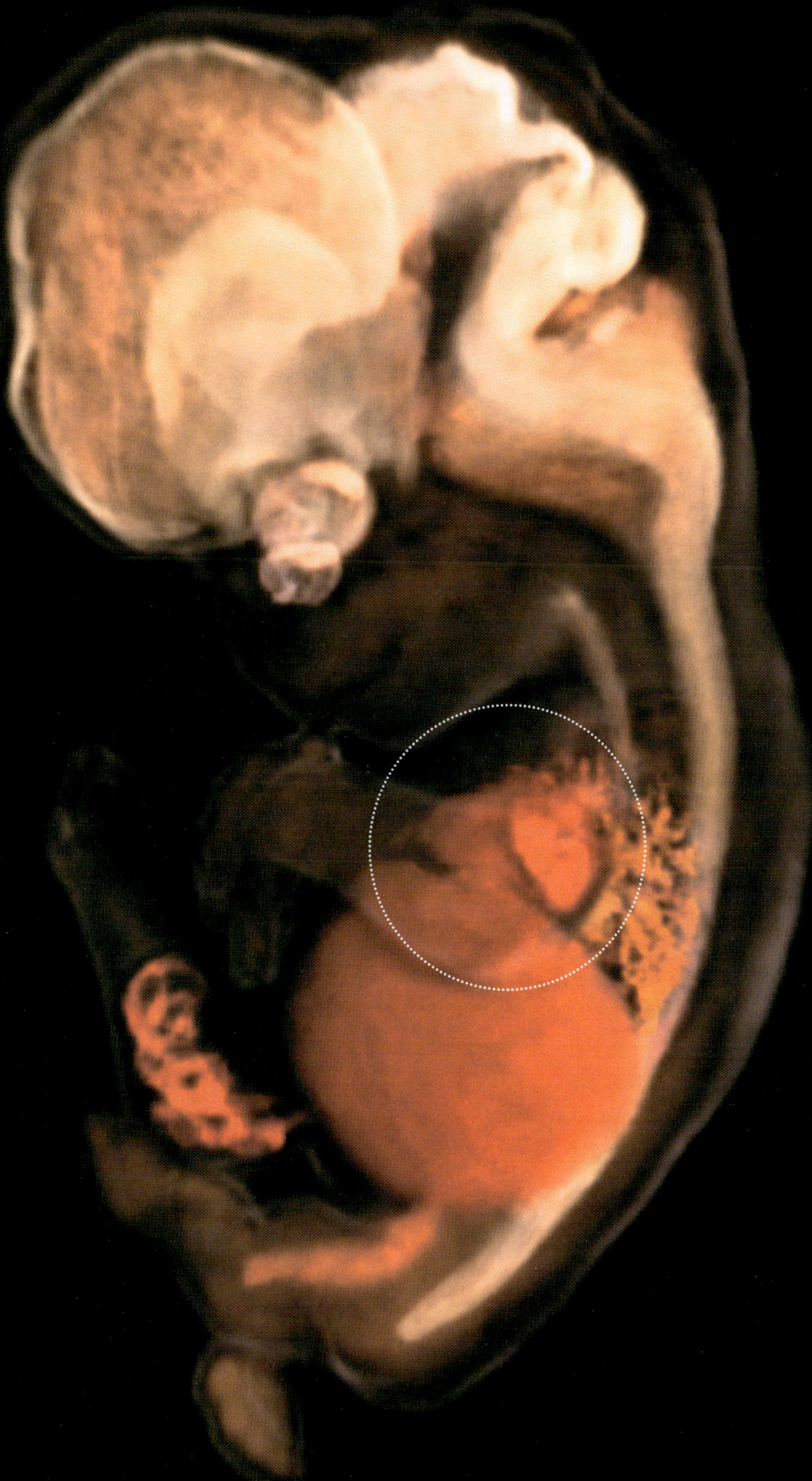

32. TAG

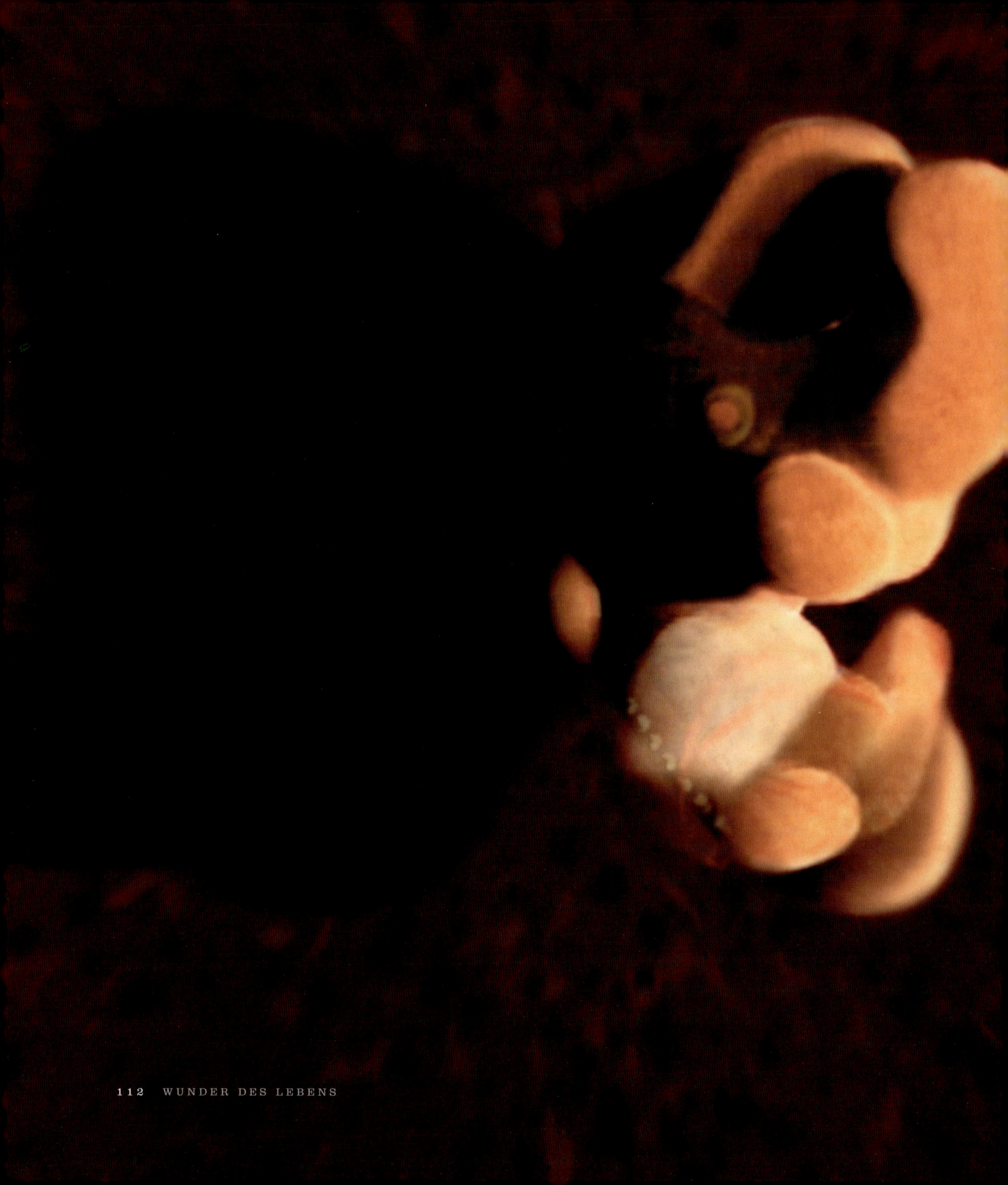

36. TAG

ORIGAMI

ENTFALTUNG: Das Origami der menschlichen Formgebung beschleunigt sich mit einem atemberaubenden Tempo und bringt immer noch spezialisiertere Formen hervor. Das Gehirn besteht nun aus fünf Hohlräumen, die mit embryonalem Nervengewebe ausgekleidet sind – eine Reihe von unendlich kleinen Höhlen. Die Zellen am Kopf differenzieren sich jetzt zu denjenigen Zellen, die dann die am weitesten vom Herzen entfernte Höhle füllen werden – die Hirnrinde, Sitz des Intellekts. Die Ohrgruben vergrößern sich und nehmen Gestalt an. Die Riechgrube vertieft sich und verlagert sich nach oben zum Auge hin.

Da Herz und Gehirn früher benötigt werden als der Verdauungstrakt, hat sich die untere Körperhälfte bislang langsamer weiterentwickelt als die obere. Doch jetzt bilden sich allmählich Leber, Magen und Speiseröhre. Die oberen Gliedmaßenknospen teilen sich in Abschnitte auf, d.h. in Schultern, Handgelenke und Handteller, während die unteren Gliedmaßenknospen flacher werden und ein flossenähnliches Aussehen annehmen. Die Zellen, die festlegen, ob das Kind ein Junge oder ein Mädchen wird, wandern vom Dottersack zu der Stelle, an der sich die Geschlechtsorgane entwickeln werden. Der verkümmerte Schwanz erreicht seine maximale Länge, bevor er sich zurückbildet und endgültig verschwindet.

Der Embryo – wie es auch bei anderen Wirbeltieren in diesem Stadium der Fall ist – bleibt weiterhin in gekrümmter Position, so dass sich Kopf und Schwanz beinahe berühren. Äußerlich unterscheidet er sich kaum von einem Hühner-, Mäuse- oder Schweineembryo. Im Innern jedoch sind die Prozesse, die aus ihm ein klar erkennbares menschliches Wesen machen, in vollem Gange und dies wird allmählich sichtbar.

Links: Vorderansicht des Embryos.
In den vergangenen vier Tagen ist
das Gehirn um 30 % gewachsen.

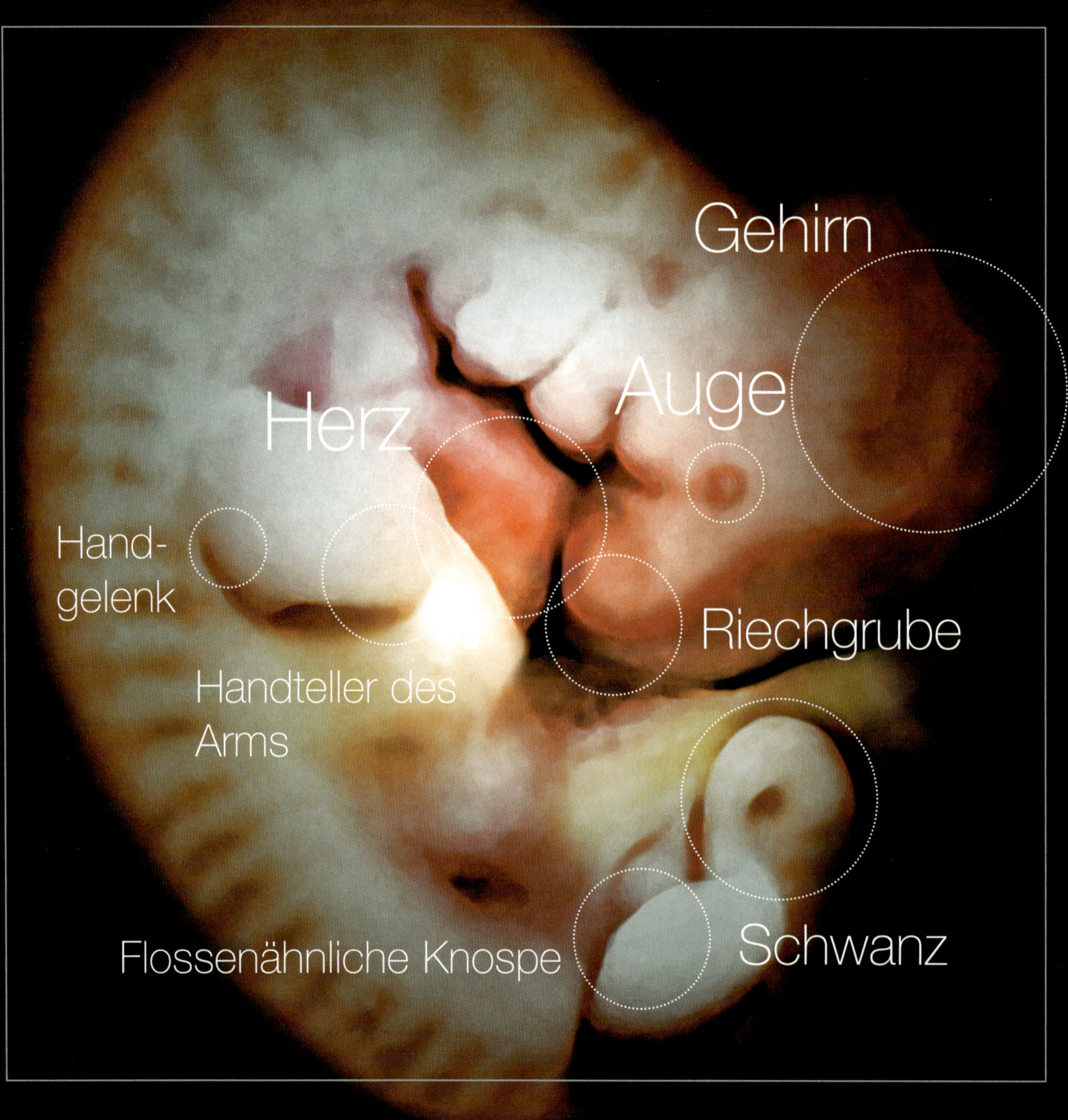
Gehirn
Auge
Herz
Hand-
gelenk
Riechgrube
Handteller des
Arms
Schwanz
Flossenähnliche Knospe

TATSÄCHLICHE GRÖSSE: 6,0 MM

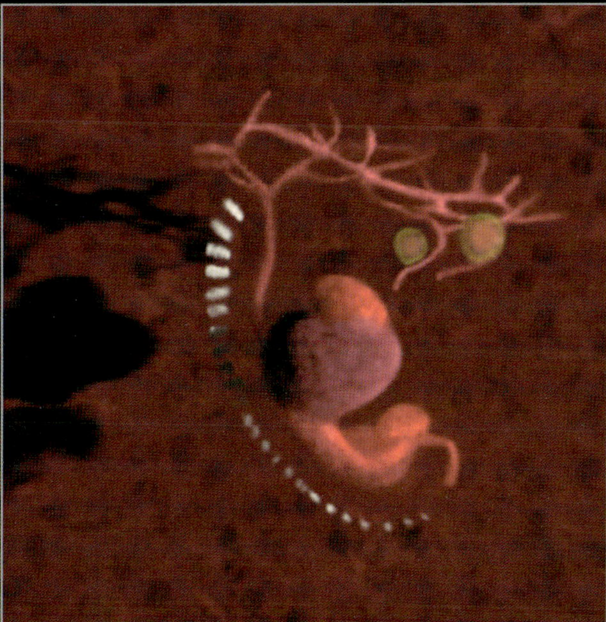

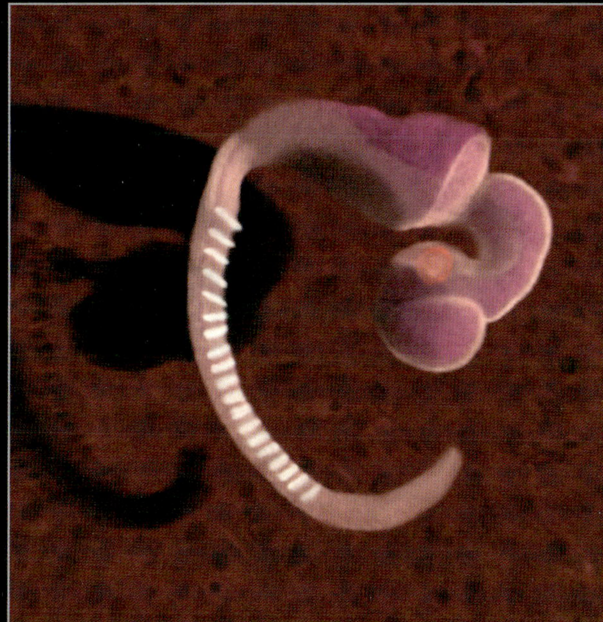

TEILE EINES GANZEN

Die Technik der Bilddarstellung, die dieses Buch überhaupt erst möglich gemacht hat, gestattet uns wundervolle Einblicke, die zuvor undenkbar gewesen wären. Zu sehen sind hier Auge, Kreislaufsystem mit Versorgung des Gehirns, Herz, Leber, Ansätze des primitiven Nervensystem mit Gehirn und Nervenendigungen.

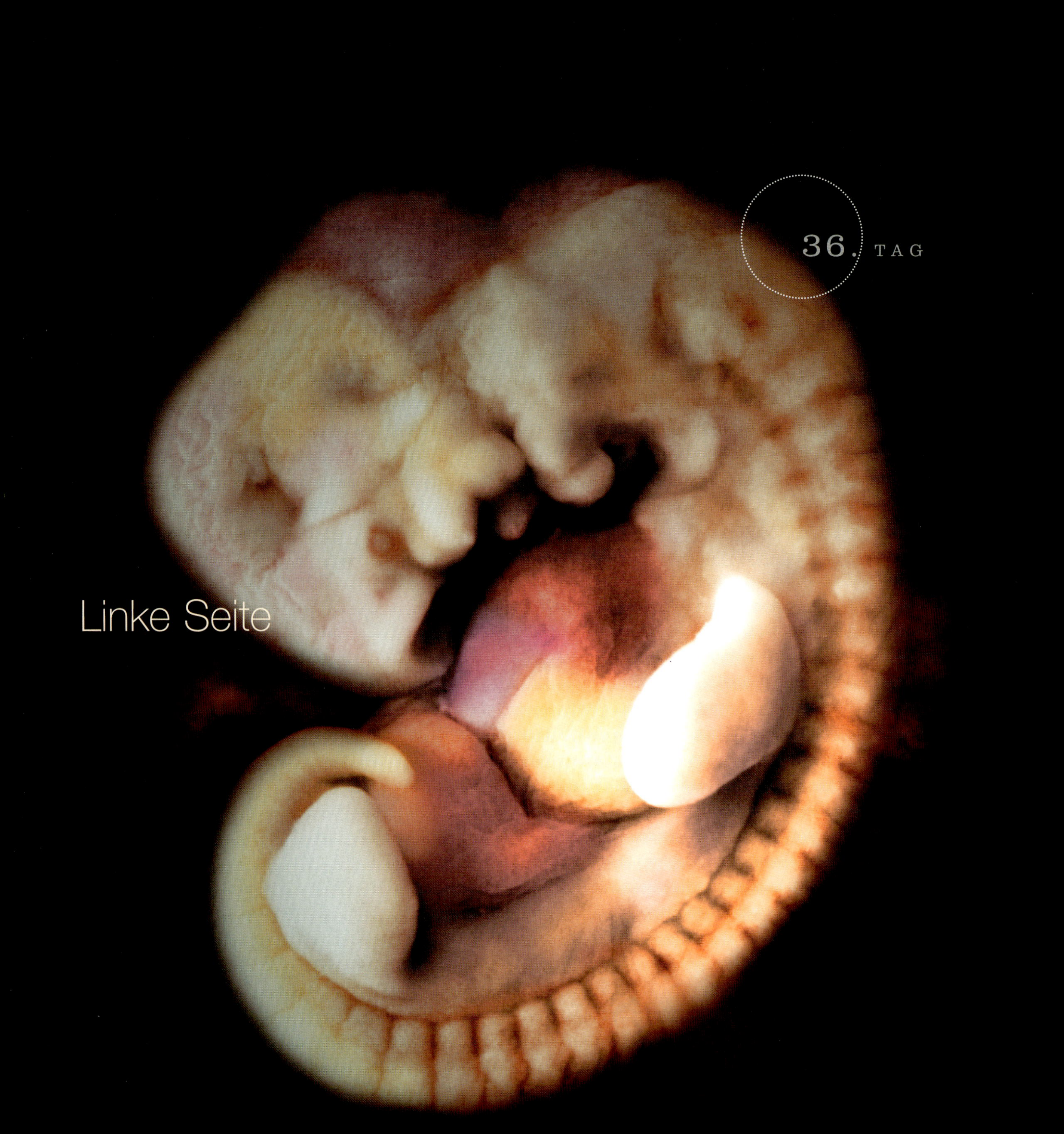
36. TAG
Linke Seite

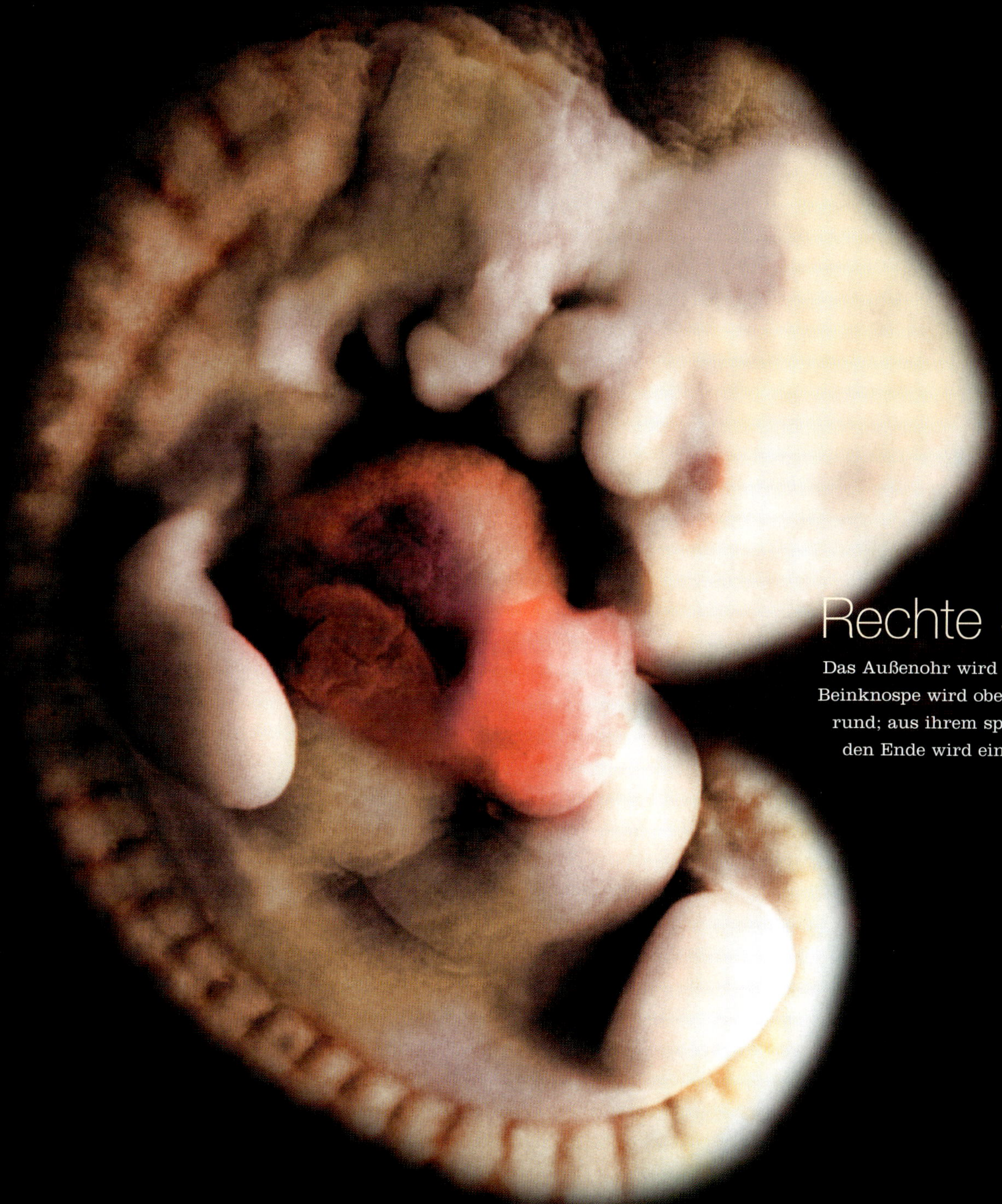

Rechte Seite

Das Außenohr wird sichtbar. Die Beinknospe wird oben allmählich rund; aus ihrem spitz zulaufenden Ende wird einmal der Fuß entstehen.

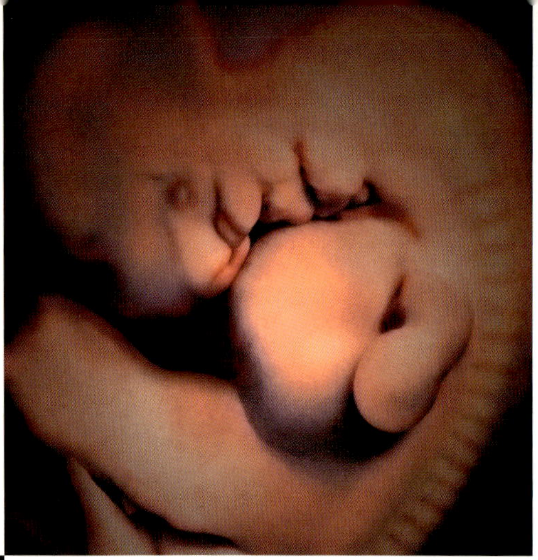

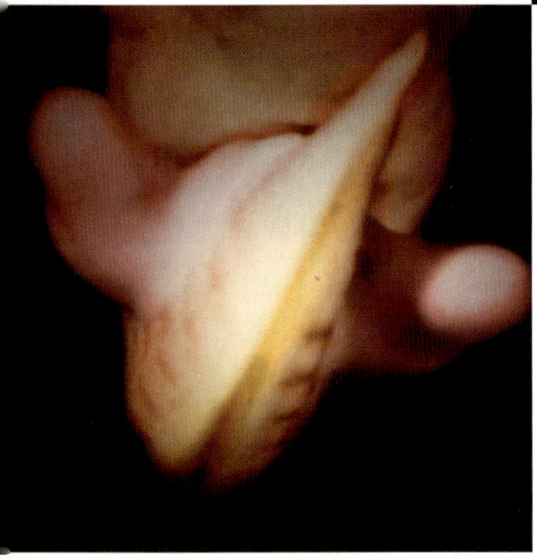

Oben: Nahaufnahme von der Schwanzspitze – Vorderansicht.

➢ Gegenüber: Einblicke wie in ein Glashaus: Wenn man durch die Haut hindurchsehen kann, ist das Herz-Kreislauf-System zu erkennen.

40. TAG

DAS KINDLICHE GESICHT

MERKMALE: Jeden Tag bringen neue Formen noch neuere hervor.

In raschem Tempo beginnen sich die Gesichtszüge herauszubilden. In der Nähe der Riechgrube wird eine Furche angelegt – der Ansatz für Unterkiefer und Lippe. Ein bis zwei Tage später verschmelzen die Teile von Ober- und Unterkiefer, die sich zu symmetrischen, durch einen Zwischenraum getrennten Hälften entwickelt hatten. Zwei Tage danach – wenn die Kiefer schon gut ausgebildet sind – entwickeln sich die Vorläufer der Zähne und Gesichtsmuskeln und die verkümmerten Kiemenbögen bilden sich zurück.

Winzige Gewebshügel entstehen an der Stelle, wo sich später die Windungen des Außenohrs befinden werden. Die Augen färben sich und innerhalb von vierundzwanzig Stunden bilden sich die Augenmuskeln, die zu den feinsten im ganzen Körper gehören. Nervenfasern verbinden sich mit der Riechregion im Gehirn und ebnen damit den Weg für die Entwicklung des Geruchssinns.

In der Zwischenzeit beginnt sich das Herz in »Pumpkammern« zu unterteilen, während die Leber die Herstellung neuer Blutzellen aus dem Dottersack übernimmt, der jetzt allmählich zerfällt.

Der erste Monat war großartige Planungsarbeit, im zweiten Monat aber steht die »Architektur« des Kindes an erster Stelle. Es gibt zwar immer noch Risiken während der fötalen Entwicklung, doch sie lassen stark nach, sobald der Embryo deutlichere menschliche Formen angenommen hat.

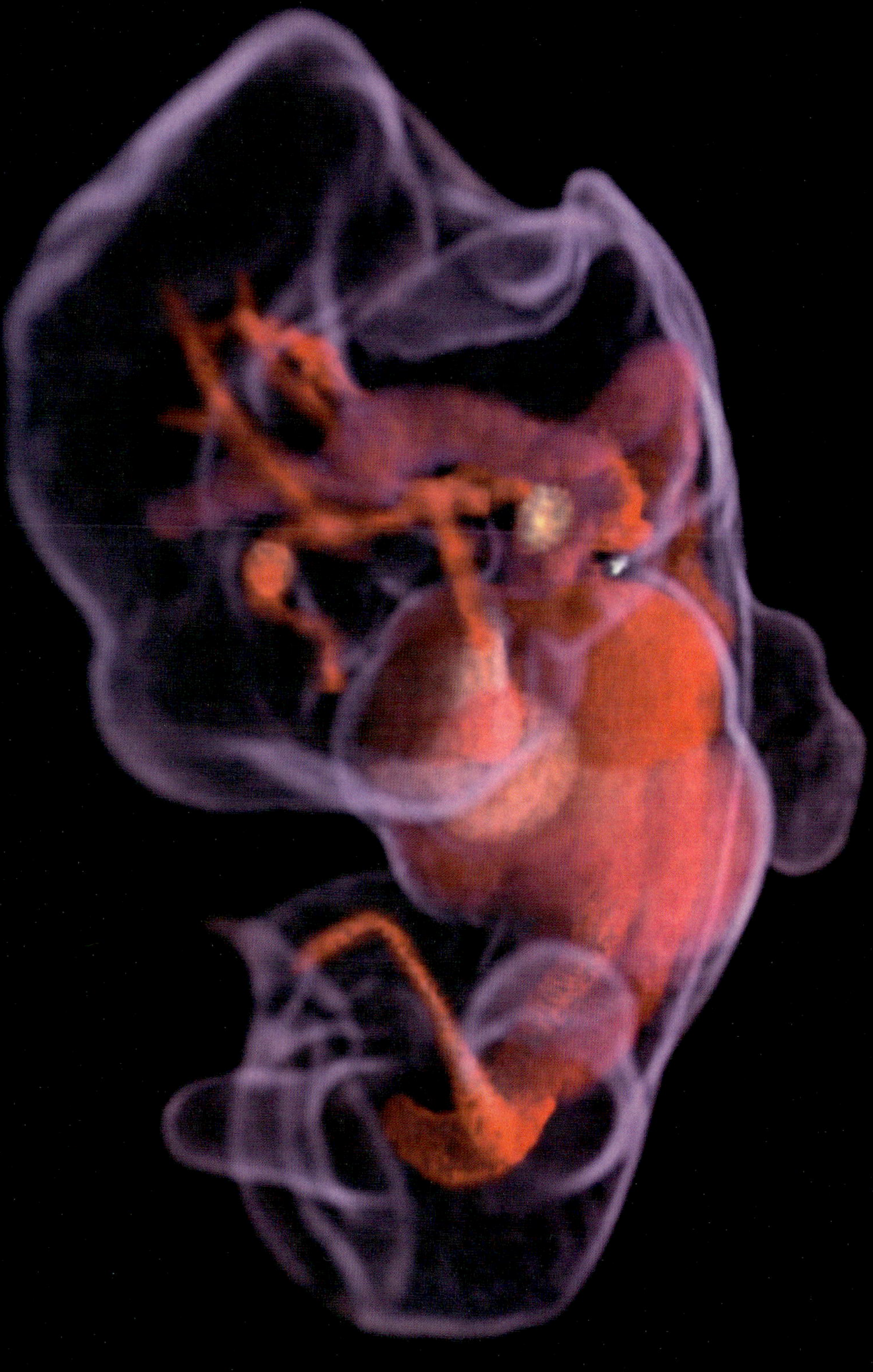

Embryo am 40. Tag

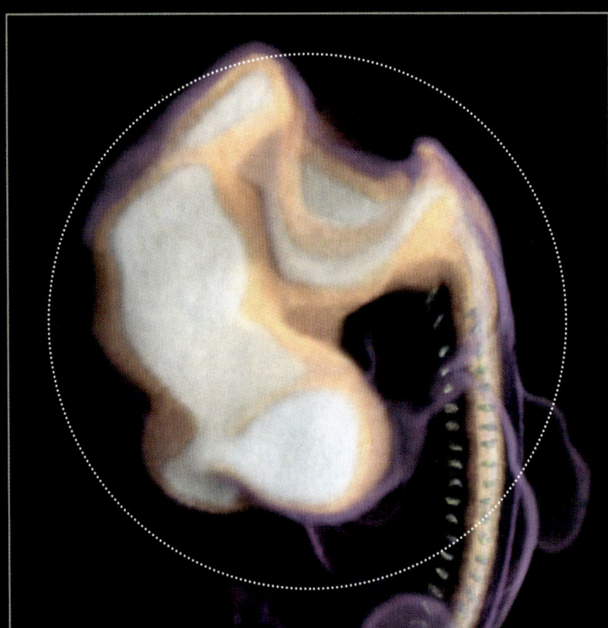

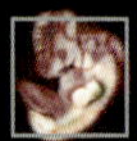

TATSÄCHLICHE GRÖSSE: 8,0 MM

GROSSES GEHIRN

Das Gehirn macht einen erheblichen Teil des Körpers aus. Es steuert nun bereits die Sauerstoffaufnahme, das Herz und die Muskelbewegungen.

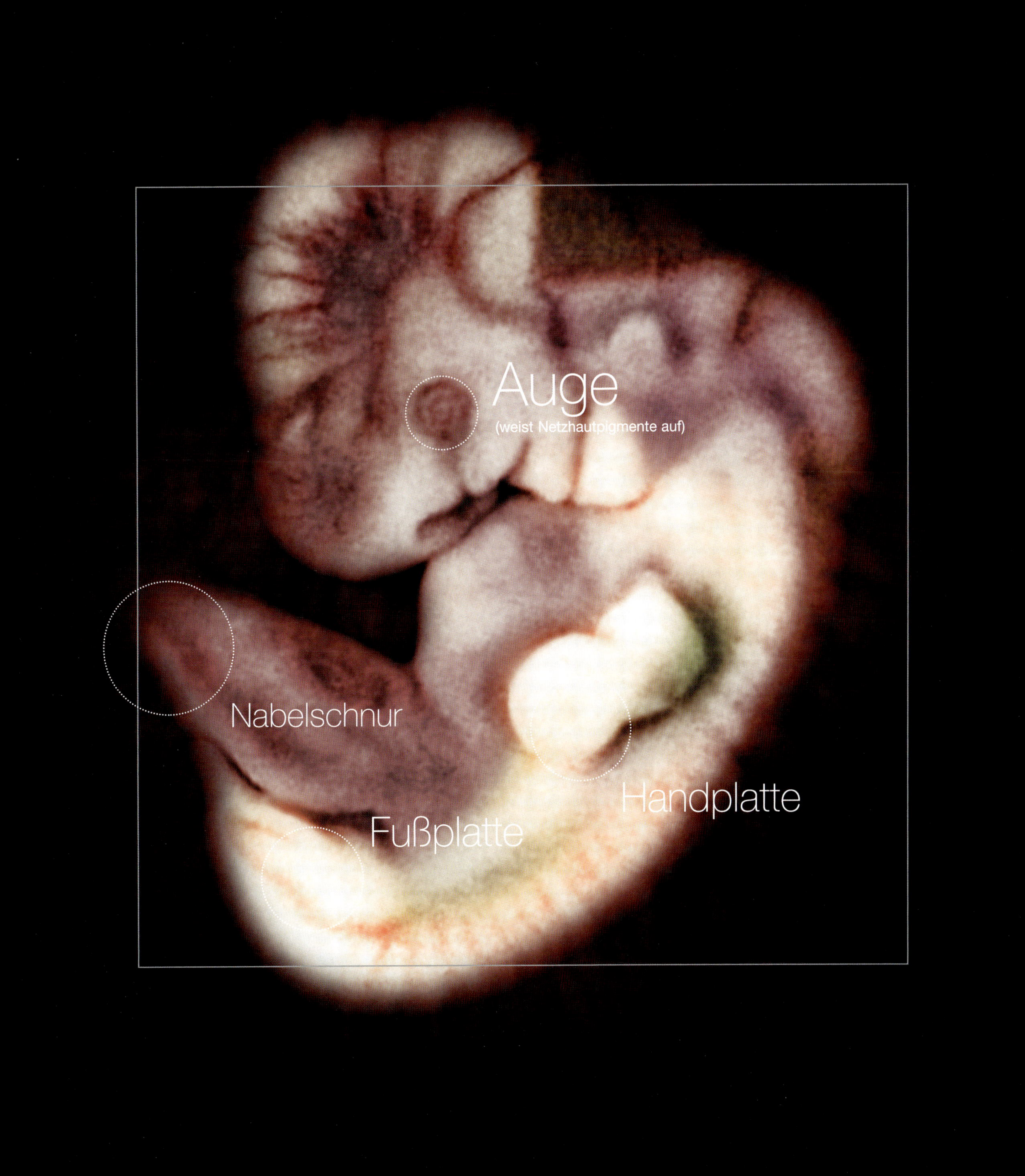
Auge
(weist Netzhautpigmente auf)
Nabelschnur
Handplatte
Fußplatte

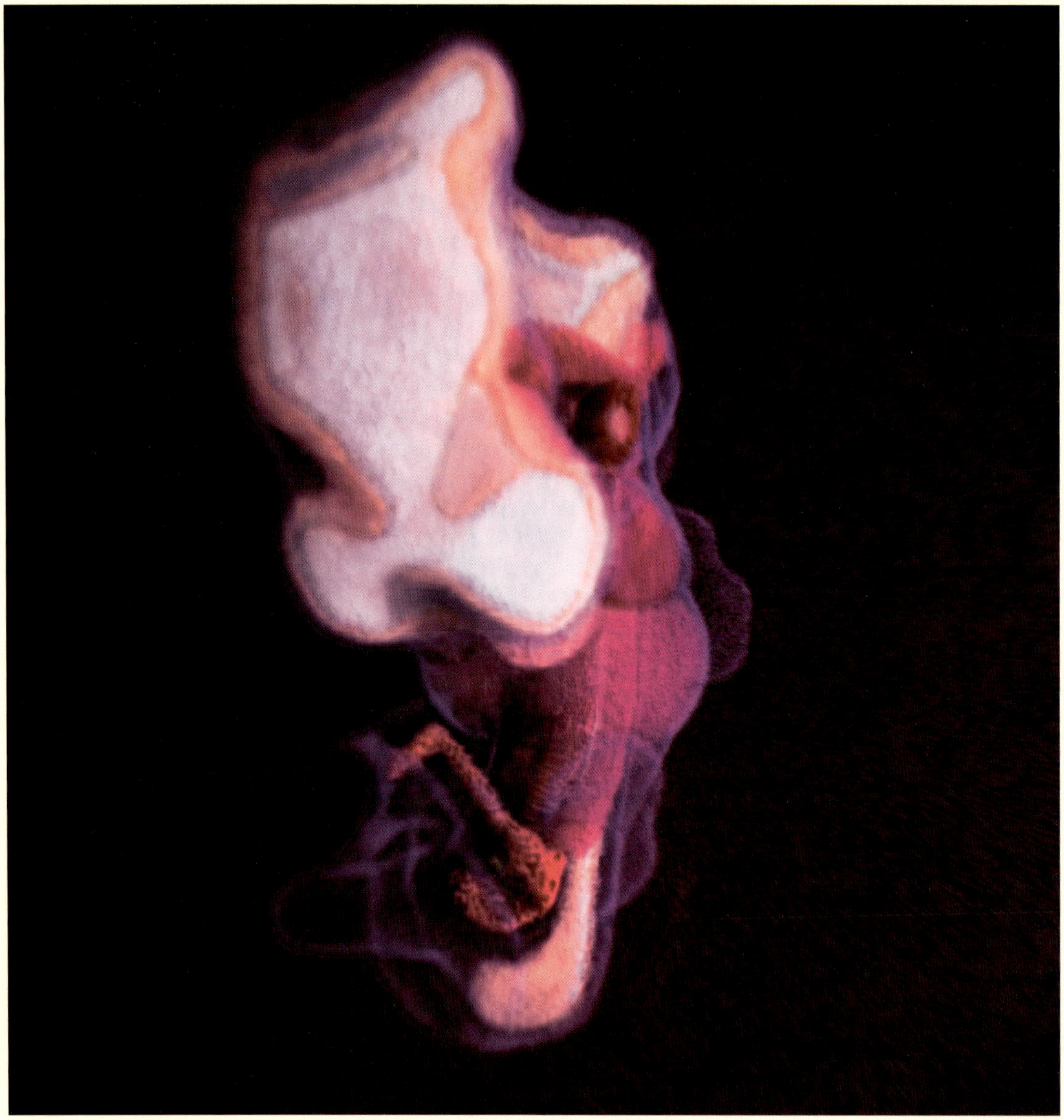

Die Vorderansicht verdeutlicht die Proportionen von Nervensystem und Blut (weiß hervorgehoben) im Vergleich zum Körper.

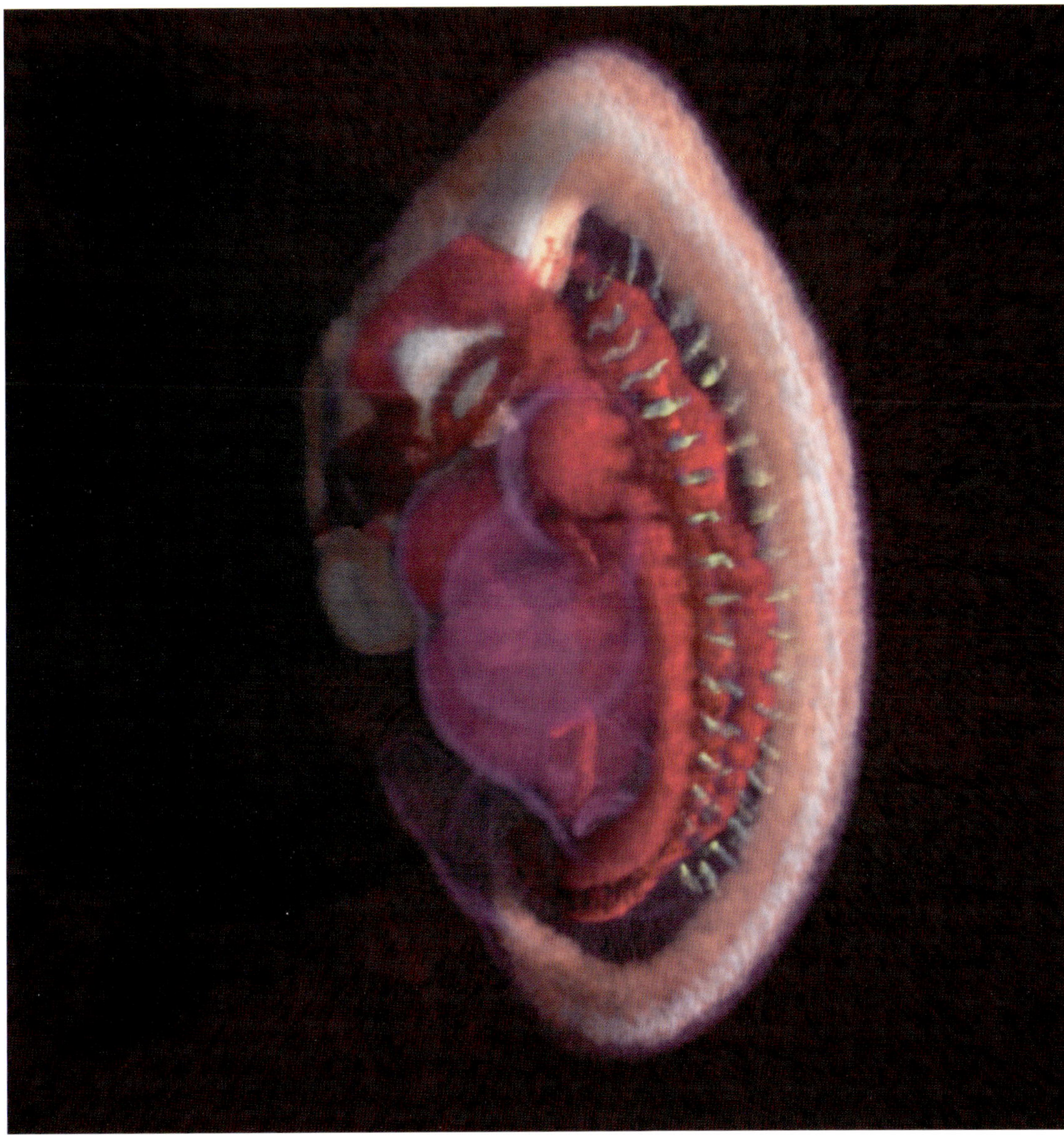

Rückansicht – Nervensystem mit Nervenendigungen.

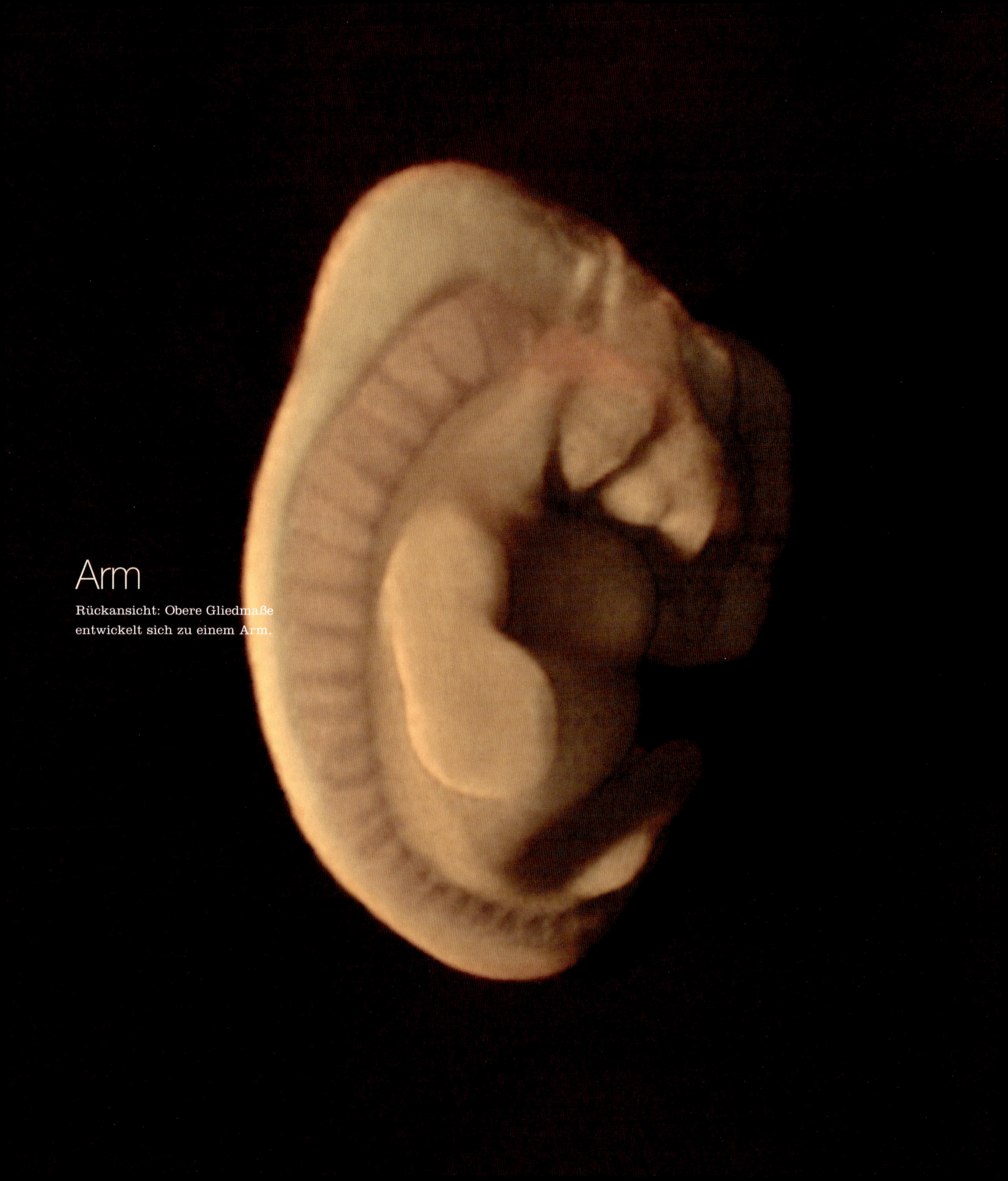

Arm

Rückansicht: Obere Gliedmaße entwickelt sich zu einem Arm.

40. TAG

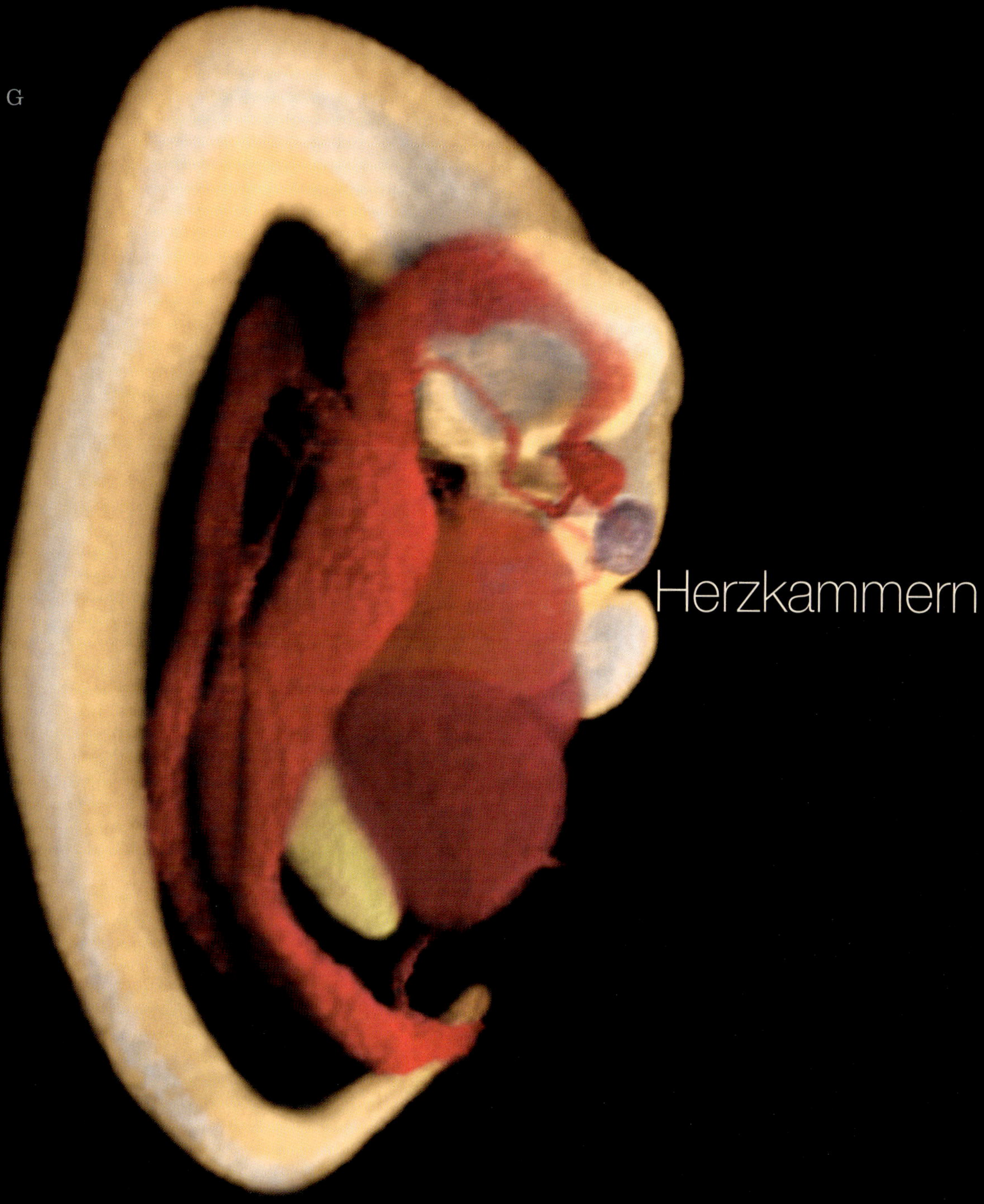

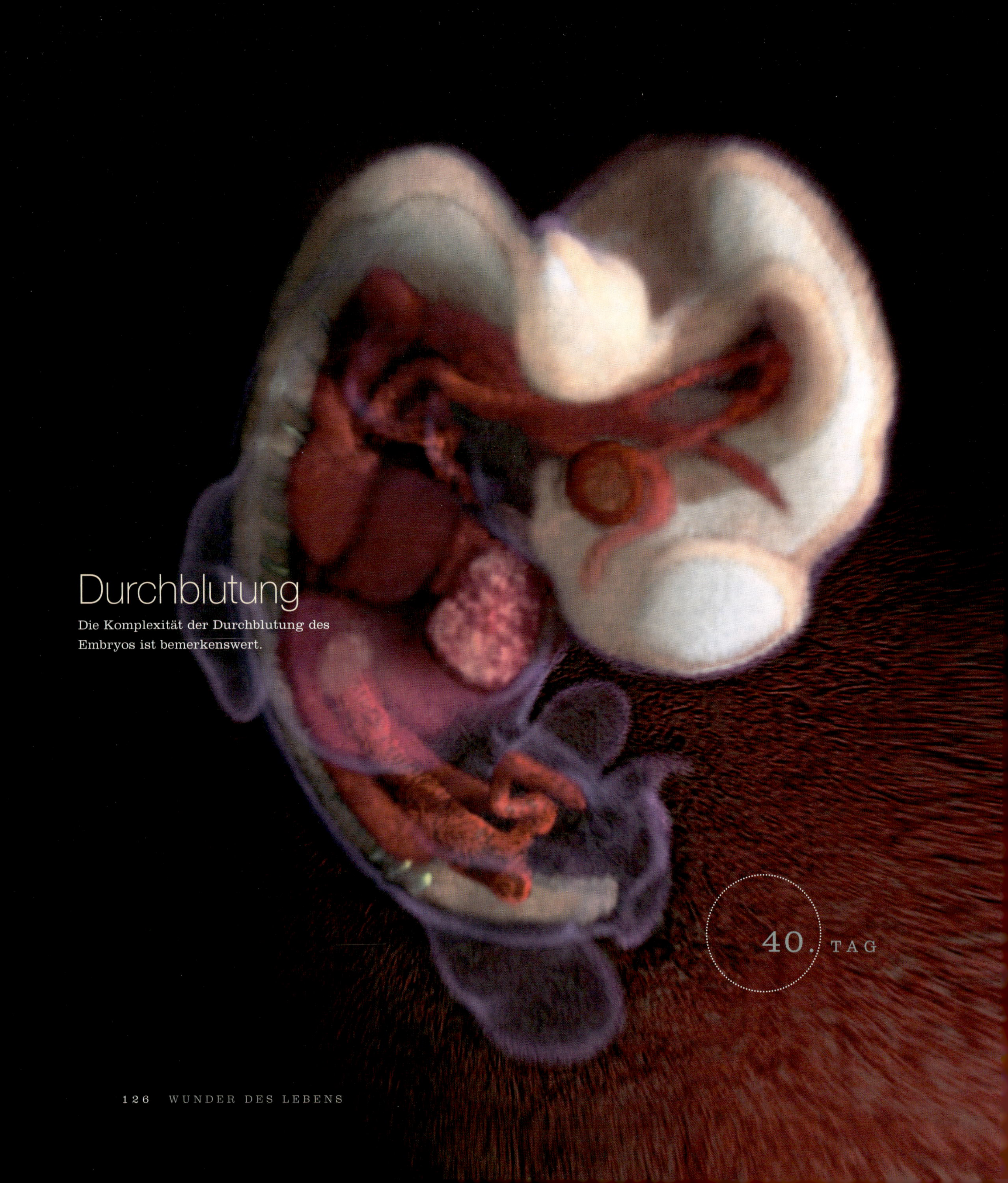

Durchblutung

Die Komplexität der Durchblutung des Embryos ist bemerkenswert.

40. TAG

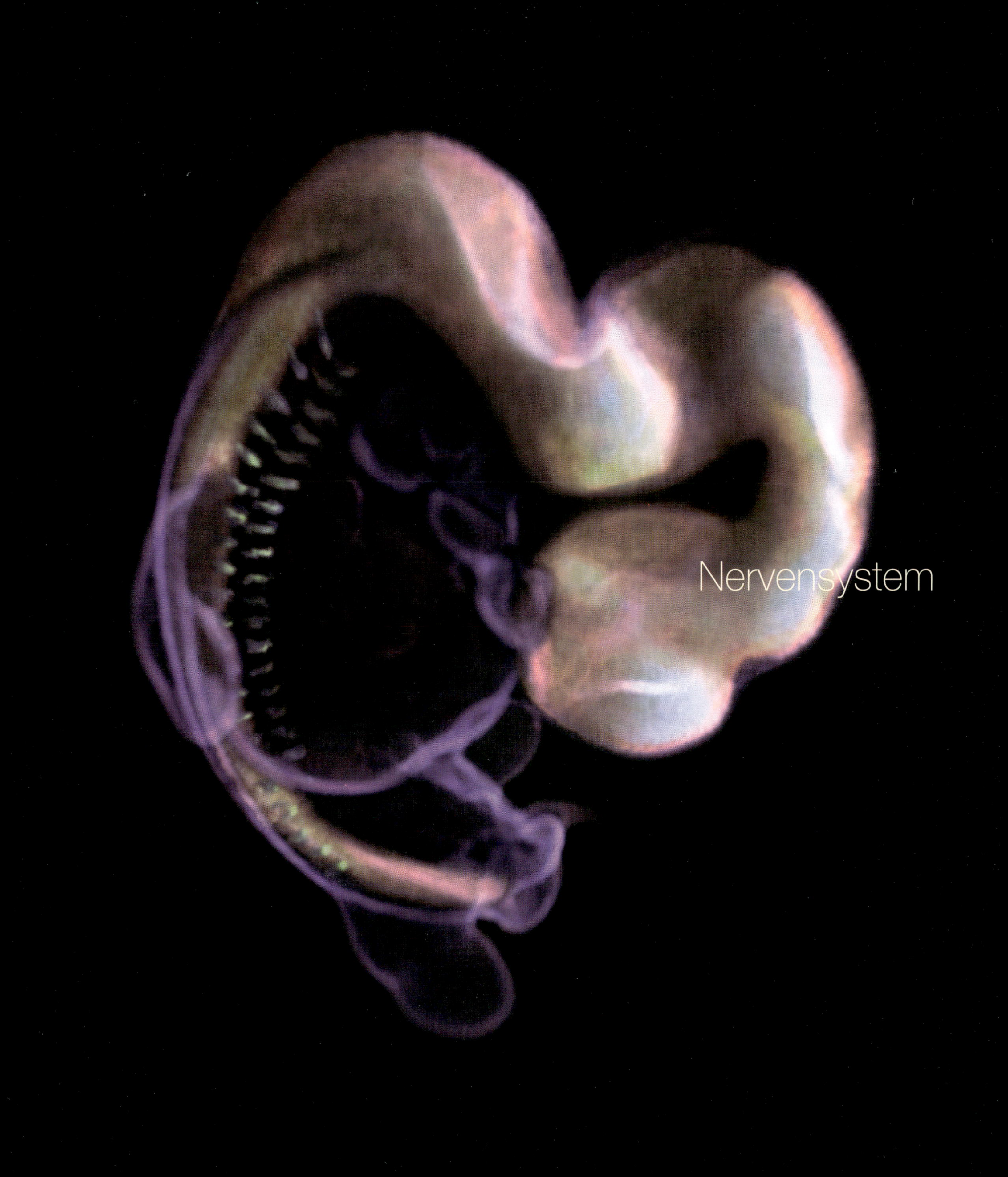

Nervensystem

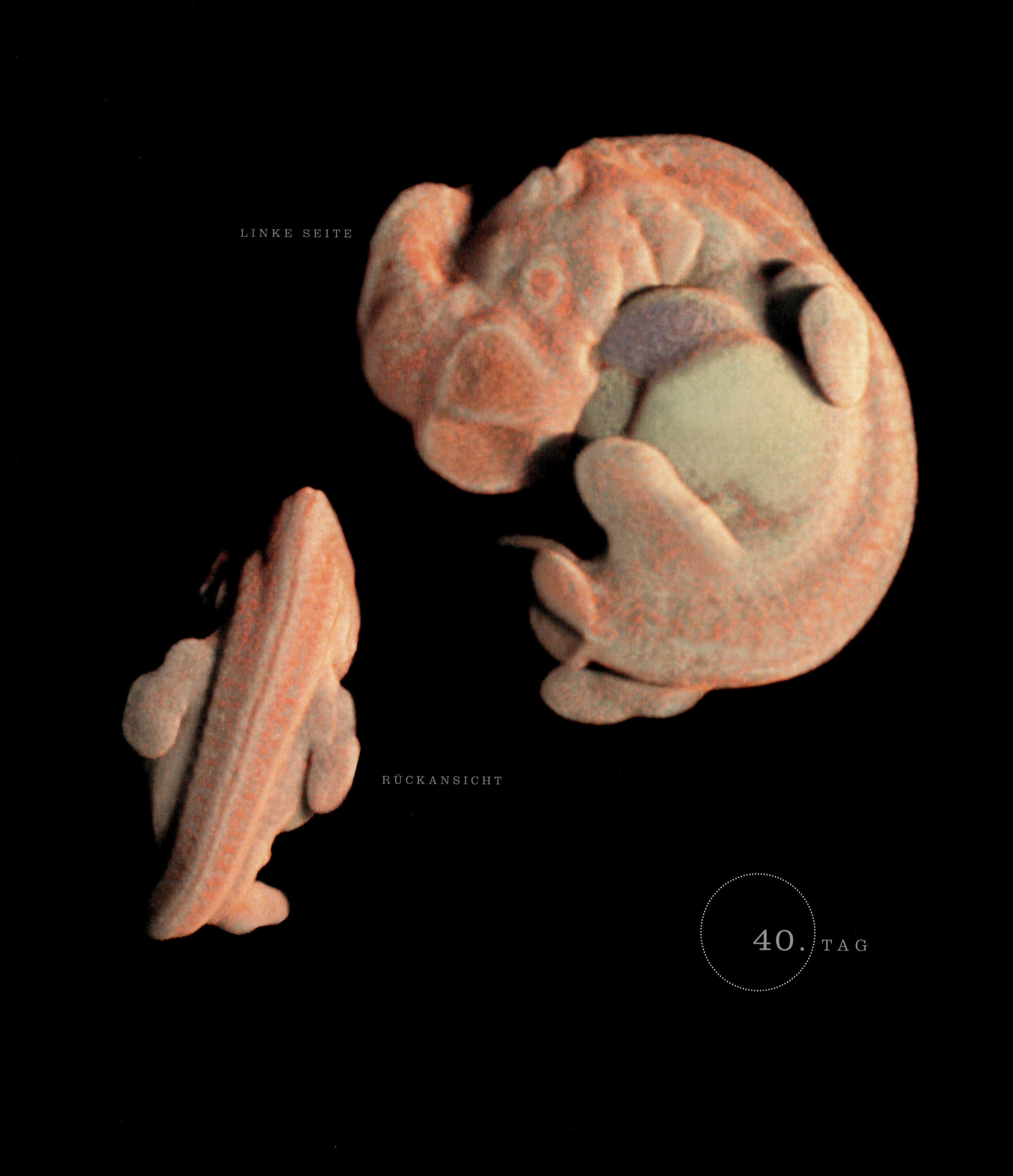
LINKE SEITE
RÜCKANSICHT
40. TAG

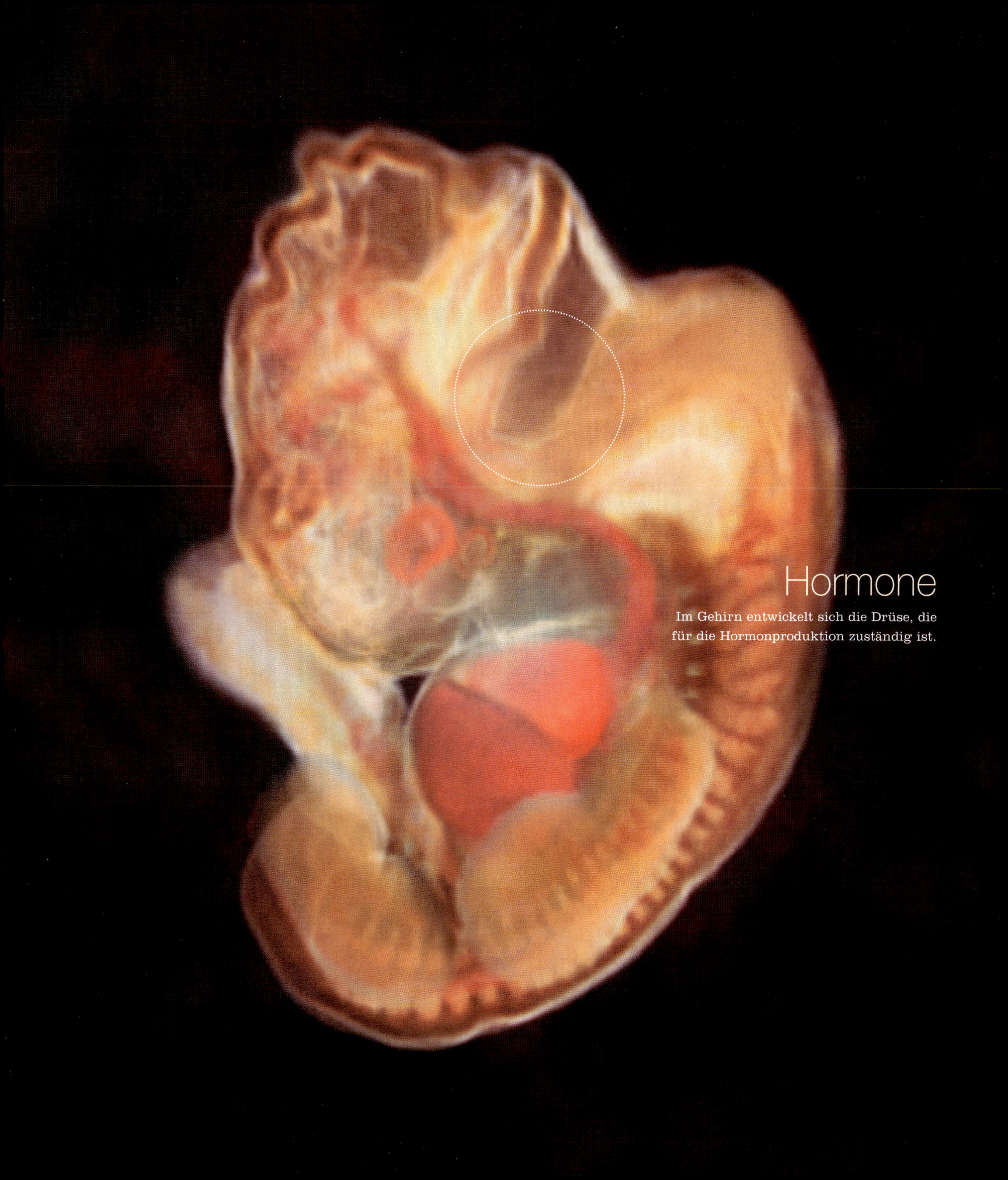

Hormone

Im Gehirn entwickelt sich die Drüse, die für die Hormonproduktion zuständig ist.

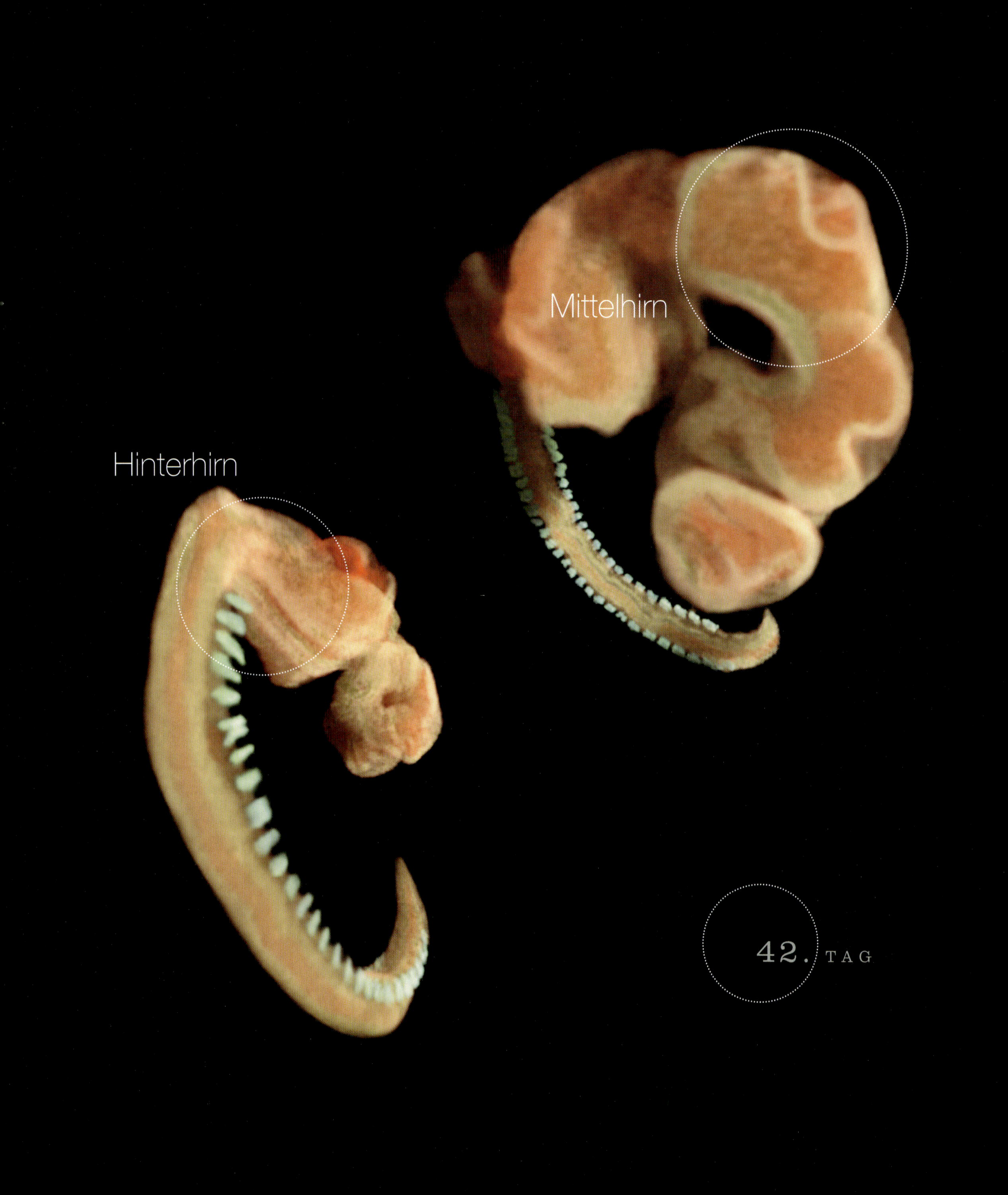
Mittelhirn
Hinterhirn
42. TAG

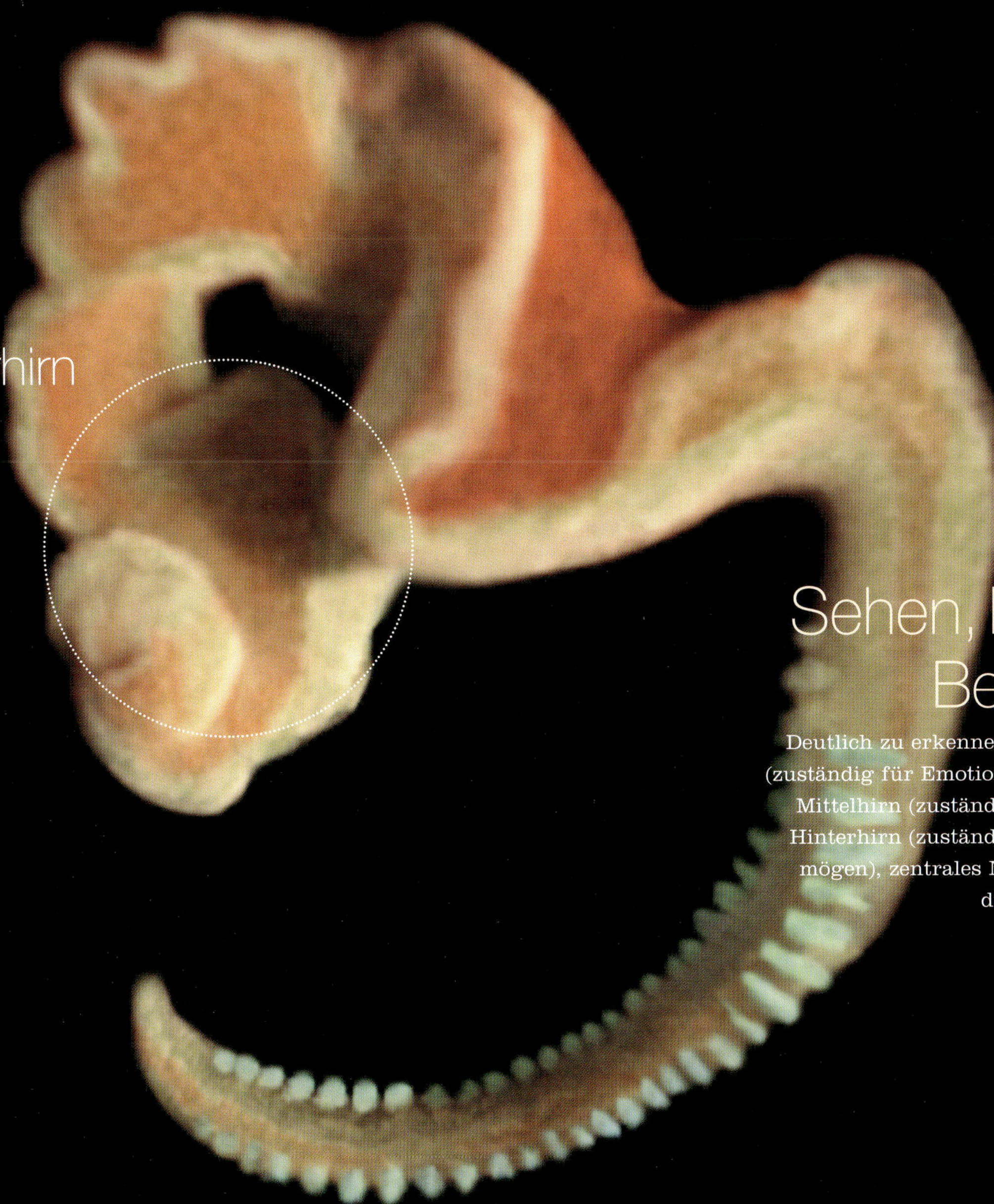

Sehen, Fühlen, Begreifen

Deutlich zu erkennen sind Vorderhirn (zuständig für Emotionen und Sprache), Mittelhirn (zuständig für das Gehör), Hinterhirn (zuständig für das Sehvermögen), zentrales Nervensystem und die Neuralknospen.

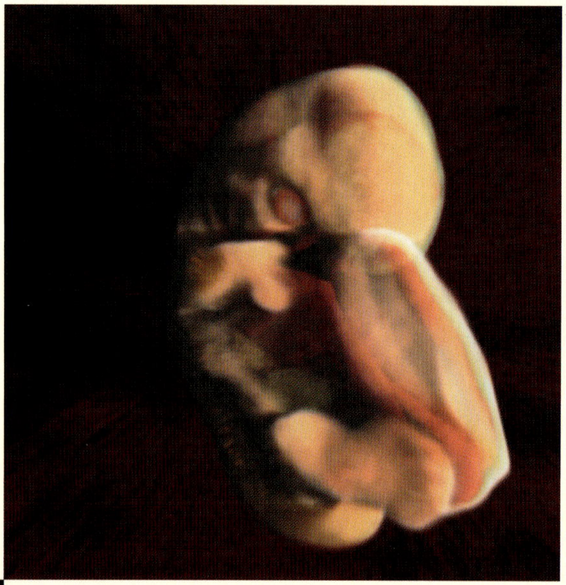

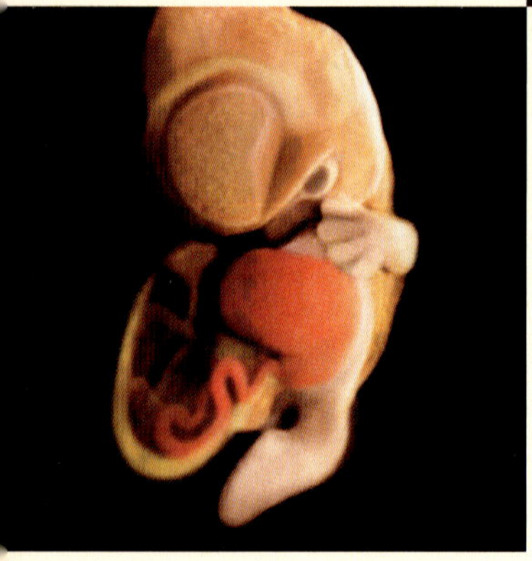

AUGEN, OHREN UND FINGER

DIE SINNE: Obwohl der Embryo erst einen Zentimeter lang ist und weniger als eine Büroklammer wiegt, sprießen ihm bereits rudimentäre Finger. In der Netzhaut haben sich Nervenzellen gebildet. Der Gaumen und die Bogengänge im Ohr wurden angelegt. Bei beiden Geschlechtern bilden sich so genannte Milchlinien, die Vorläufer der Brustdrüsen. Bei Jungen entwickelt sich allmählich der Penis. Da sich Knorpel und Knochen im gesamten Körper ausbreiten, bildet sich die Fußplatte gut aus und der Knöchelbereich wird sichtbar. Auf dem Bild rechts ist zu erkennen, dass sich Hände und Finger fast drei bis vier Tage früher entwickeln als Füße und Zehen.

44. TAG

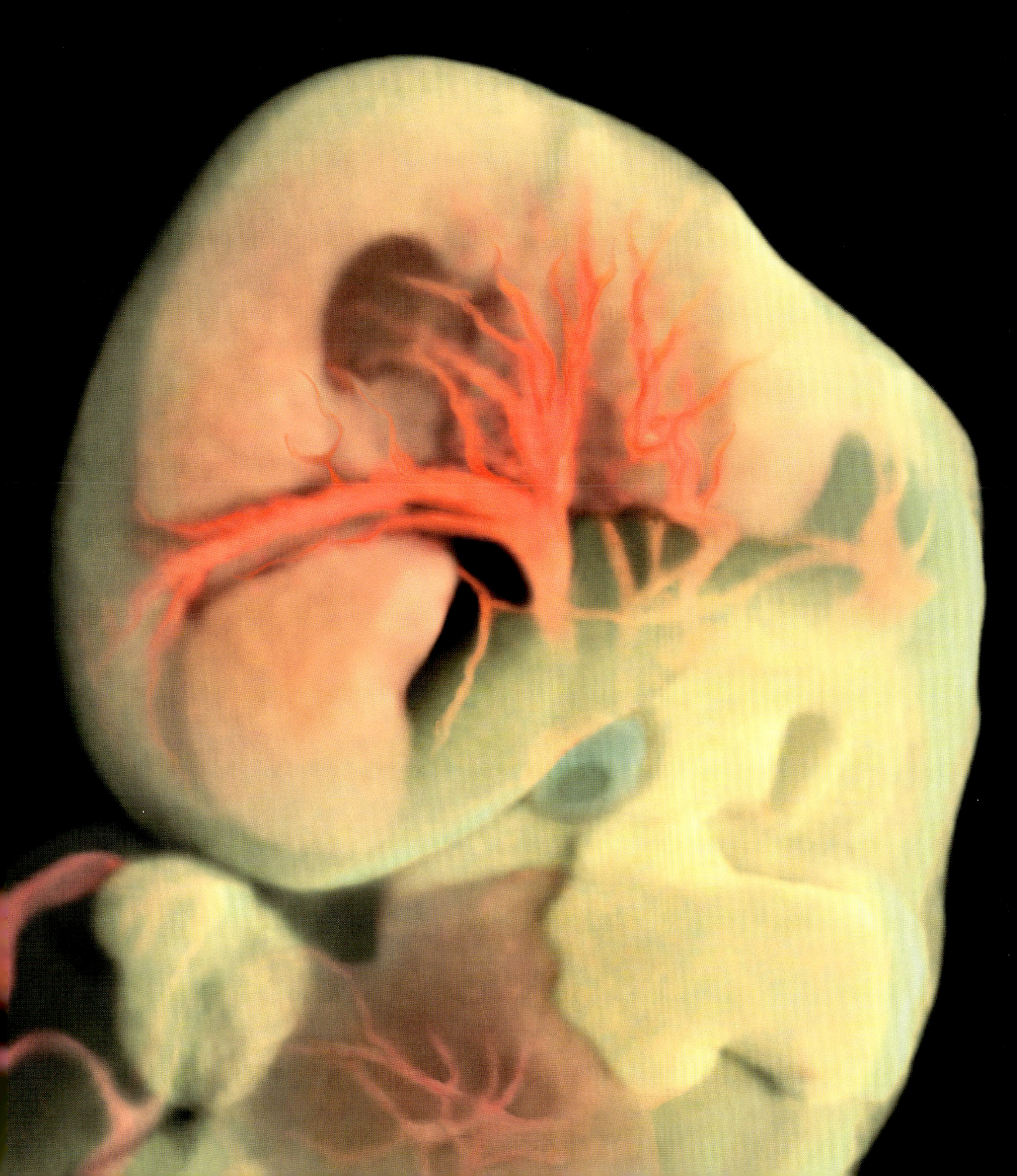

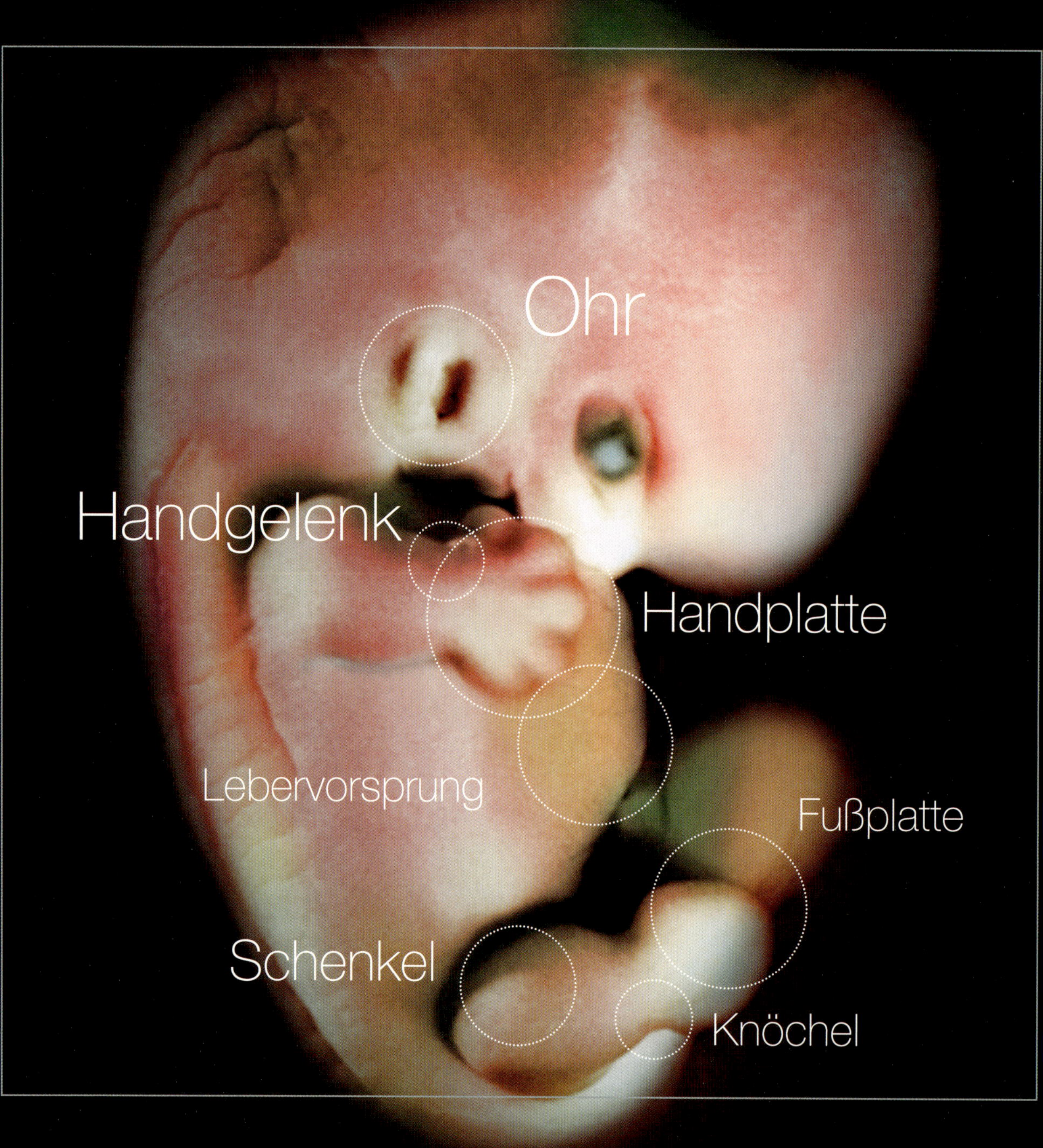
Ohr
Handgelenk
Handplatte
Lebervorsprung
Fußplatte
Schenkel
Knöchel

Embryo am 44. Tag

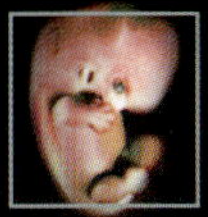

TATSÄCHLICHE GRÖSSE: 13,0 MM

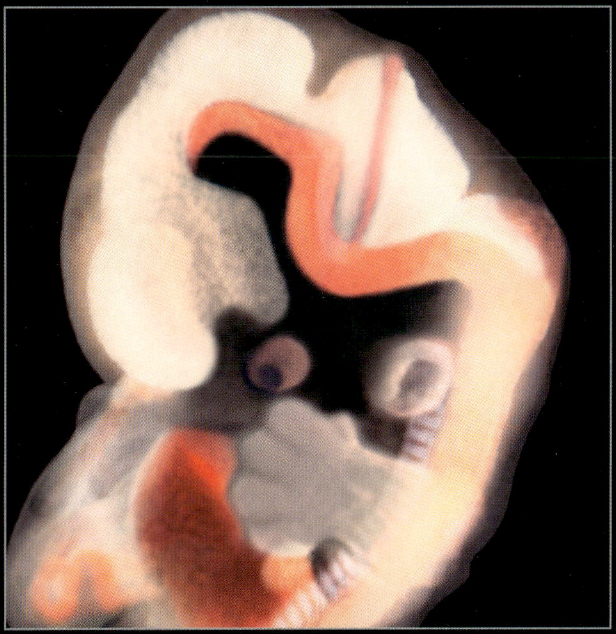

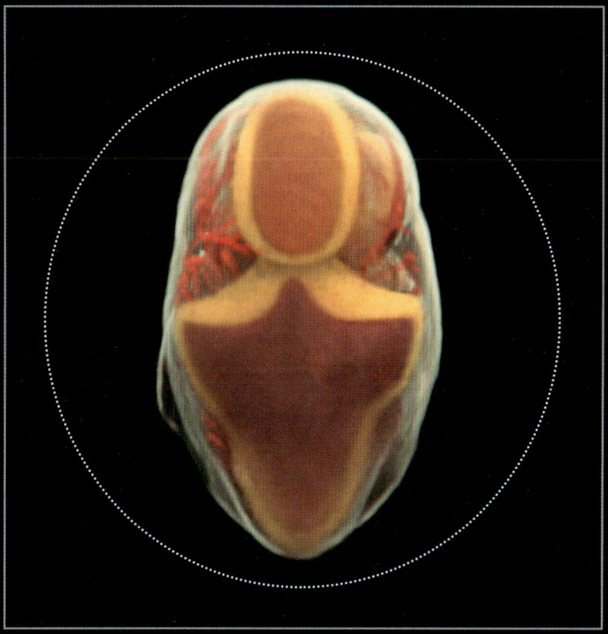

GEHIRN
Vierte Hirnkammer (weiß). Dieser Bereich steuert die Durchblutung.

Die Ansicht von oben zeigt das Verhältnis von Gehirn (gelb) und Durchblutung des Gehirns (violett). Die Nerven sind Bestandteil der Kopfhaut.

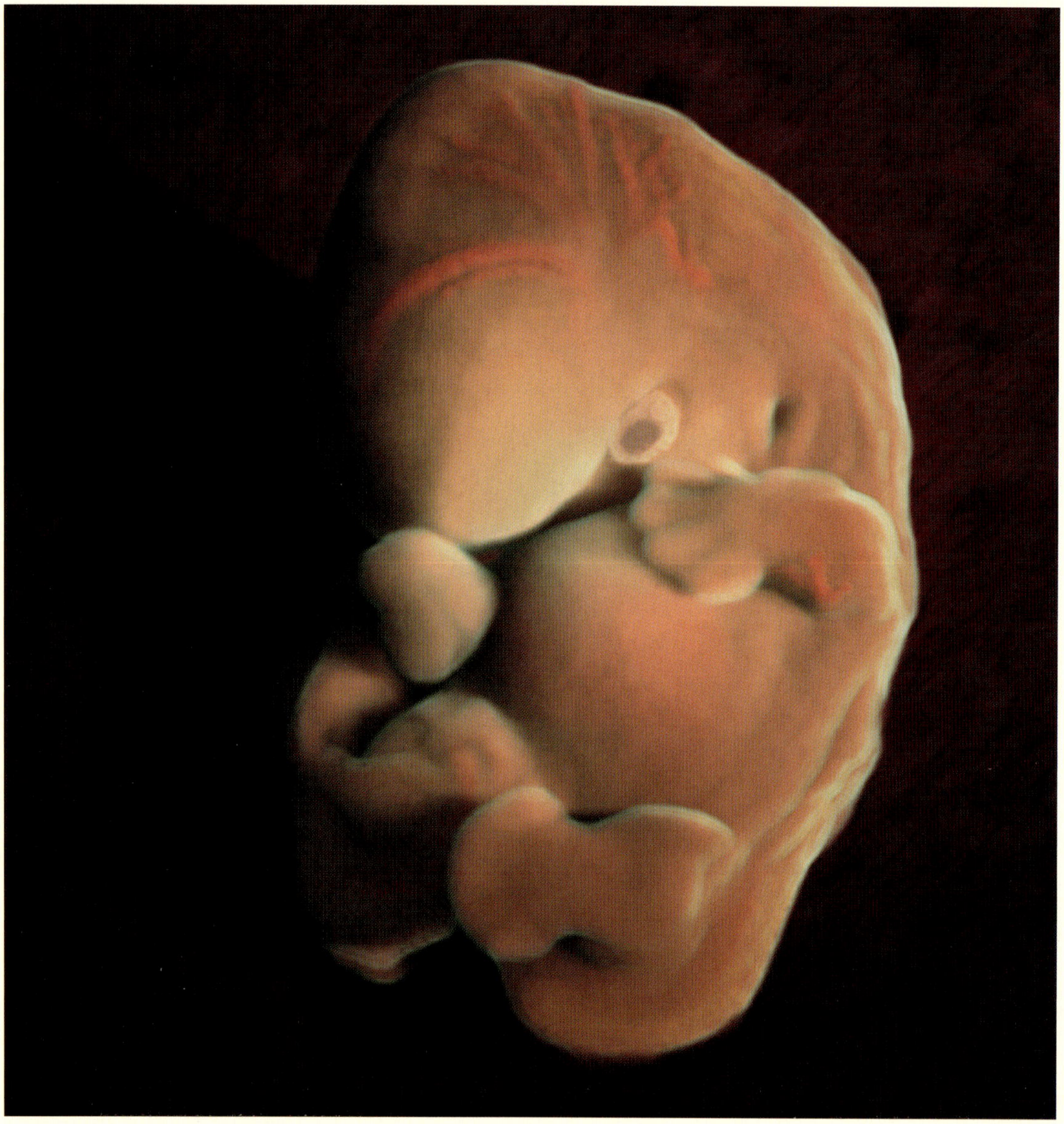

Abbildung eines 44 Tage alten Embryos mit Hilfe der bilddarstellenden Technik des Autors.

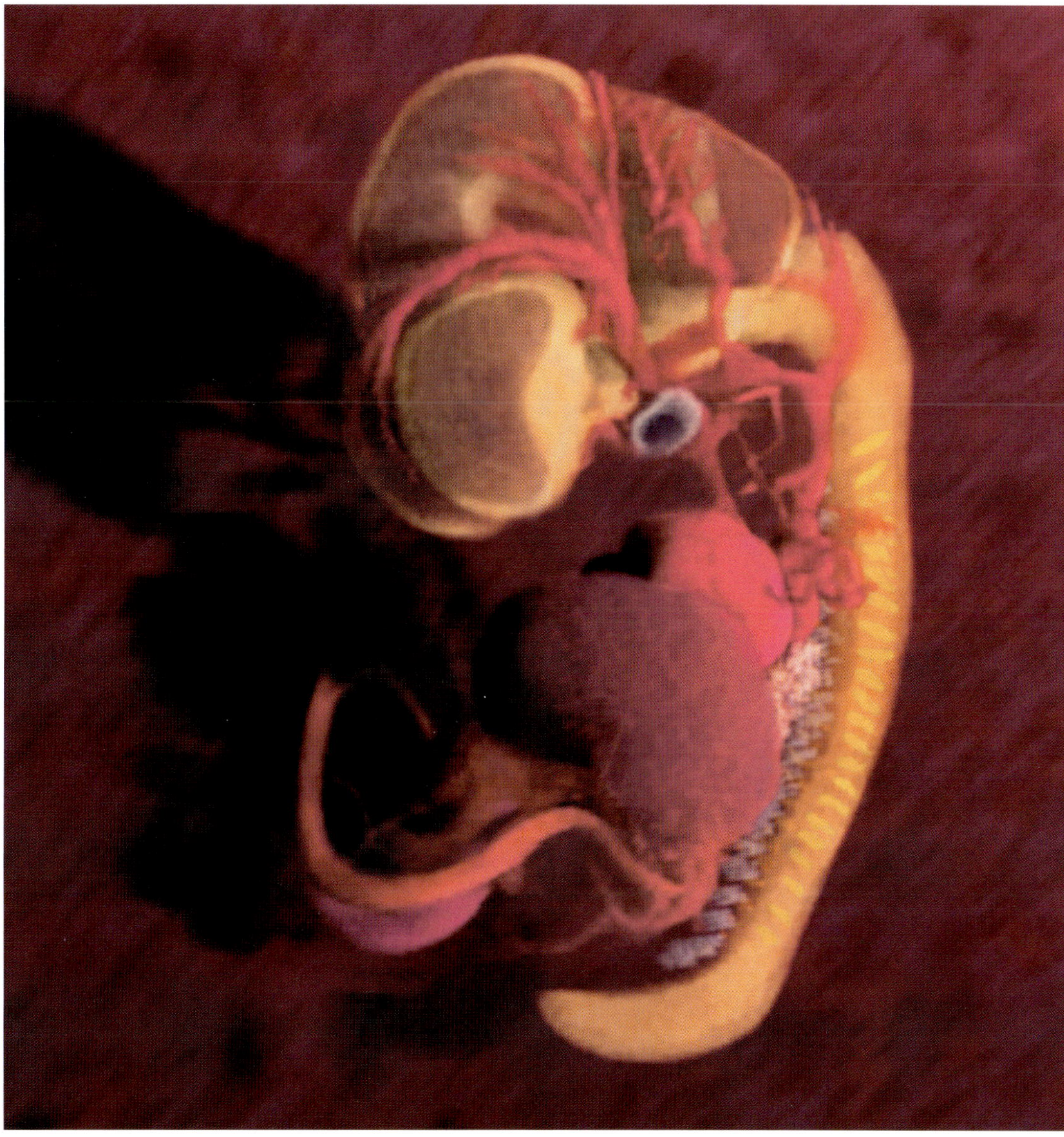

Mit Hilfe dieser Technik erhält man Einblicke in das Innere desselben Embryos: Die Entwicklung der Körpersysteme ist schon am 44. Tag beachtlich weit fortgeschritten.

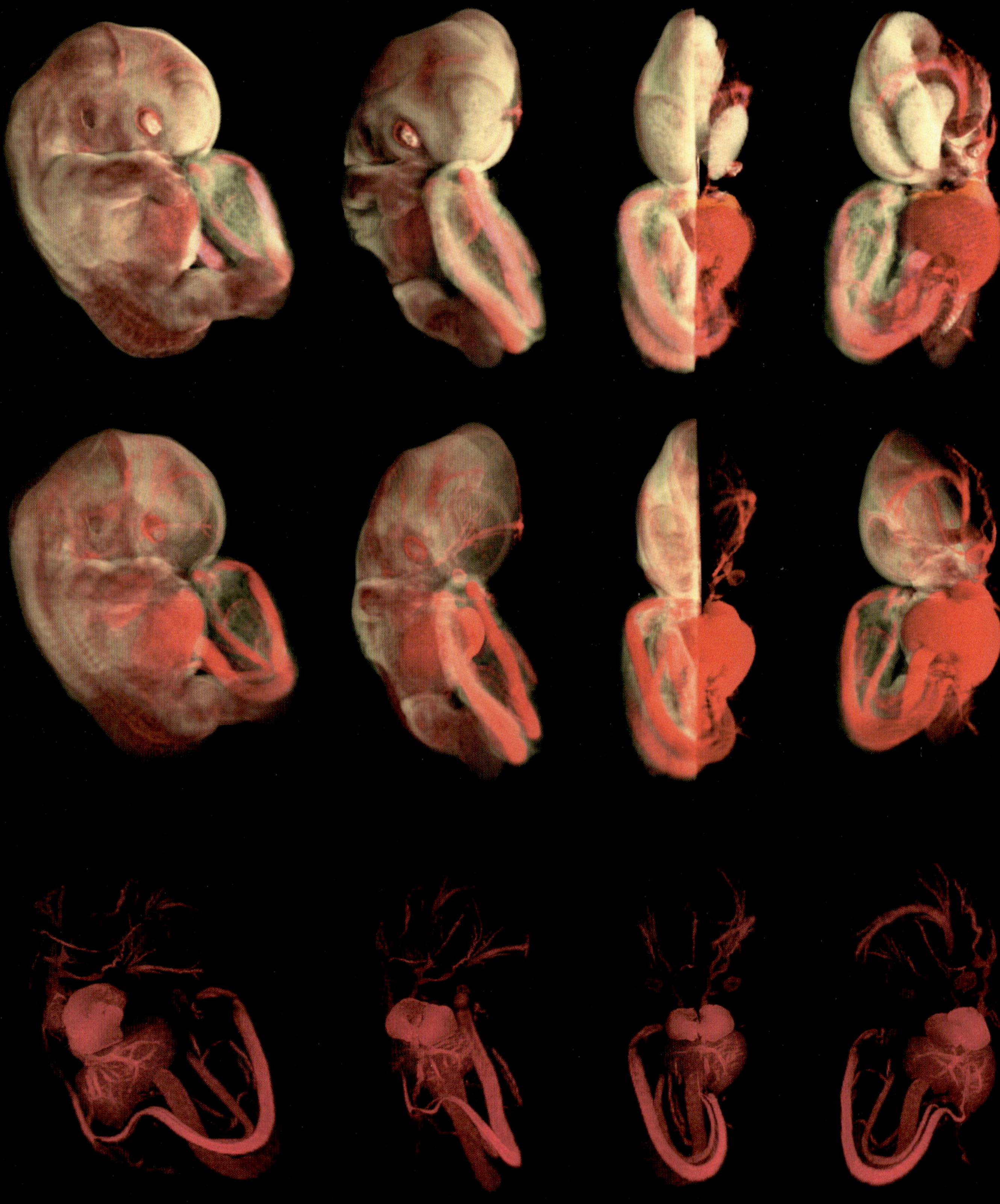

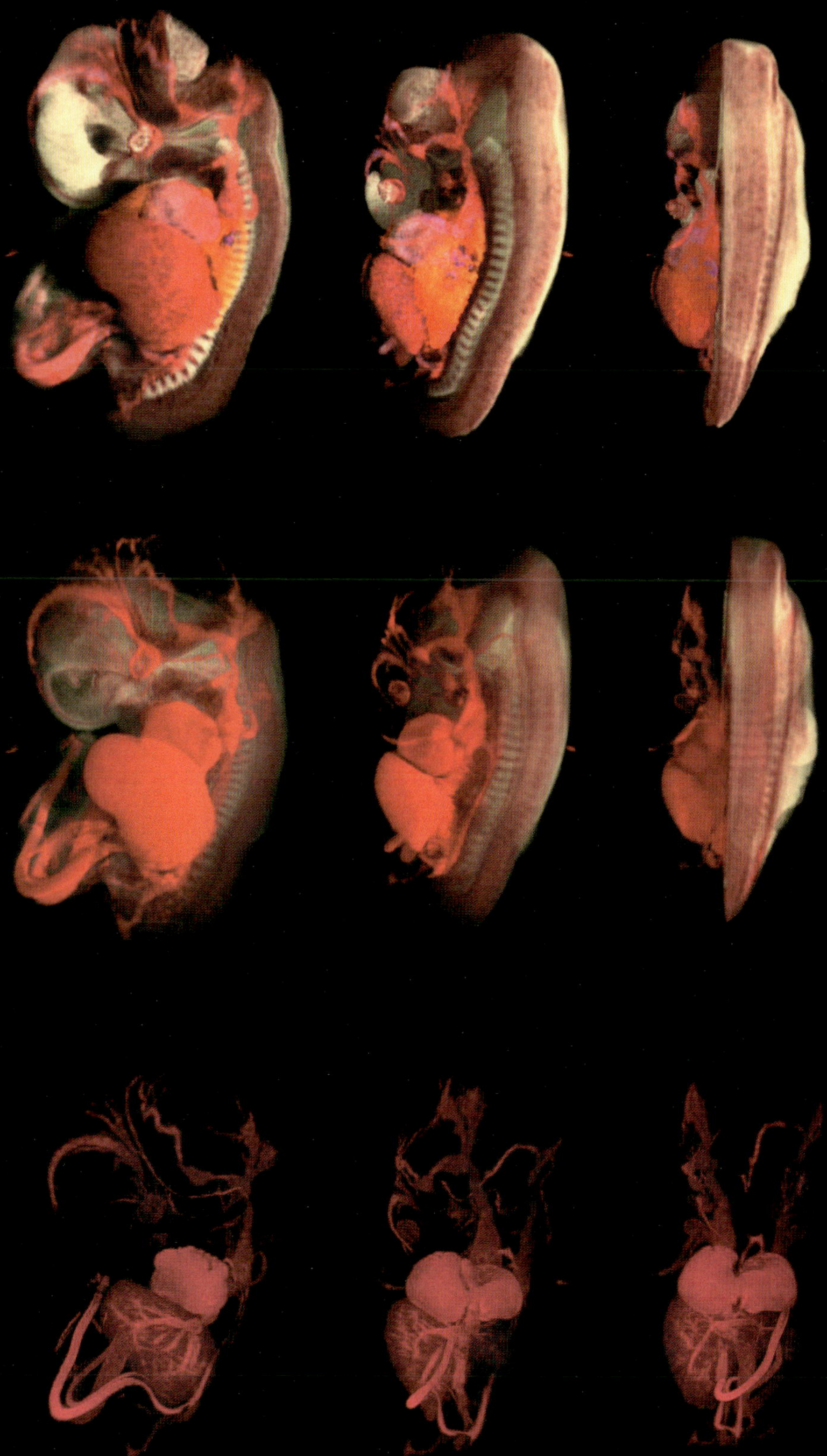

44. TAG

Darstellung der Durchblutung

Durch Drehung und bilddarstellende Techniken ist auf diesen Abbildungen die überaus große Blutmenge zu erkennen, die für das außerordentliche Wachstum eines 44 Tage alten Embryos benötigt wird. Auf den Abbildungen unten ist nur das Kreislaufsystem zu sehen.

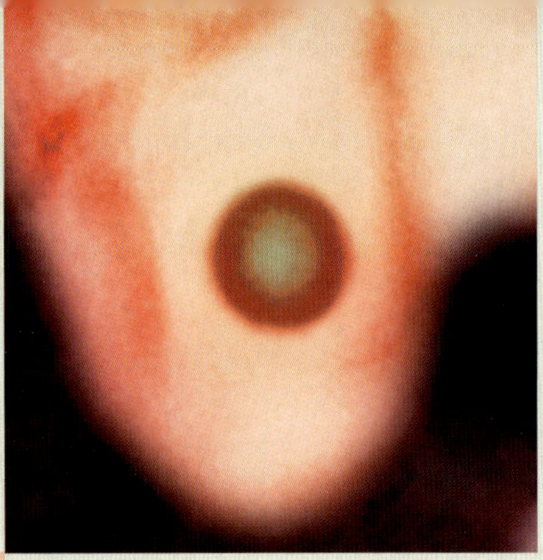

4. WOCHE

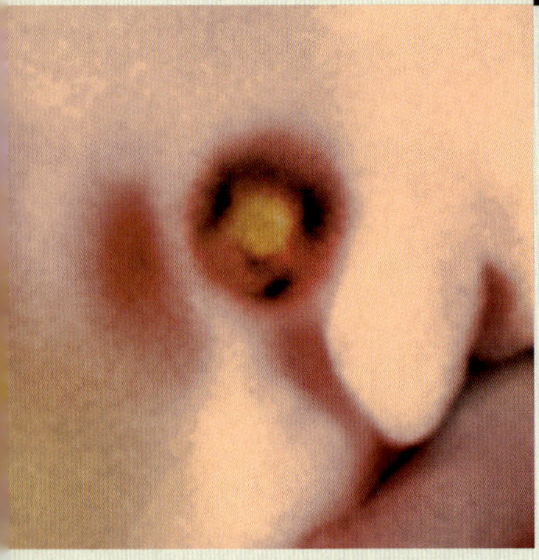

6. WOCHE

Die Augen entwickeln sich die ganze Schwangerschaft über weiter.
4. Woche: Ein winziger Punkt signalisiert, dass das Auge bereits vorhanden ist.
6. Woche: Das Auge ist deutlicher erkennbar und besitzt eine pigmentierte Netzhaut. Die Augenlider bilden sich.
8. Woche: Die Augenlider schließen sich allmählich.
24. Woche: Die Augenlider schließen sich um die 9. Woche vollständig und öffnen sich erst wieder in der 26. Woche.

AUGEN

Die Entwicklung des Auges wird ab dem 22. Schwangerschaftstag erkennbar, und zwar mit dem Auftreten zweier symmetrischer Wülste – dem Sulcus chiasmatis – auf dem frühen Gehirnplattengewebe. Das menschliche Auge ist äußerst komplex aufgebaut. Hornhaut und Linsen müssen transparent und genau ausgerichtet sein, um das Licht von außen auf die Netzhaut zu lenken. Die Netzhaut wiederum, die aus Millionen lichtempfindlicher Zellen zusammengesetzt ist, muss so angepasst sein, dass sie visuelle Signale empfangen und an die entsprechenden Teile des Gehirns weiterleiten kann. Während sich all dies im zweiten Trimenon entwickelt, wachsen mehr als eine Million Sehnervenfasern aus dem Gehirn, um sich mit dem Auge netzartig zu verbinden. Sie bahnen sich ihren Weg durch Knochenhöhlen und treffen genau aufeinander.

8. WOCHE

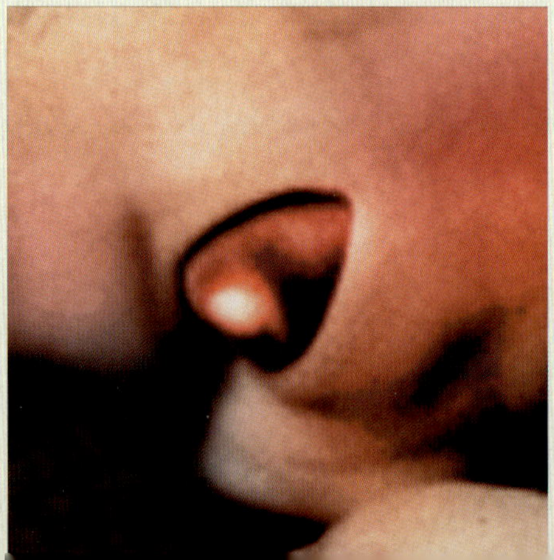

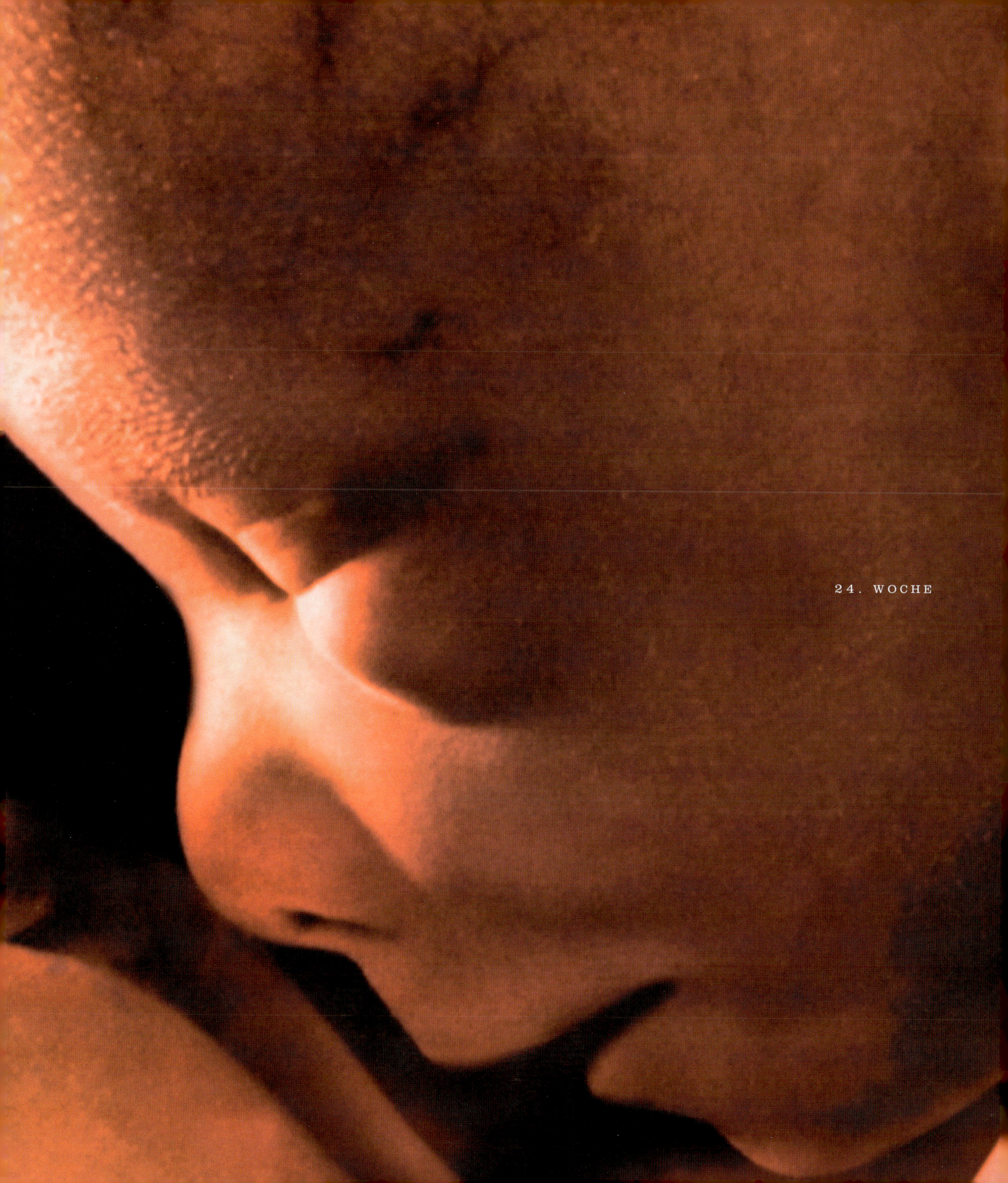
24. WOCHE

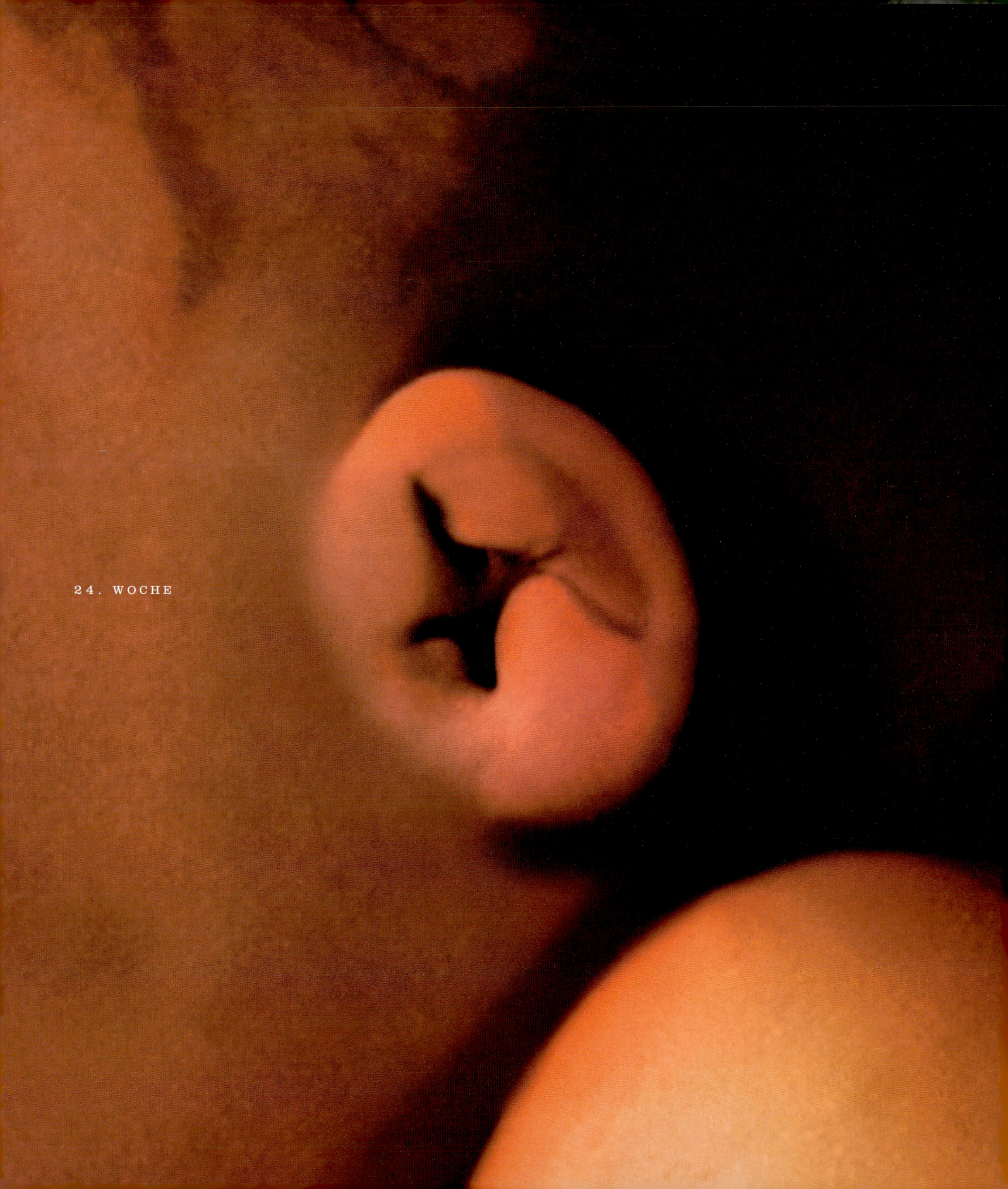
24. WOCHE

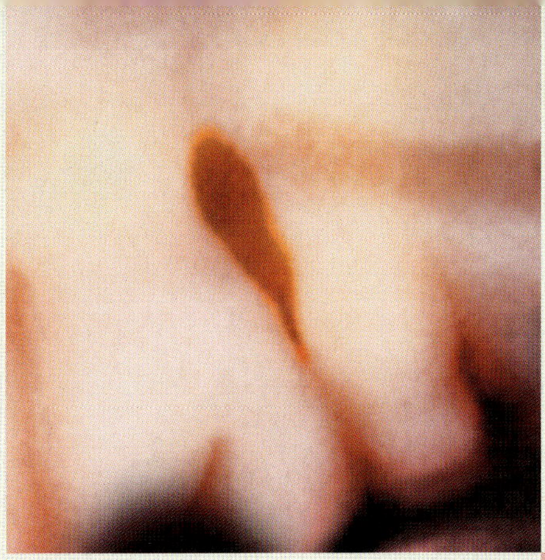

4. WOCHE

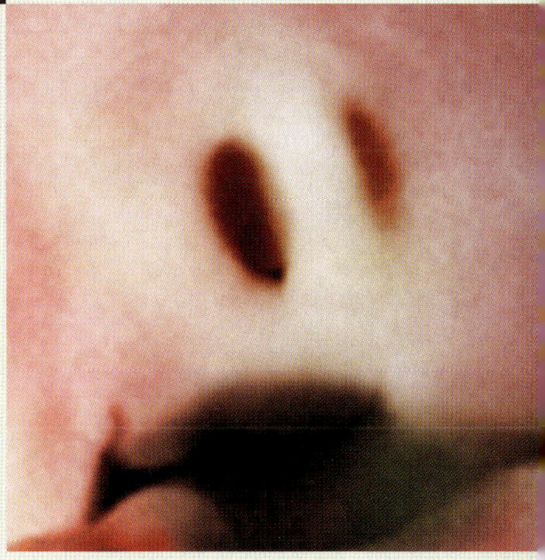

6. WOCHE

OHREN

DAS GEHÖR MIT 24 WOCHEN: Von allen Sinnesorganen teilt uns das Ohr am eindringlichsten mit, dass wir nicht allein auf der Welt sind. Das zusammengedrückte, gefaltete, eingerollte, gefurchte, füllhornförmige Ohr bildet sich in drei Abschnitten aus der dünnen Haut des Embryos und einem Vorsprung in der unteren Gesichtshälfte. (Am Ende ist es so sensibel, dass es noch ein Flüstern wahrnehmen kann, und gleichzeitig so widerstandsfähig, um Kanonendonner zu ertragen.) Im Alter von fünf bis sechs Monaten hört der Fötus die ersten Laute – disharmonische Geräusche aus dem Körper seiner Mutter (z. B. Verdauungsgeräusche) und in weiter Ferne ihre Stimme.

Mit der Entwicklung des Kiefers ändert sich die Lage des Ohrs beträchtlich.
4. Woche: An der Stelle, an der sich das Ohr entwickeln wird, bildet sich eine gut sichtbare Furche.
8. Woche: Das Außenohr beginnt sich zu entwickeln.
24. Woche: In der 14. Woche nehmen die Außenohren ihre endgültige Position ein; ab der 16. Woche stehen sie vom Kopf ab und entwickeln sich die ganze Schwangerschaft über weiter, bis sie schließlich ihre endgültige Größe und Form erreicht haben.

8. WOCHE

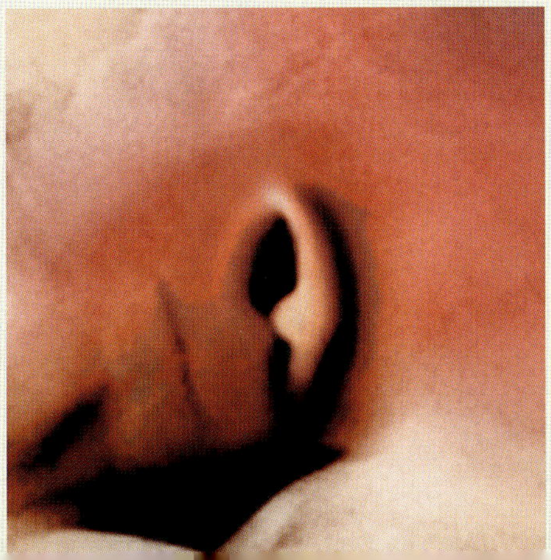

44. TAG

Beschützt und gut versorgt

Das Baby in der Fruchtblase.

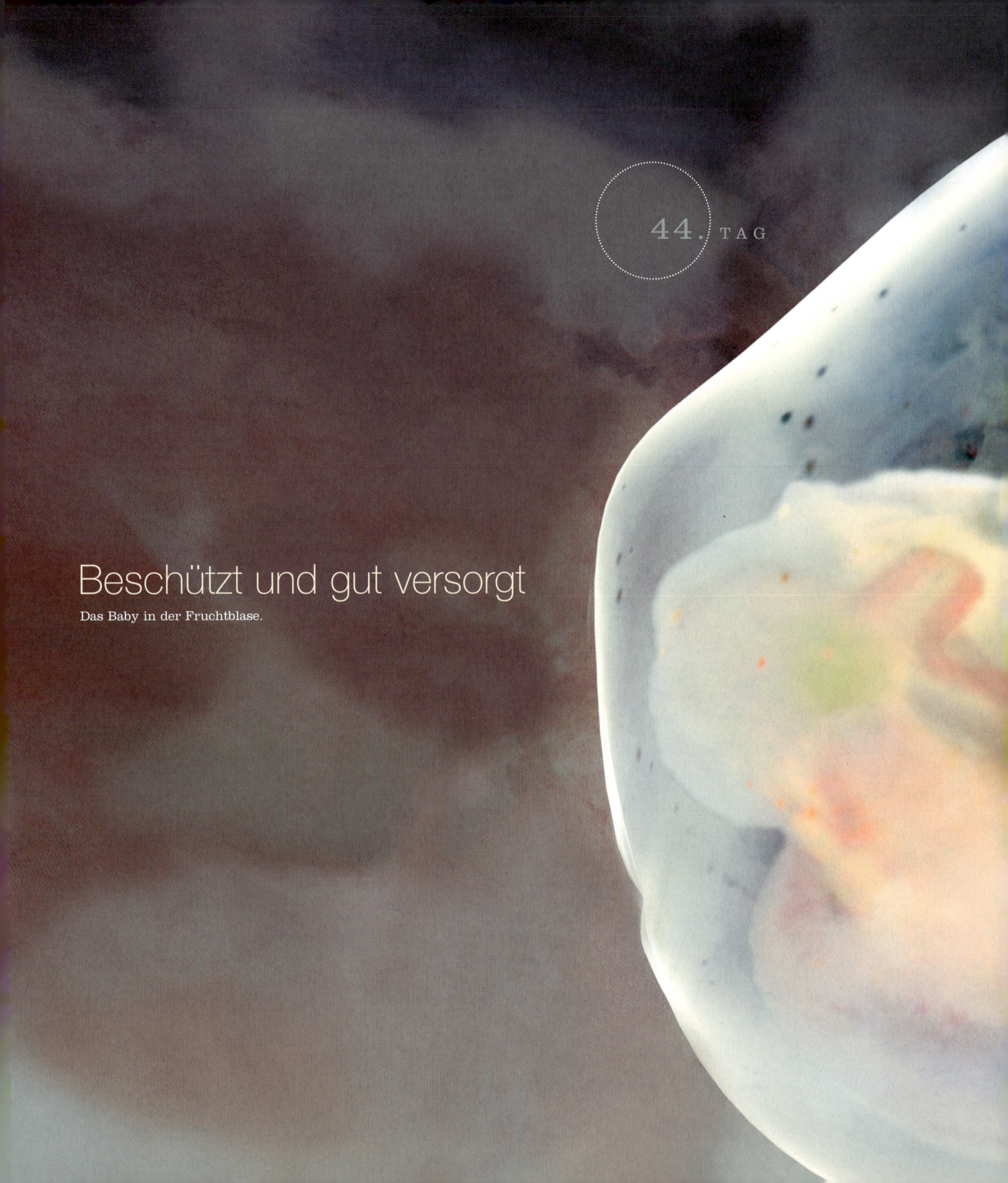

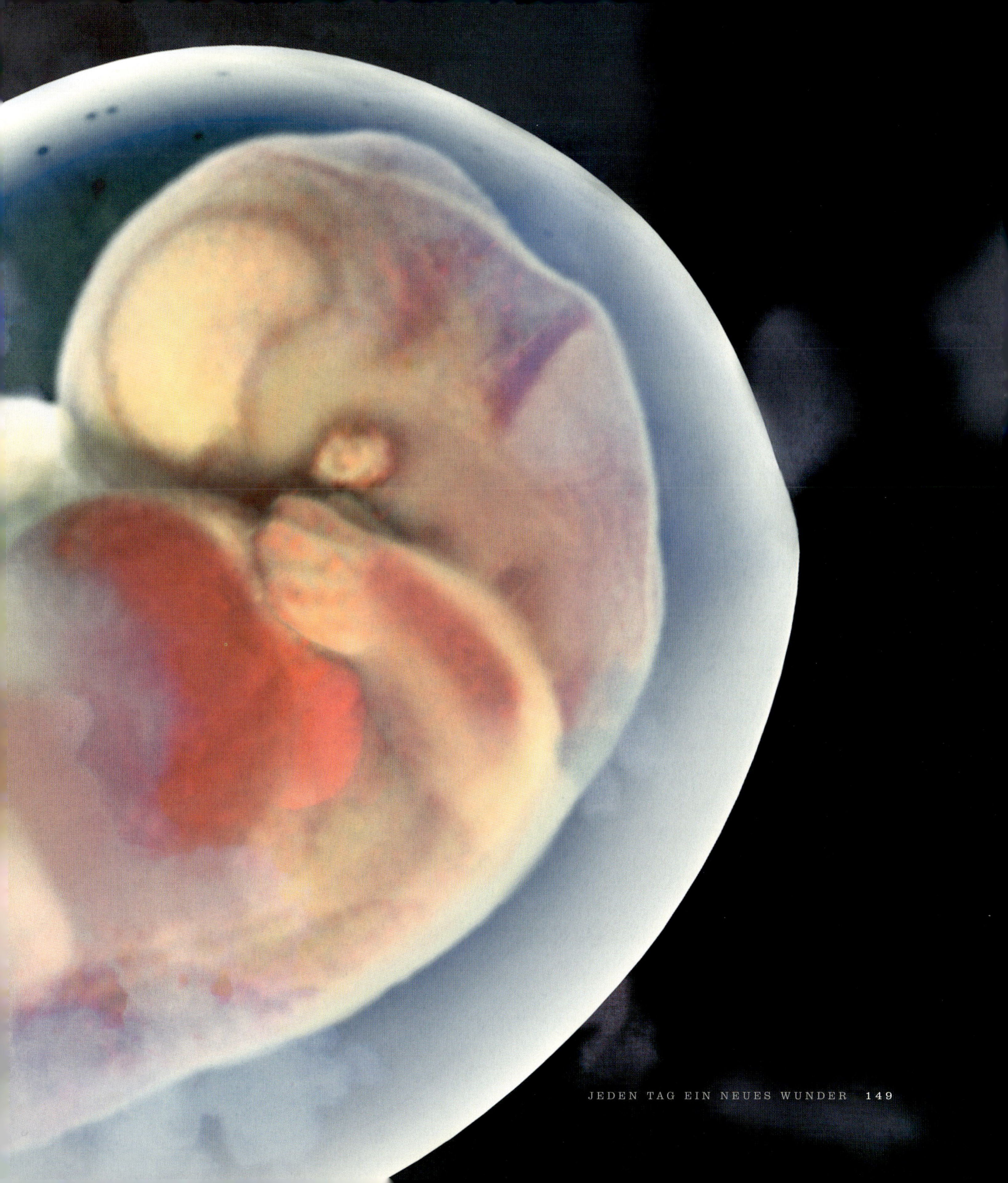

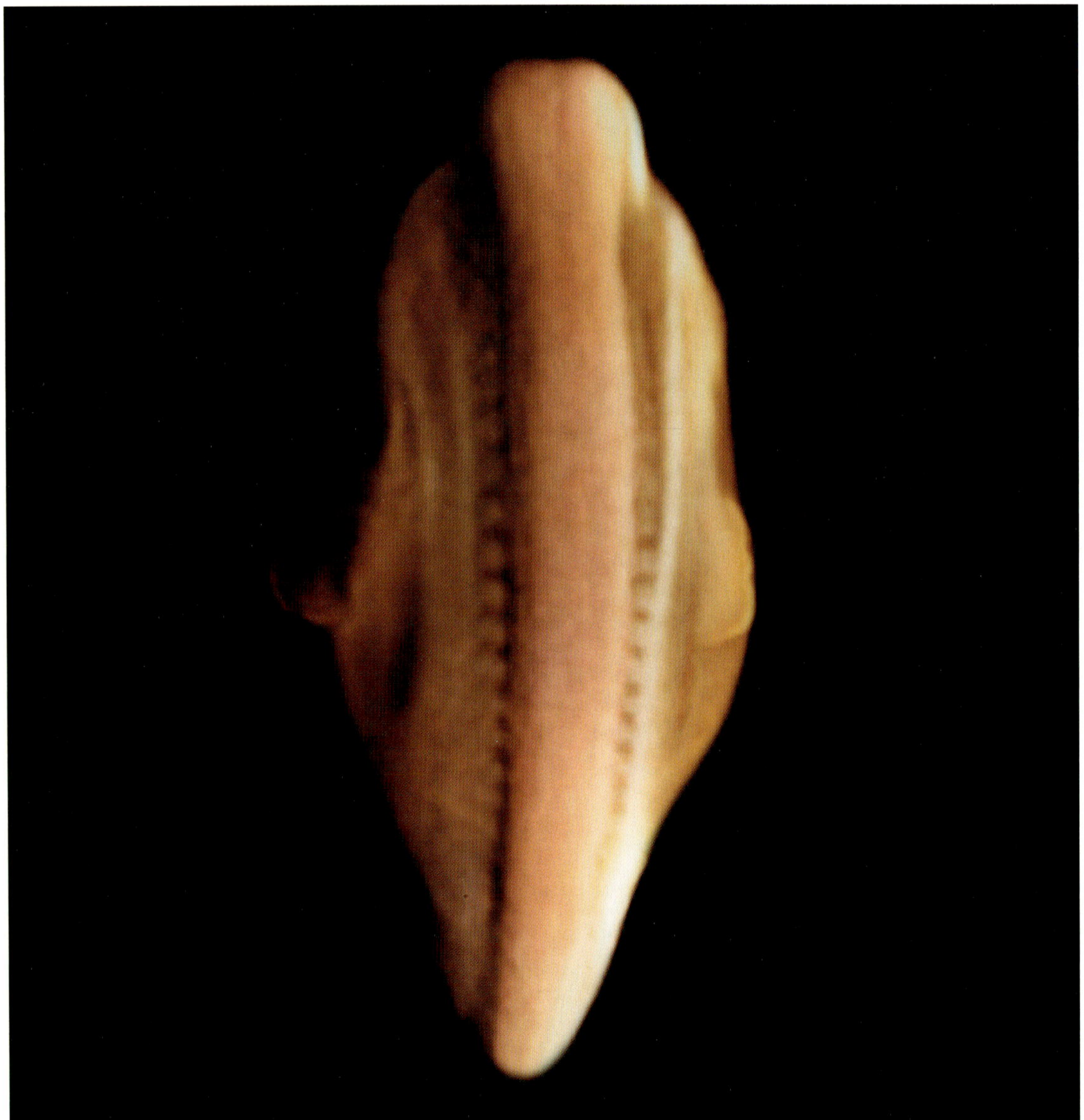

Rückansicht: Das Baby besitzt eine Wirbelsäule und ein Skelett.

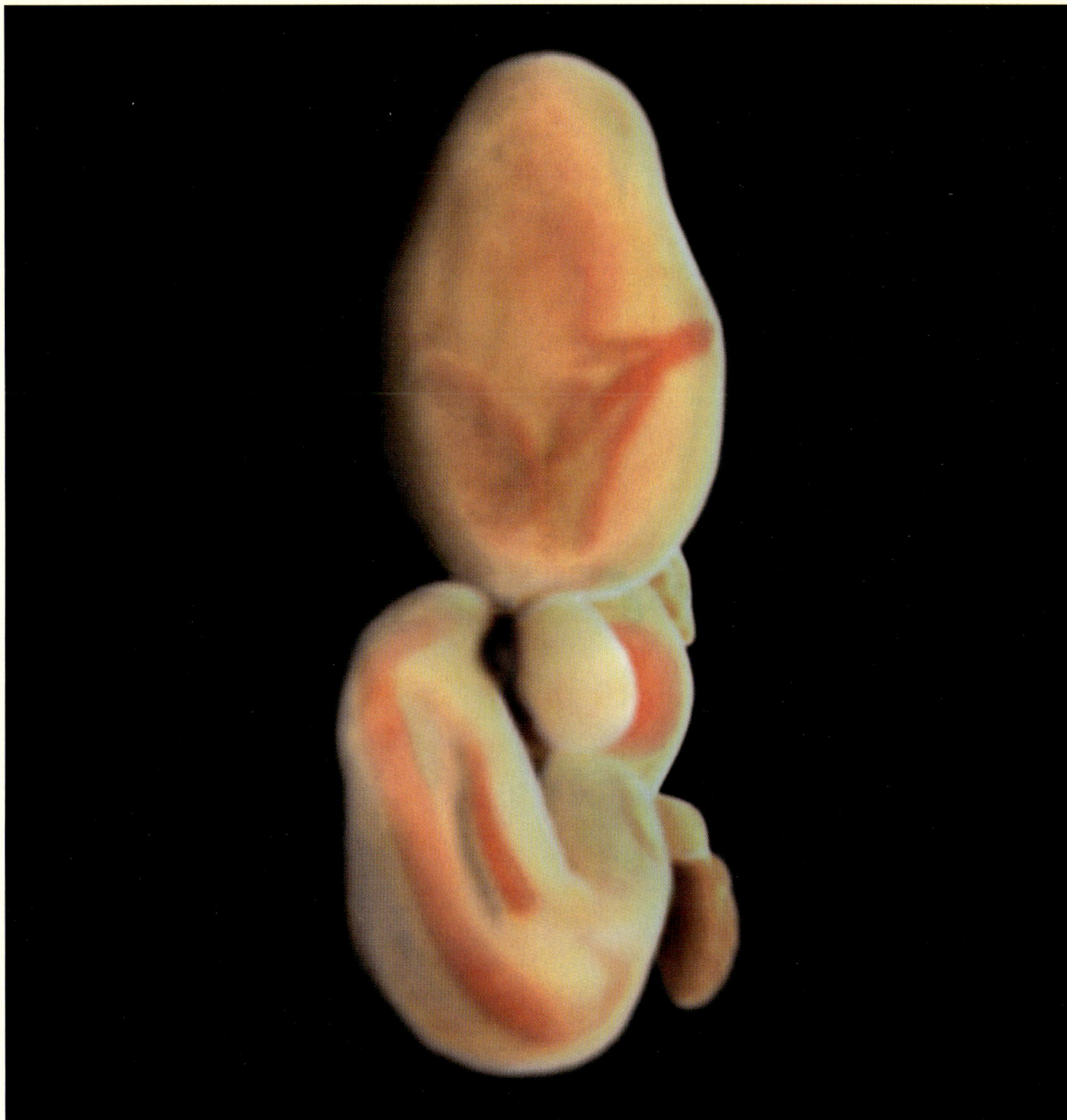

Vorderansicht mit der Nabelschnur.

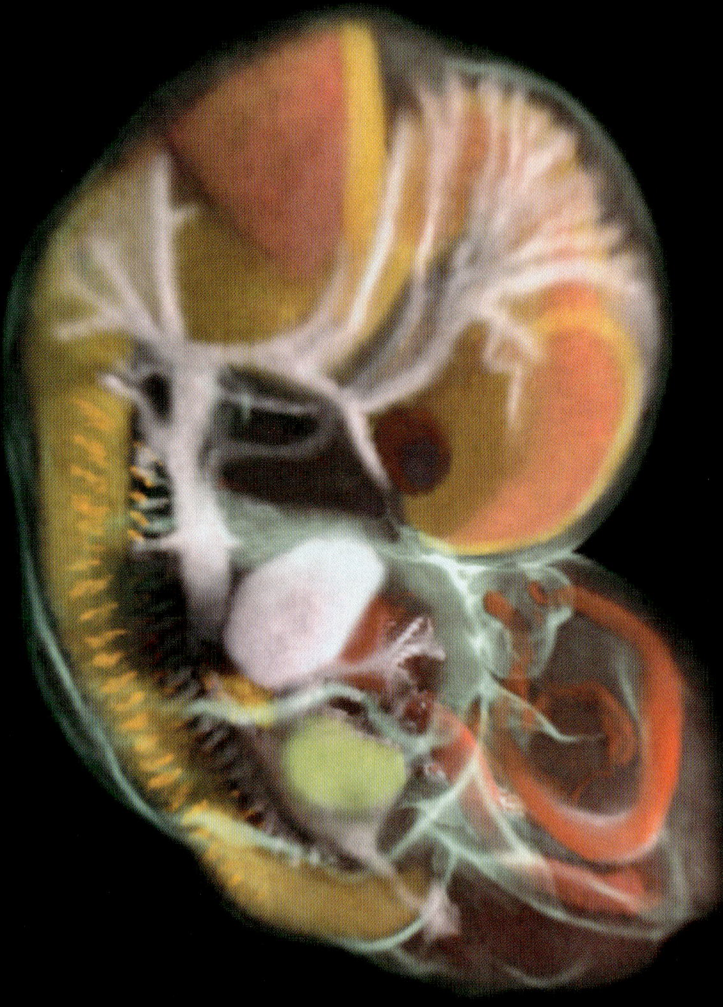

Lebenspumpe Herz

Auf diesen beiden Abbildungen wurde die Haut transparent gemacht, so dass man die Komplexität des Herz-Kreislauf-Systems (pinkfarben) deutlich erkennen kann.

44. TAG

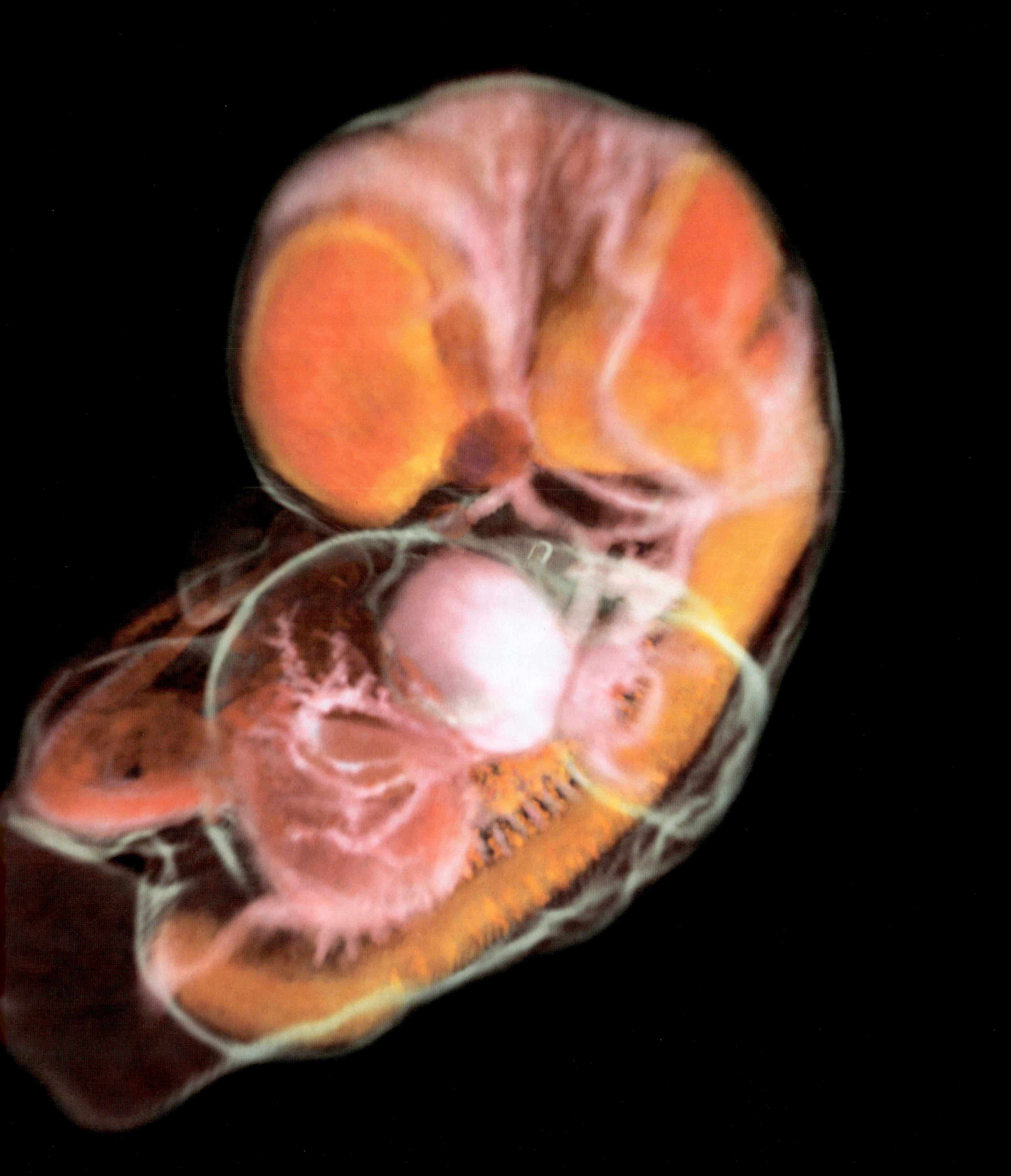

44. TAG

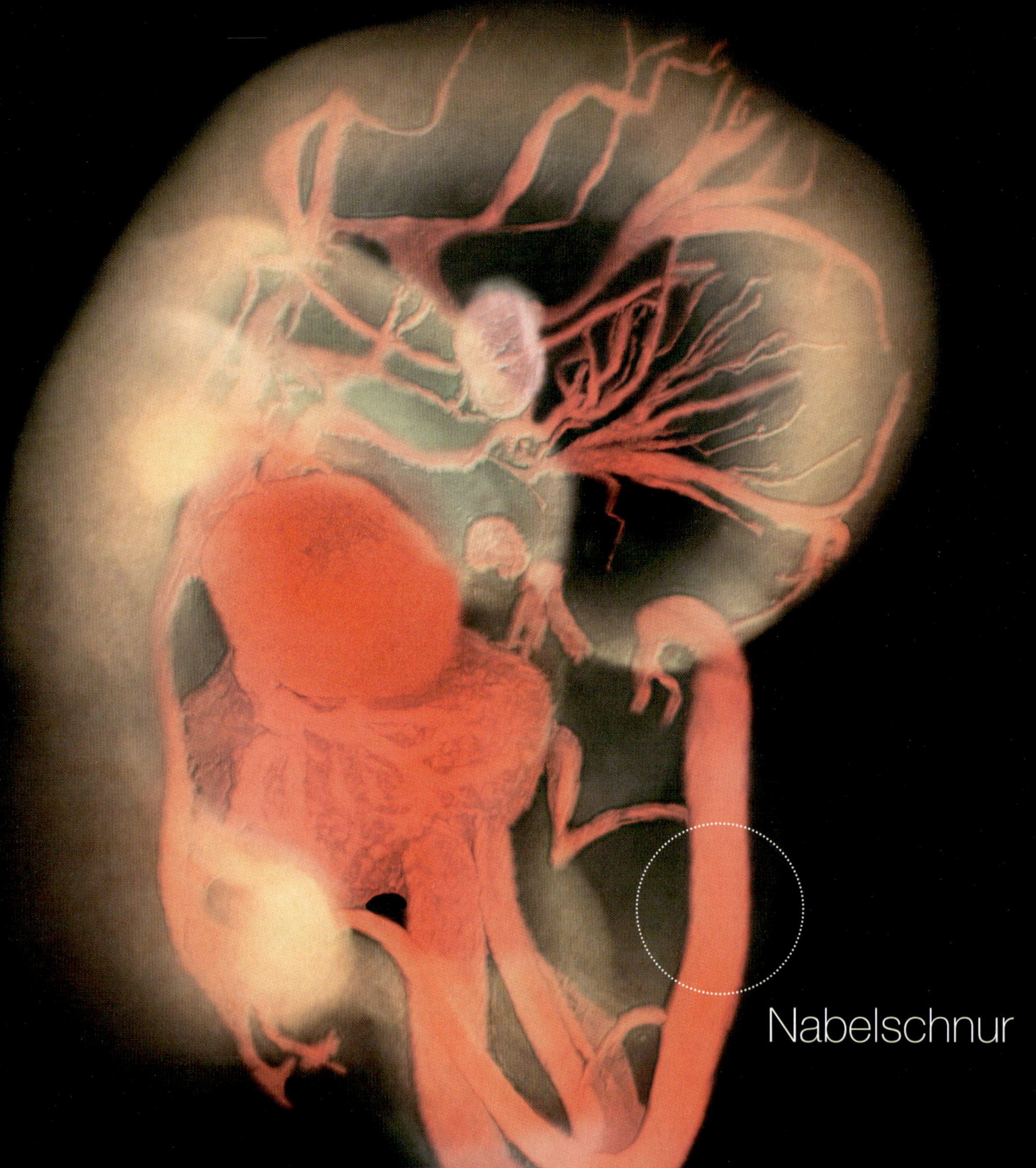

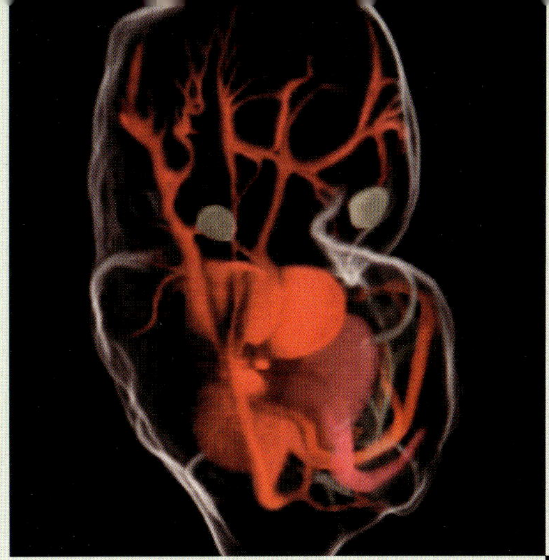

6. WOCHE

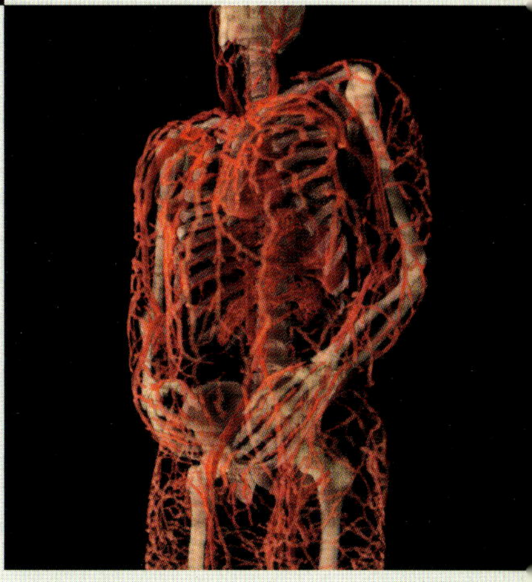

ERWACHSENER MENSCH
Beim erwachsenen Menschen ist das System weitaus komplizierter aufgebaut als beim Baby.

EIN KIND ENTSTEHT 05

KREISLAUFSYSTEM

BAUPLAN DES HERZENS: Das Blut transportiert so viele Stoffe und erfüllt so viele Aufgaben, dass man sie gar nicht alle aufzählen kann. Grob gesagt, es versorgt alle Teile des Körpers mit Sauerstoff und Nährstoffen und entsorgt chemische Abfallprodukte. Dieser Prozess beginnt bereits in der zweiten Woche und bis zum 20. Tag hat sich im ganzen Embryo ein weit verzweigtes System aus wasserdichten Röhren gebildet. Das System breitet sich in alle Richtungen aus – wie Highways auf einer Landkarte. (Das Verständnis darüber, wie Blutgefäße im Verhältnis zur Zellvermehrung angelegt werden, hat neue Hoffnungen in der Krebsforschung erweckt.) Nach der Geburt dient dieses Netzwerk zur Versorgung des Kindes mit Wärme, indem es diese gleichmäßig über den ganzen Körper verteilt – von den aktiven Teilen wie z. B. dem Herzen, bis zu den kühleren Bereichen wie den Muskeln im Ruhezustand.

◄ Gegenüber: Ab der 3. Woche verschmelzen die beiden Hauptblutströme auf den Seiten des Neuralrohrs und das winzige Herz beginnt zu schlagen – doppelt so schnell wie das der Mutter. Die Nabelschnur stellt die Verbindung zwischen dem Herz-Kreislauf-System der Mutter und dem des Kindes dar.

44. TAG

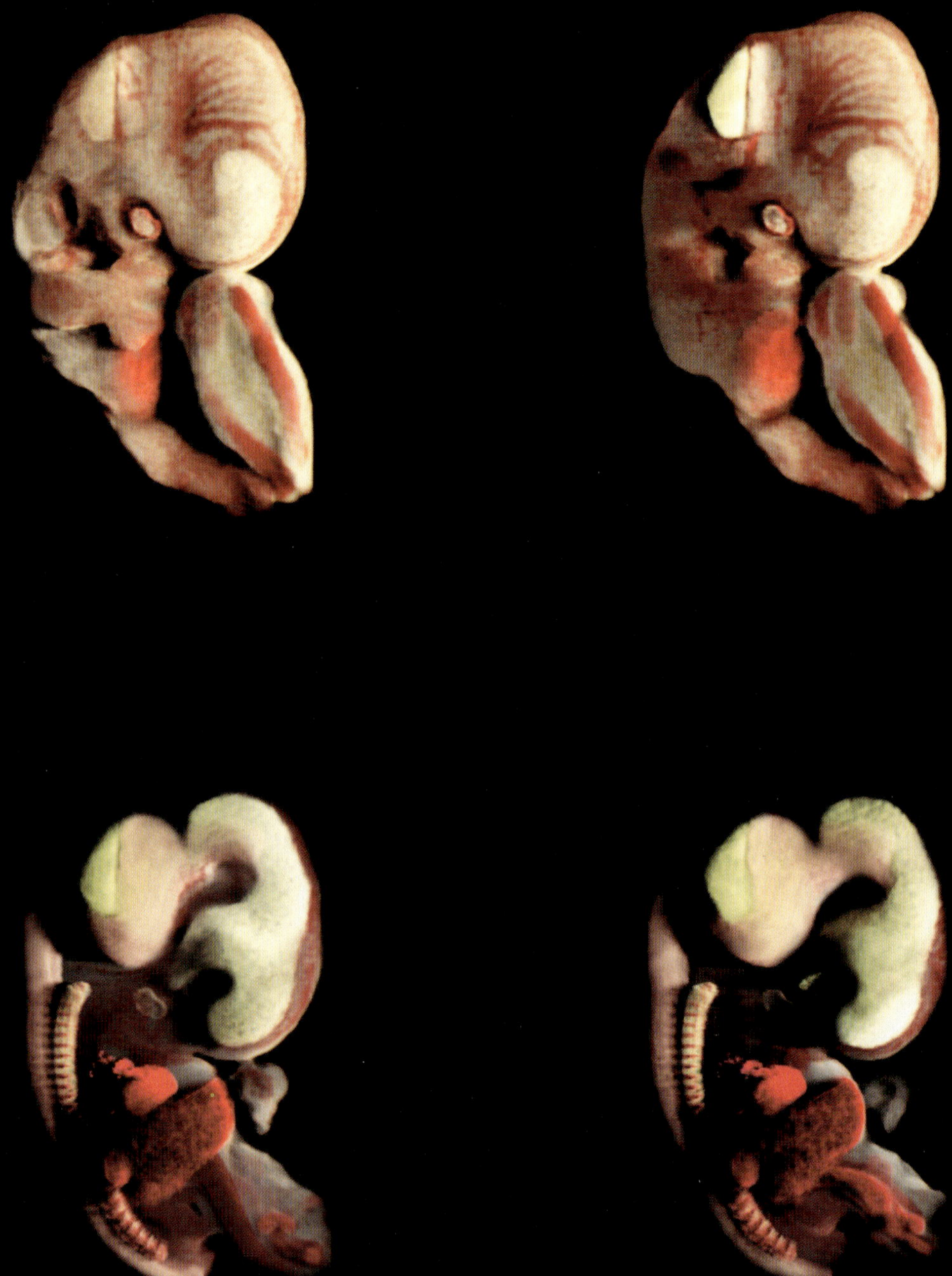

Blick ins Innere

Wie in einer Filmsequenz kann man mit Hilfe dieser neuen, nicht invasiven Visualisierungstechnik bereits in einem sehr frühen Stadium ins Innere des entstehenden Lebens blicken. Nach 44 Tagen sind die inneren Organe vorhanden, aber noch nicht voll entwickelt; jeder Muskel besitzt seine eigenen Nervenverbindungen und 99 % der Muskeln können nun identifiziert werden.

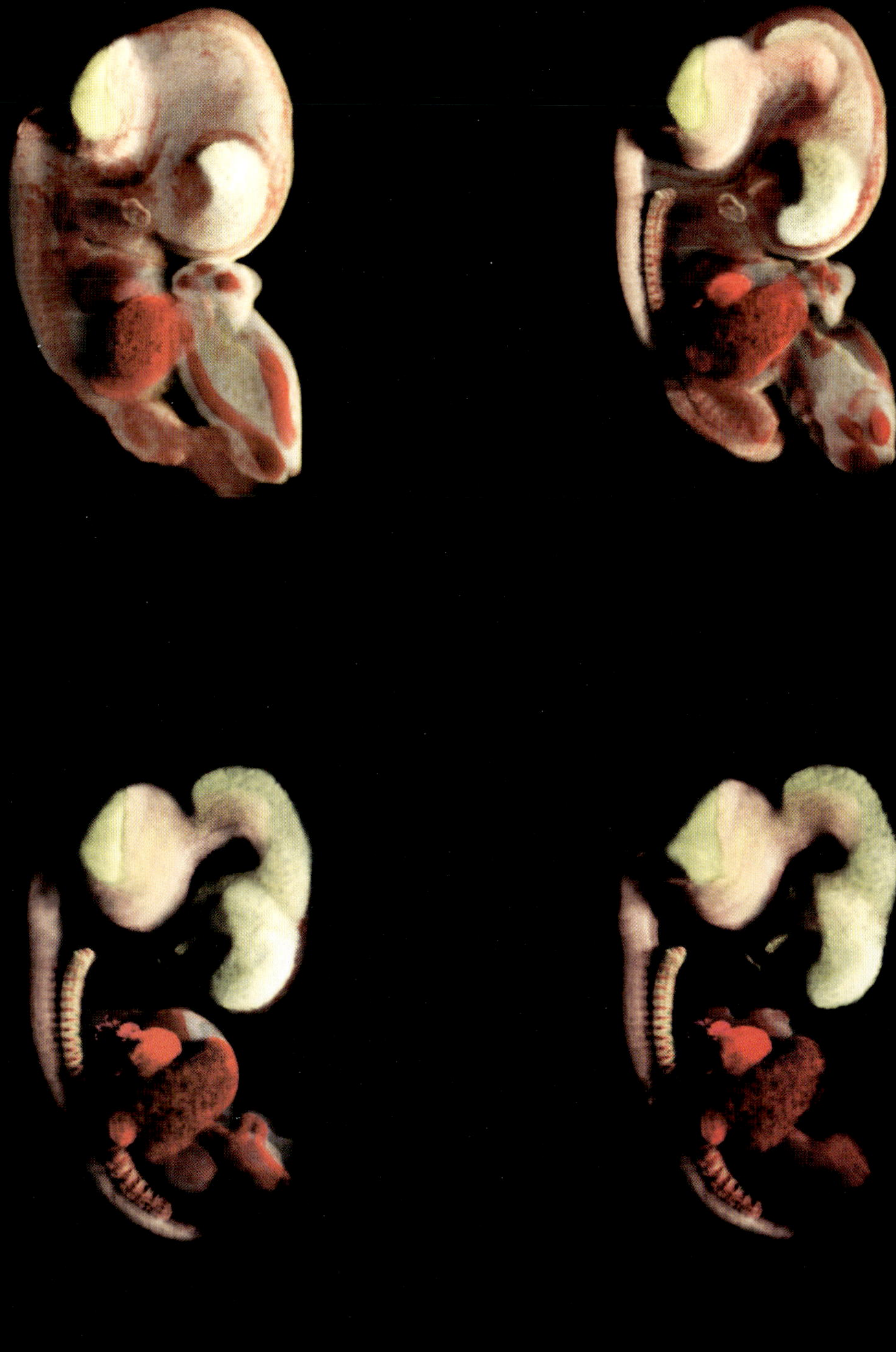

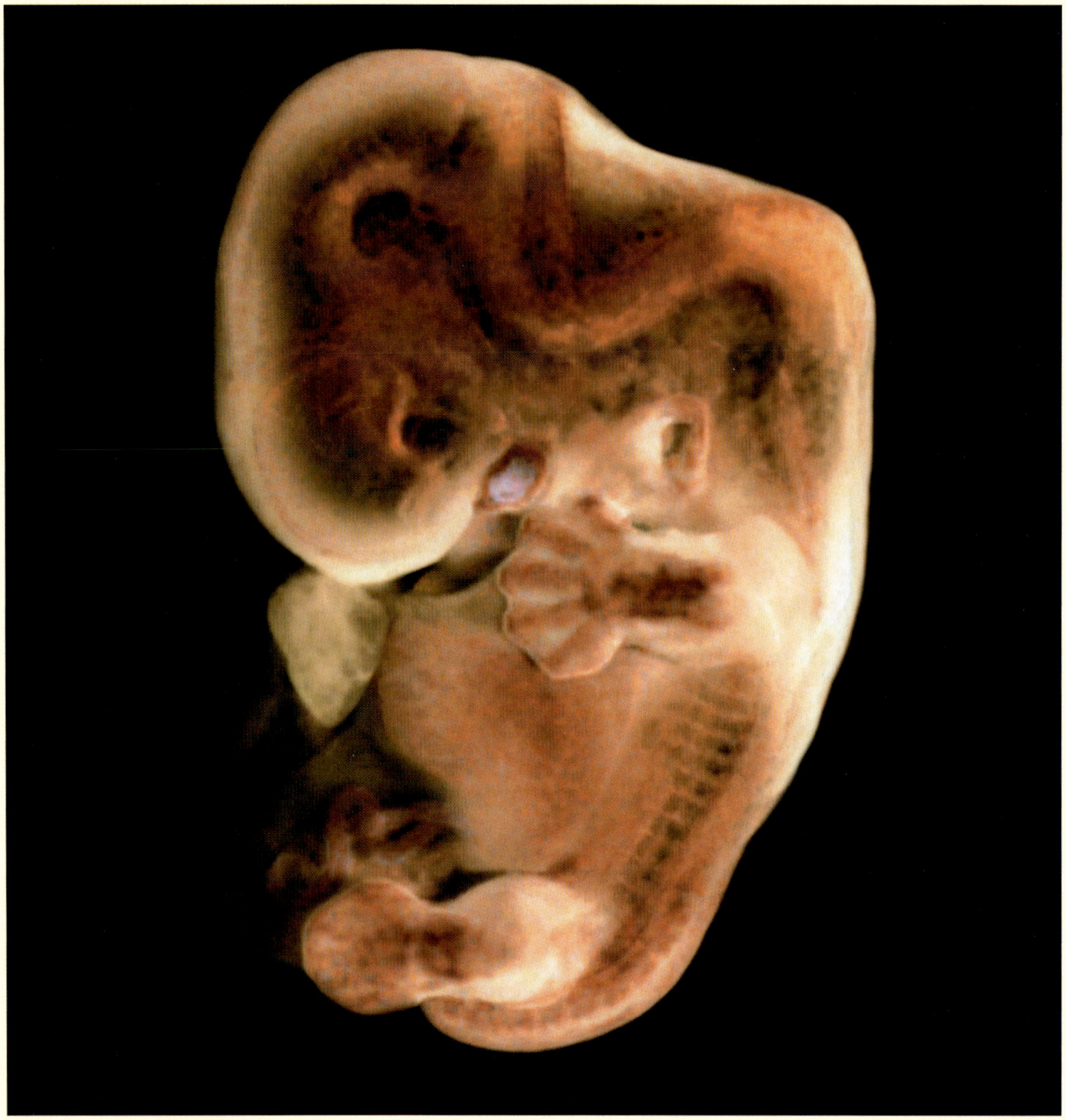

Der Embryo wird über das Blut der Mutter ernährt. Nach 44 Tagen reagieren die Nieren des Babys zum ersten Mal auf diese Versorgung, indem sie Urin produzieren.

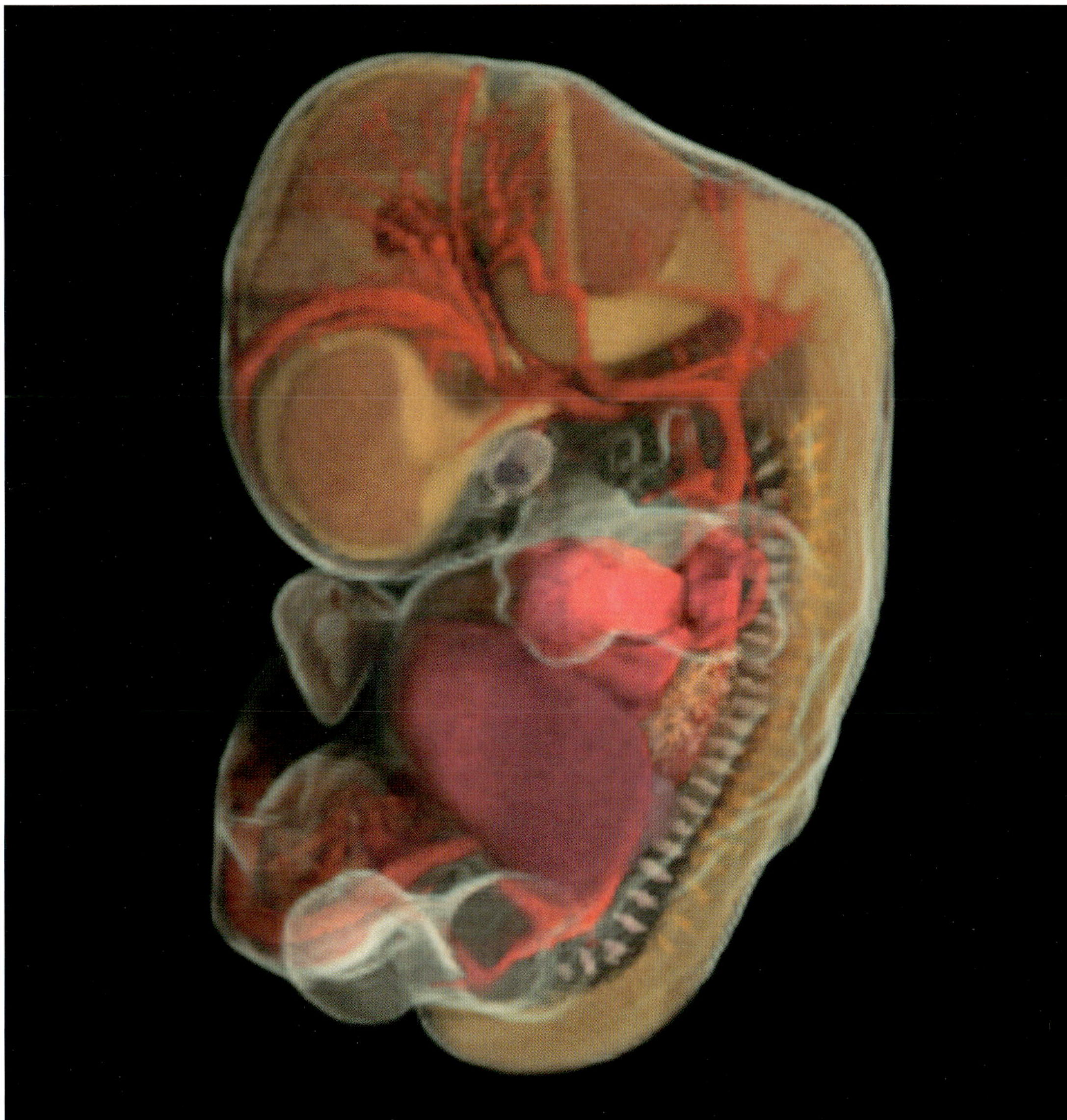

Die Wirbel sind gut ausgebildet und die Entwicklung der Knochen setzt ein.

44. TAG

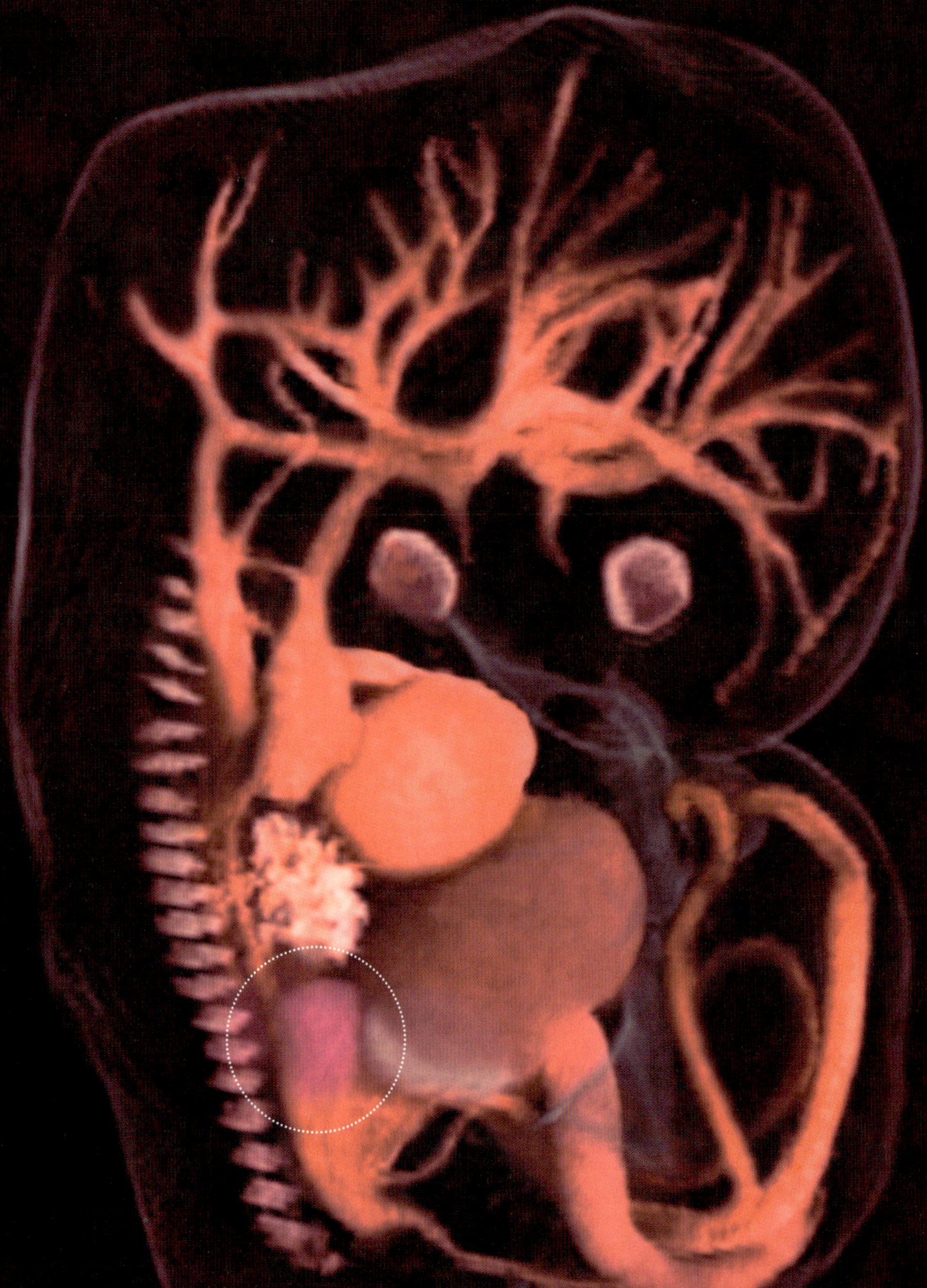

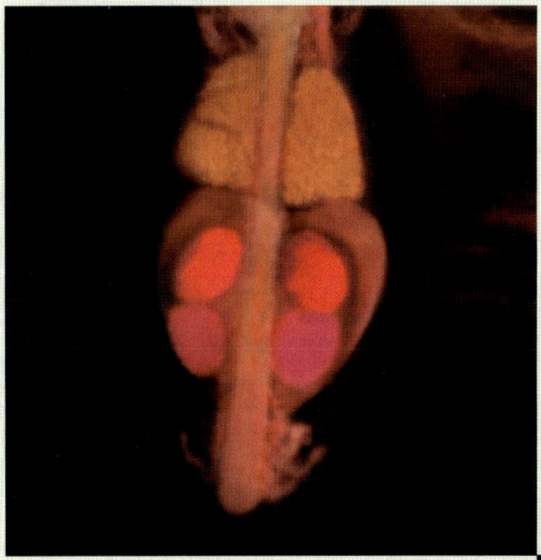

9. WOCHE

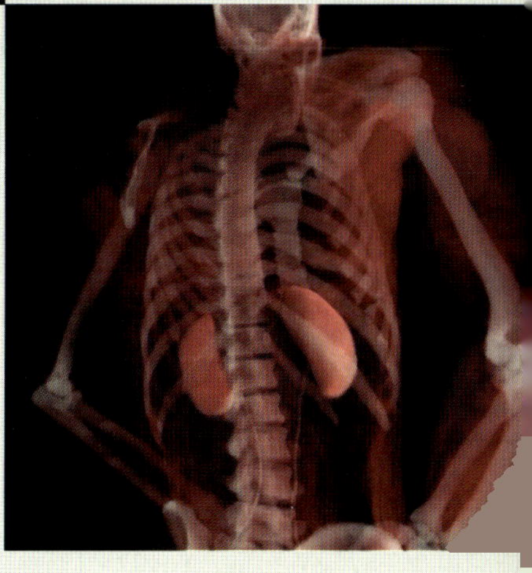

ERWACHSENER MENSCH

NIEREN

REINIGUNG: Drei aufeinander folgende Nierenpaare – von denen sich das letzte in der sechsten Woche bildet – entsorgen Abfallprodukte aus dem Blut. Diese Organe müssen schließlich pro Tag etwa 68 Liter Flüssigkeit filtern: Dafür stehen ihnen schätzungsweise zwei Millionen mikroskopisch kleine Filter zur Verfügung. Die Nieren werden schon im Mutterleib voll ausgebildet und gehören zu den ersten Organen, die sofort nach der Geburt ihre Funktion aufnehmen müssen, da die Abfallprodukte nicht mehr über die Plazenta an die Mutter weitergegeben werden können. Viele Neugeborene urinieren, sobald die Nabelschnur durchgeschnitten wird.

◄ Gegenüber: Der Embryo wird über das Blut der Mutter versorgt. In der sechsten Woche produzieren die Nieren (pinkfarben) erstmals Urin. Auf der unteren Abbildung auf dieser Seite sind die Nieren beim Erwachsenen zu sehen..

Embryo am 48. Tag

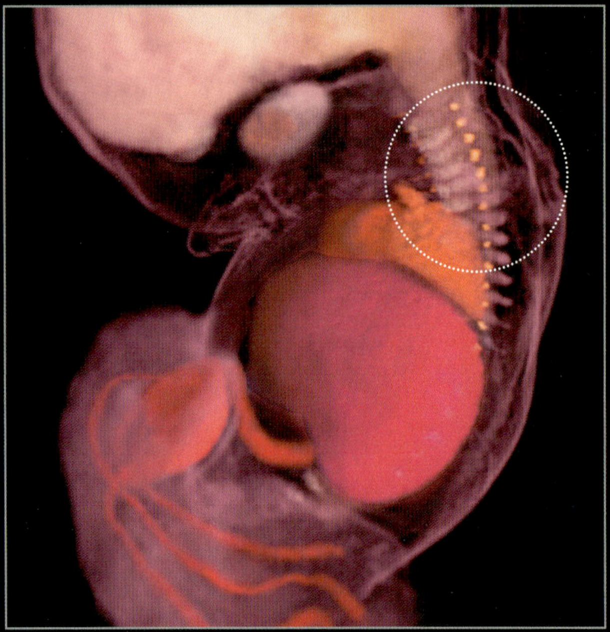

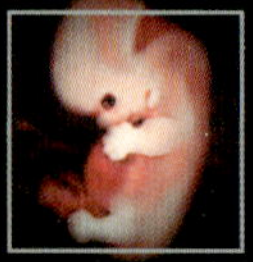

TATSÄCHLICHE GRÖSSE: 16,0 MM

TRANSPARENZ
Mit Hilfe moderner bilddarstellender Techniken kann man einen Blick ins Innere der komplexen Körpersysteme werfen.

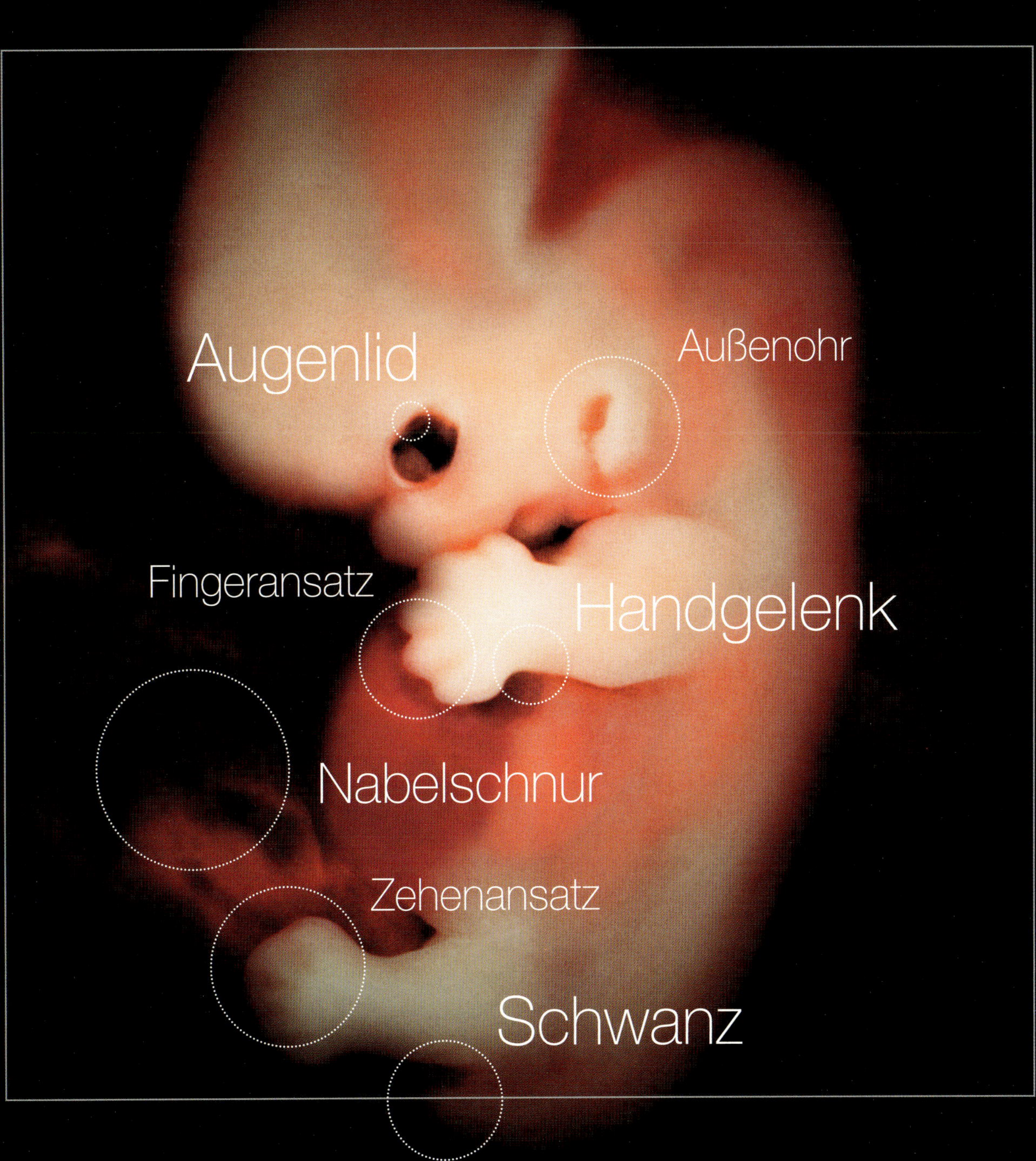
Augenlid
Außenohr
Fingeransatz
Handgelenk
Nabelschnur
Zehenansatz
Schwanz

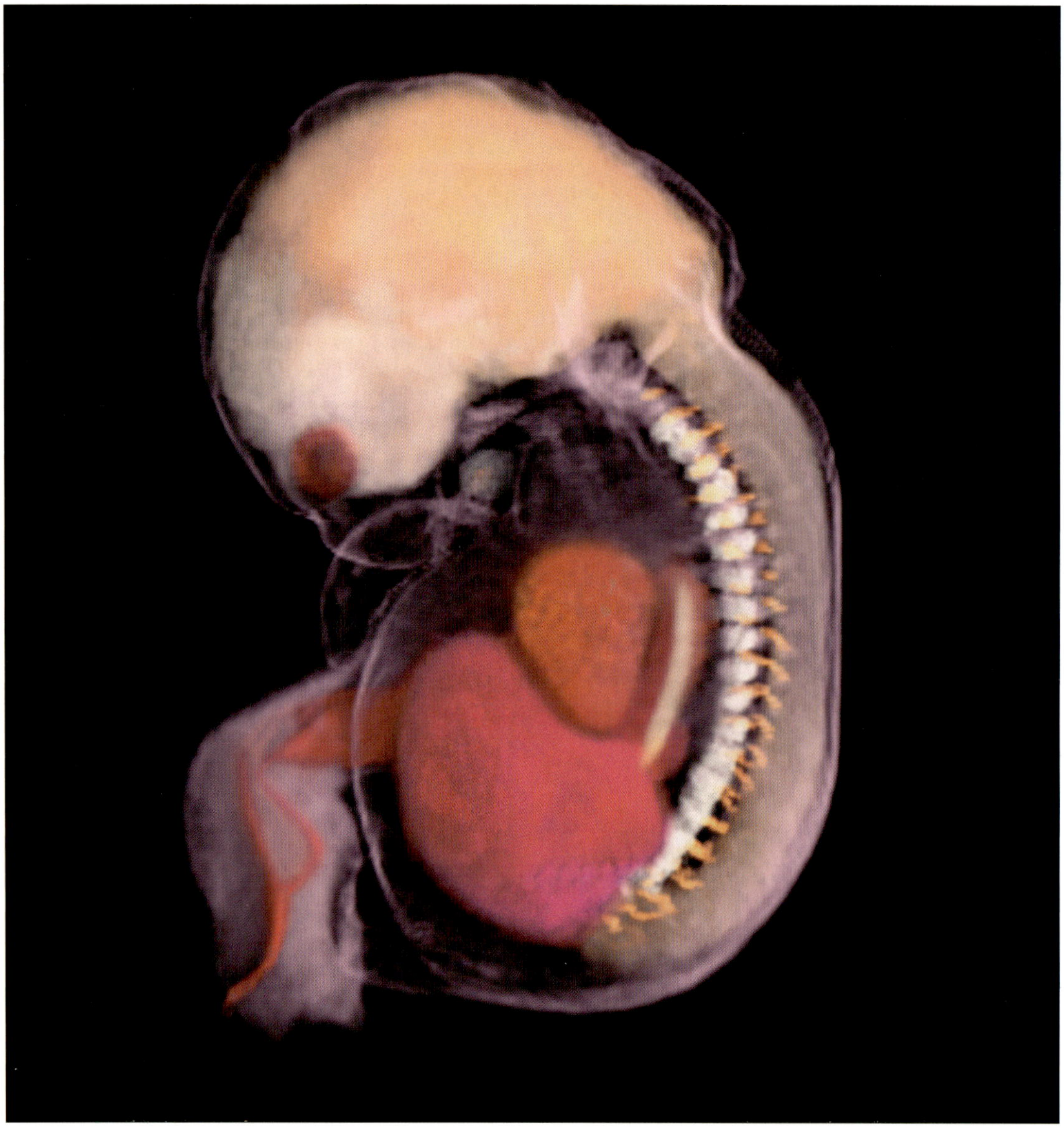

Zwischen den Knochen bildet sich Knorpel, der dem Baby mehr Flexibilität und Stabilität verleiht. Zu sehen ist außerdem die Speiseröhre (die Linie gleich links von der Wirbelsäule).

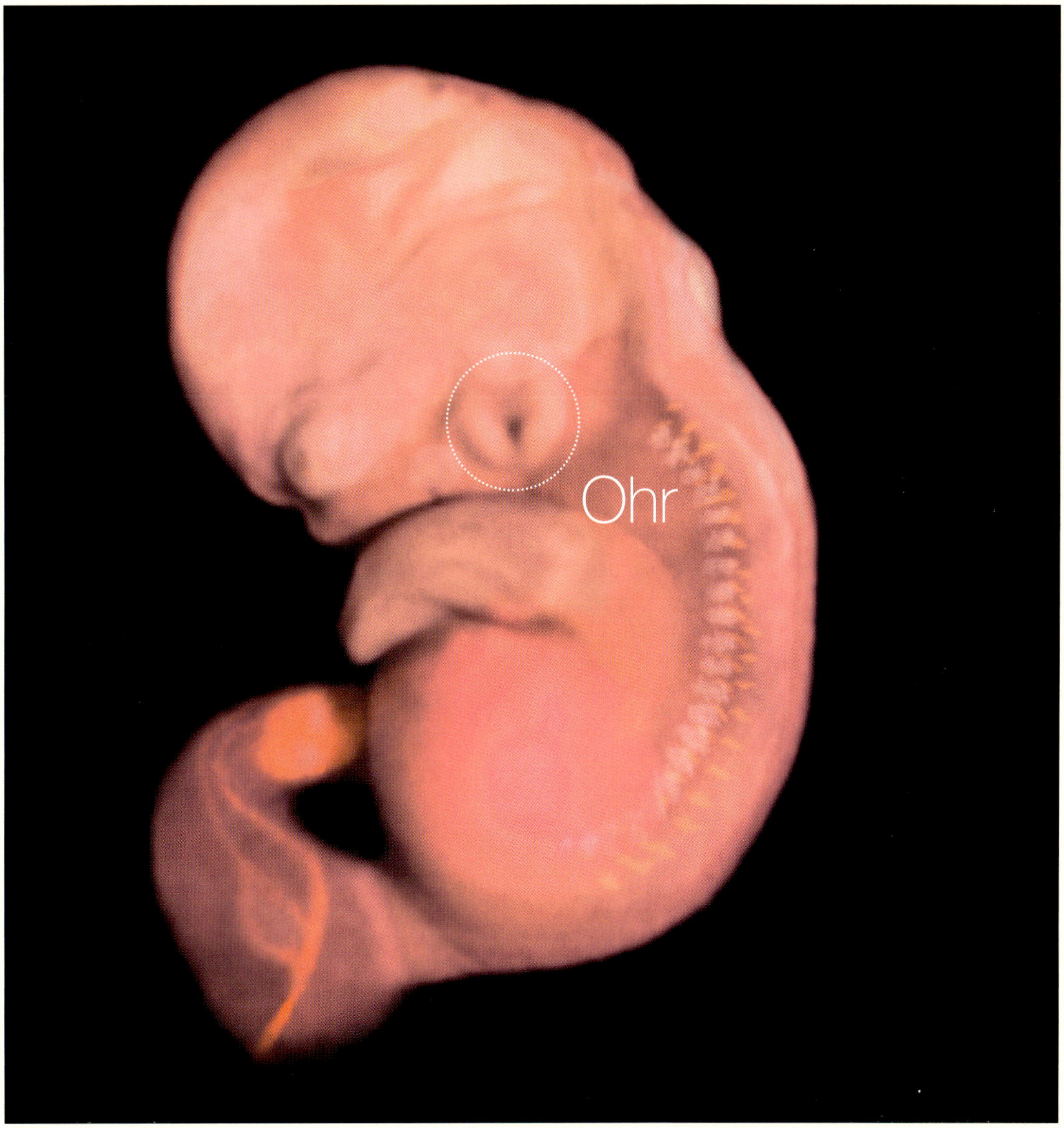

Das Ohr, das sich jetzt noch am unteren Ende des Schädels befindet, wandert weiter nach oben.

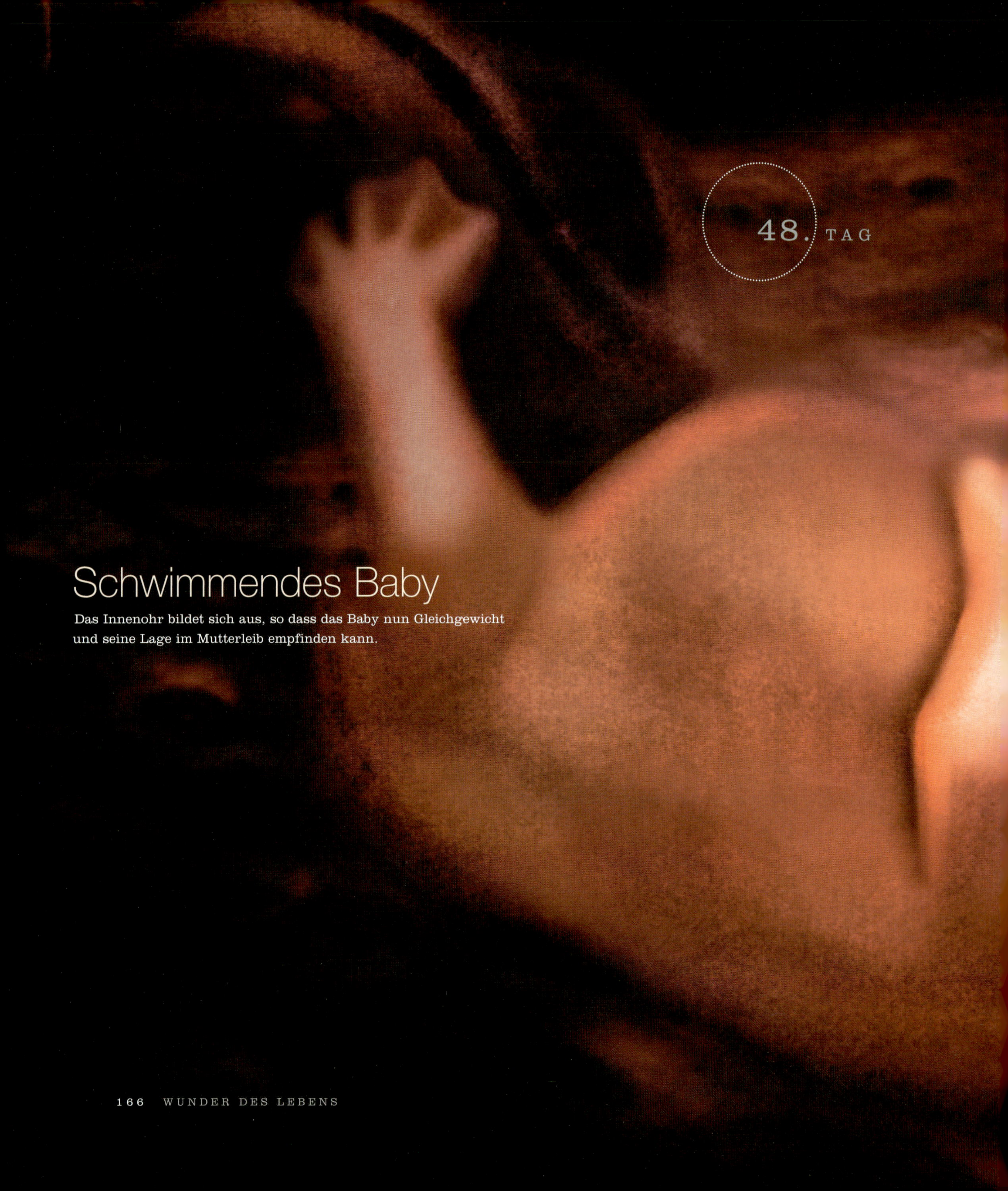

48. TAG

Schwimmendes Baby

Das Innenohr bildet sich aus, so dass das Baby nun Gleichgewicht und seine Lage im Mutterleib empfinden kann.

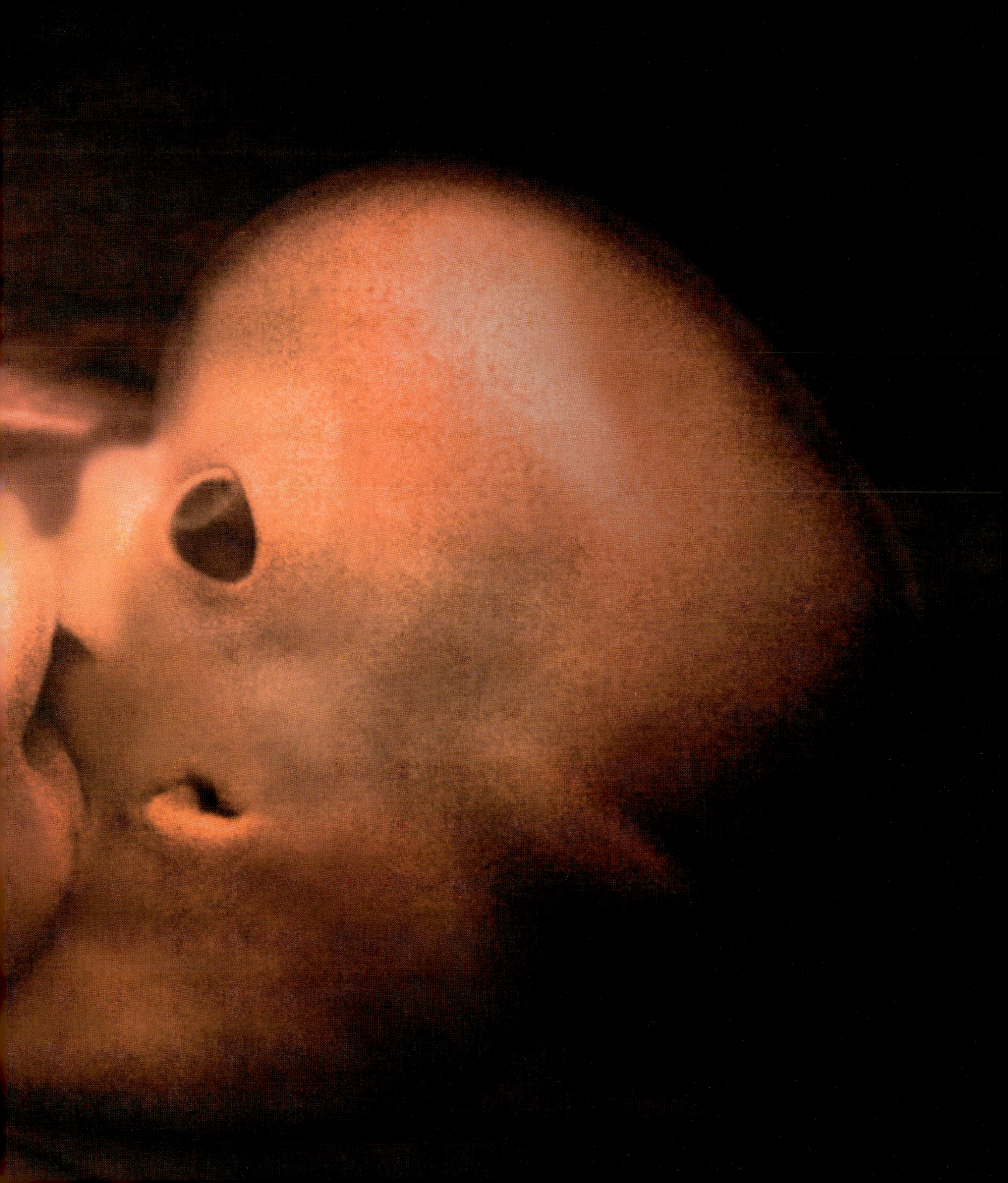

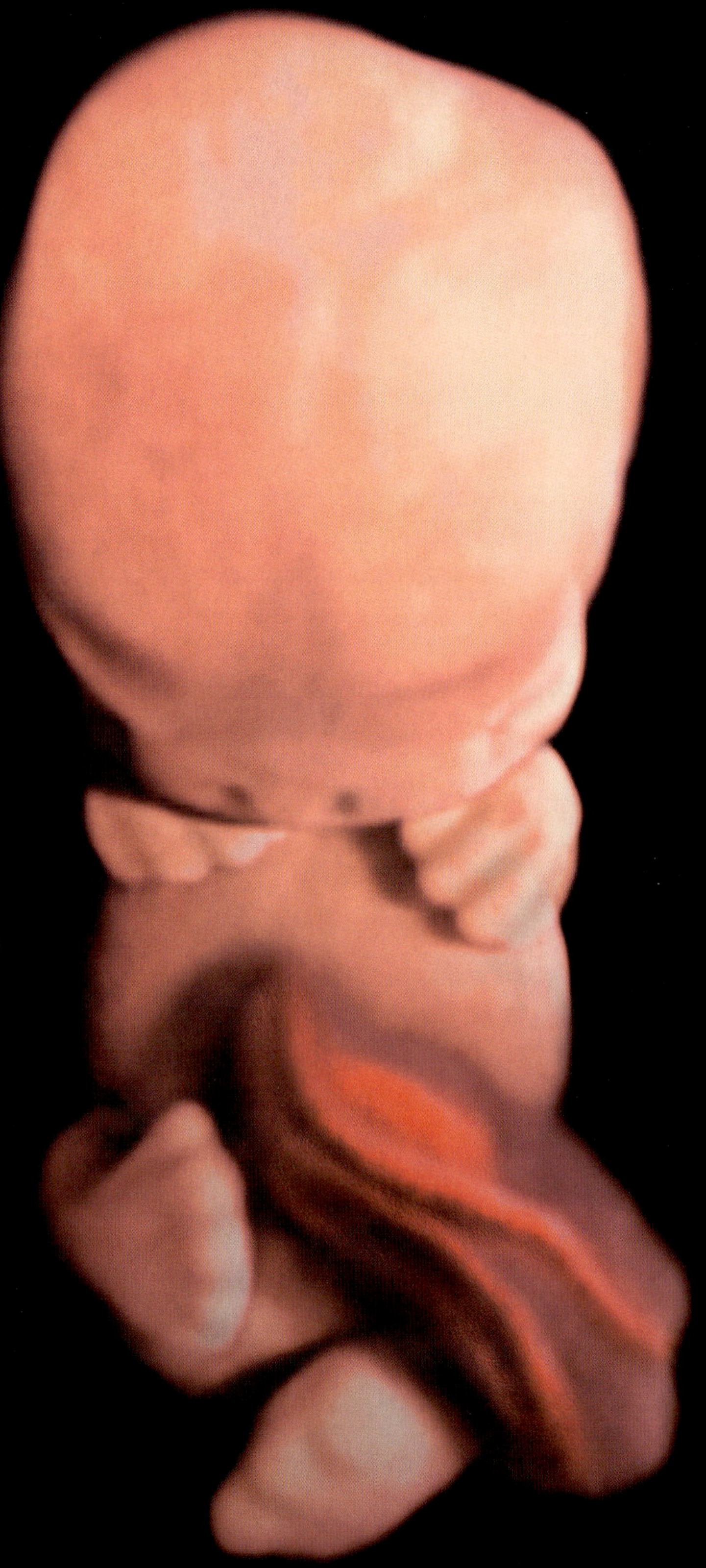

Abhängigkeit

Allmählich bilden sich die Zehen, doch es wird noch lange dauern, bis das Baby damit gehen kann. Klar zu erkennen ist der komplexe Fluss von Nährstoffen und Filtervorgängen zwischen Mutter und Kind.

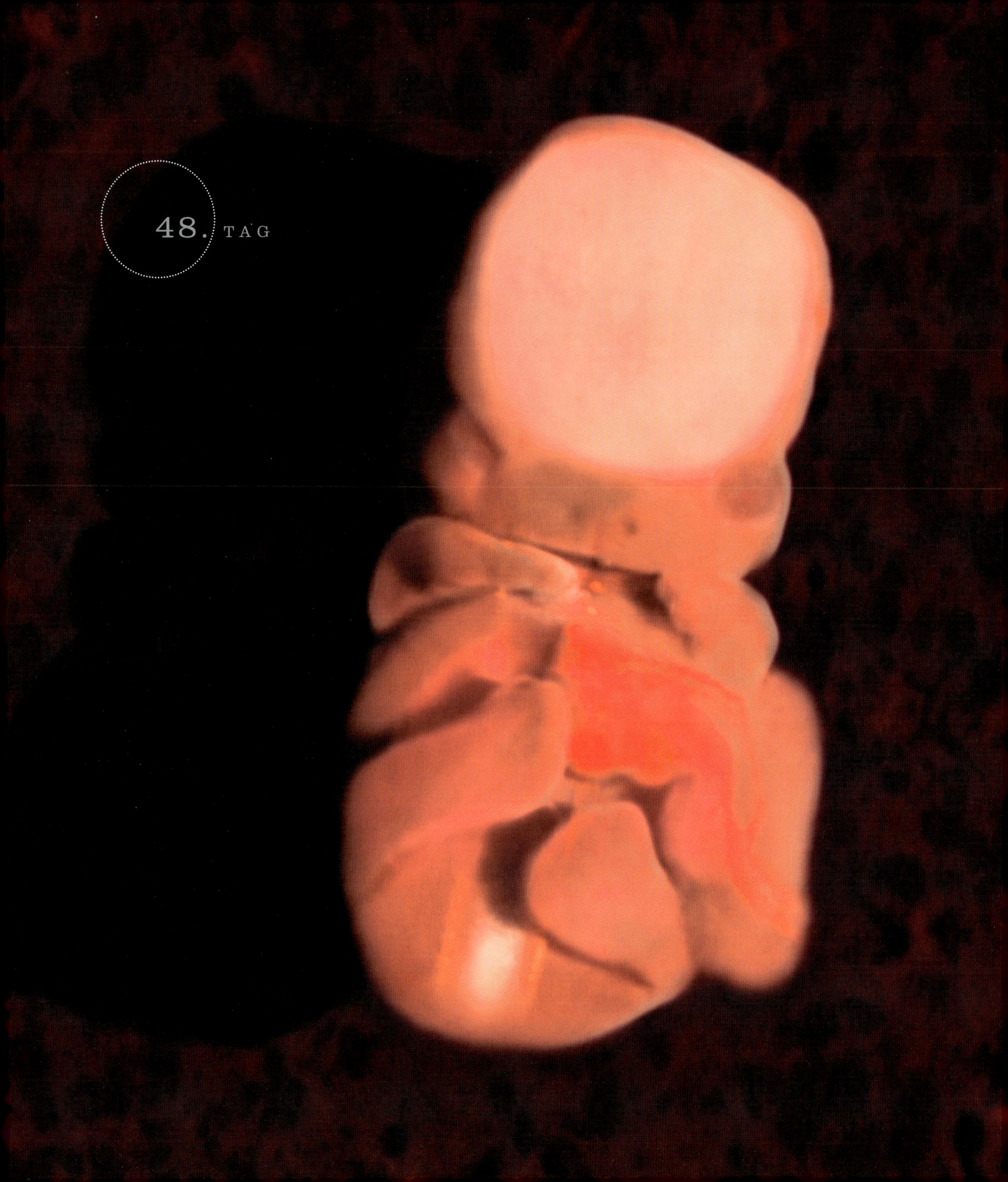
48. TAG

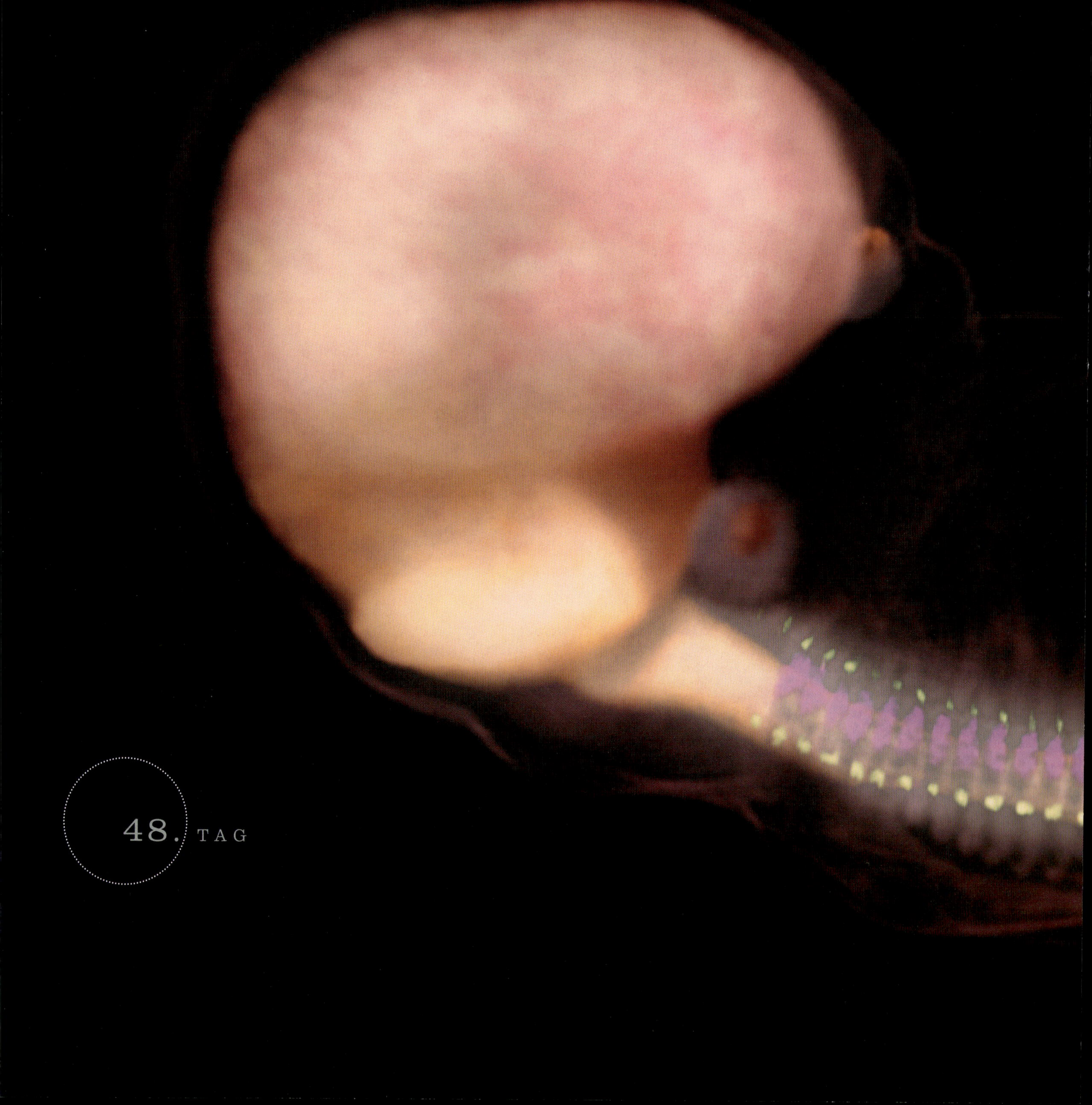

48. TAG

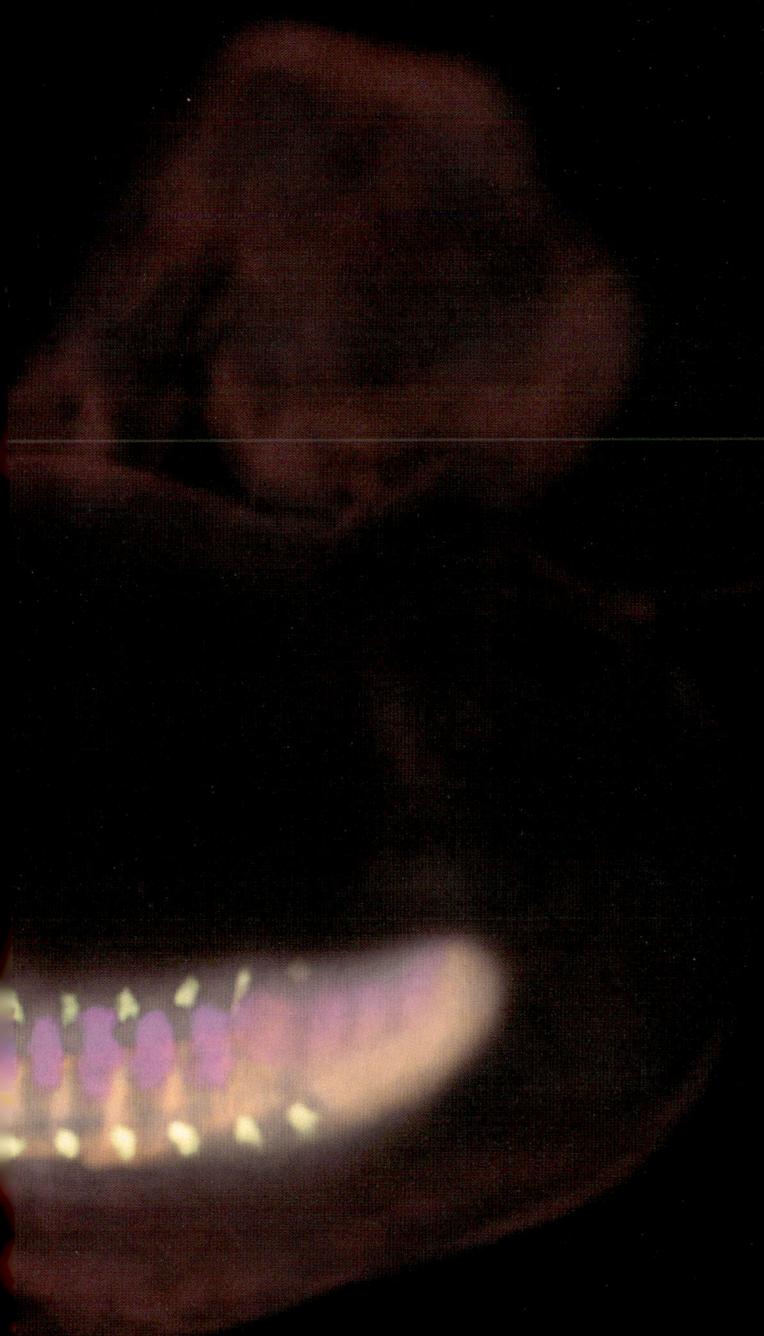

Elektrische Juwelen

Die Nervenendigungen benutzen die Wirbel als »Leitfaden«, um sich im ganzen Körper als Nervensystem zu verbreiten.

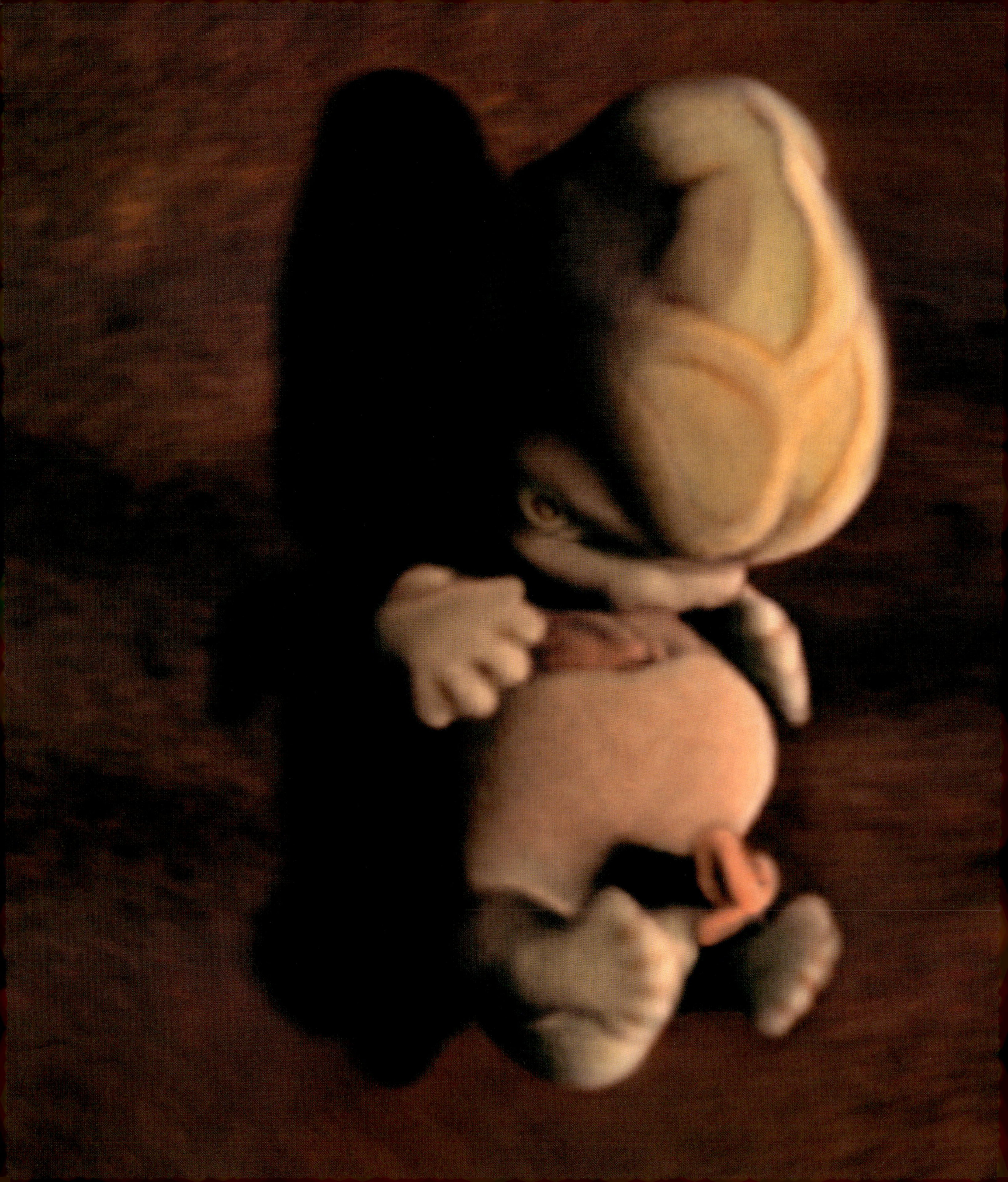

51. TAG

Links: Das Gehirn verbindet sich mit dem Muskelsystem. Das Baby beginnt sich unwillkürlich zu bewegen.

DIE KÖRPERFORM ENTSTEHT

TAUSEND WUNDER: Während dieses Zeitabschnitts entwickeln sich die oberen und unteren Gliedmaßenknospen sehr schnell, wobei die Armknospen den Beinknospen um einige Tage voraus sind. Diese Tatsache scheint dem späteren Entwicklungsmuster vorzugreifen: Lange bevor ein Kind zu laufen beginnt, kann es bereits mit seinen Händen greifen. Die Hände liegen nun weit auseinander und die Finger sind gut erkennbar, aber noch miteinander verwachsen. Die Arme sind an den Ellbogen gekrümmt. Innerhalb weniger Tage wird der Knorpel in den Schultern, Armen, Beinen, im Kiefer und bis zu einem bestimmten Grad auch im Körperskelett durch Knochen ersetzt.

Es bildet sich Nackenmuskulatur und der inzwischen groß gewordene Kopf streckt sich leicht, so dass die ursprüngliche C-Form des Embryos nun langgestreckter wirkt. Das wichtigste Netzwerk, welches das wachsende Gehirn mit Blut versorgt, entsteht in Schläfennähe. Der temporäre Blutfilterapparat des Embryos wird durch bleibende Nierentubuli ersetzt. Bei Mädchen beginnen sich die Eierstöcke abzusenken.

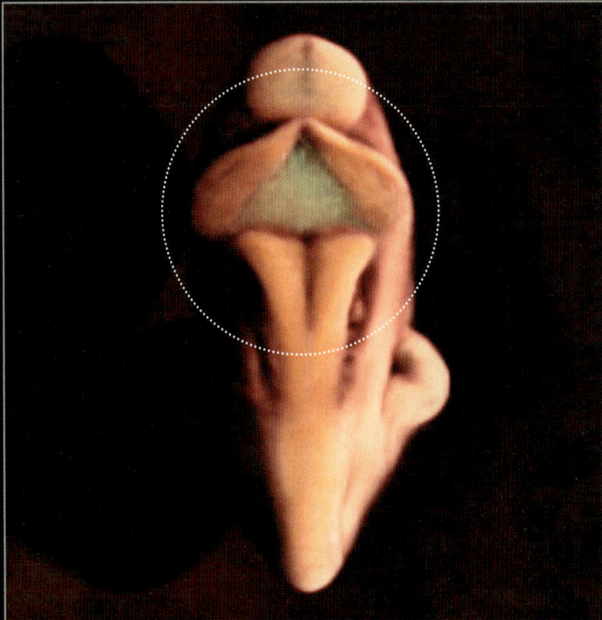

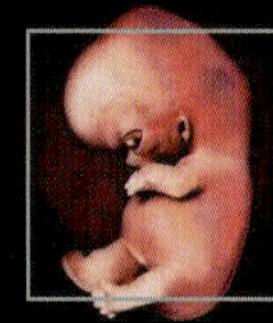

TATSÄCHLICHE GRÖSSE

Sicht von oben auf das Gehirngewebe, das sich über der vierten Hirnkammer (helle Markierung) schließt.

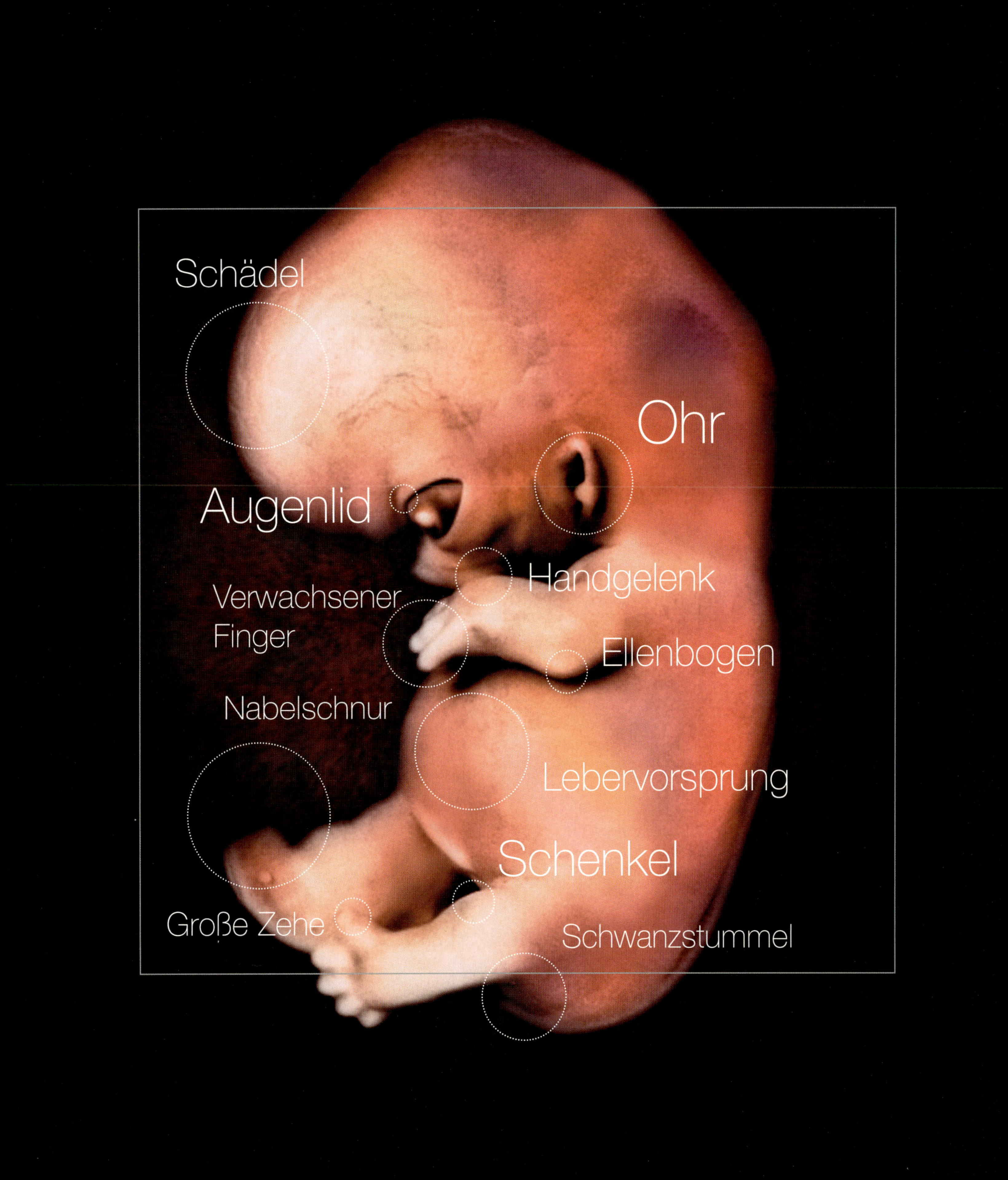
Schädel
Ohr
Augenlid
Handgelenk
Verwachsener Finger
Ellenbogen
Nabelschnur
Lebervorsprung
Schenkel
Große Zehe
Schwanzstummel

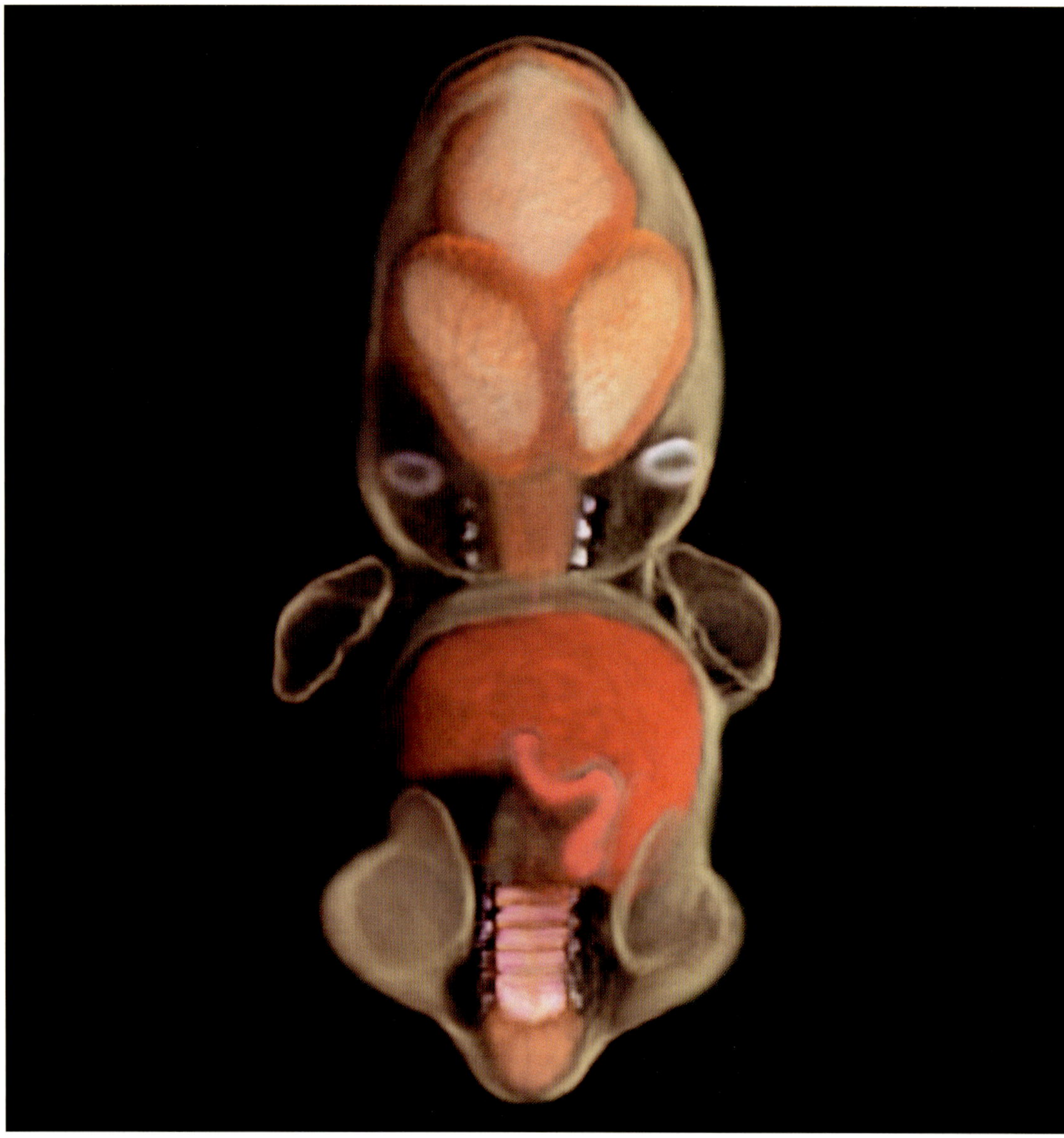

Diese transparente Vorderansicht des Fötus zeigt, wie sich aus dem unteren Teil der Wirbel das untere Rückgrat entwickelt.

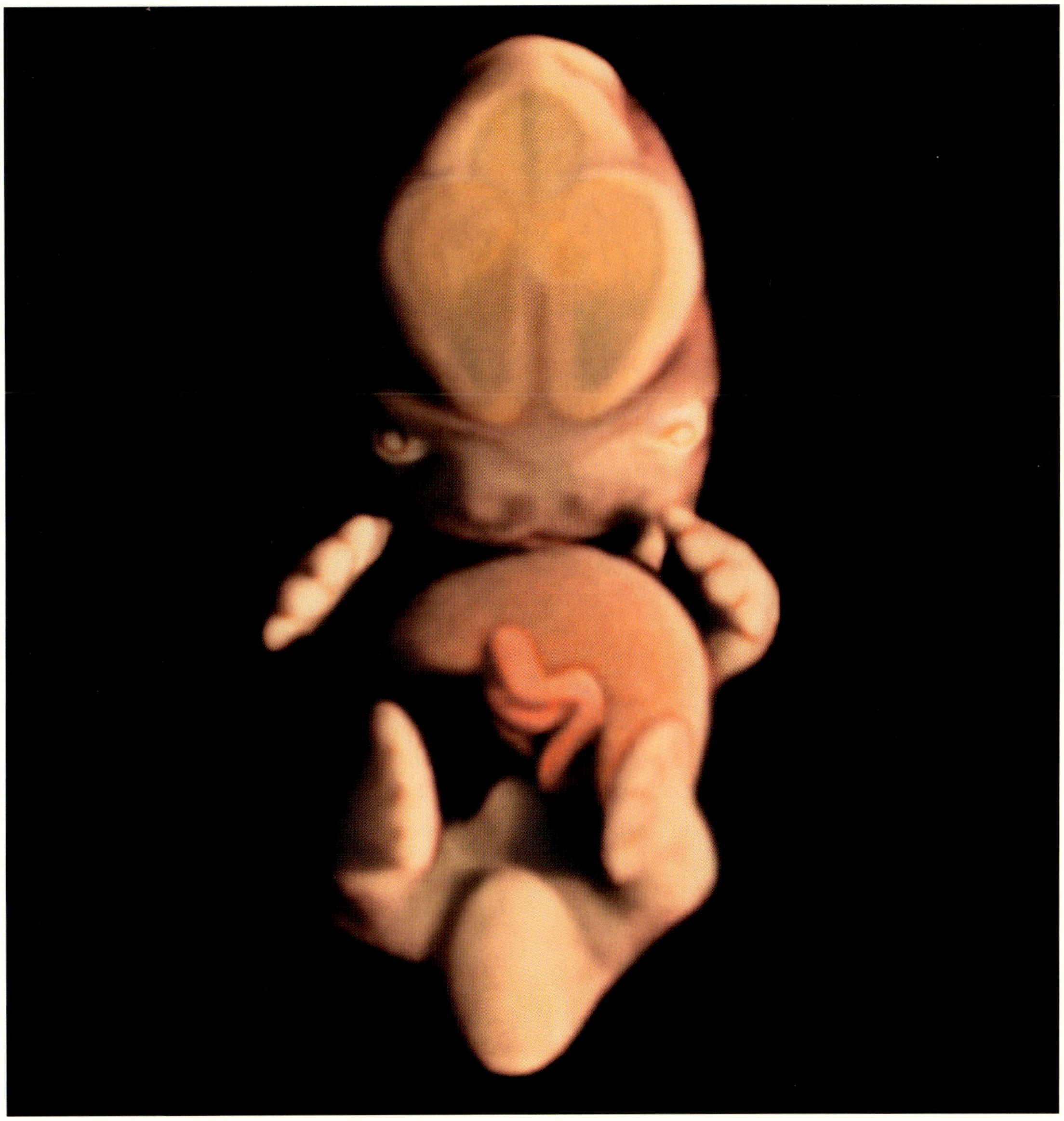

Ein Schwanzstummel ist immer noch vorhanden; die Nasenöffnungen bilden sich allmählich.

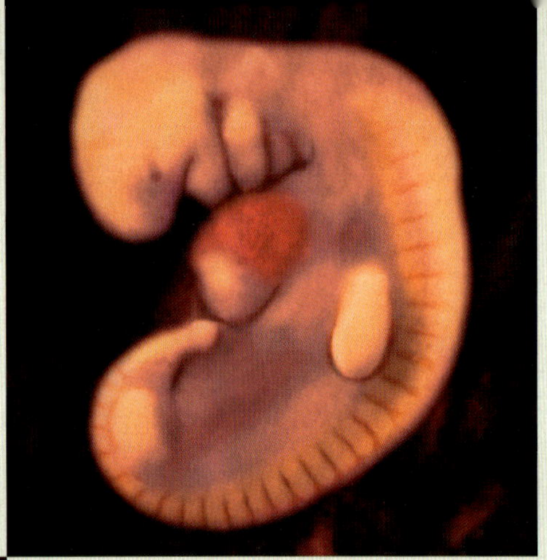

4. WOCHE

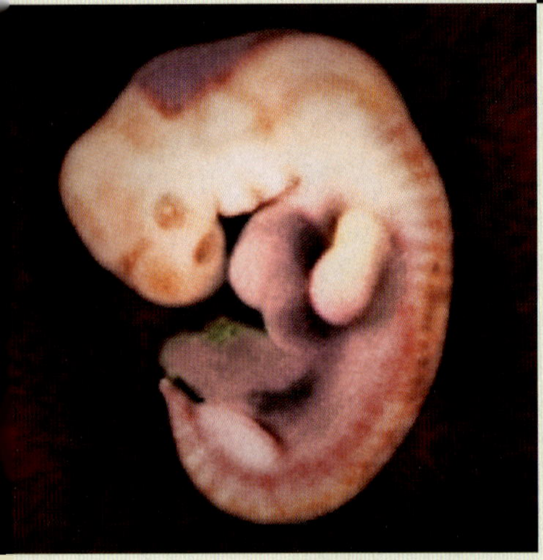

5. WOCHE

In der vierten Woche ähneln die Arme noch Flossen, die Beine werden erkennbar.
In der fünften Woche beginnen sich die Hände zu entwickeln, die Beine sind jetzt paddelähnlich.
In der siebten Woche beugen sich die Arme am Ellenbogen, die Finger sind noch verwachsen, die Zehen werden sichtbar.

HÄNDE

SCHON GANZ AM ANFANG: Rudimentäre Finger sind bereits ab der sechsten Woche zu sehen. Eine Woche darauf sind alle Finger vorhanden, aber noch nicht vollkommen geformt. In den nächsten paar Wochen entfalten sich die Hände. Und die Fingernägel entwickeln sich; der Daumen wächst in eine den anderen Fingern gegenüberliegende Position; an den Fingerspitzen entstehen zarte Rillen zum Greifen. Bis zur 13. Woche ist die Hand – die aus 27, durch ein Flechtwerk aus Bändern zusammengehaltenen Knochen besteht – von ihrer Struktur her komplett ausgebildet. Einen Monat später kann sie schon fest zugreifen, was auf Muskelkraft und Reflexkoordination schließen lässt. Um diese Zeit herum beginnt das Kind mit dem Daumenlutschen, und das oft so gierig, dass manche Kinder bei der Geburt an einem ihrer Daumen Knochenkeimgewebe aufweisen.

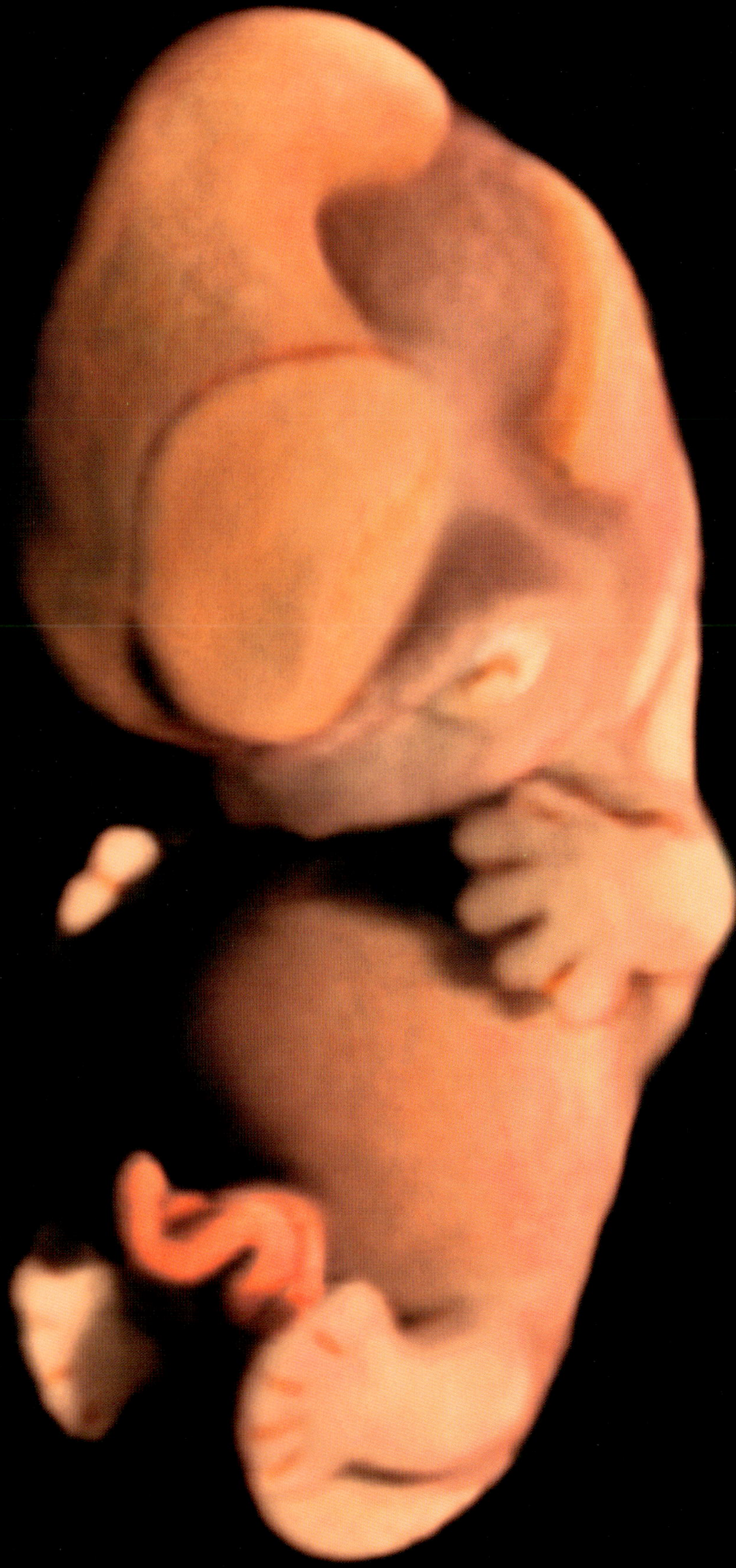

7. WOCHE

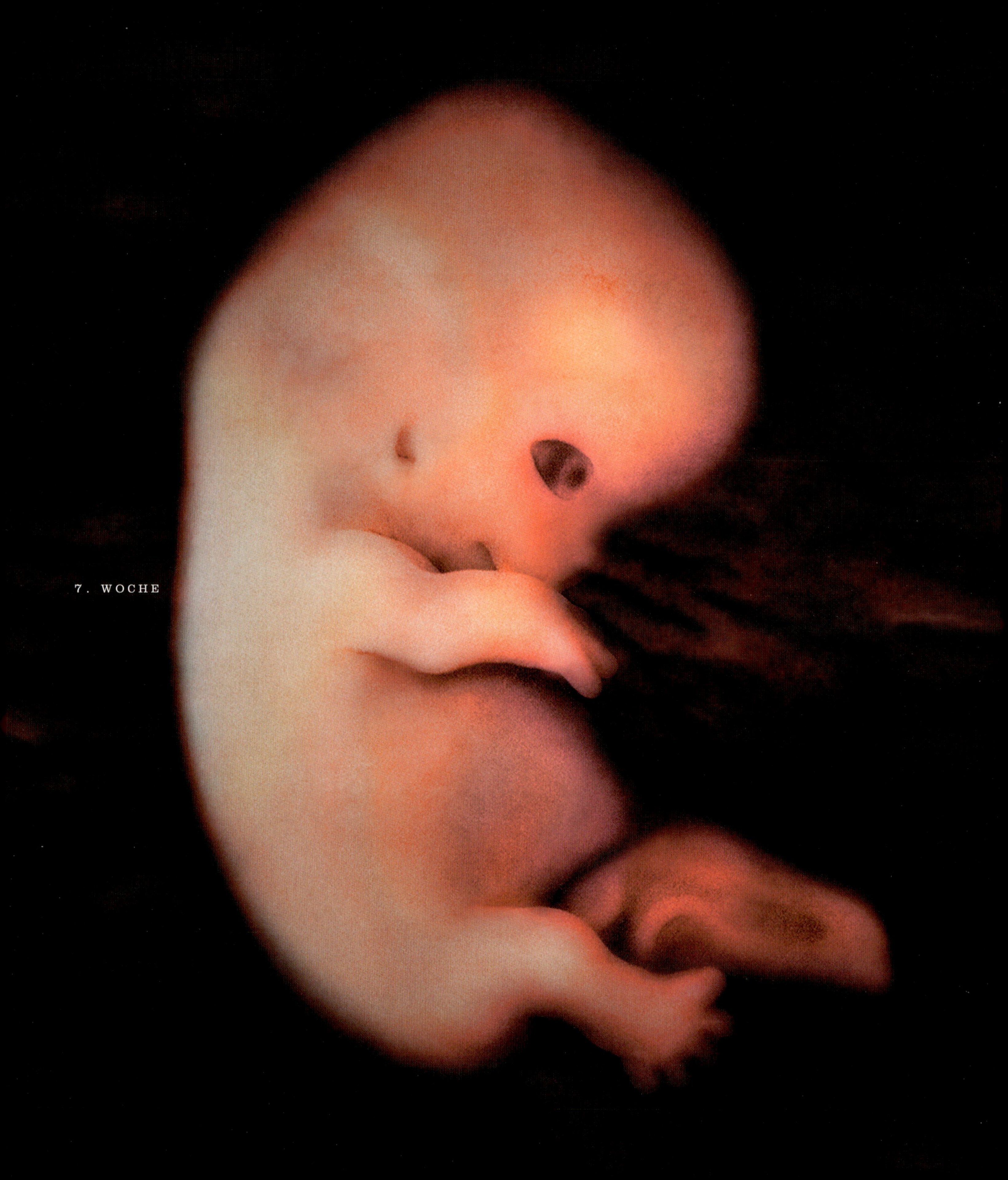

7. WOCHE

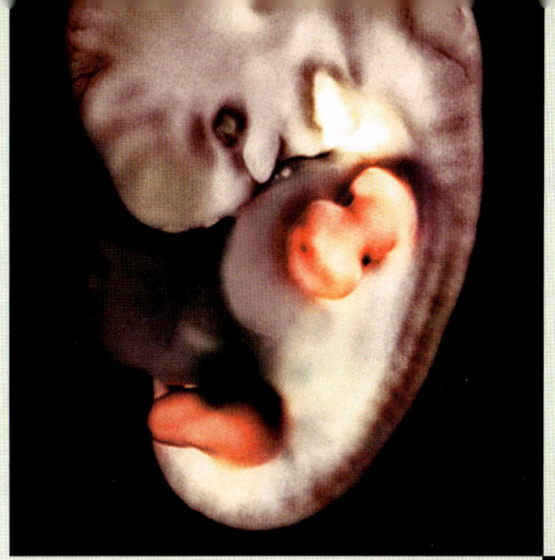

6. WOCHE

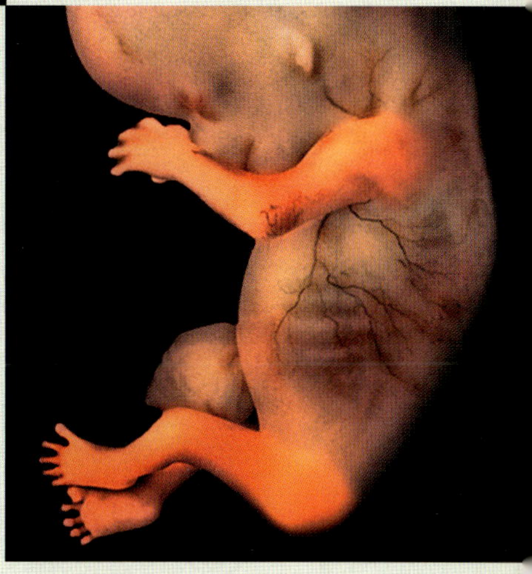

8. WOCHE

EIN KIND ENTSTEHT 07

FÜSSE

AUF ZWEI FÜSSEN: Knochen sind aktive lebende Gewebe und kein Körperteil besitzt mehr davon als der Fuß – 26 sind es in jedem, die von starken, fadenförmigen Bindegewebsfasern zusammengehalten werden. Etwa um die sechste Woche sind die Füße des Kindes paddelähnliche Platten an der Spitze der Beinknospen. (Die Natur bildet die Fortsätze in der Reihenfolge, in der sie gebraucht werden, und da das Baby zuerst nach Gegenständen greift und sie hält und dann erst zu laufen beginnt, entwickeln sich die Füße etwa eine Woche später als die Hände.) Bis zur 13. Woche haben sich Zehen und Fersen gebildet und die Skelettstruktur ist an Ort und Stelle. Der Fuß – ein Wunderwerk an Design – ist ein elastischer Bogen, der bei Belastung flach wird und seine gebogene Form erst wieder annimmt, wenn man ihn anhebt. Das verhilft uns Menschen zu unserer einzigartigen Gehweise: Wir schreiten voran, indem wir in aufrechter Haltung unsere Beine nach vorn und hinten schwingen.

Sechste Woche: Finger und Füße bilden sich allmählich..
Siebte Woche: Finger und Zehen sind deutlich zu erkennen und lang gestreckt.
Achte Woche: Die Ellenbogen sind angewinkelt, Arme und Beine sind ausgeprägter.

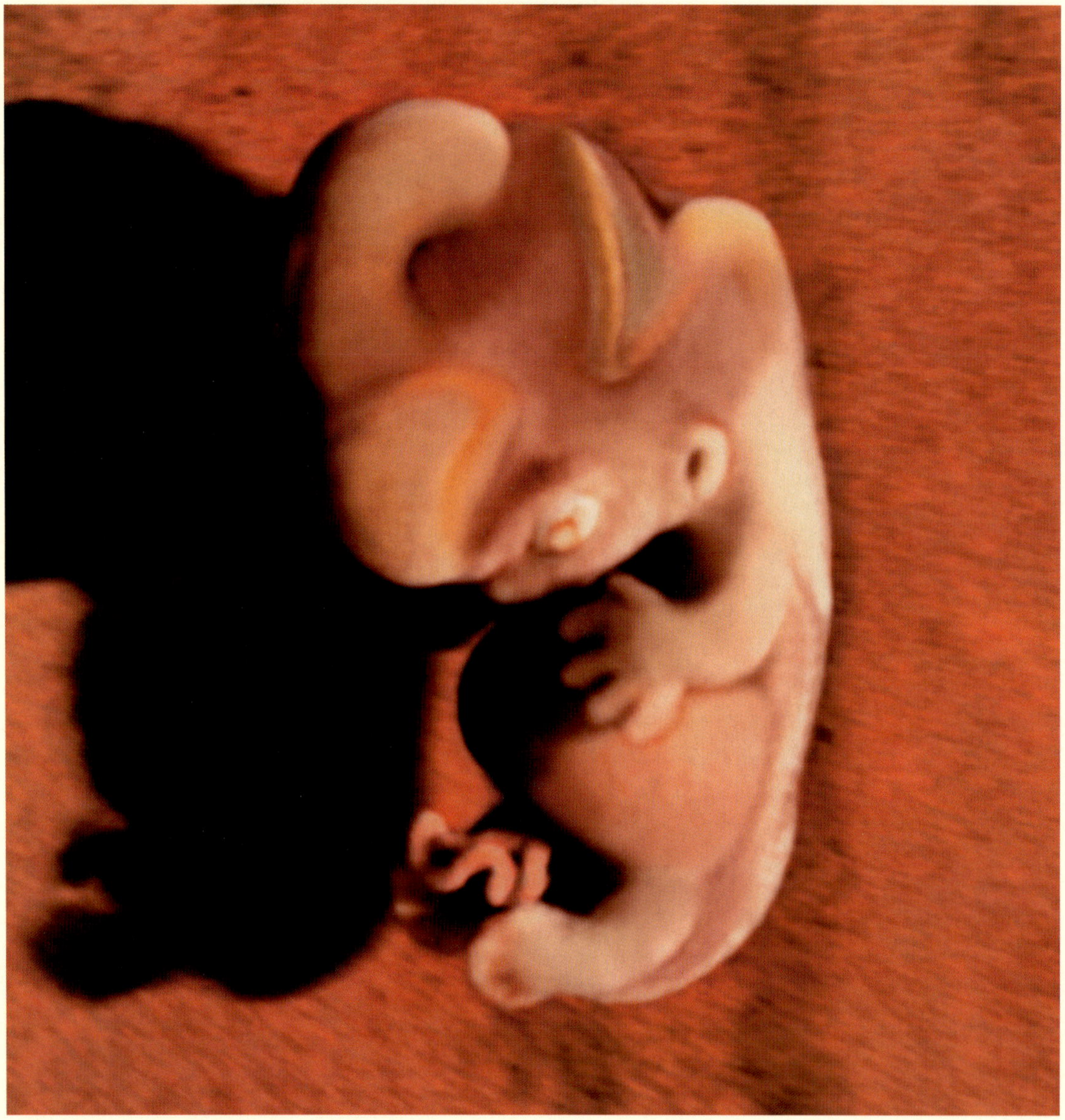

Die Hände entwickeln sich weitaus schneller als die Füße.

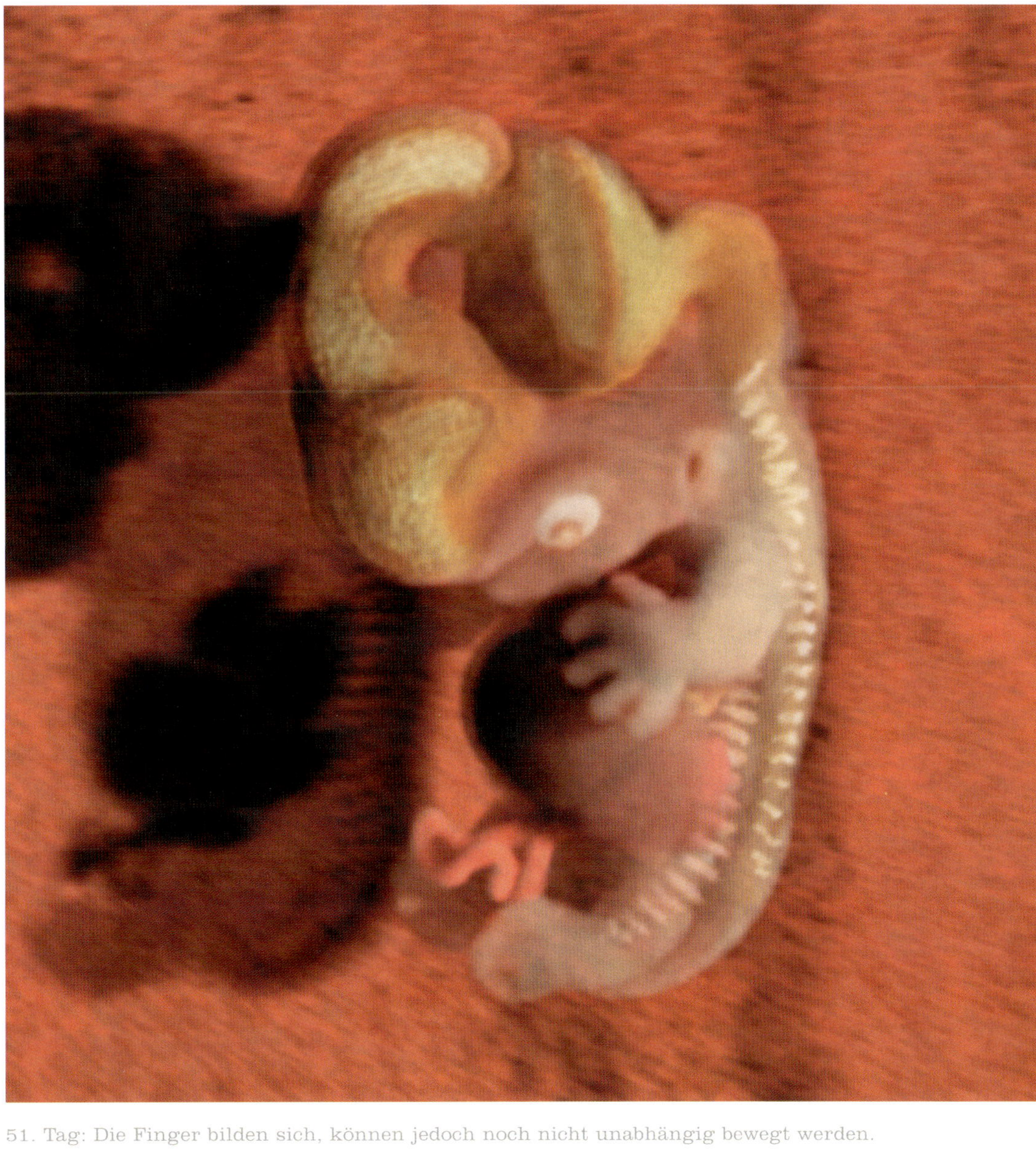

51. Tag: Die Finger bilden sich, können jedoch noch nicht unabhängig bewegt werden.

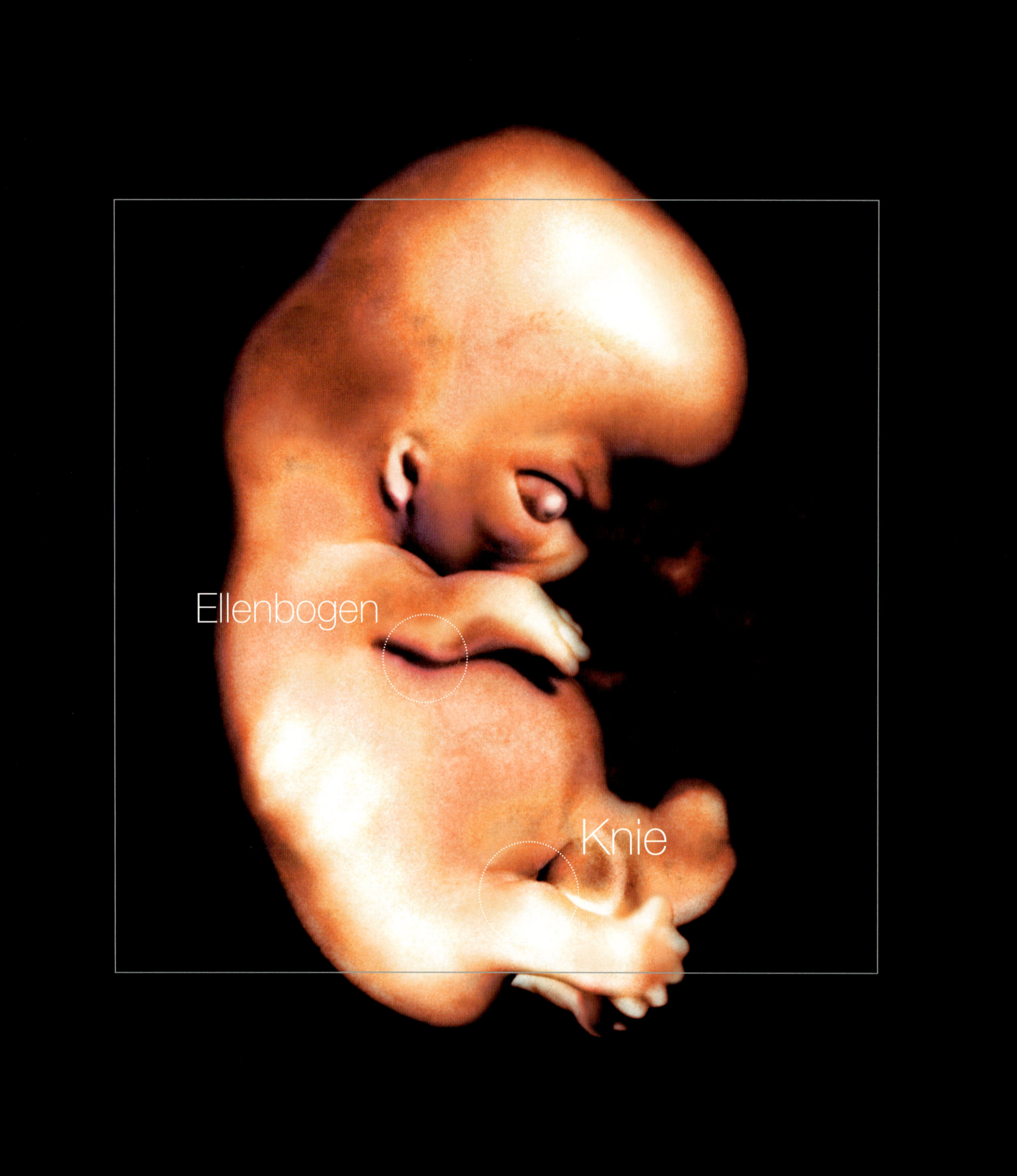
Ellenbogen
Knie

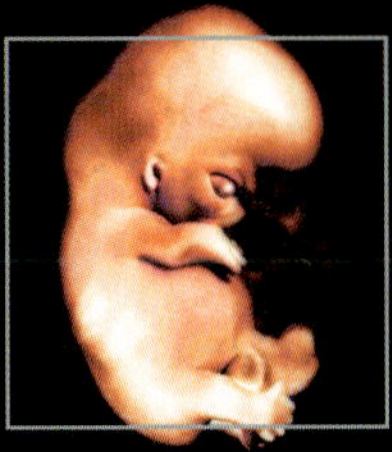

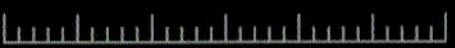

TATSÄCHLICHE
GRÖSSE: 26,0 MM

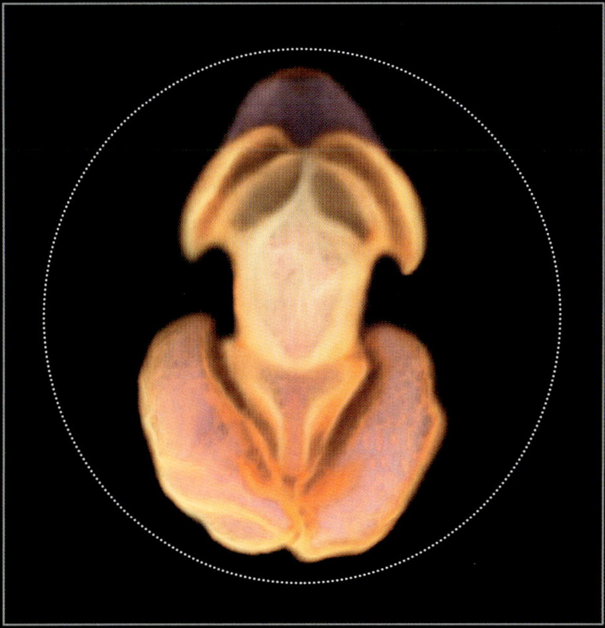

ANSICHT DES GEHIRNS

Unten befindet sich die Gehirnhemisphäre, aus der sich die linke und rechte Gehirnhälfte entwickeln. Der schmale mittlere Abschnitt ist das Mittelhirn, das sich aus mehreren Bestandteilen – u. a. dem späteren Thalamus – zusammensetzt. Der Thalamus ähnelt einer Schaltstelle, die Sinnesreize vom Rückenmark und Mittelhirn empfängt, auswertet und an die Hirnrinde und das Gehirn weiterleitet. Aus den beiden halbmondförmigen Flügeln bildet sich schließlich das Kleinhirn, auch Cerebellum genannt, das mit anderen Bereichen des Gehirns und dem Rückenmark in Verbindung steht. Es ermöglicht fließende, präzise Bewegungen, steuert Gleichgewicht und Körperhaltung und ist auch für die Sprache zuständig. Die Spitze bildet das Stammhirn, auch Truncus encephali genannt, das die Verbindung zum Rückenmark gewährleistet.

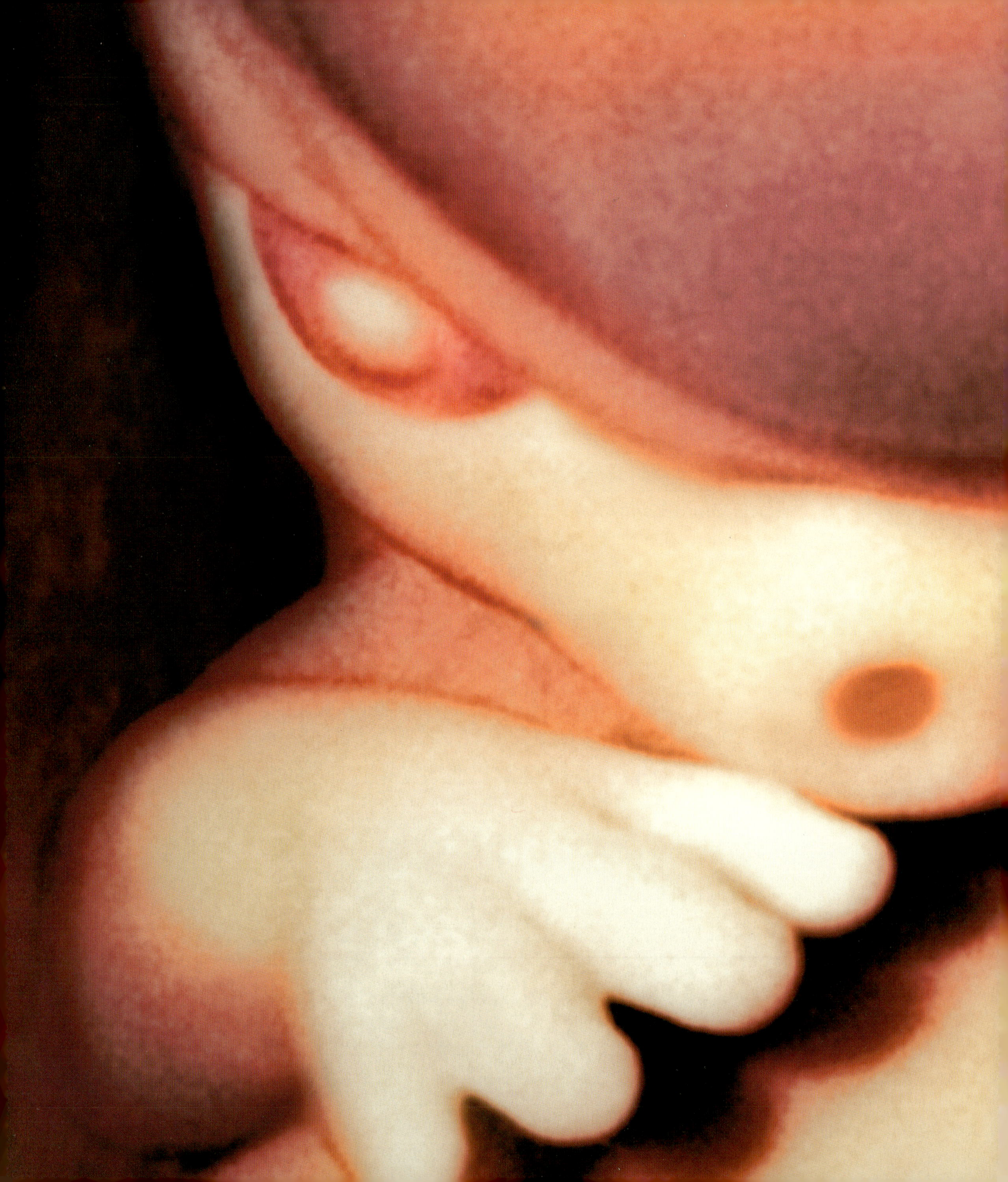

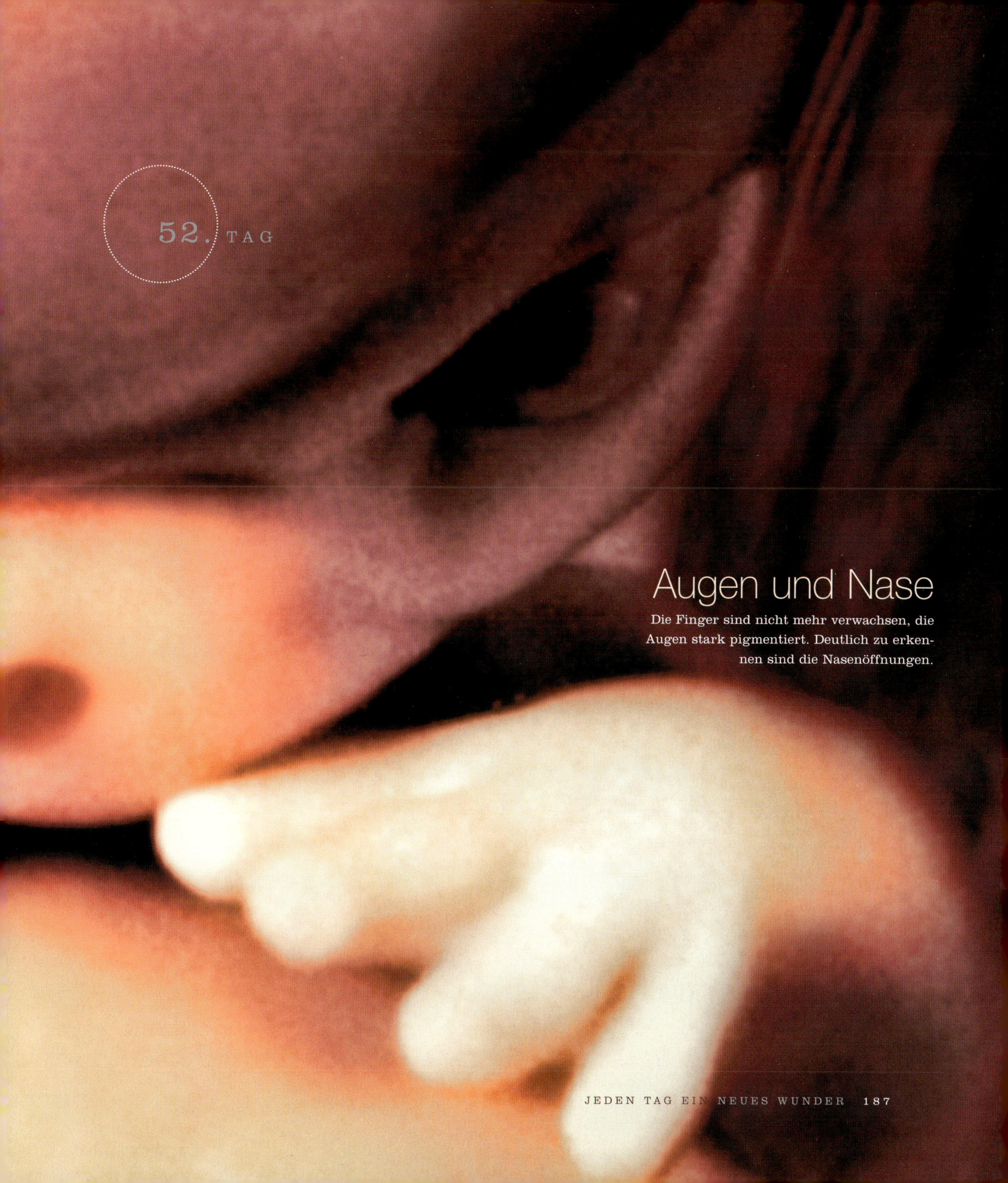

52. TAG

Augen und Nase

Die Finger sind nicht mehr verwachsen, die Augen stark pigmentiert. Deutlich zu erkennen sind die Nasenöffnungen.

52. TAG

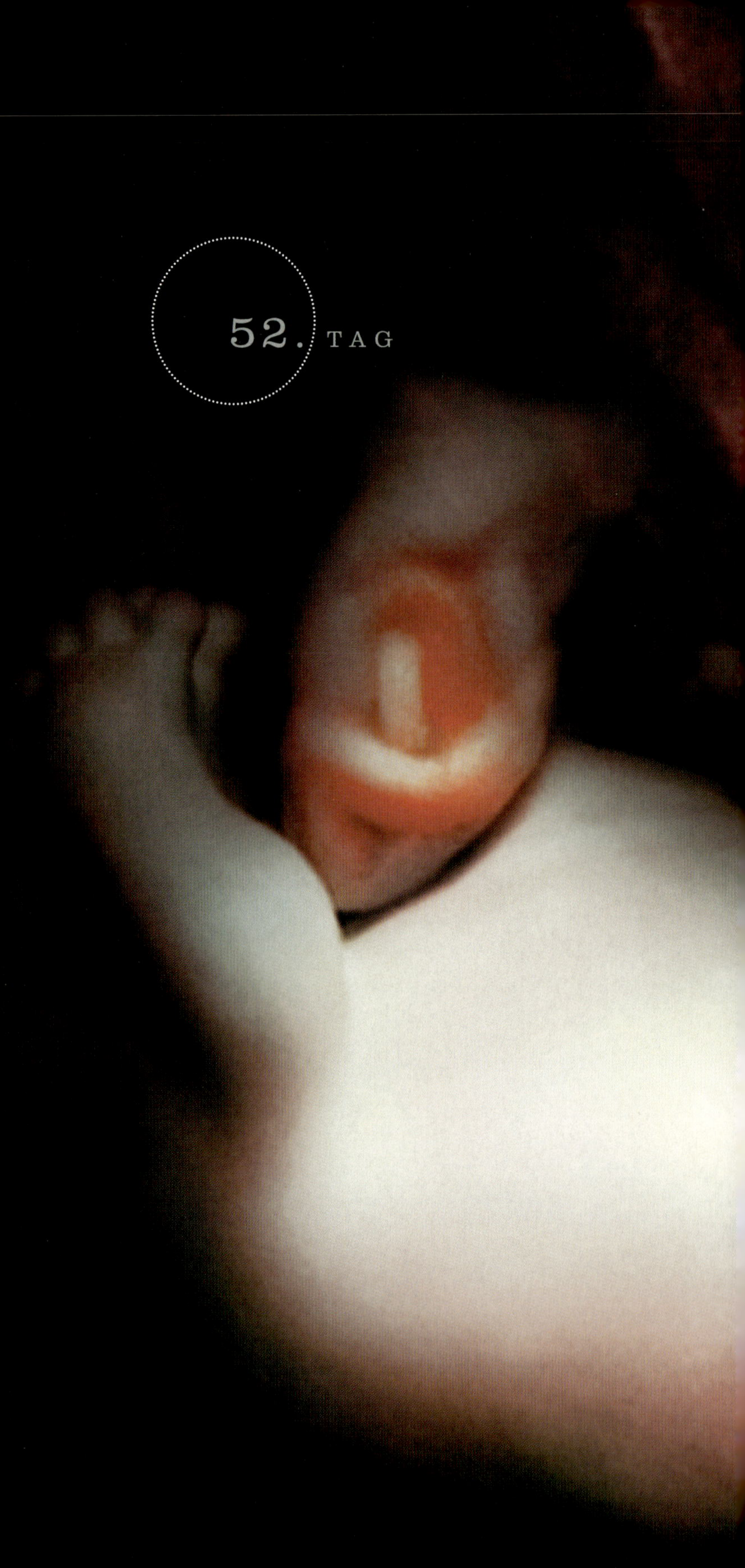

Schädel

Jetzt bilden sich die Kopfplatten deutlich heraus. Die Augen liegen immer noch seitlich vom Kopf, wandern aber immer mehr zur Mitte, je größer der Kopf wird.

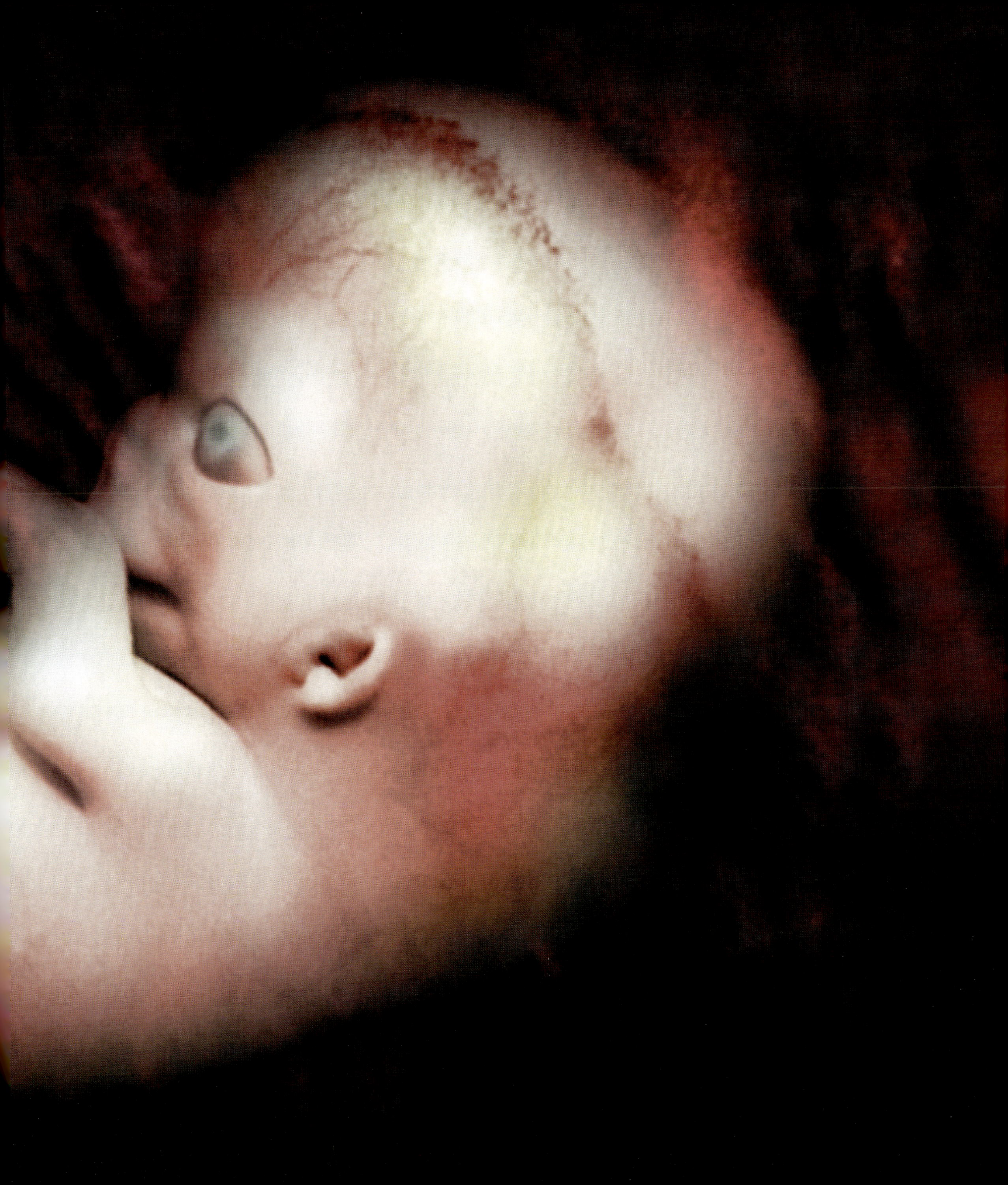

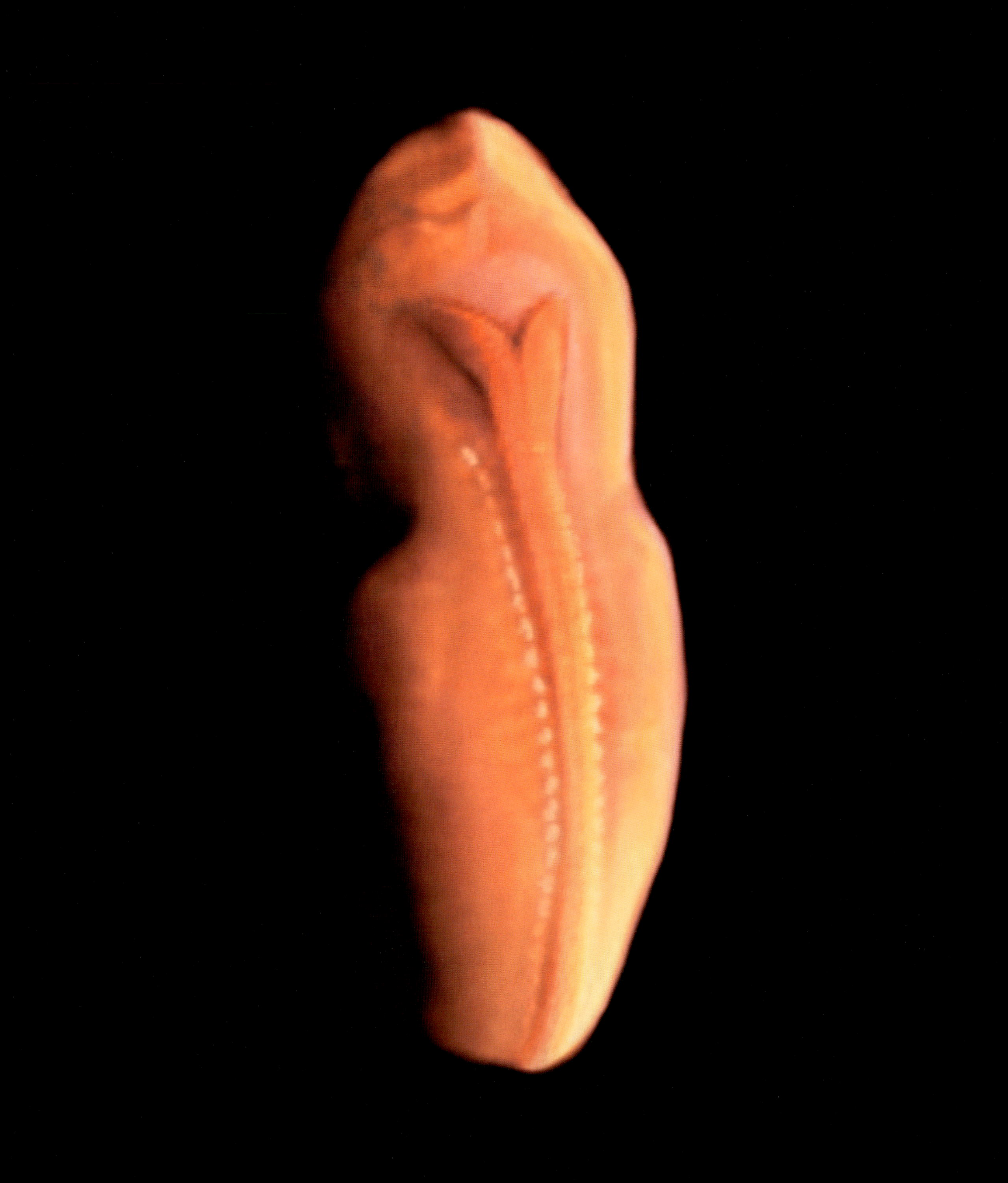

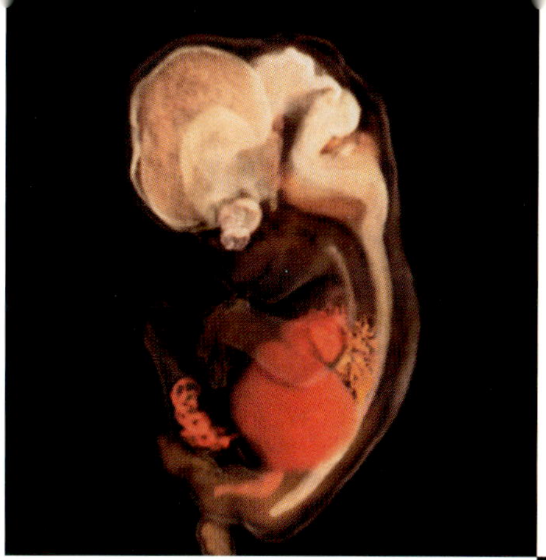

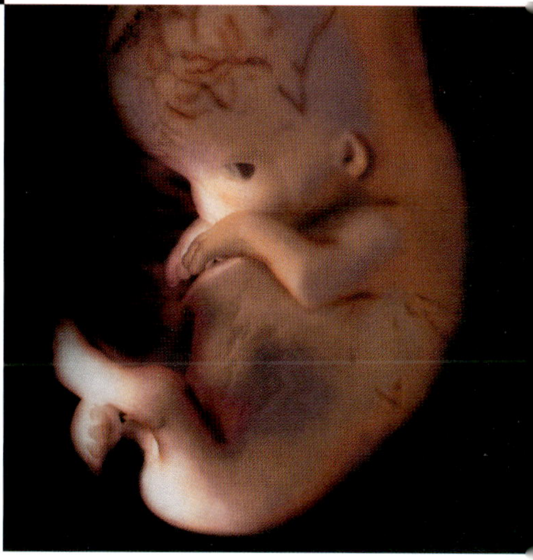

STETER WANDEL

WENN SICH DIE AUGEN von der Seite zur Mitte des Kopfes bewegt haben, wachsen sehr schnell Hautfalten über die Hornhaut, die sie schützen sollen. Auch die übrigen Gesichtsspalten werden von Haut überzogen und lassen das Gesicht glatter aussehen. Außenohr und Nase sind beinahe vollständig ausgebildet, so dass das Gesicht nun unverkennbar menschliche Züge aufweist, obwohl die Kiefer noch nicht voll entwickelt sind.

Die Einteilung des Herzens, die in der fünften Woche begann, geht weiter, während die komplizierte Architektur aus Kammern, Kanälen, Leitungen und Umleitungen angelegt wird. In der Zwischenzeit haben die wichtigsten Blutgefäße im Körper ihre endgültige Form angenommen.

Der Embryo hat die uns vertraute fötale Position eingenommen: Der Kopf wird aufrechter gehalten; die Arme liegen verschränkt über dem gewölbten mittleren Abschnitt; die Beine sind lang gestreckt und liegen übereinander.

54. TAG

Embryo am 54. Tag

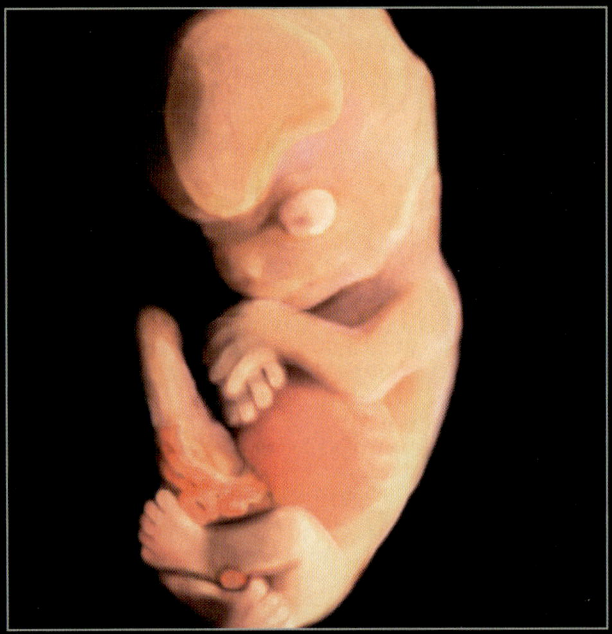

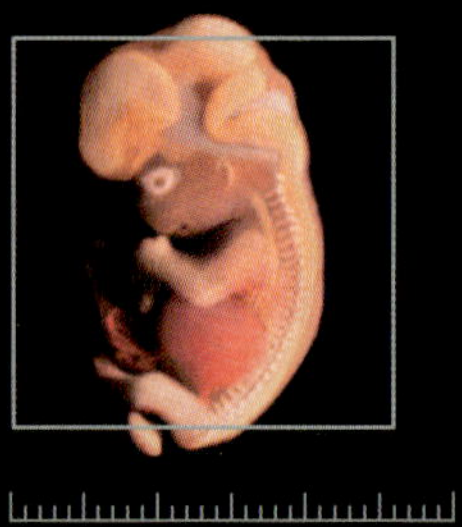

TATSÄCHLICHE GRÖSSE: 26,0 MM

GEHIRN

Proportional gesehen nehmen Gehirn und zentrales Nervensystem einen viel kleineren Teil der Körpermasse ein. Das embryonale Gehirn muss noch die Windungen und Falten ausbilden, die im Gehirn eines erwachsenen Menschen vorhanden sind.

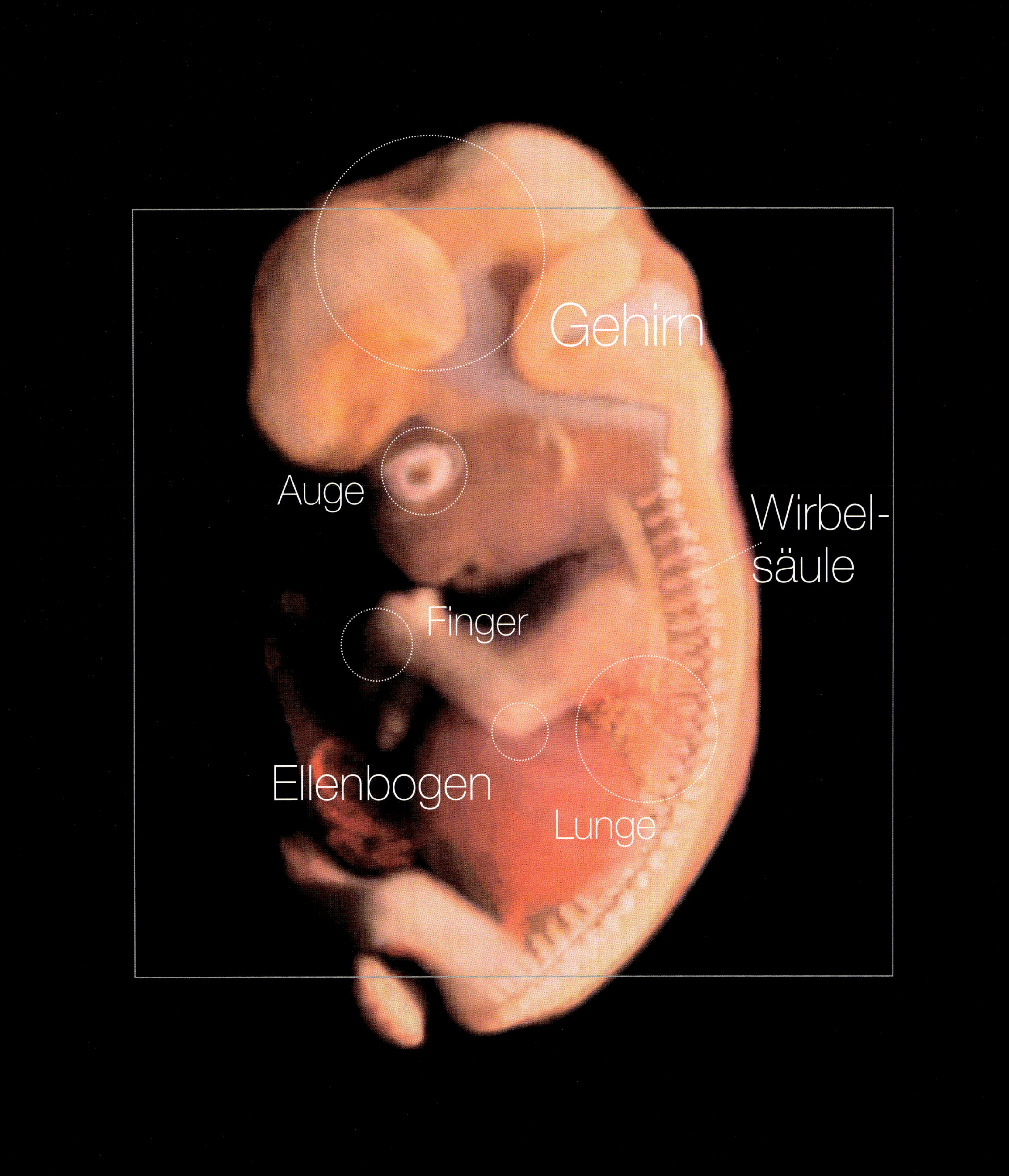
Gehirn
Auge
Wirbel-
säule
Finger
Ellenbogen
Lunge

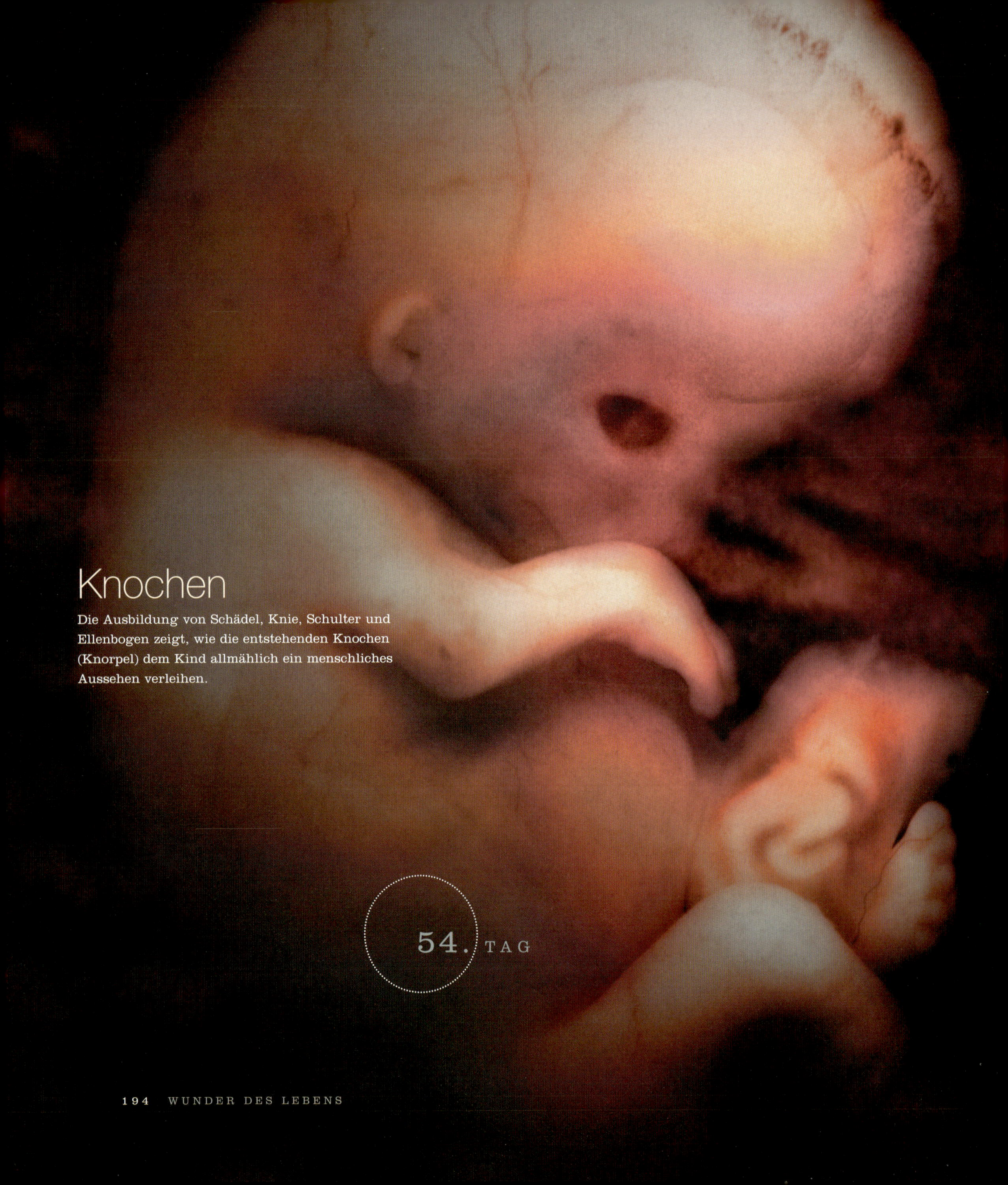

Knochen

Die Ausbildung von Schädel, Knie, Schulter und Ellenbogen zeigt, wie die entstehenden Knochen (Knorpel) dem Kind allmählich ein menschliches Aussehen verleihen.

54. TAG

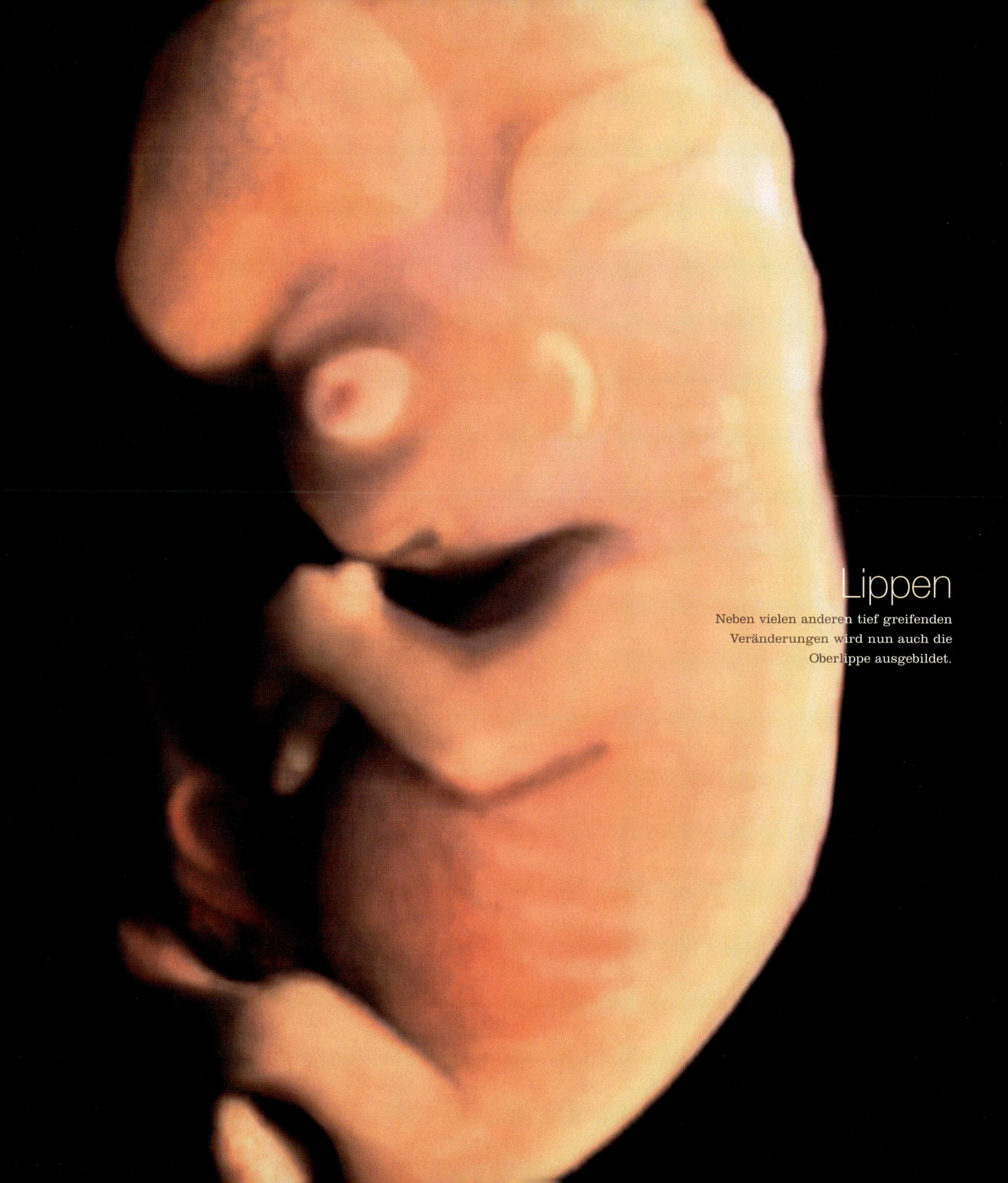

Lippen

Neben vielen anderen tief greifenden Veränderungen wird nun auch die Oberlippe ausgebildet.

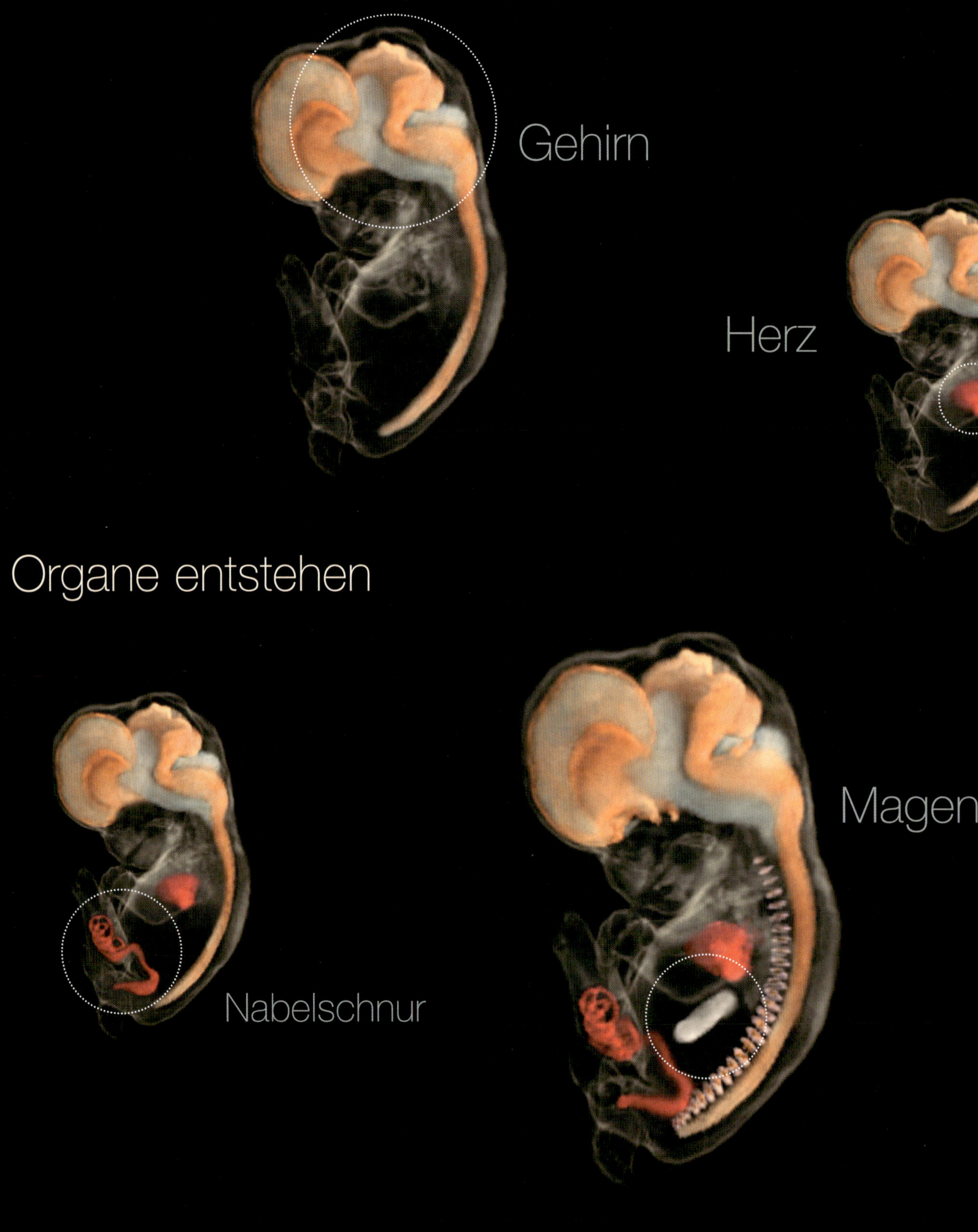
Gehirn
Herz
Organe entstehen
Magen
Nabelschnur

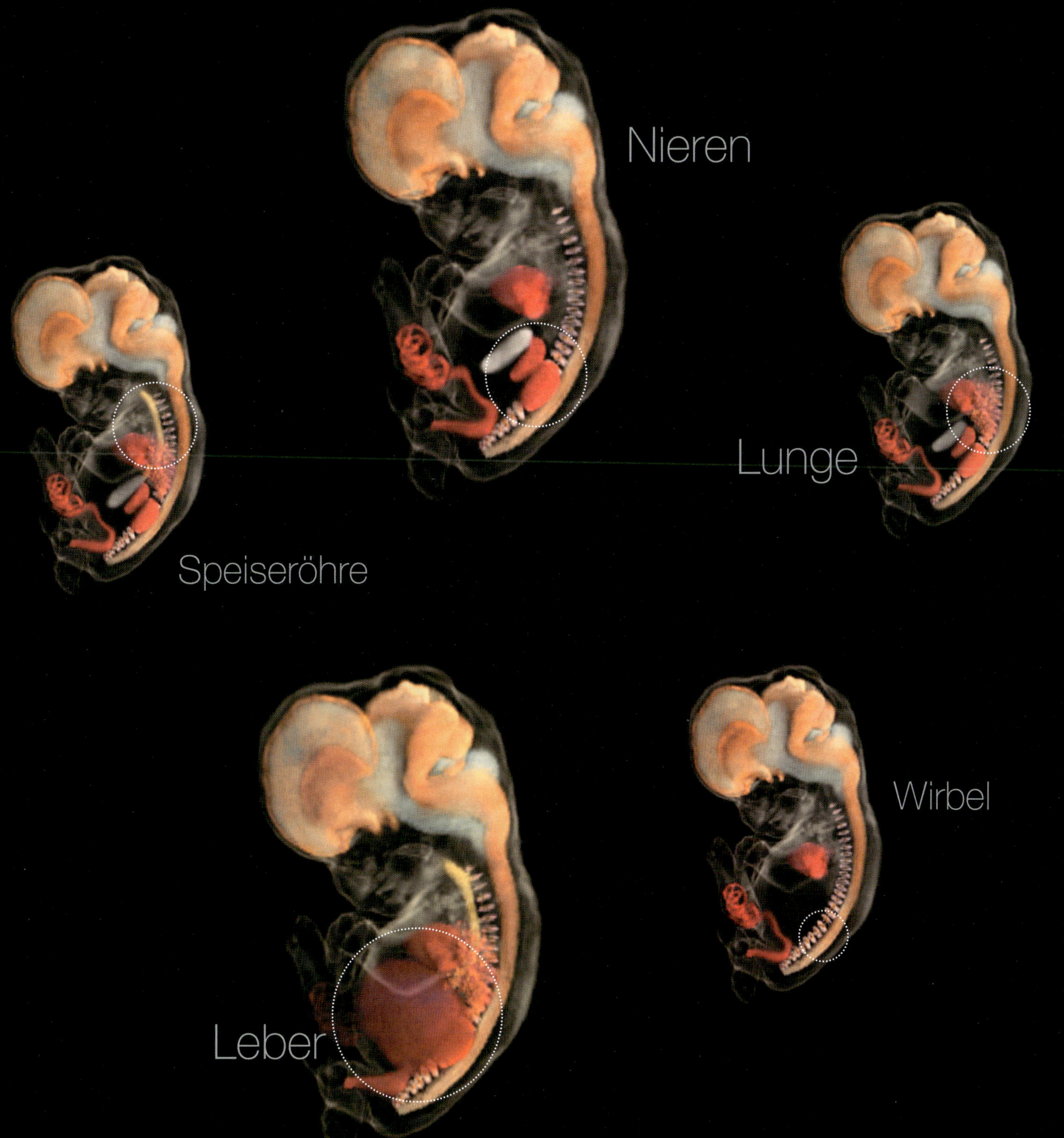
Nieren
Lunge
Speiseröhre
Wirbel
Leber

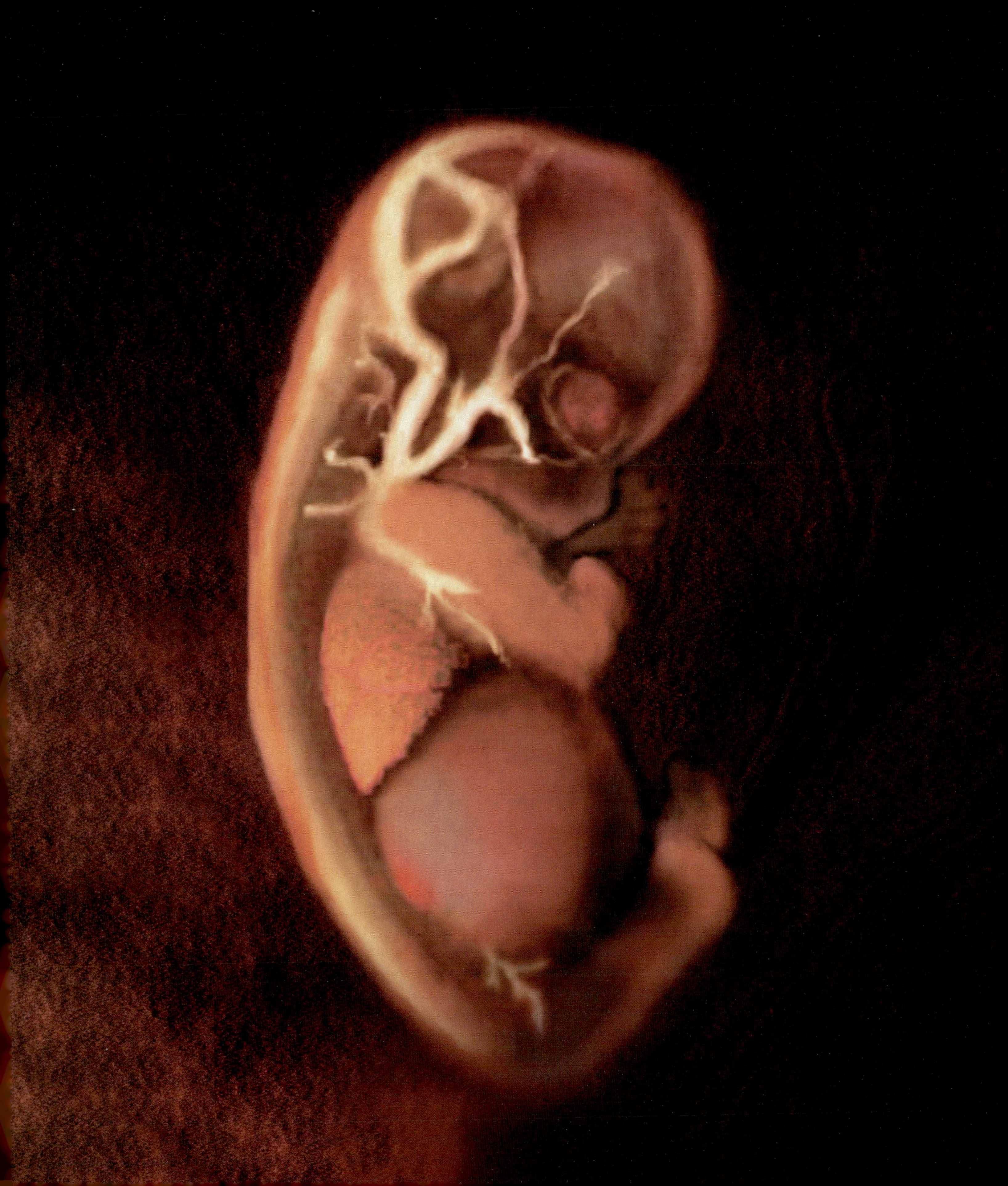

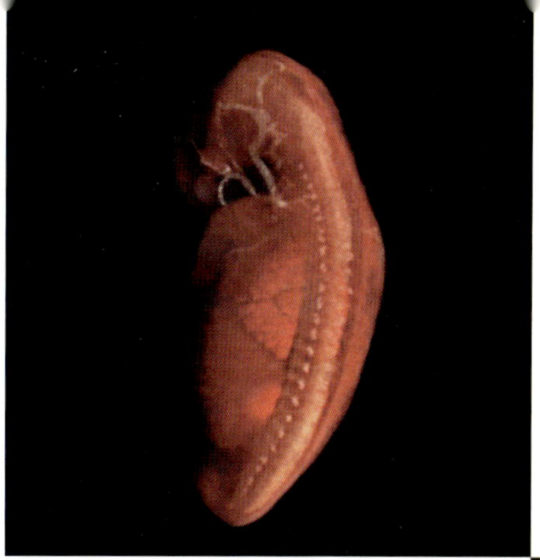

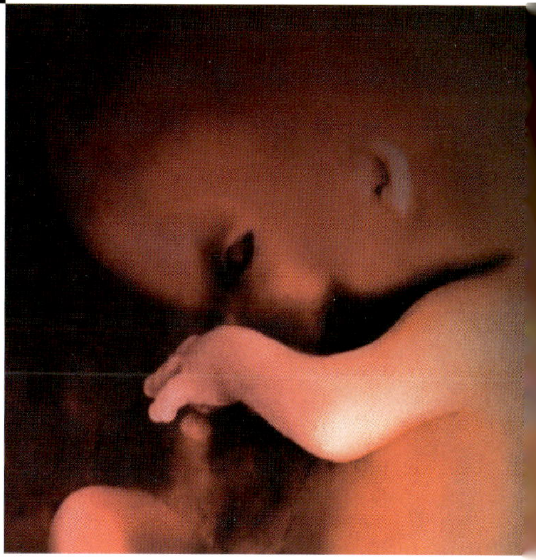

EIN BEDEUTSAMER ABSCHNITT

ALLES BEFINDET SICH AN ORT UND STELLE: Mit seiner Größe von etwa 2,5 cm vom Kopf bis zum Gesäß und einem Gewicht von ca. 2,2 Gramm ist der Embryo noch lange nicht voll ausgebildet. Alle Körpersysteme befinden sich an ihrem Platz und sind funktionsfähig. Vom Aufbau her ist der Organismus mehr oder weniger vollständig. Im Mund entwickeln sich die Geschmacksknospen. Das Zwerchfell entsteht und trennt Herz und Lunge von den Eingeweiden. Die Energieleistung entspricht zwar nur zu einem Fünftel der eines Erwachsenen, doch das Herz ist voll funktionsfähig. Die Lungen weisen Lappen auf und verzweigen sich in unzählige Kanälchen.

Ein bedeutsamer Abschnitt wurde erreicht. All die zahllosen Teile des Körpers – Zellen, Gewebe, Organe, Systeme – haben sich differenziert. Nun beginnt der komplexe Prozess, dass sie untereinander in Verbindung stehen und interagieren und damit eine funktionierende Einheit – ein aktiver menschlicher Fötus – entsteht.

Der Kopf ist rundlich, die Ohren stärker ausgeprägt und die Wirbelsäule gegliedert.

◄ Gegenüber: Nach 56 Tagen ist die Lunge bereits gut entwickelt.

56. TAG

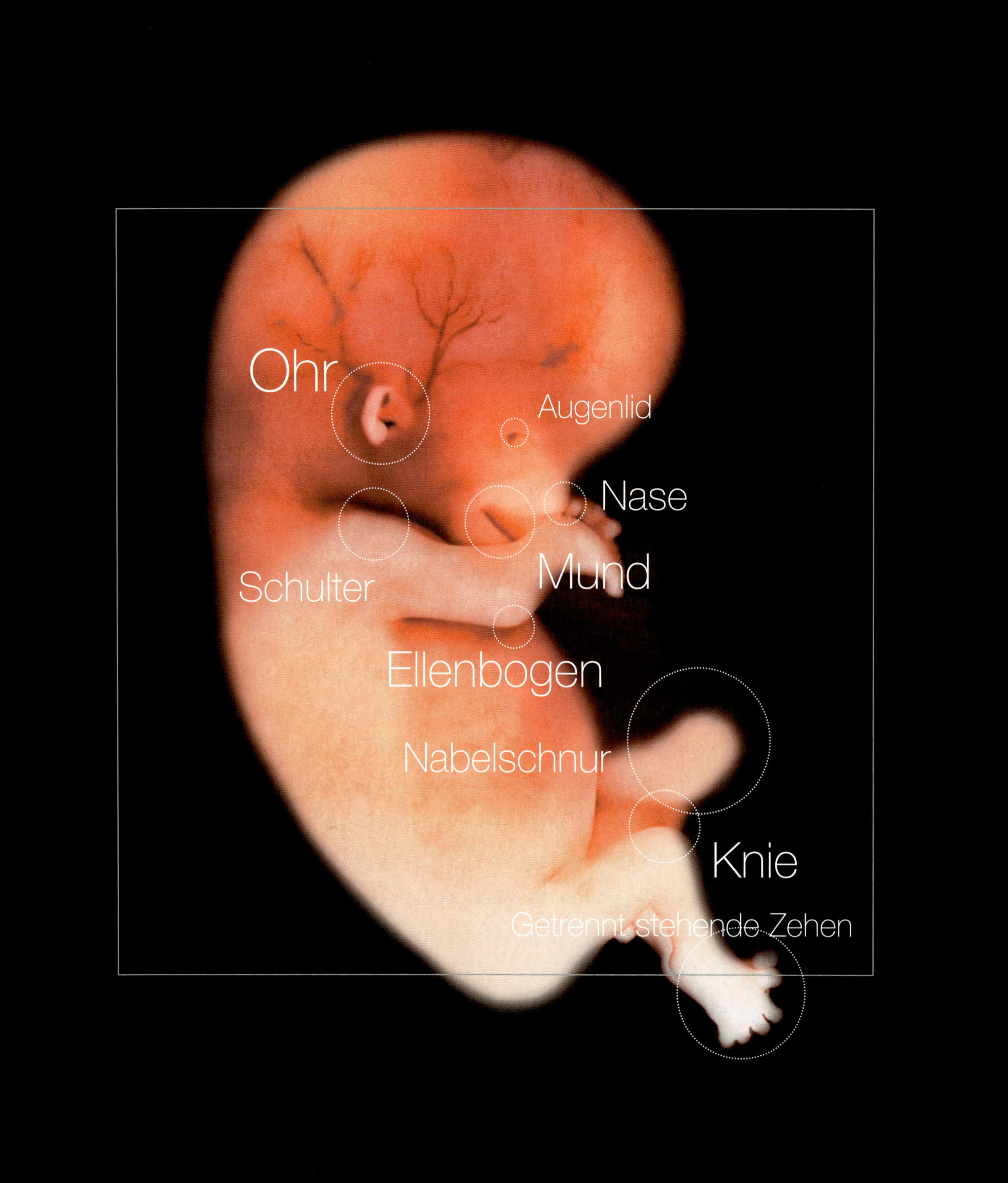

Ohr
Augenlid
Nase
Schulter
Mund
Ellenbogen
Nabelschnur
Knie
Getrennt stehende Zehen

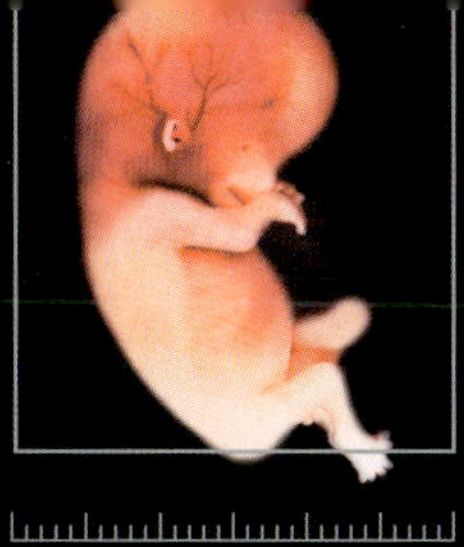

TATSÄCHLICHE GRÖSSE:
30,0 MM

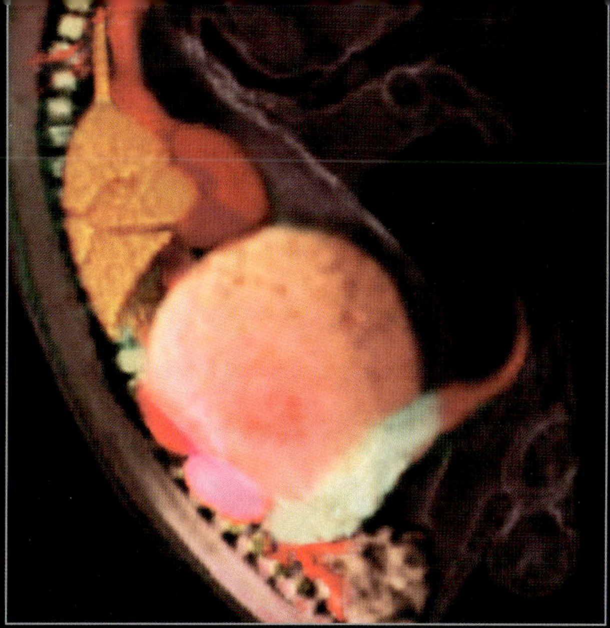

ORGANE
Alle Organe sind klar definiert und an Ort und Stelle. Der Darm wandert aus der Nabelschnur in die Körperhöhle des Embryos.

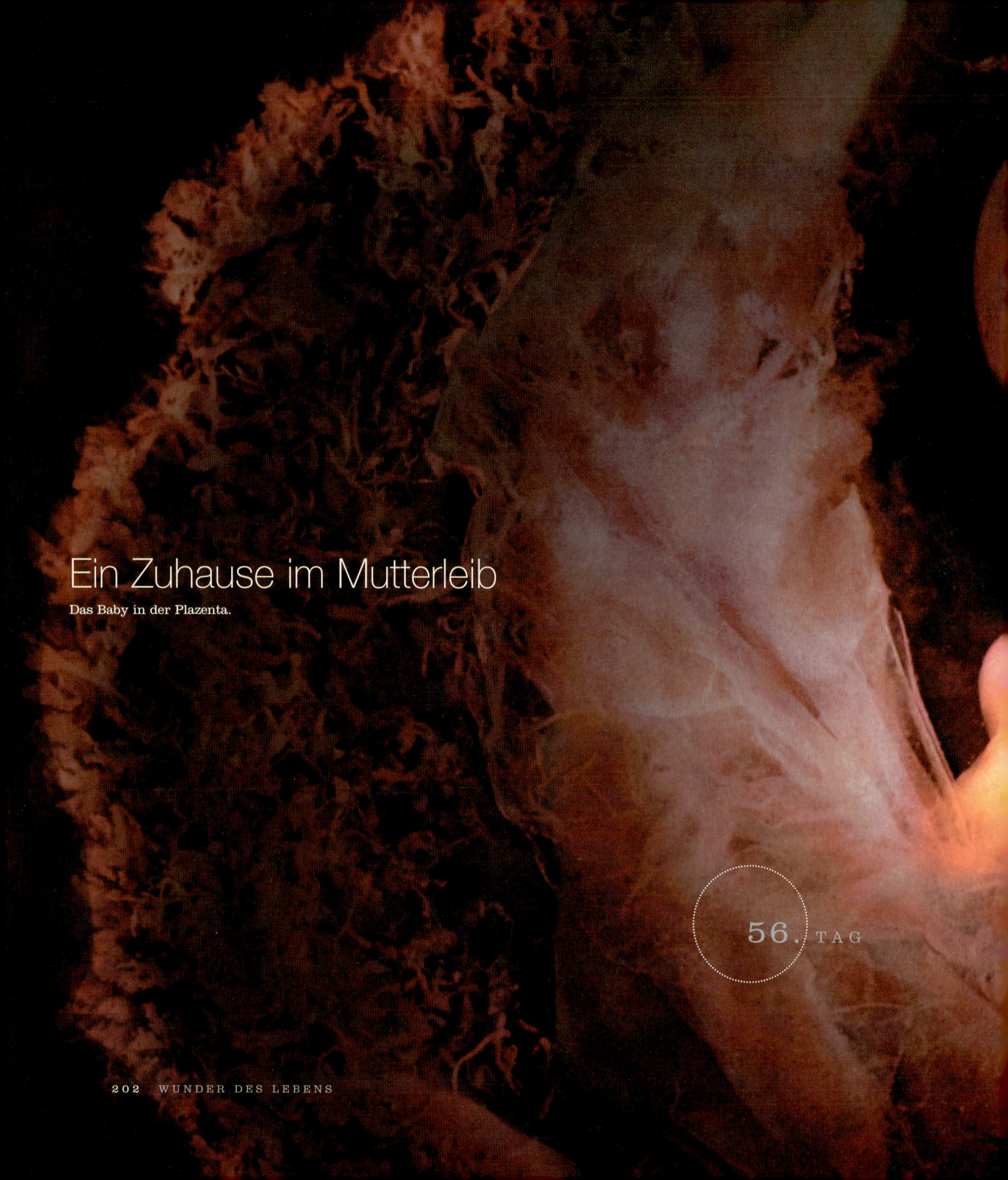

Ein Zuhause im Mutterleib

Das Baby in der Plazenta.

56. TAG

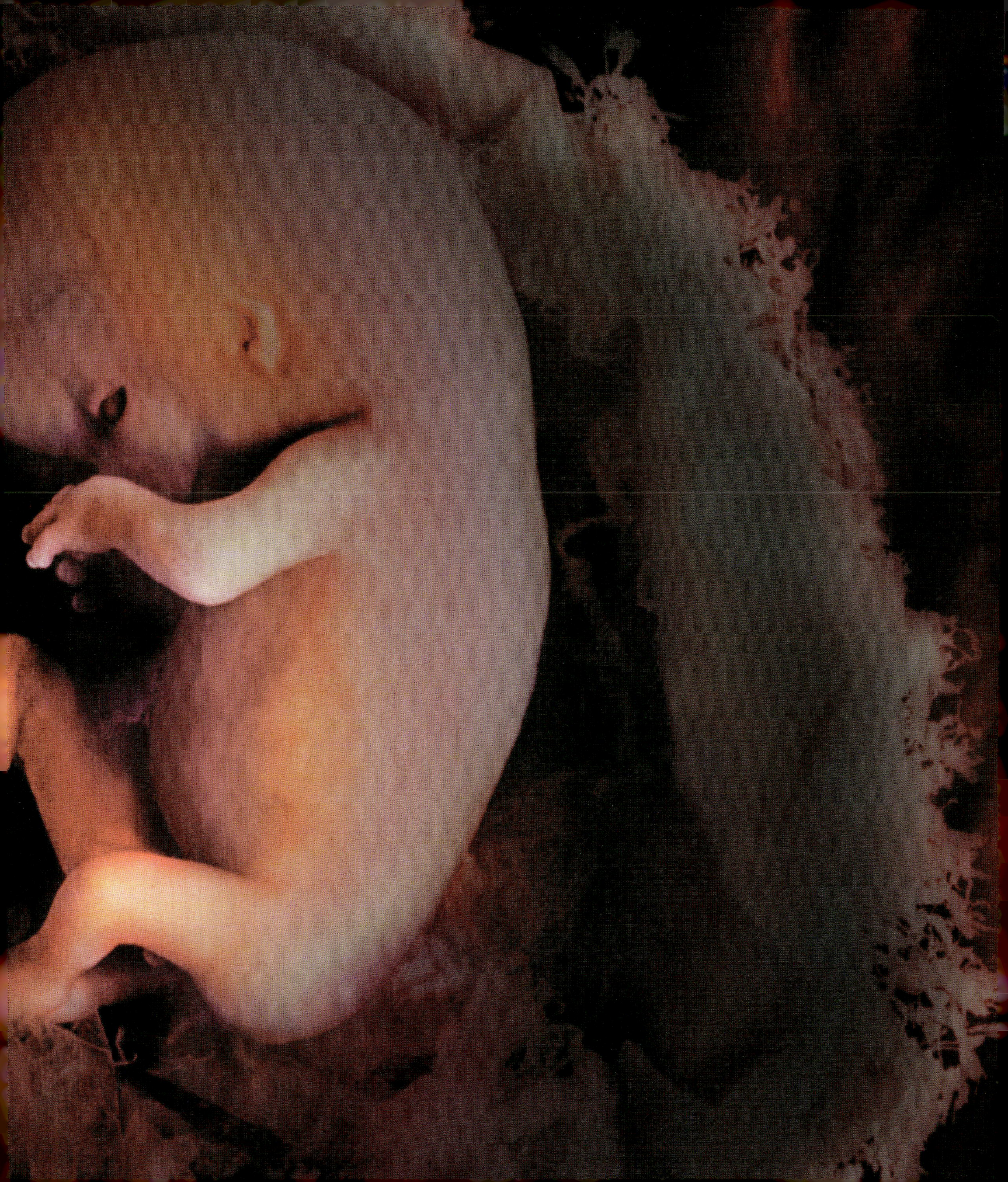

LEBER

ERSATZFUNKTION: Die Natur ist ganz besonders erfinderisch. Sie ersinnt hervorragend angepasste anatomische Strukturen. Sie versteht es überdies meisterhaft, mit dem auszukommen, was zur Verfügung steht. Die Leber ist das größte und komplexeste Drüsenorgan des Körpers, eine Chemiefabrik, in der die verdauten Proteine und Fette in zahlreiche, lebensnotwendige Stoffe umgewandelt werden. Da es jedoch vor der Geburt nichts zu verdauen gibt, übernimmt die embryonale Leber vorübergehend eine Ersatzfunktion: Sie produziert rote Blutzellen am laufenden Band, bis das Blutkörperchen erzeugende Mark gebildet werden kann.

ERWACHSENER MENSCH

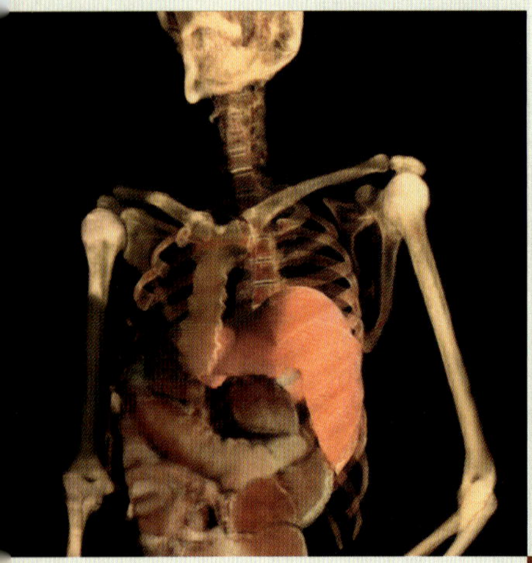

14. WOCHE

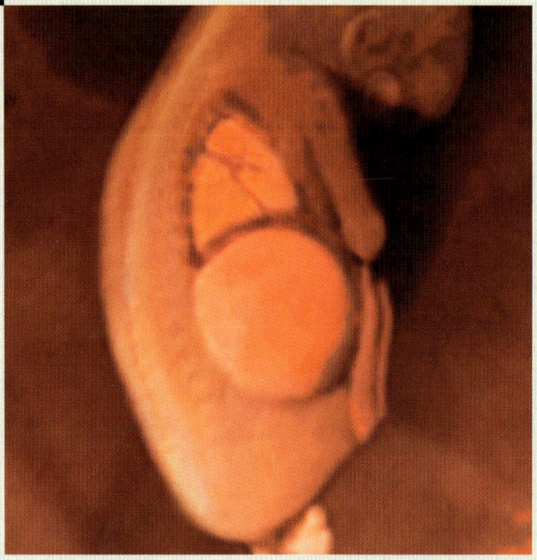

Gegenüber: Die Leber (pinkfarben) ist während der Schwangerschaft für die Produktion von roten und weißen Blutkörperchen verantwortlich. Diese Funktion lässt in den beiden letzten Monaten allmählich nach. In der zehnten Woche macht die Leber zehn Prozent des gesamten Körpergewichts aus, bei der Geburt sind es immerhin noch fünf Prozent.

Links: Beim erwachsenen Menschen ist die Leber sehr groß, wenn man sie mit der eines vierzehn Wochen alten Embryos vergleicht.

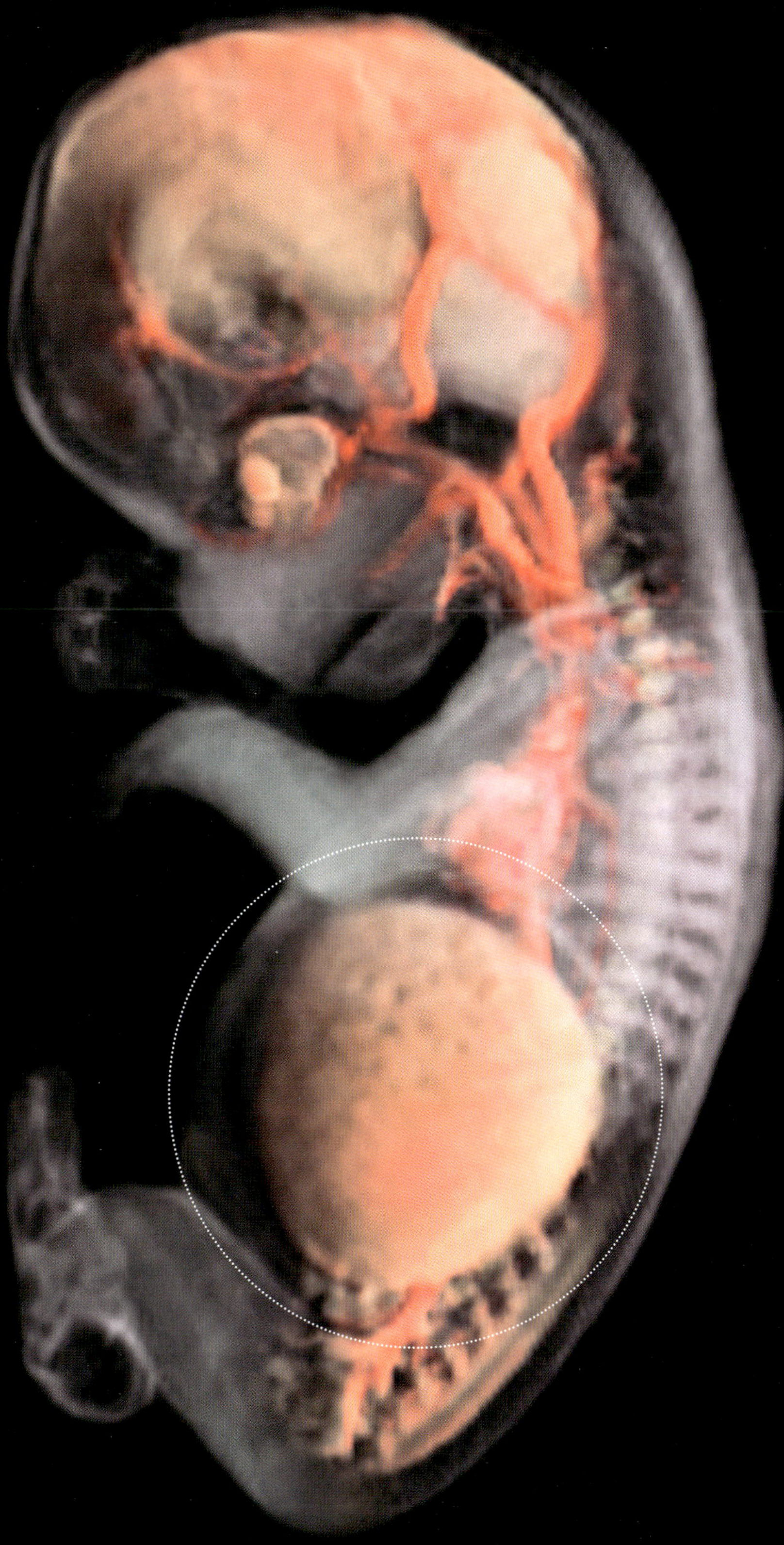

56. TAG

56. TAG

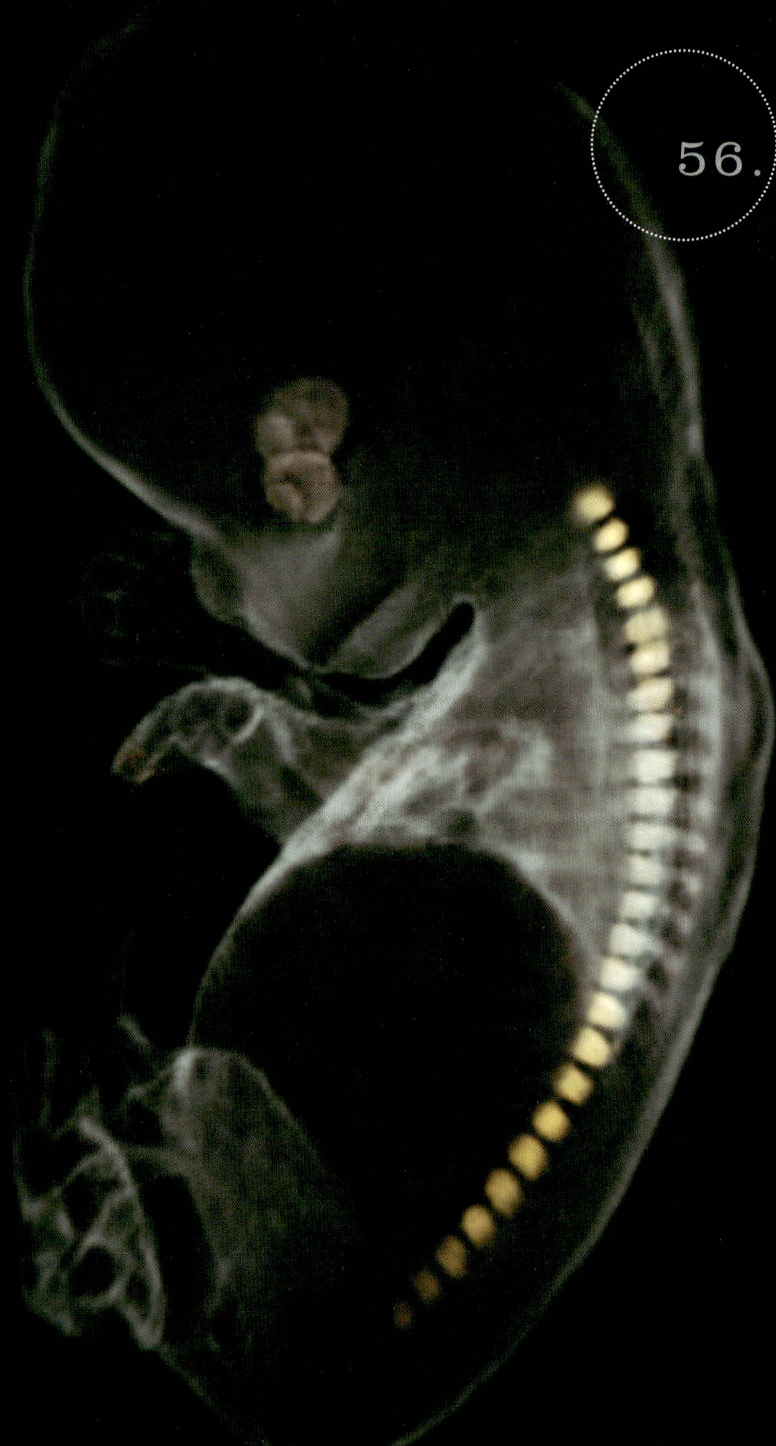

Wirbelsäule

Das winzige Rückgrat verleiht dem Embryo Stabilität.

Botschaften entlang der Wirbelsäule

Nervensystem und Nervenendigungen.

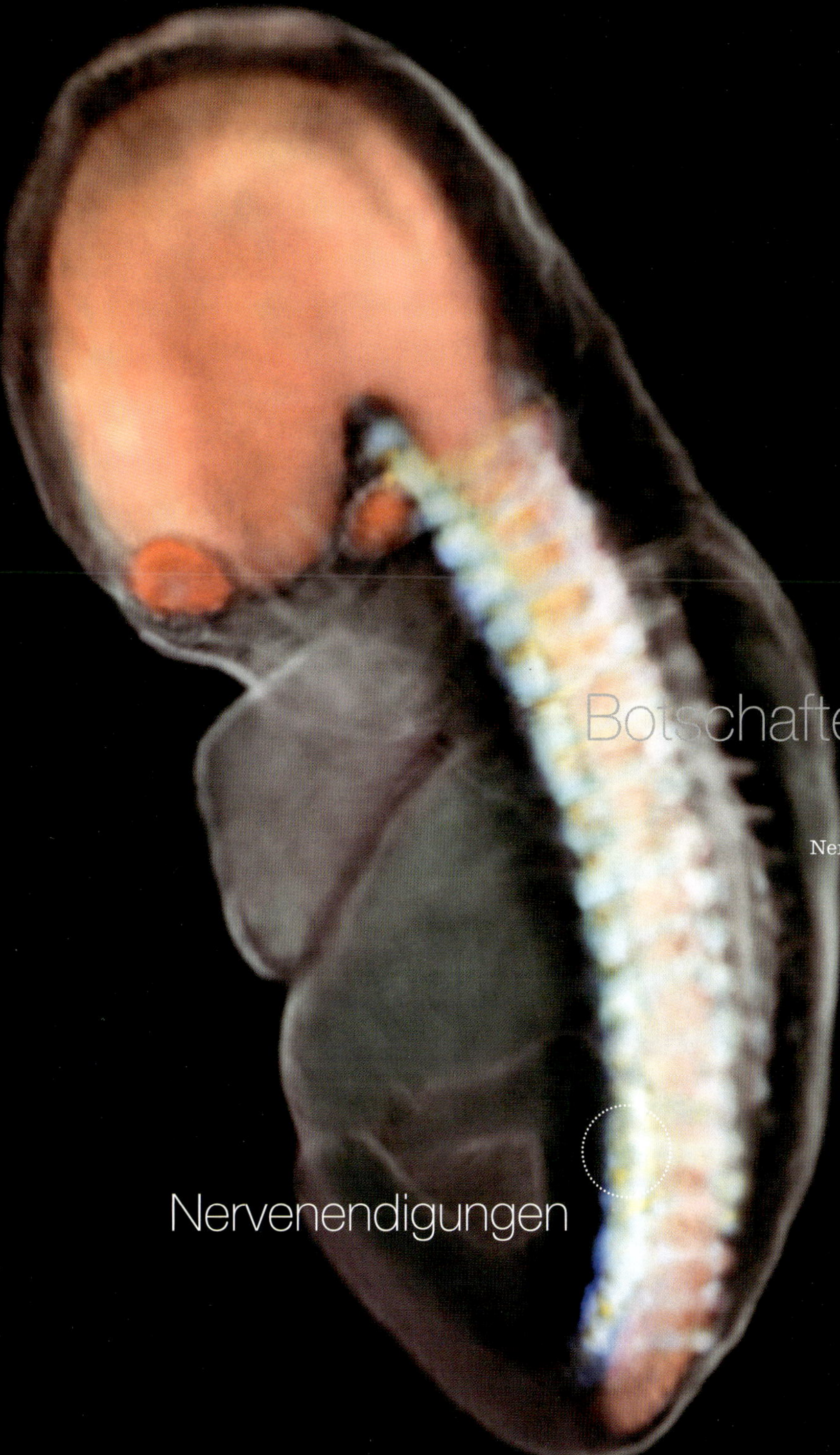

56. TAG

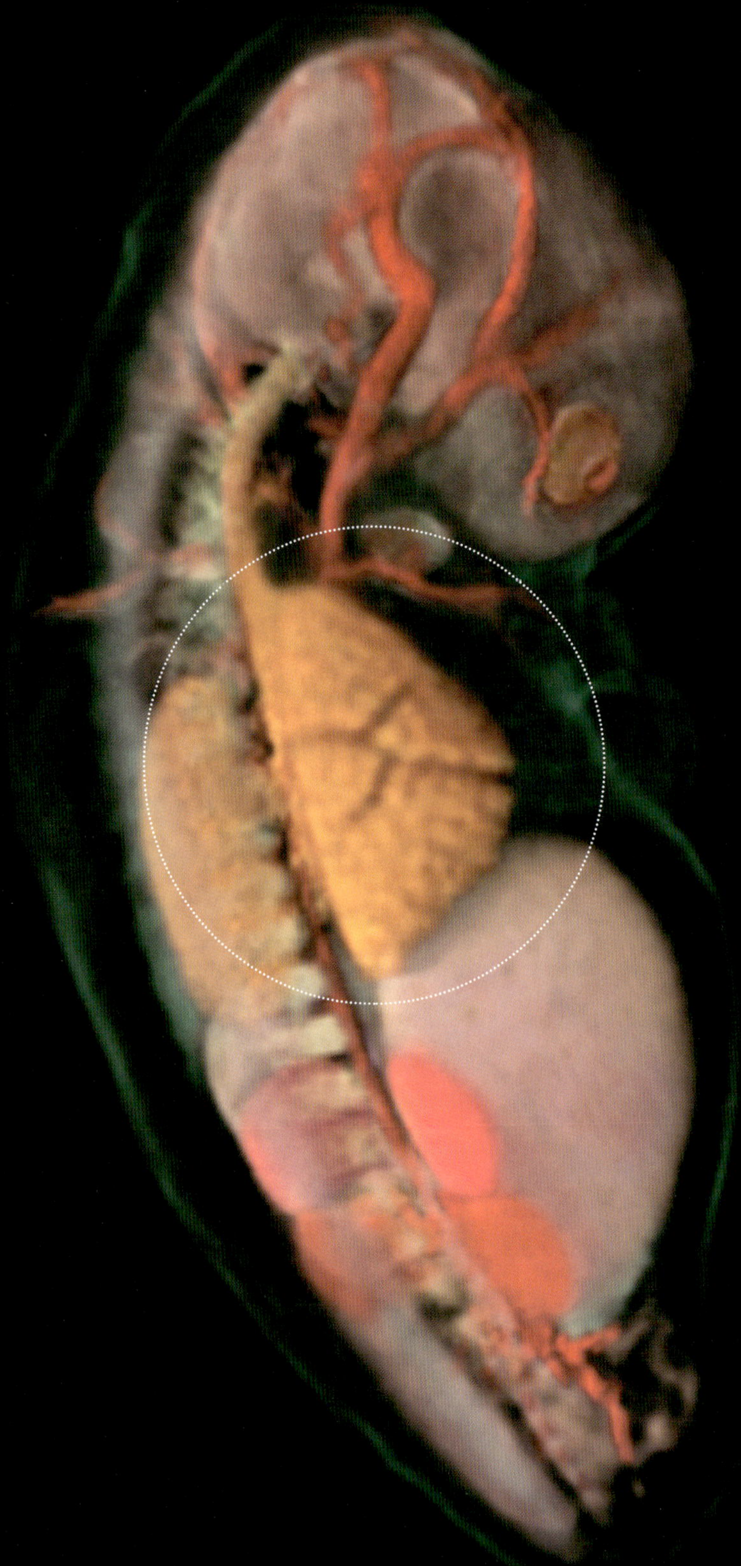

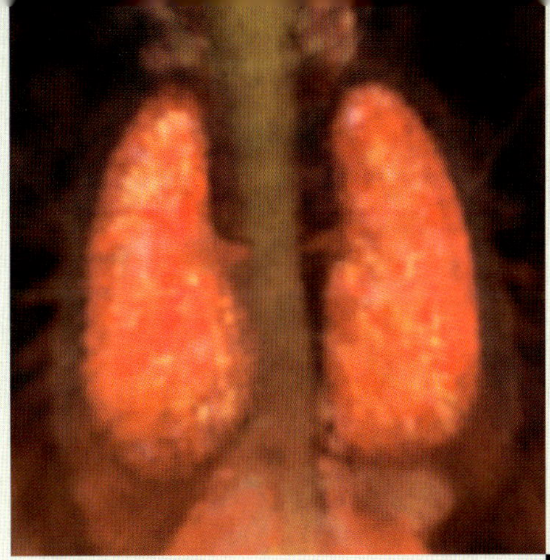

8. WOCHE

Mit acht Wochen (oben) sind die Lungenkanäle, die das Blut ein Leben lang mit Sauerstoff versorgen, bereits deutlich ausgebildet.

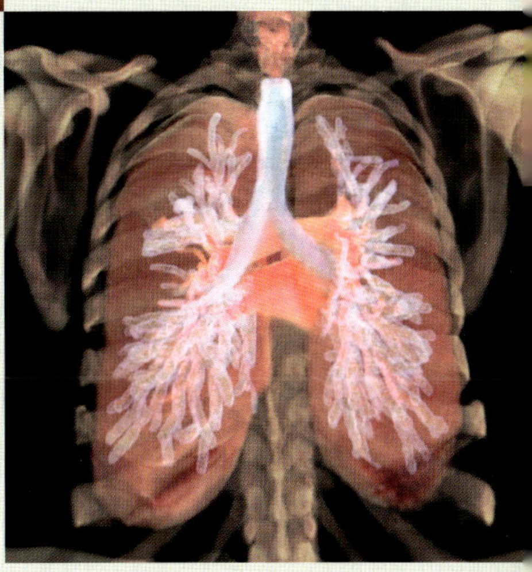

ERWACHSENER MENSCH

EIN KIND ENTSTEHT 09

LUNGE

Das Atmungssystem tritt erstmals in der vierten Woche in Form einer unscheinbaren Furche auf der Rückseite des Gesichtsbereiches auf. Von da wächst es weiter nach unten, während es sich auf jeder Körperseite 23-mal verzweigt und so genannte lange Knospen bildet. In der vierten Woche treten die ersten Knospen auf und die Entwicklung der Lunge beginnt. Die Speiseröhre (Ösophagus) trennt sich von der Luftröhre ab. In der sechsten Woche bilden sich sekundäre Verzweigungen in der Lunge. Diese Knospen verzweigen sich auch noch nach der Geburt weiter, bis sie schließlich 300 Millionen winzige Lungenbläschen – Alveolen – miteinander verbinden.

Gegenüber: Lunge eines acht Wochen alten Fötus (gelb). Rechter und linker Lungenflügel sind beim Menschen nicht identisch. Hier ist der linke Lungenflügel zu sehen, der bereits mit seinen drei Lappen ausgestattet ist. (Der rechte Lungenflügel besitzt nur zwei.)

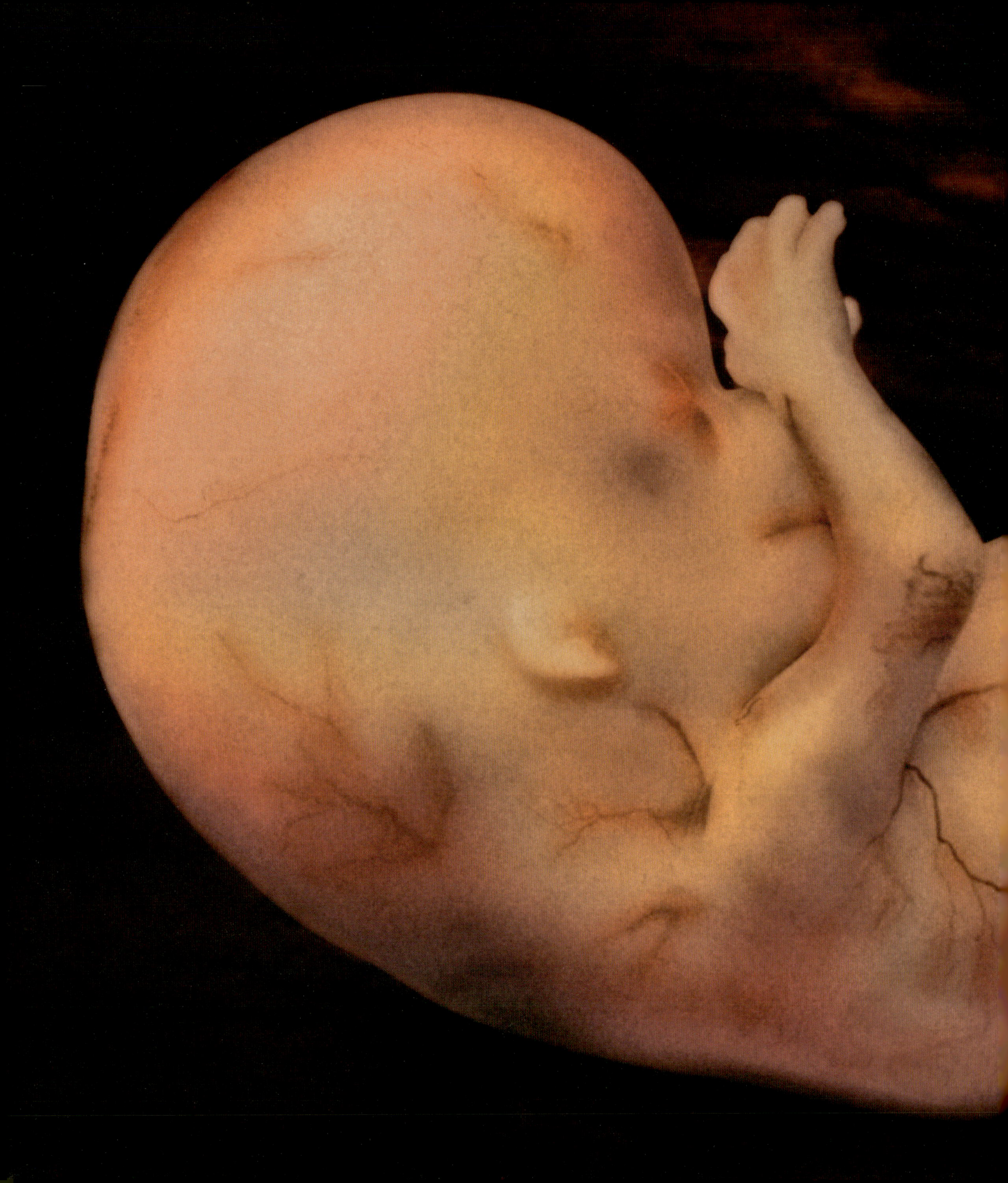

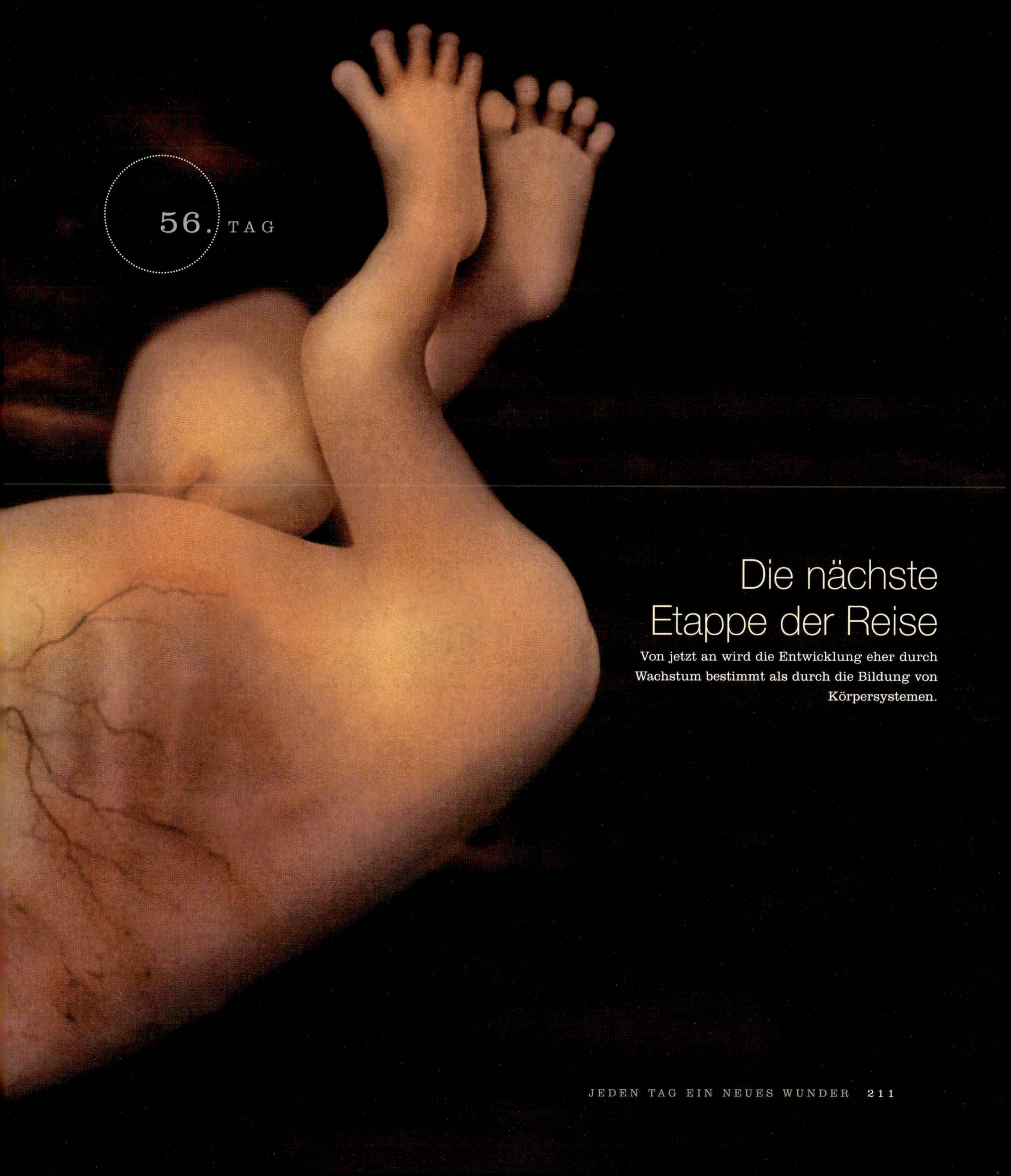

56. TAG

Die nächste Etappe der Reise

Von jetzt an wird die Entwicklung eher durch Wachstum bestimmt als durch die Bildung von Körpersystemen.

Wachsen

DIE AUSSENWELT EMPFINDEN

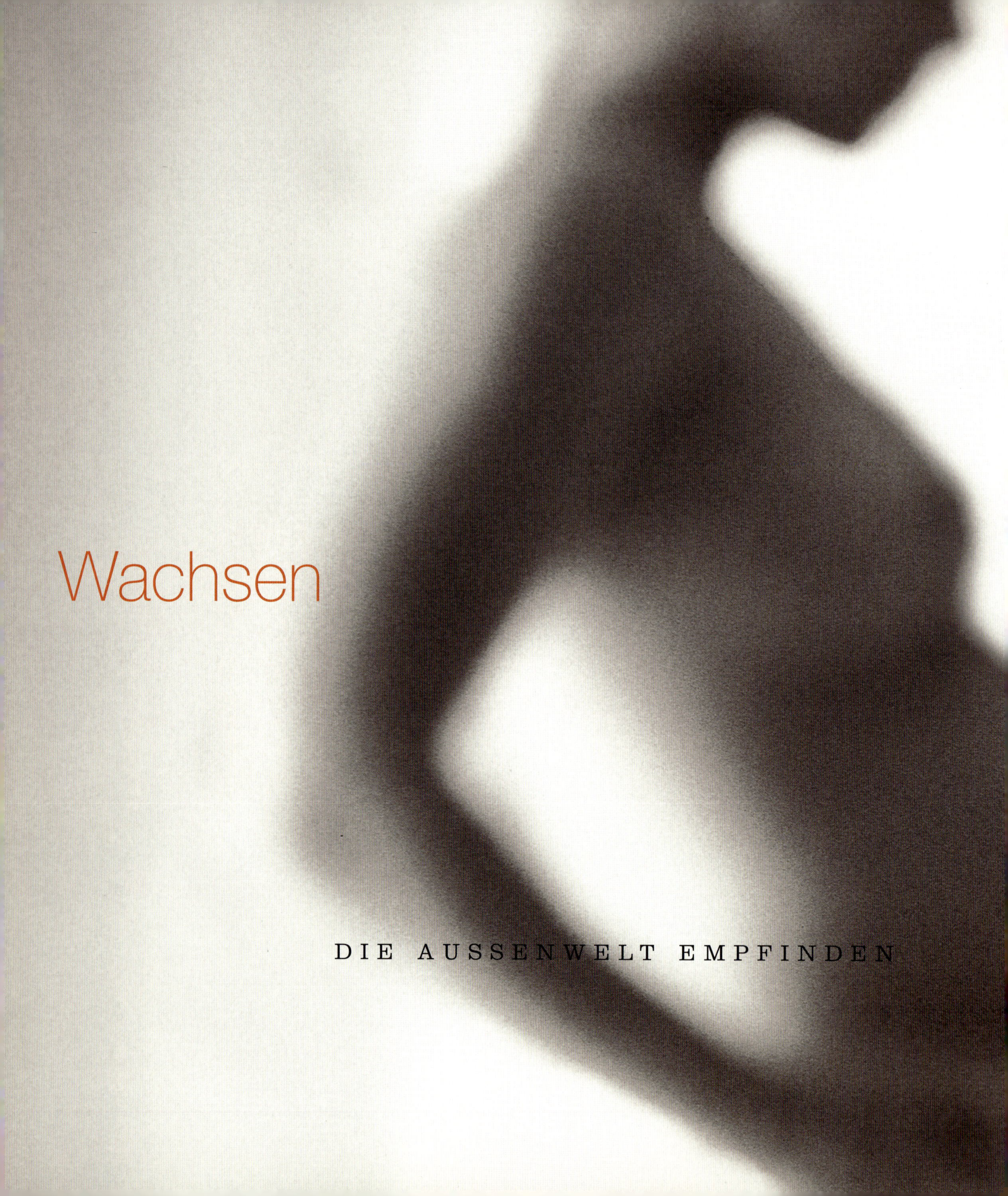

BEWEGUNG

KRAFT

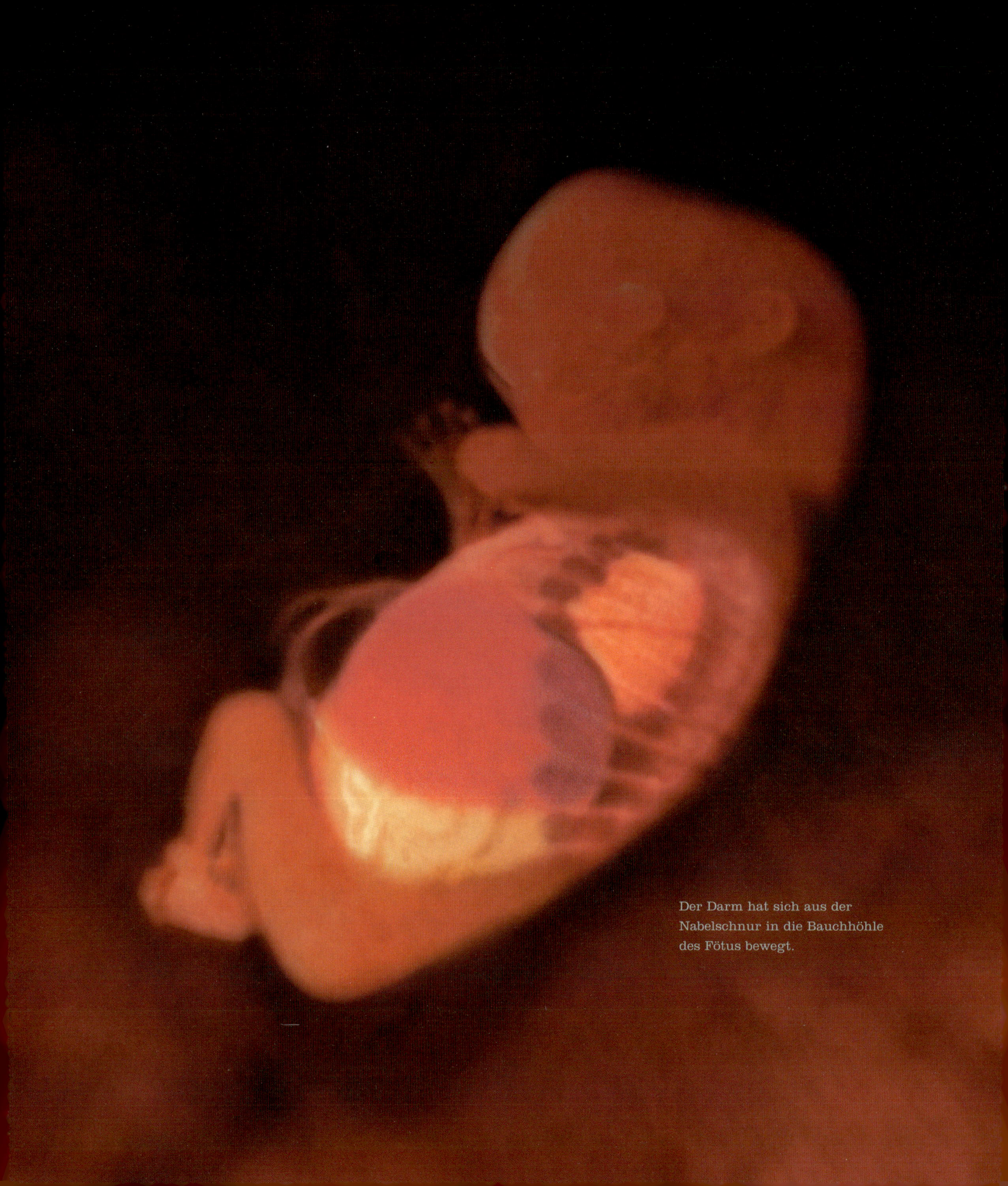

Der Darm hat sich aus der Nabelschnur in die Bauchhöhle des Fötus bewegt.

04

Aktive Phase

Trotz seines erstaunlichen Wachstums und seiner körperlichen Entwicklung hat sich der Fötus bislang nicht sehr aktiv verhalten. Er differenzierte sich in die einzelnen Körperteile – Organe, Muskeln, Systeme –, von denen jedes eine spezifische Funktion erfüllt. Das Wunder besteht jetzt darin, wie diese einzelnen Teile wieder zusammenkommen; wie sie sich zu einer Form vereinigen, die bis ins letzte Detail auf den Tag ausgerichtet ist, an dem das Kind den schützenden Mutterleib verlässt und allein zurechtkommen muss.

Ab der achten Woche beginnt sich der Fötus allmählich zu bewegen, als sei er aus einem Dämmerschlaf erwacht. »Wenn jetzt das Gehirn Signale aussendet«, so der Embryologe Robert Rugh und der Gynäkologe Landrum Shettles, »reagieren die Muskeln darauf und der Fötus beginnt mit den Füßen zu treten und seine Zehen zu bewegen.«

Er ist zwar kaum größer als zwei bis drei Zentimeter, doch seine Arme sind bereits an den Ellenbogen abgewinkelt und seine Finger bilden eine Faust. Die Augen sind noch geschlossen –

sie werden sich erst nach Monaten öffnen. Wie bereits Rugh und Shettles beobachtet hatten, stellten auch andere Forscher fest, dass der Fötus zu diesem Zeitpunkt die Stirn runzeln, blinzeln, die Augenbrauen hochziehen und den Mund öffnen kann.

Diese Aktivitäten erfüllen jedoch keinen »Zweck« – es besteht keine spezifische Verbindung zwischen Reiz und Reaktion. Die unkontrollierten Bewegungen des Fötus widersprechen unserem Selbstverständnis: Selbst der Gesündeste muss auf seinem Weg zum fertigen Menschen, der außerhalb des Mutterleibes überleben kann, ein bemerkenswertes Maß an Wachstum, Vorbereitung und Vervollkommnung durchlaufen.

Und so mag der zwei Monate alte Fötus zwar mehr oder weniger vollständig erscheinen, doch wird es weitere sieben Monate im Mutterleib brauchen, bis er in unsere Welt entlassen werden kann – sieben Monate, in denen er etwa das Tausendfache an Gewicht zunehmen wird. Man könnte es damit vergleichen, dass nun alle Instrumente eines Orchesters vorhanden sind. Und die Proben zur lebenslangen Symphonie beginnen im dritten Monat: Die Musiker müssen lernen, gemeinsam und in Harmonie zu spielen.

Die Mutter weiß nicht, was im Innern ihrer Gebärmutter vor sich geht, doch ihr Körper passt sich an die wachsenden Bedürfnisse des Fötus an und bereitet sich gleichzeitig auf diejenigen vor, die noch kommen werden. Wenn die Mutter an Morgenübelkeit leidet, dann wird sie es wahrscheinlich noch einen weiteren Monat lang ertragen müssen, da die Schwangerschaftshormone auch weiterhin umfassende körperliche Veränderungen hervorrufen. Ihr Blutvolumen hat sich zwischenzeitlich erhöht, da der Fötus nun mehr Nährstoffe und Sauerstoff benötigt und ihr Körper sich auf den bevorstehenden Blutverlust bei der Geburt vorbereitet. Das Herz wird kräftiger und schlägt schneller, um die zusätzliche Menge an roten Blutkörperchen durch die Plazenta zu befördern. Vielleicht hat sie – als Folge des plötzlich ansteigenden Hormonspiegels – auch schon ein paar Pfund zugenommen: nichts im Vergleich zu den zwölf bis zwanzig Kilo, die sie wahrscheinlich in den nächsten sieben Monaten bis zur Geburt noch zunehmen wird.

Was den werdenden Vater anbelangt, so kümmert sich niemand mehr um ihn und sein vernachlässigtes Ego.

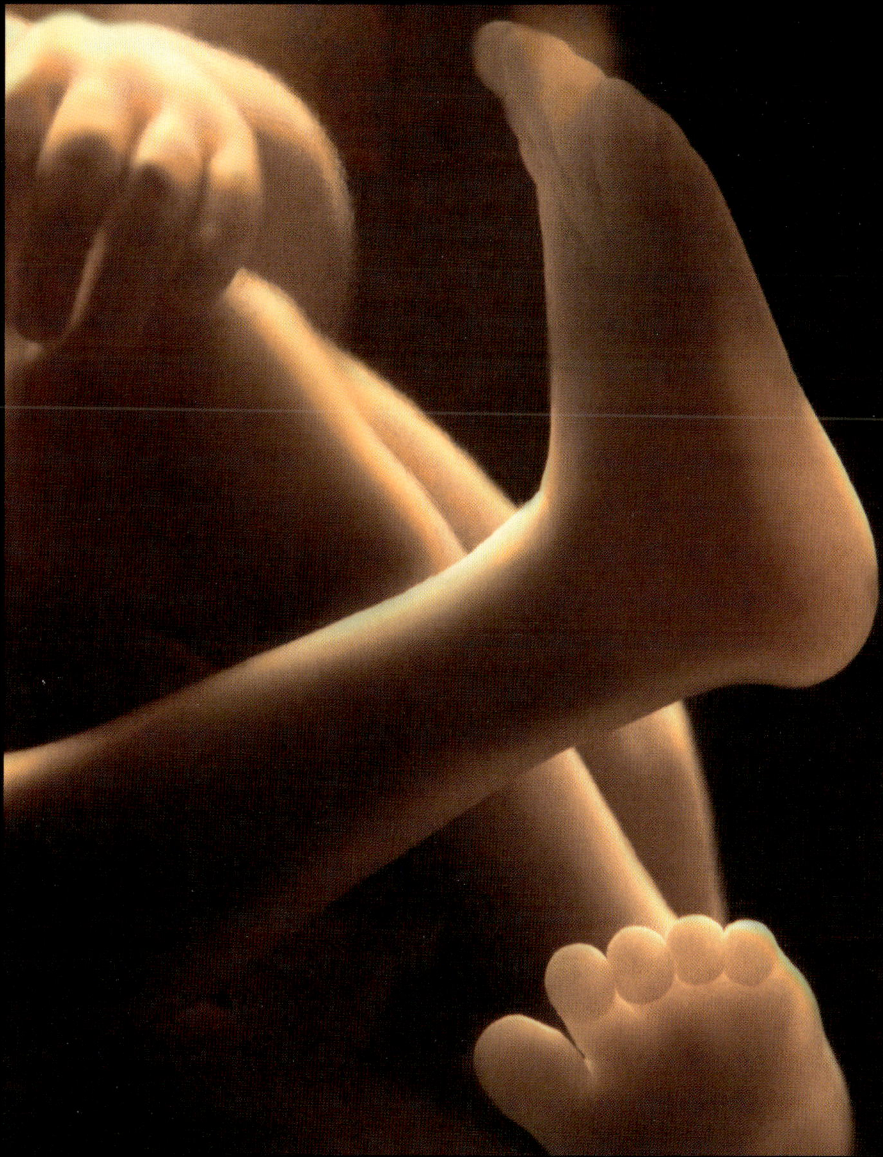

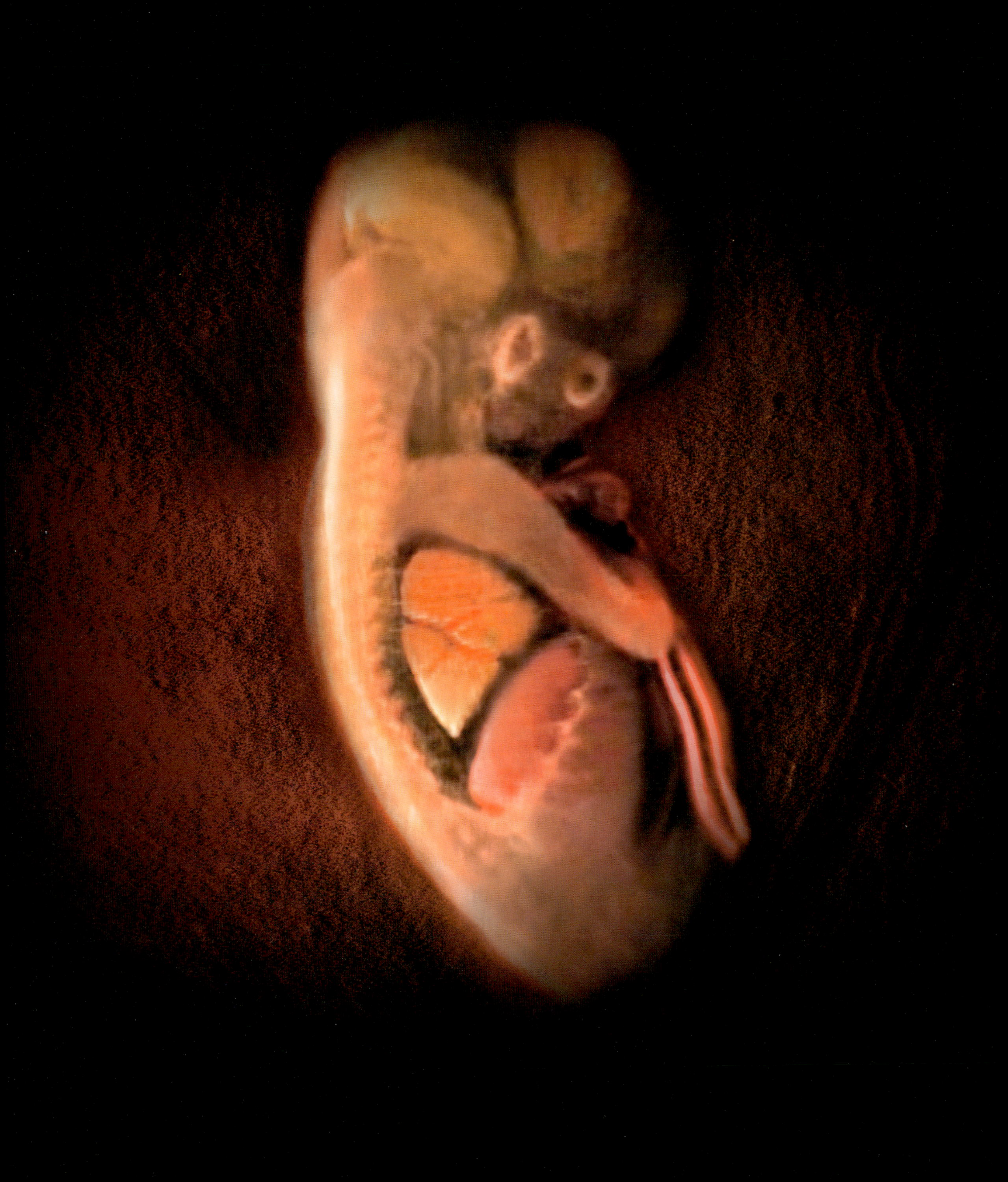

9. WOCHE

FÜHLBARE PULSSCHLÄGE

REIZE: Die augenfälligsten Veränderungen betreffen die Statur, die in der Woche zuvor deutlich menschlichere Züge angenommen hat: Der Kopf ist aufrechter, der Rücken gerader und der Unterleib nach innen gebogen. Muskeln und Skelett werden sehr rasch gebildet und da sich der Körper langsam streckt, kehren die Eingeweide, die zuvor so schnell gewachsen sind, dass sie sich außerhalb des Körpers befanden, von der unmittelbaren Nähe der Nabelschnur in die Körperhöhle zurück. Mit Hilfe eines Stethoskops kann man eventuell schon den Puls des Fötus wahrnehmen.

Der Fötus misst vom Kopf bis zum Gesäß etwa 3,5 cm und wiegt ungefähr vier Gramm. Finger- und Fußnägel beginnen zu wachsen. Die Haut wird dicker, weist Schichten auf und ist nicht mehr so transparent; unter der Oberfläche entwickeln sich Haarfollikel. Im röhrenförmigen Wirbelkanal, in dem sich das Rückenmark heranbildet, verlängern und verbinden sich Nervenzellen. Beim männlichen Fötus ist der Ansatz eines Penis zu erkennen, während sich die weiblichen Genitalien erst eine Woche später entwickeln.

Muskel- und Nervensystem beginnen sich zusammenzuschließen und der Fötus reagiert jetzt spezifischer auf Reize. Bei Berührung schließen sich die Augenlider und Handflächen.

◄ Gegenüber: Charakteristisch für einen neun bis zwölf Wochen alten Fötus sind der große, rundliche Kopf, der erkennbare Hals und die tief sitzenden Ohren.

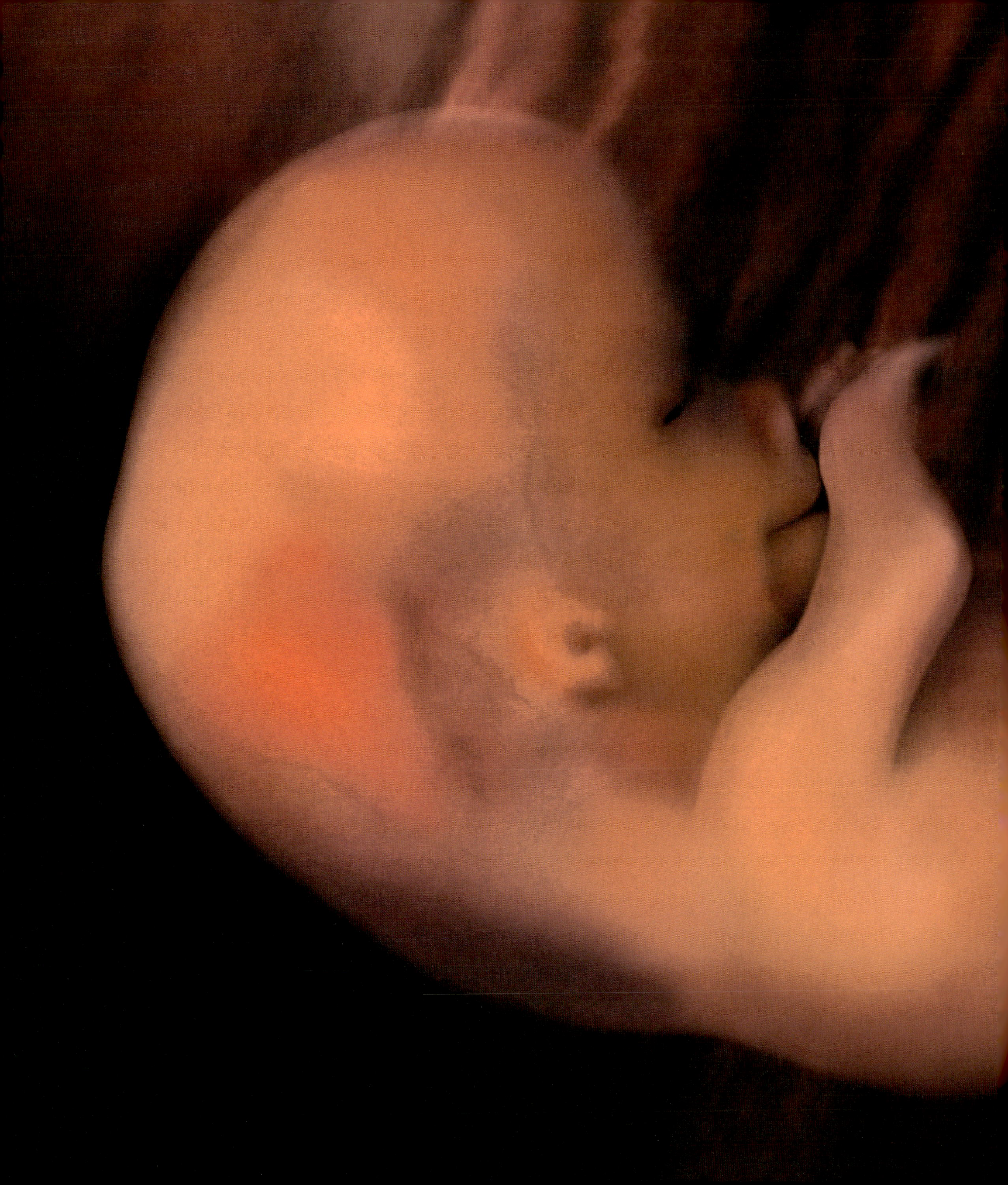

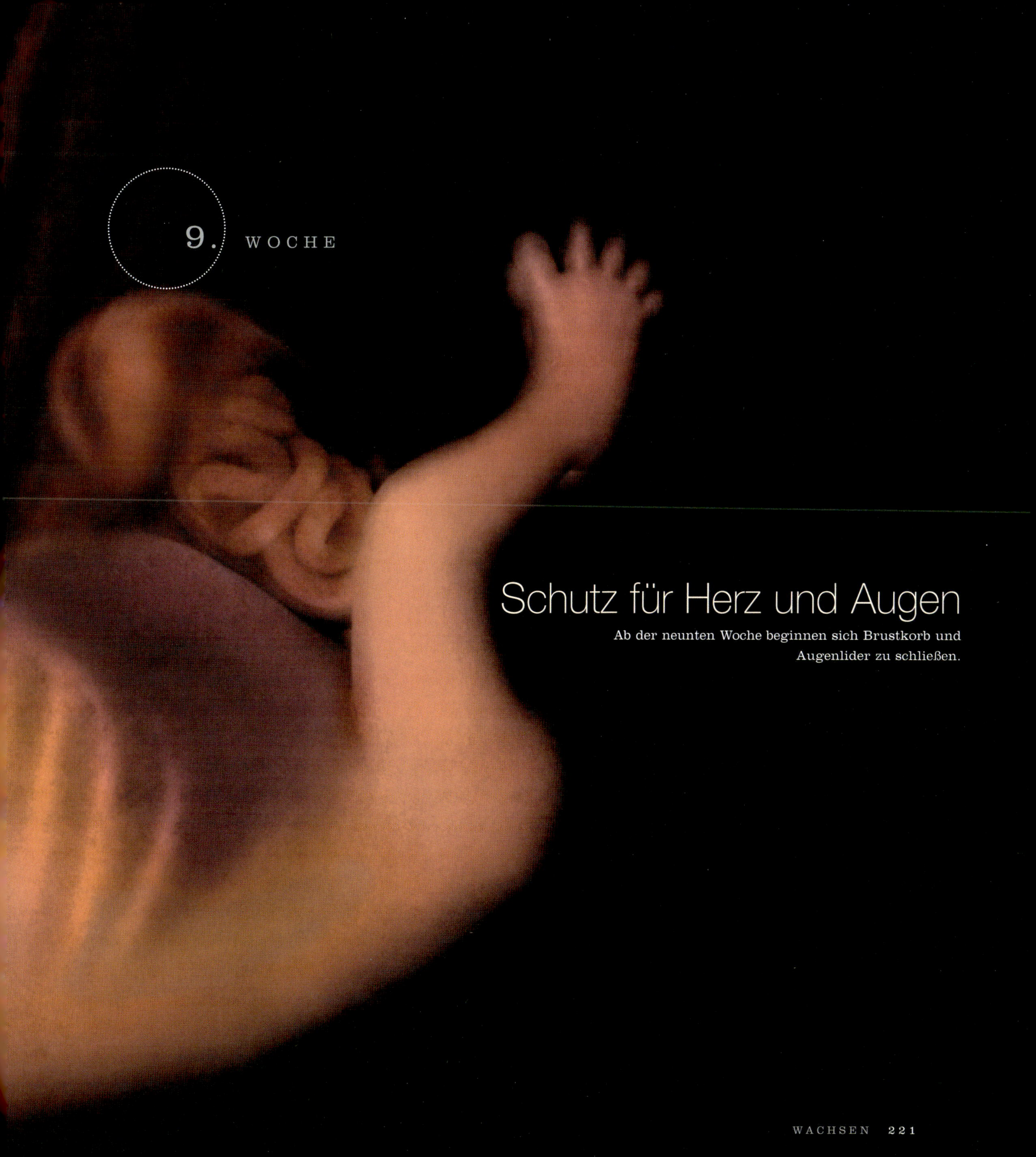

9. WOCHE

Schutz für Herz und Augen

Ab der neunten Woche beginnen sich Brustkorb und Augenlider zu schließen.

10. WOCHE

ZÄHNE UND ANDERE WUNDERWERKE

PROPORTIONEN WERDEN ERKENNBAR: Mehrere Organe reifen heran und übernehmen ihre zukünftigen Aufgaben – sie nehmen sozusagen den Betrieb auf: die Schilddrüse, der Hauptschalter für den Betrieb der komplexen Chemiefabrik des Körpers (Stoffwechsel), genauso wie die Bauchspeicheldrüse, die Verdauungsenzyme herstellt. Obwohl es noch keine Nahrung zum Verdauen gibt, setzt die Gallenblase bereits Galle in den Verdauungstrakt frei, in dem sich nach und nach Muskeln bilden für den Tag, an dem das Neugeborene seine Nahrung selbst verarbeiten muss. Die Verästelung des Lungengewebes ist nahezu abgeschlossen. Über dem Herzen befindet sich die Thymusdrüse, der Sitz des Immunsystems, in die nun die T-Zellen eindringen, die später zu den bedeutendsten »Wächtern« des Körpers werden.

Vielerorts – selbst an Fingern und Zehen – bilden sich Knochen, in deren Hohlräumen Blutzellen entstehen, die anfangs außerhalb des Körpers im Dottersack, später in der Leber und Milz hergestellt wurden. Seit der neunten Woche hat sich die Anzahl der Muskel-Nerven-Verbindungen verdreifacht. Das Gesicht, das nun, nachdem die Augen nach vorne und die Ohren nach oben gewandert sind, deutlich kindlichere Züge aufweist, reagiert empfindlich auf Berührungen – wie übrigens auch andere Körperbereiche. Die ersten bleibenden Zahnknospen entstehen.

Der Fötus ist beträchtlich gewachsen und misst nun in »sitzender Position« etwas mehr als fünf Zentimeter und wiegt etwa sieben Gramm. Da nun die unteren Körperbereiche schneller wachsen als der Kopf und sich der Darm vollständig ins Körperinnere zurückgezogen hat, weist der Fötus nun allmählich kindlichere Proportionen auf.

Rechts: Während dieser Zeit (9.–12. Woche) verdoppelt der Fötus seine Länge und der Darm nimmt seine endgültige Position ein.

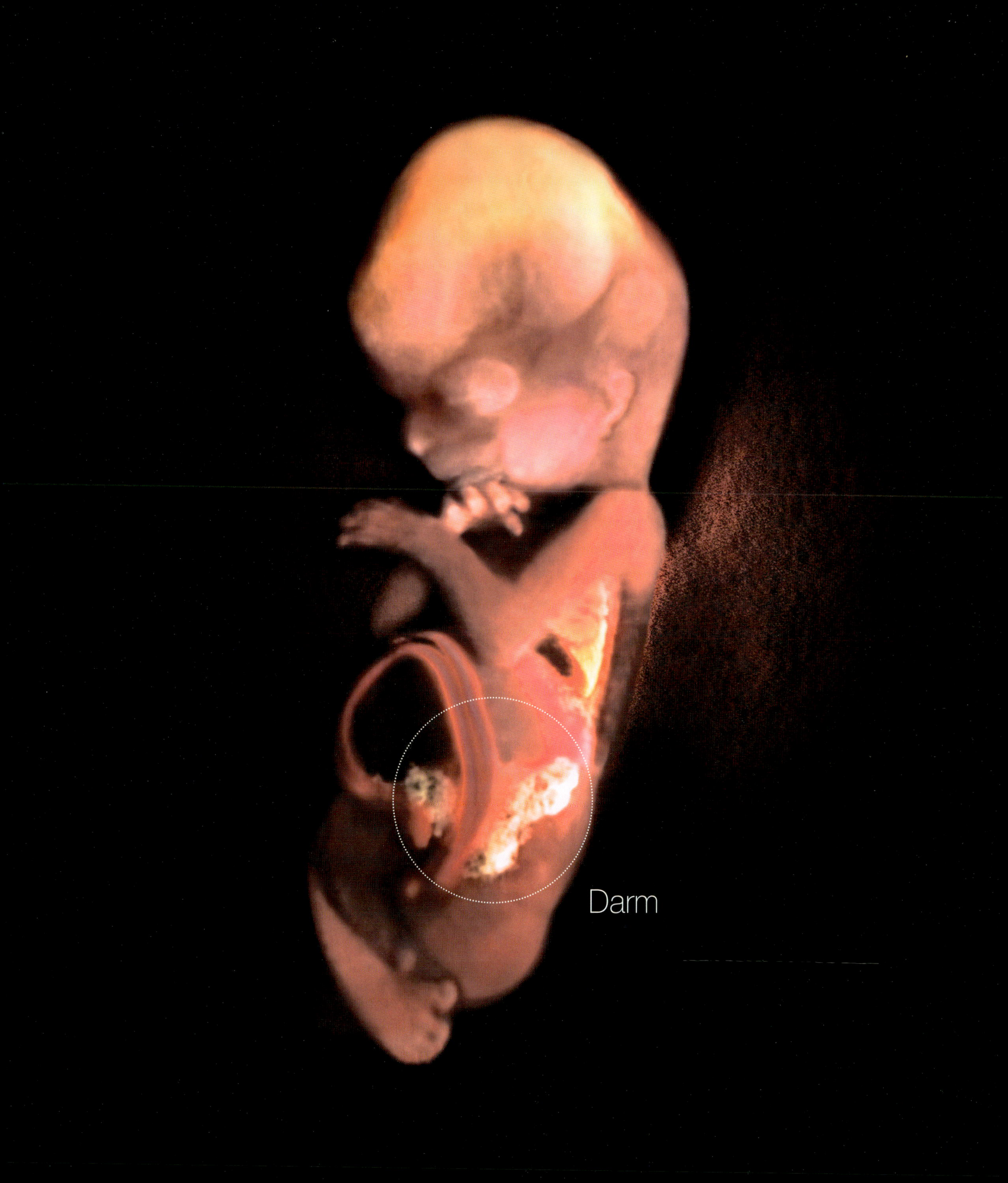
Darm

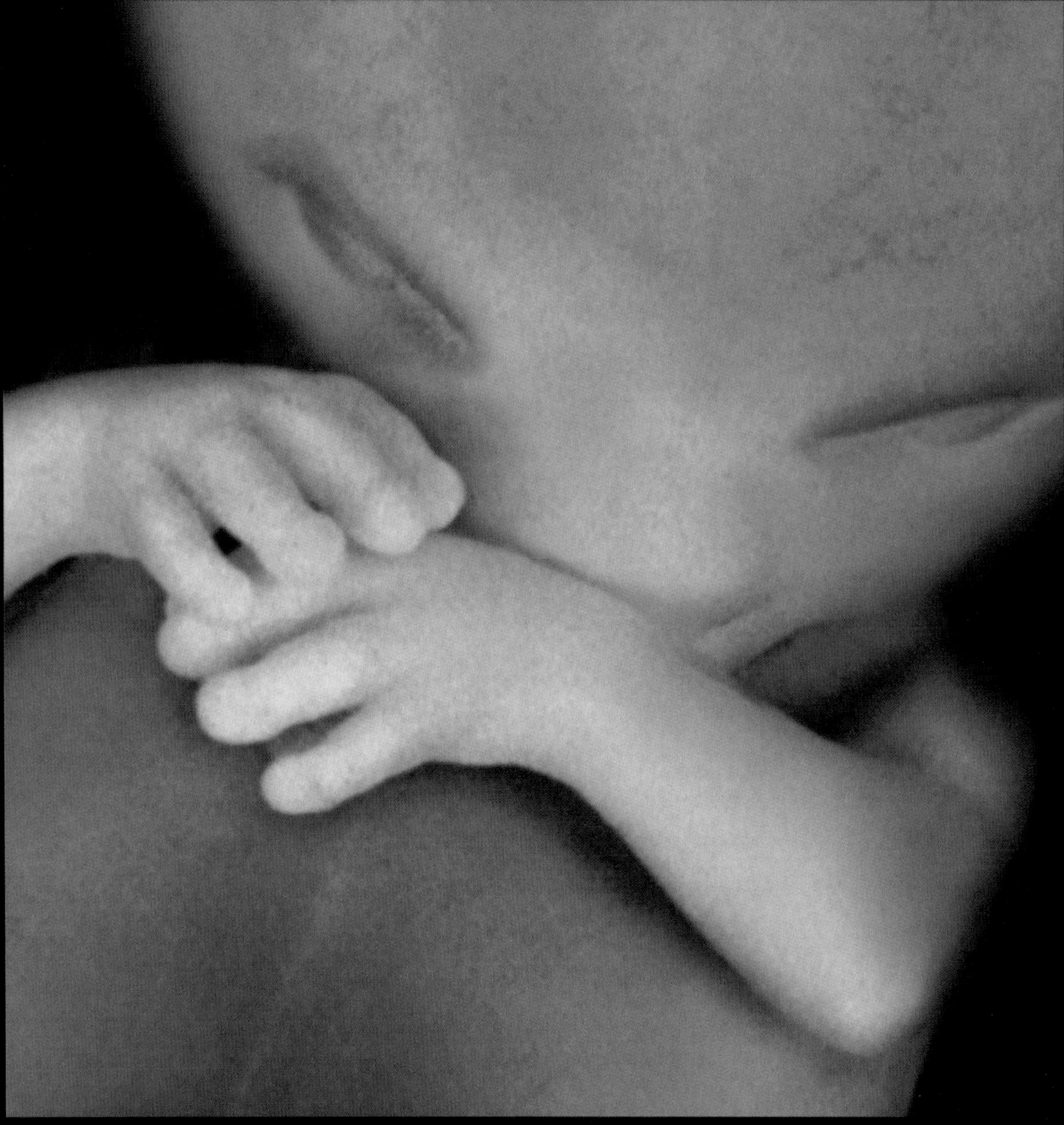

In der zehnten Woche wachsen aus dem Nagelbett allmählich die Fingernägel.

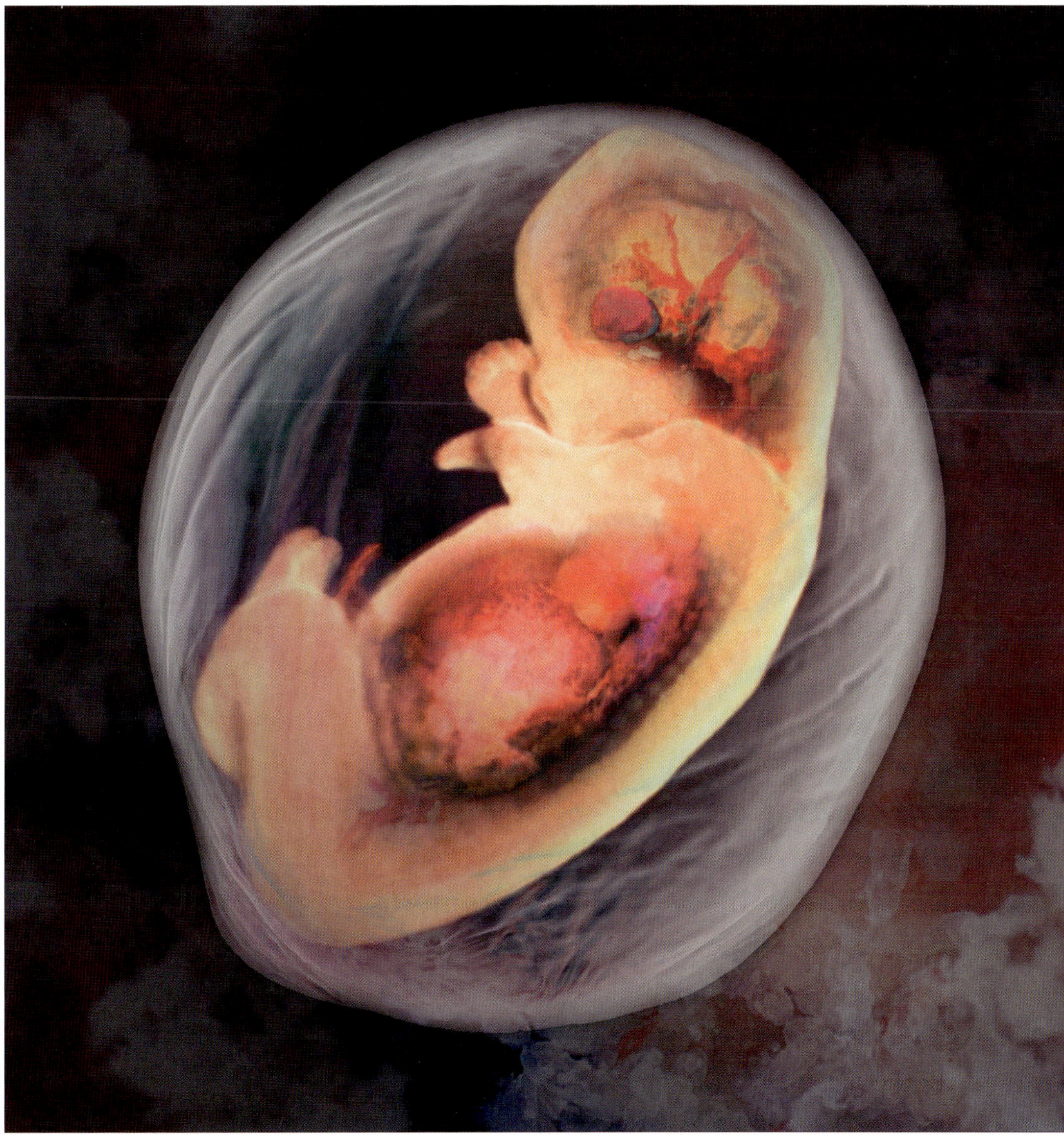

Die Leber beginnt mit der Sekretion von Galle, einer zähen, braungrünen Flüssigkeit, die Gallensalze, Gallenpigmente, Cholesterin und anorganische Salze enthält. Die Galle wird in der Gallenblase gespeichert. Die Entwicklung von Schilddrüse, Bauchspeicheldrüse und Gallenblase ist abgeschlossen. Die Bauchspeicheldrüse beginnt mit der Produktion von Insulin. In der elften Woche beträgt das Volumen des Fruchtwassers etwa 70 Milliliter.

SELBSTSTÄNDIGKEIT

➤ Gegenüber: Die Haut ist sehr empfindlich, die Reflexe funktionieren und der Kopf nimmt immer noch ein Drittel der gesamten Körperlänge ein.

VORBEREITUNG: Die fötale Entwicklung kann mit einem Wettlauf verglichen werden, bei dem die einzelnen Systeme für das Leben außerhalb des Mutterleibes schnell genug konstruiert und ausgefeilt werden müssen, bevor das Kind den mütterlichen Körper verlässt. Das Ziel heißt Selbstständigkeit. Funktionen, die zunächst noch die Mutter übernahm oder die über die Plazenta durchgeführt wurden, werden bereits in »Eigenarbeit« erledigt.

Luftröhre, Lunge, Magen, Leber, Bauchspeicheldrüse und Darm entwickeln sich zu ihrer endgültigen Form und Funktion. Der mütterliche Kreislauf ist zwar nach wie vor für den Transport von Nährstoffen, den Schutz vor Krankheiten und die Beseitigung von Abfallprodukten verantwortlich, doch die Blutversorgung des Fötus beginnt bereits mitzuhelfen. Die Bauchspeicheldrüse produziert Insulin, um Zucker und Stärke aufzuspalten. In der Darmschleimhaut bilden sich mikroskopisch kleine Falten, welche die Oberfläche zur Nährstoffaufnahme im Blut vergrößern. Schließlich ist jede Falte mit 3000 Zellen ausgestattet, der Darm wächst zu einer Größe von 9,5 m heran und zwanzig Millionen Drüsen sondern ausreichend Verdauungsenzyme ab, damit der Körper beispielsweise gebratenes Fleisch verdauen kann.

Entsprechende Vorbereitungen gehen im Mund vor sich. Die Kiefer – wie auch andere Knochenstrukturen – verhärten sich, ossifizieren, und sind mit »Zahnkeimen« bestückt, winzig kleinen Knospen, aus denen die Milchzähne entstehen. (Damit sich Zähne und Knochen richtig entwickeln können, benötigen schwangere Frauen zusätzliches Kalzium.) Auch die Stimmbänder im Kehlkopf beginnen sich bereits zu entwickeln, obwohl der immer noch fünf Zentimeter große Fötus noch mindestens ein halbes Jahr brauchen wird, bis seine Stimmbänder in der Lage sind, Töne zu erzeugen.

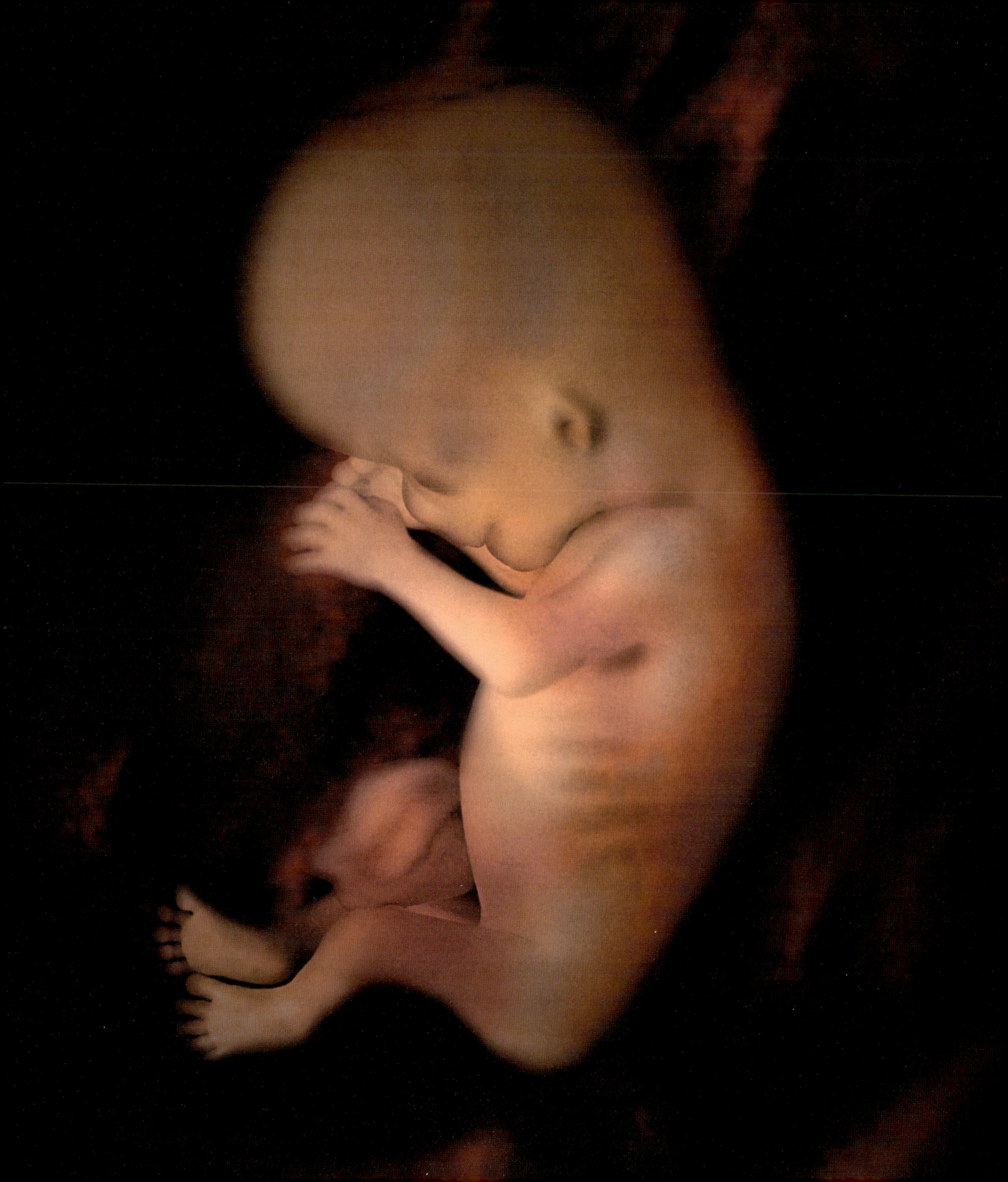

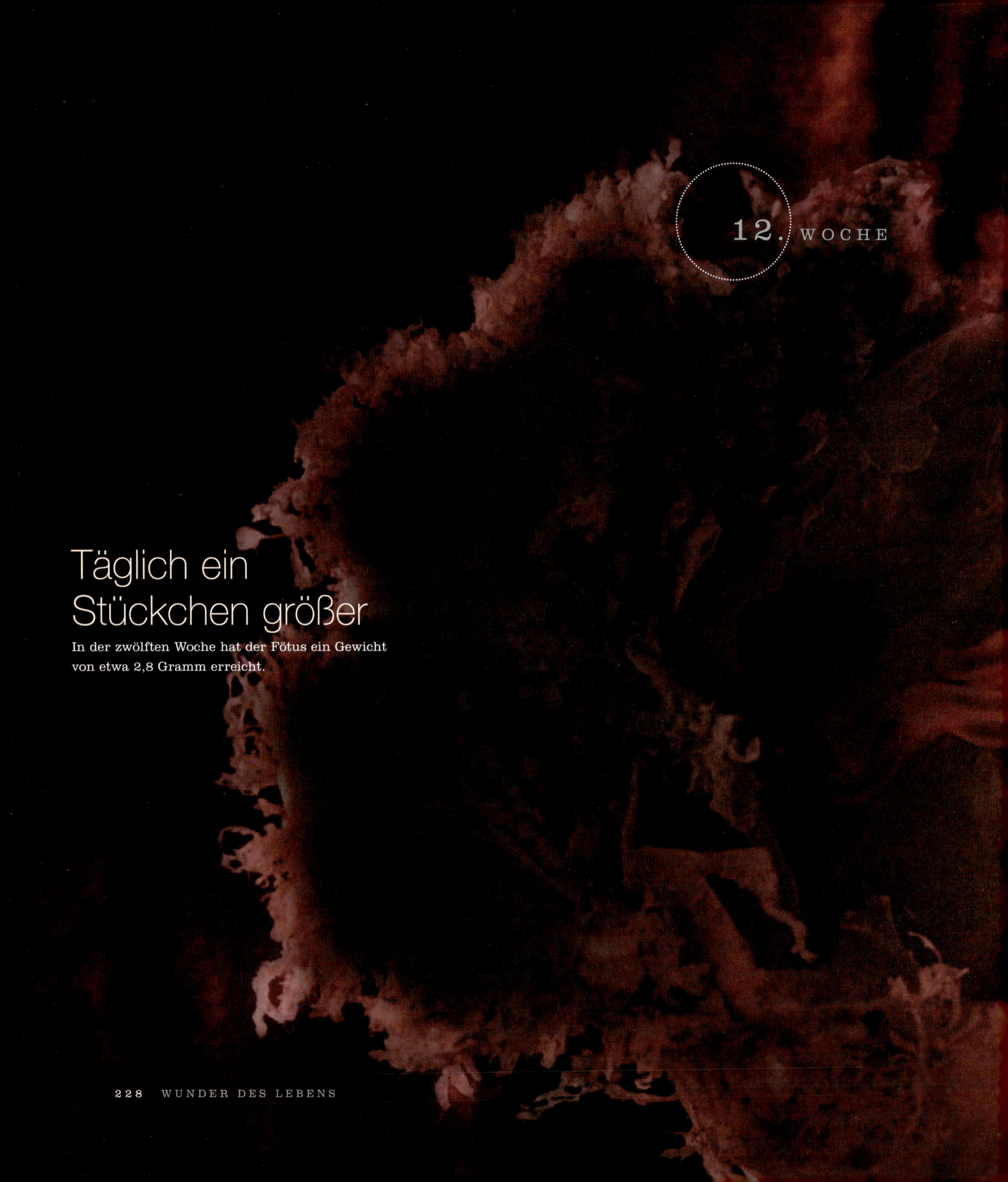

12. WOCHE

Täglich ein Stückchen größer

In der zwölften Woche hat der Fötus ein Gewicht von etwa 2,8 Gramm erreicht.

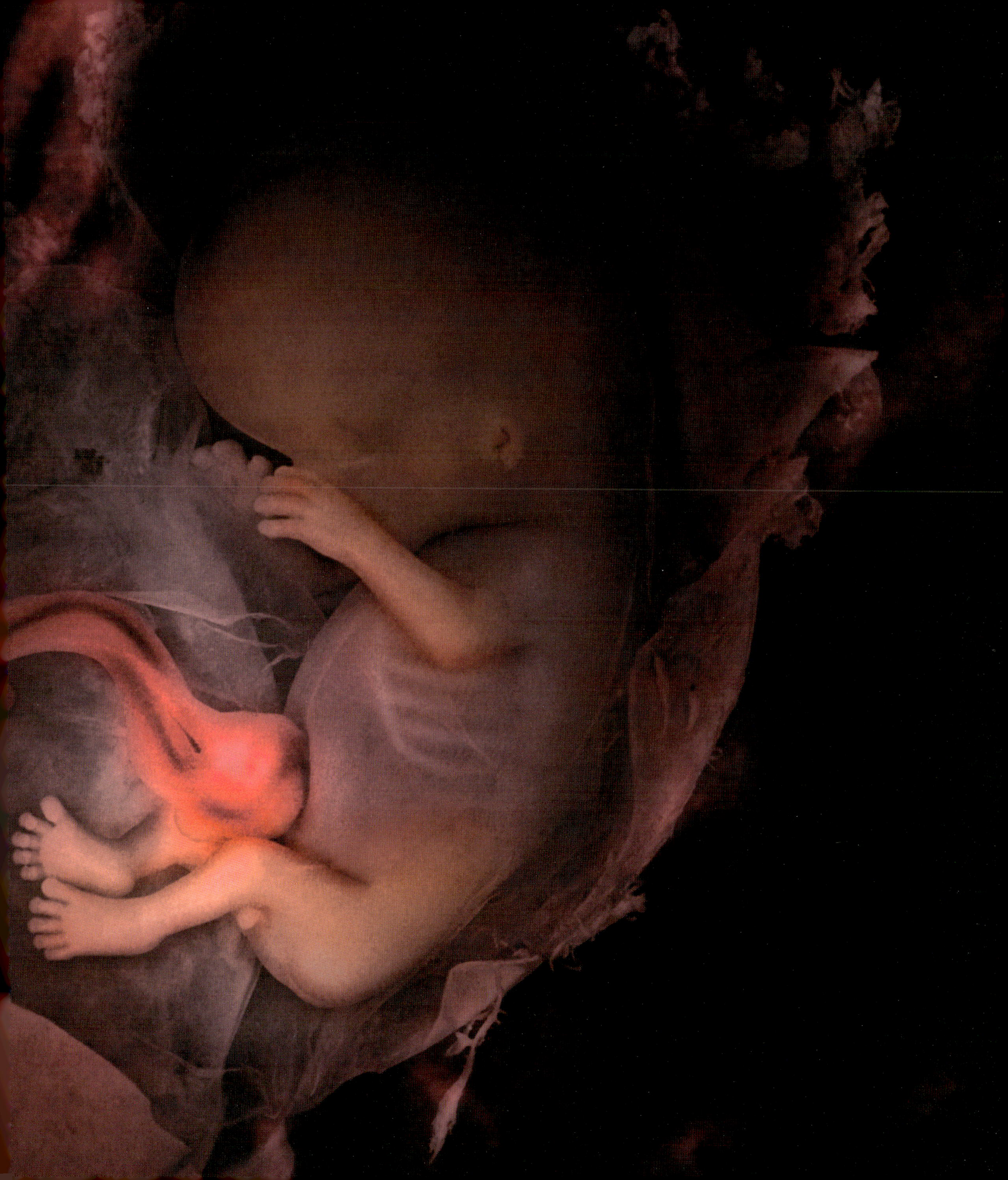

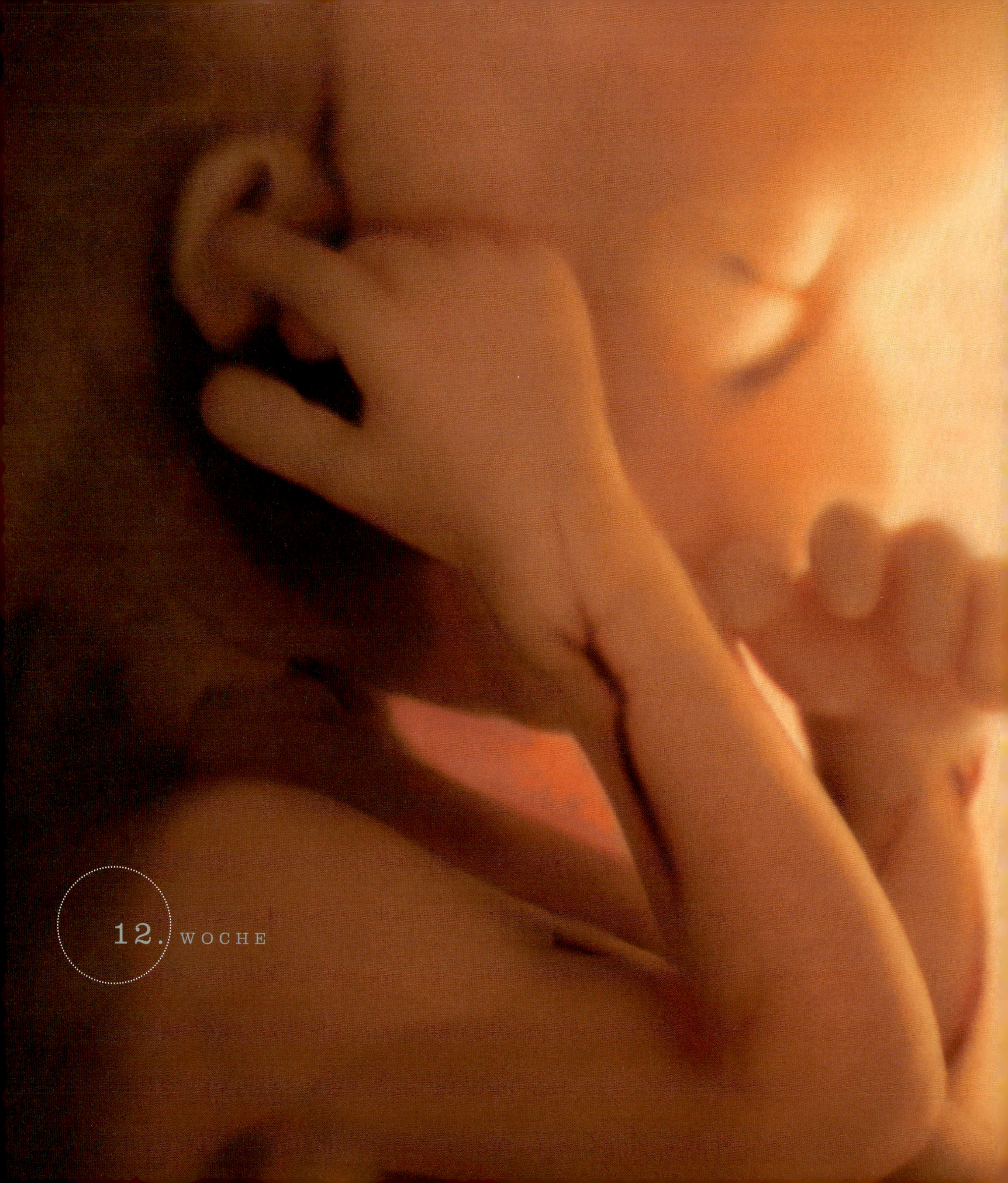

12. WOCHE

INDIVIDUALITÄT

EINE PERSÖNLICHKEIT: Bis zum Ende des ersten Trimenons wurden alle wichtigen Körpersysteme ausgebildet. Es werden keine neuen Organe mehr gebildet, sondern die bereits vorhandenen in den kommenden sechs Monaten vervollkommnet, so dass sie das Überleben des Neugeborenen garantieren. Der Fötus ist praktisch voll ausgebildet, obwohl er natürlich noch lange nicht allein existieren kann.

Wie alle Primaten hat auch er jetzt einen Daumen, der den anderen Fingern gegenüberliegt – laut Rugh und Shettles eine enorme Errungenschaft, »weil wir damit Gegenstände aufheben, einen Bleistift oder Pinsel halten oder die Schalttafel in einem Raumschiff bedienen können«. Seine Bewegungen sind zielgerichteter, in Vorbereitung auf künftige Aktivitäten wie z. B. Essen. Die Augen sind auf beiden Seiten der Nase näher zusammengerückt.

Die vielleicht bemerkenswerteste Beobachtung ist das ansatzweise Auftreten einer Individualität. Der Fötus besitzt noch kein Bewusstsein, doch seine Einzigartigkeit beginnt sich bereits zu zeigen. Rugh und Shettles schreiben dazu: »Föten gleichen Alters zeigen bereits individuelle Abweichungen, die aller Wahrscheinlichkeit nach auf Verhaltensmustern beruhen, die von den Eltern vererbt wurden.« Verschiedene Föten weisen nun eine unterschiedliche Gesichtsmimik auf.

Saugmuskeln lassen das Gesicht voller wirken, die Zahnknospen entwickeln sich weiter und die Speicheldrüsen nehmen ihre Funktion auf.

12. WOCHE

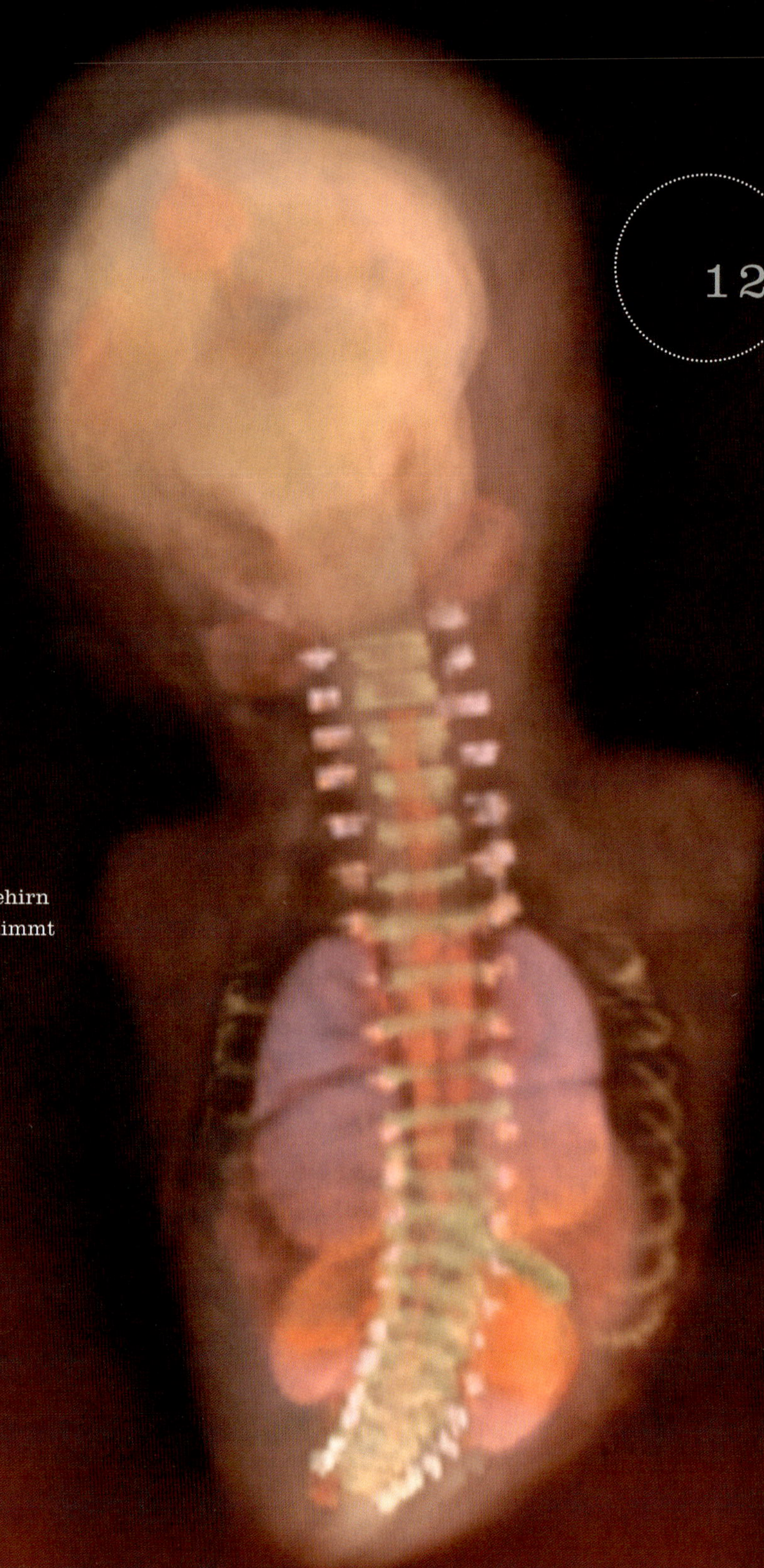

Verstand

Von seiner Struktur her ist das Gehirn jetzt voll entwickelt; von nun an nimmt es erheblich an Masse zu.

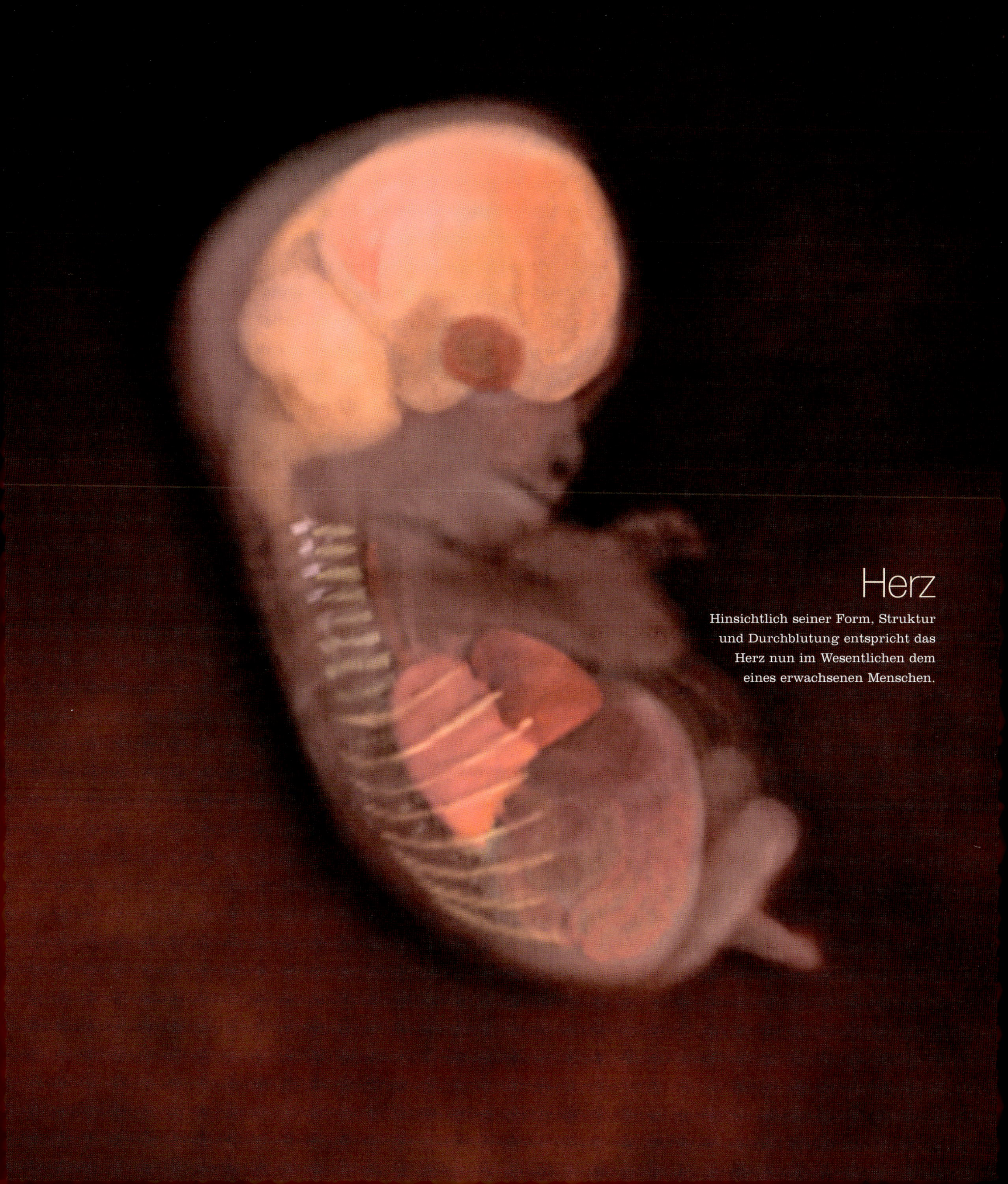

Herz

Hinsichtlich seiner Form, Struktur und Durchblutung entspricht das Herz nun im Wesentlichen dem eines erwachsenen Menschen.

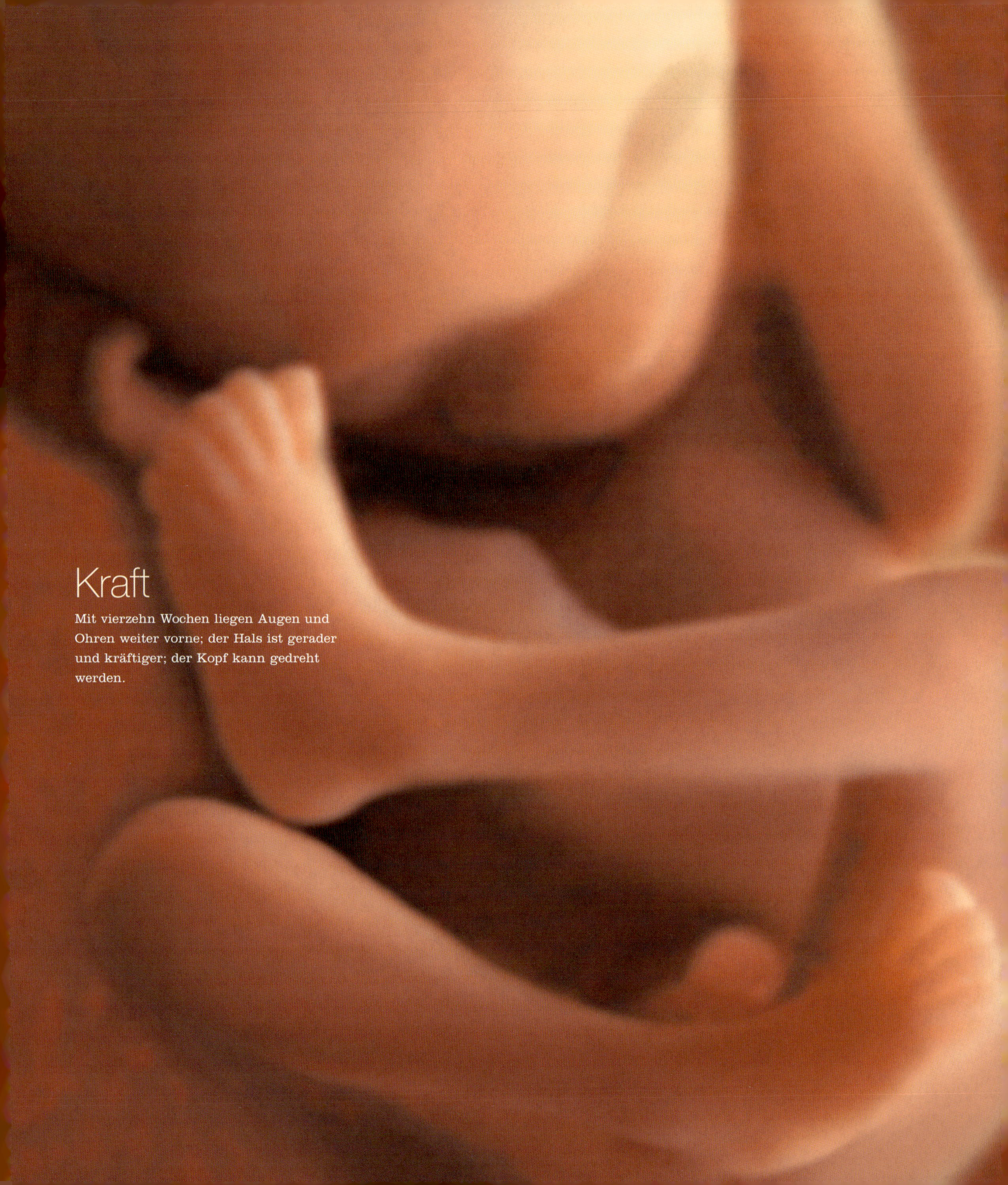

Kraft

Mit vierzehn Wochen liegen Augen und Ohren weiter vorne; der Hals ist gerader und kräftiger; der Kopf kann gedreht werden.

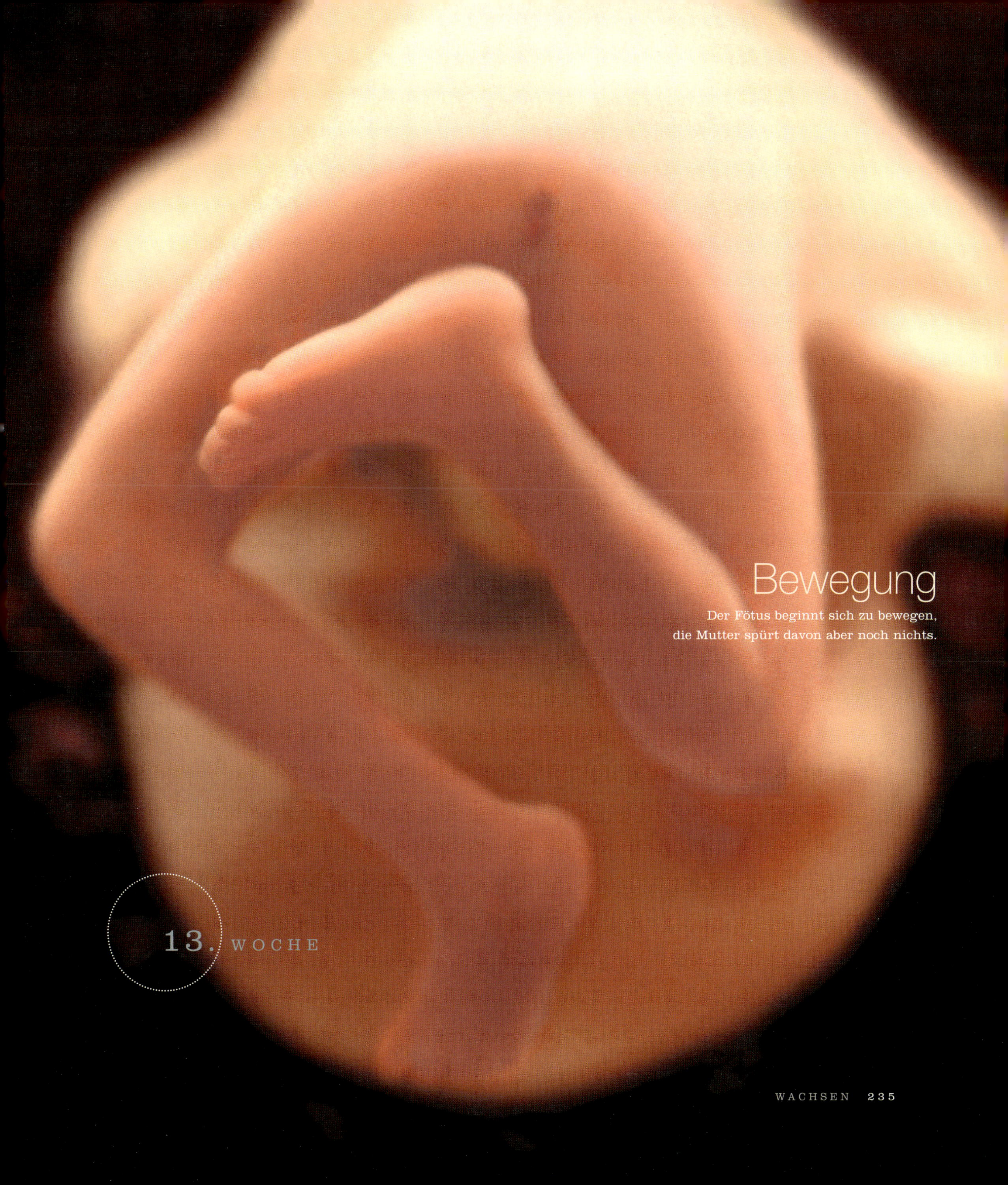

Bewegung

Der Fötus beginnt sich zu bewegen,
die Mutter spürt davon aber noch nichts.

13. WOCHE

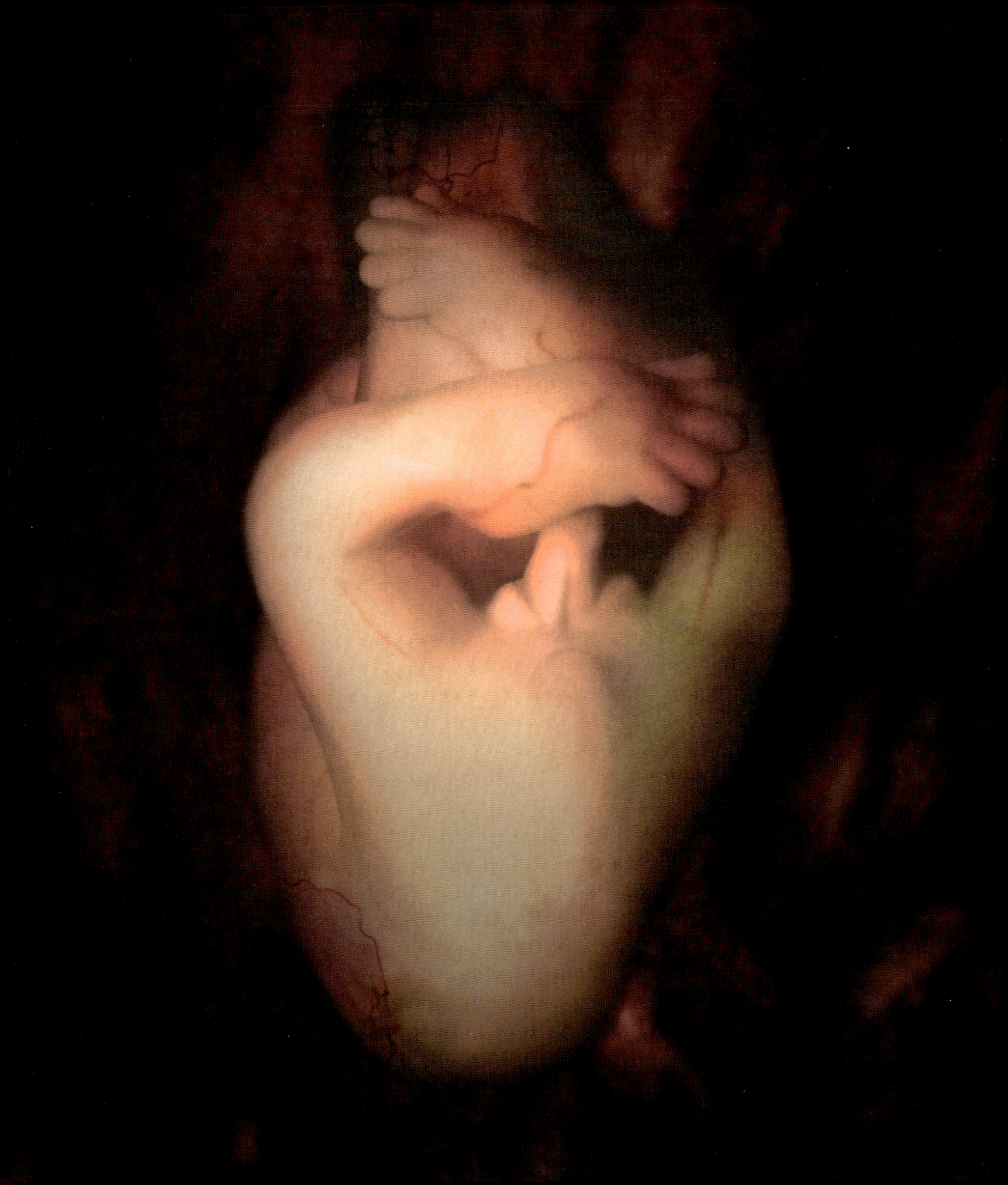

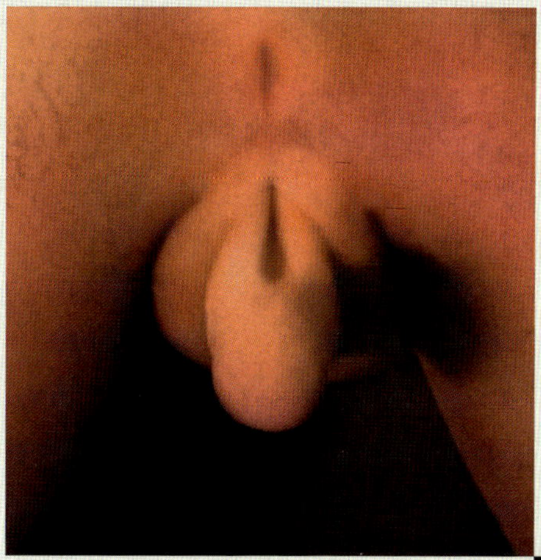

Schließt sich die Harnröhrenfurche (Öffnung in der Mitte), dann wird es ein Junge.

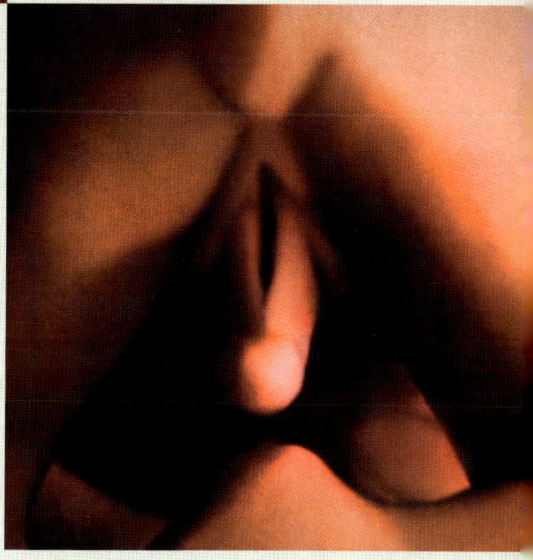

Bleibt die Harnröhrenfurche offen, wird ein Mädchen zur Welt kommen.

➤ EIN KIND ENTSTEHT 10

DER INDIFFERENTE PENIS

GESCHLECHT: Als wissenschaftliche Bezeichnung scheint dieser Begriff fast komisch zu wirken – vielleicht eine sexuelle Störung unter jungen Männern um die zwanzig, die sich schwarz kleiden und betont gleichmütig wirken möchten, oder unter Männern über siebzig. In der Biologie hat Indifferenz jedoch nichts mit Unbestimmtheit zu tun: Hier bedeutet es vielmehr »undifferenzierte Gleichheit«. Bis zur fünften Woche nach der Befruchtung sind die embryonalen Geschlechtsorgane von Jungen und Mädchen identisch. Genetisch gesehen ist das Geschlecht bereits festgelegt, unter dem Mikroskop sind die Genitalbereiche jedoch nicht zu unterscheiden – sie haben sich noch nicht in männlich und weiblich differenziert. Dies geschieht erst im dritten Monat, doch die anfänglich entstehende Vorwölbung ist so geformt, dass sich daraus sowohl eine Klitoris als auch ein Penis entwickeln kann.

➤ Gegenüber: Die Genitalien des Fötus entwickeln sich ab der vierten Woche, ab der achten Woche sind sie äußerlich zu erkennen.

3. MONAT

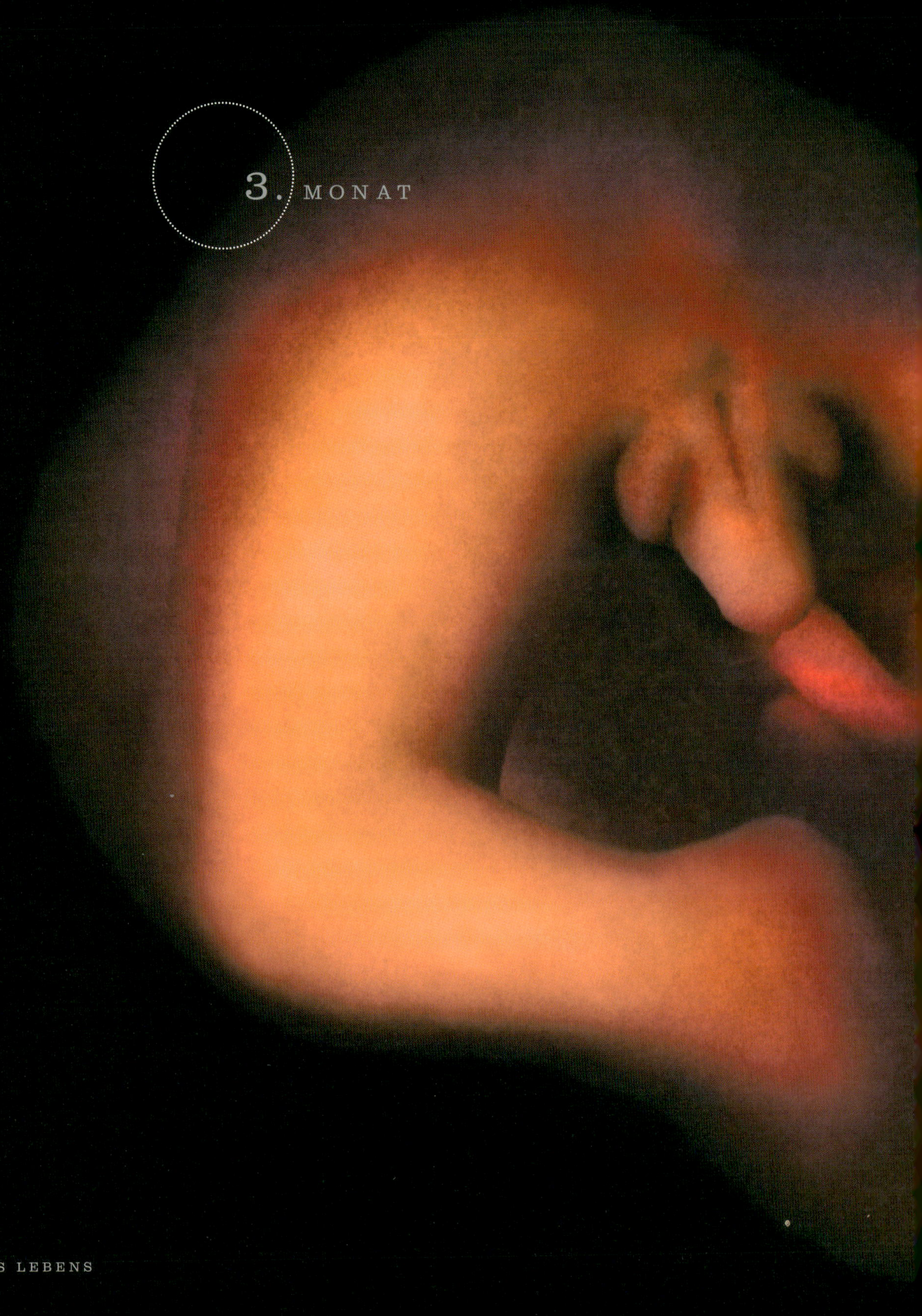

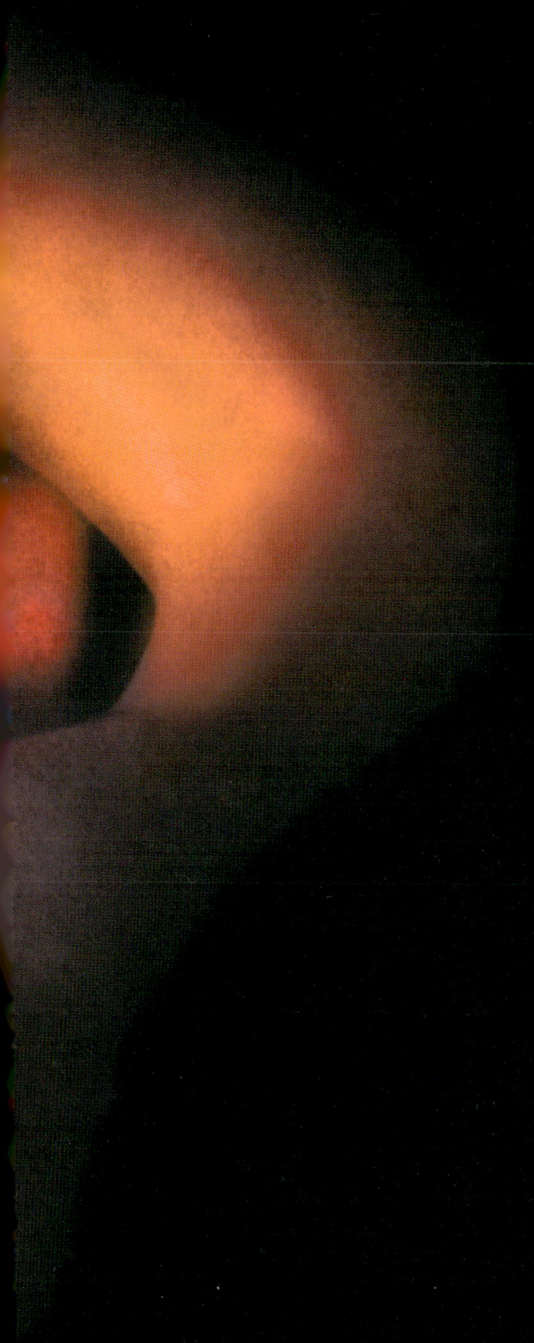

Junge oder Mädchen?

Der indifferente Penis ist zwar erkennbar, das Geschlecht des Babys kann jedoch erst ab der zwölften Woche eindeutig bestimmt werden.

4. MONAT

VORBEREITUNGEN FÜR DIE ZUKUNFT

MUSKELN, KNOCHEN, GEHIRN, GENE: Mit Beginn des vierten Monats ändern sich die Prioritäten; die bisherige schnelle Entwicklung macht schnellem Wachstum Platz. Im vierten Monat verdoppelt der Fötus seine Größe (von 7,5 cm auf 15 cm in sitzender Position) und vervierfacht sein Gewicht (von 28 g auf 112 g). Wie damals, als sich die Blastozyste in der Gebärmutterwand festsetzte und damit den Entwicklungs- und Differenzierungsprozess auslöste, hat jetzt das schnelle Wachstum Vorrang vor allem anderen.

Auch die Position muss verändert werden. Bis zu diesem Zeitpunkt war der Fötus eingerollt, sein übergroßer Kopf sank nach vorne auf die Brust. In Vorbereitung auf den künftigen aufrechten Gang beginnt sich der Körper plötzlich zu strecken, so dass der Kopf im Verhältnis kleiner erscheint. Um den Kopf aufrecht zu halten, bildet sich die Nacken- und Rückenmuskulatur aus, während sich die Knochen von Wirbelsäule, Brustkorb und Schultern verbinden und verhärten. Die Beine wachsen schnell in die Länge, weniger schnell der Rumpf und die Arme. Obwohl der Kopf größenmäßig nicht mehr so dominiert, nimmt er doch an Bedeutung zu. Die Oberfläche des Vorderhirns wird mit Falten und Furchen ausgestattet, um die »Nutzfläche« zu vergrößern. Ebenso entstehen die darunter liegenden Bereiche des Gehirns, die Gefühle, Hunger, Sexualtrieb, Gleichgewicht und andere grundlegenden Impulse steuern; diese sind jedoch noch wenig entwickelt.

Zwischenzeitlich bereitet sich der Körper nicht nur auf seine eigene Zukunft, sondern auch auf die seiner Gene vor. Beim weiblichen Fötus bilden sich die »zusätzlichen« Geschlechtsorgane – die Eileiter – aus den Gängen, die von den ersten primitiven Nieren noch übrig blieben. Daran fügen sich Gebärmutter und Vagina an, wobei die Vagina vorübergehend mit einer Zellmasse gefüllt ist.

Die Haut ist dünn, locker und runzlig, an den Finger- und Zehenspitzen sind jedoch schon deutliche Rillen und Windungen erkennbar, die bei keinem Menschen – nicht einmal bei eineiigen Zwillingen – identisch sind.

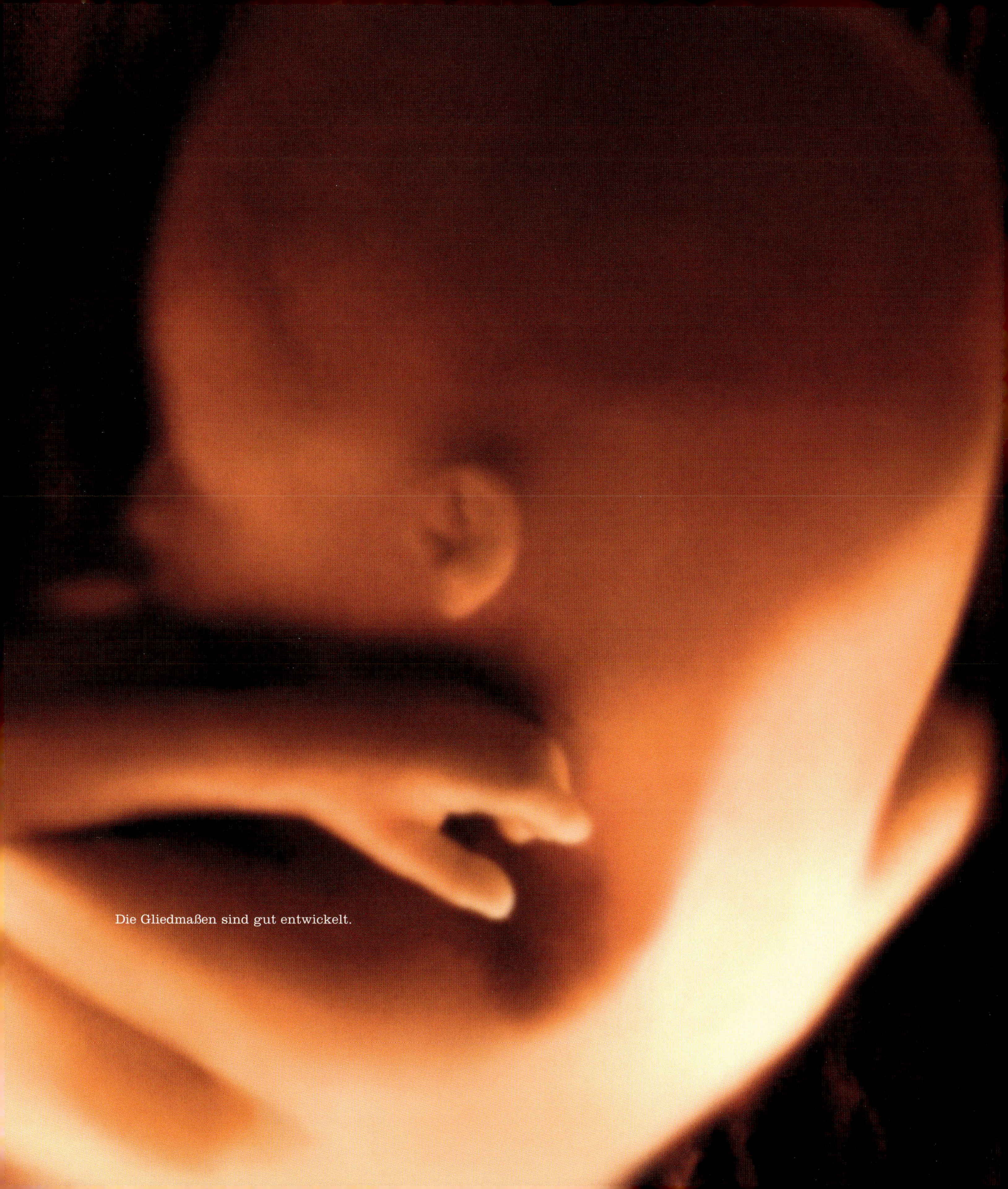

Die Gliedmaßen sind gut entwickelt.

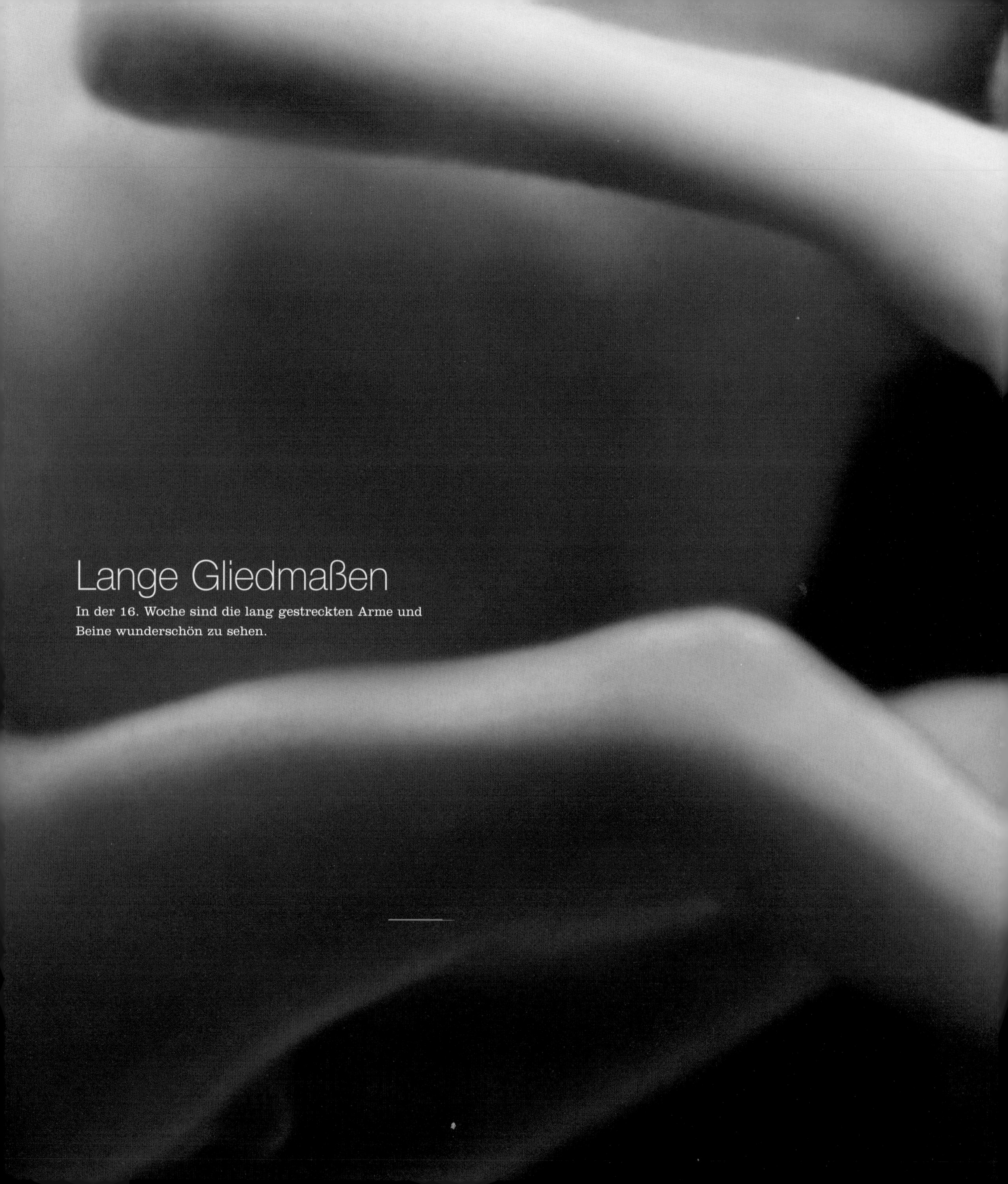

Lange Gliedmaßen

In der 16. Woche sind die lang gestreckten Arme und Beine wunderschön zu sehen.

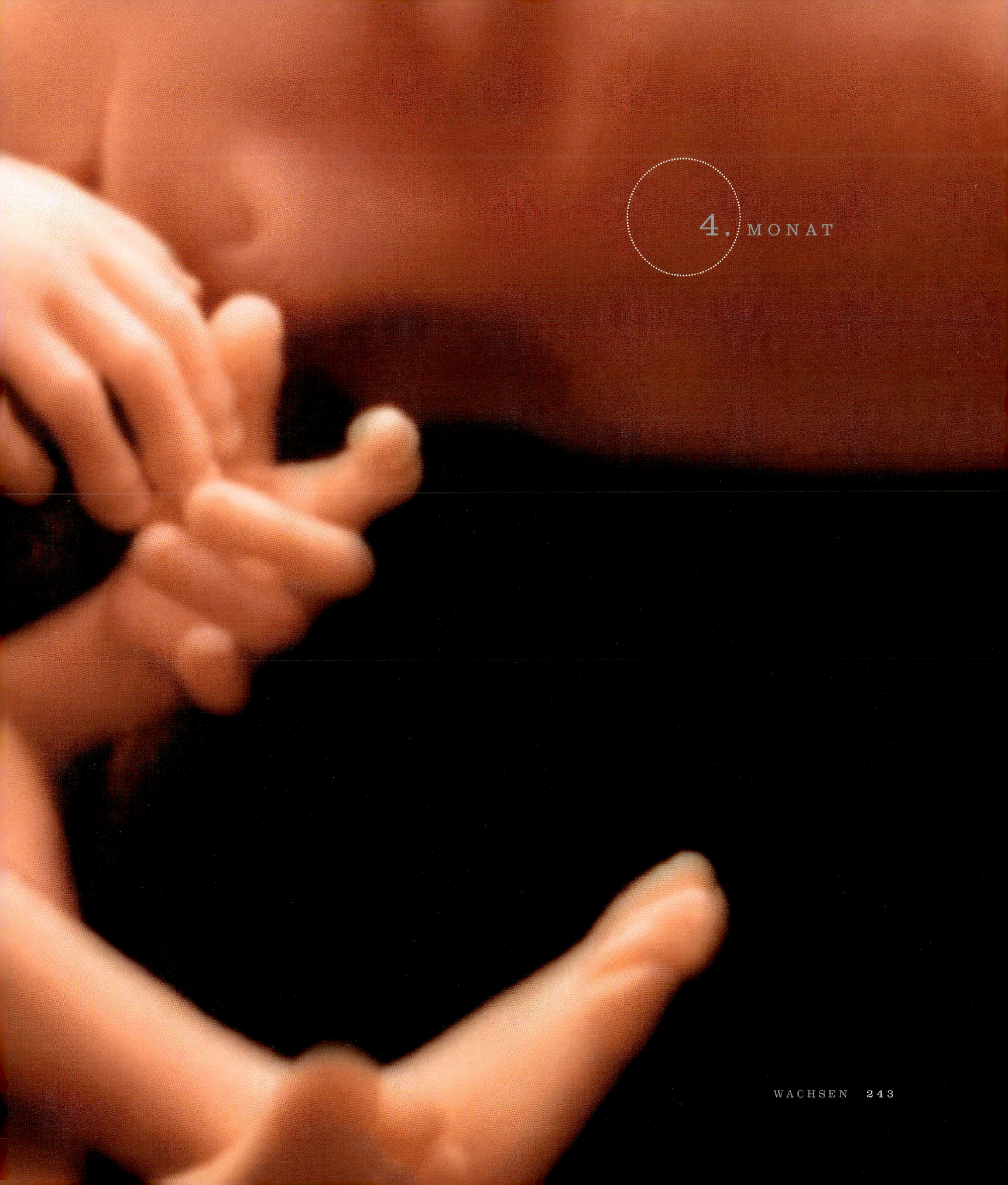

4. MONAT

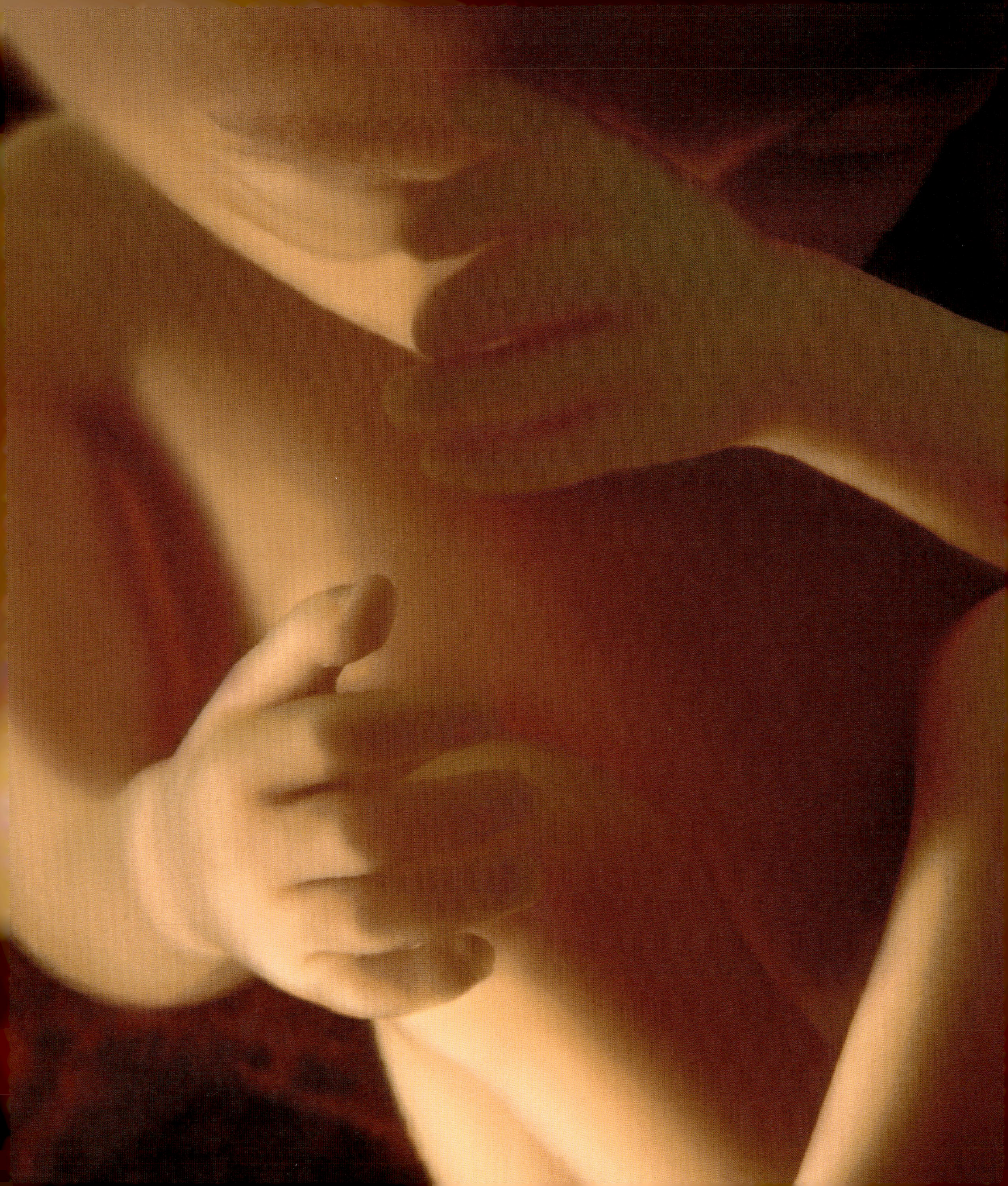

5. MONAT

FUSSTRITTE VOM BABY

DAS KIND MACHT SICH BEMERKBAR: Die Bewegungen des Fötus – Tritte, Drehungen, ja selbst Schluckauf – sind jetzt so ausgeprägt, dass die werdende Mutter sie fühlen kann. Vielleicht kann sie sogar identifizieren, ob es ein Ellenbogen oder der Kopf ist, der gegen ihre Bauchwand stößt. Der Fötus misst nun vom Kopf bis zum Gesäß 20 cm und wiegt etwa ein halbes Pfund – das entspricht der Größe und dem Gewicht eines Eichhörnchens. Zwar sind die meisten Organe bereits gut ausgebildet, doch das Kind ist noch nicht in der Lage, selbstständig zu überleben.

Der größte Teil der Knochen ist jetzt verhärtet. Zarte Wimpernansätze sind zu erkennen. Bei beiden Geschlechtern entwickeln sich über den mit Milchgängen ausgestatteten Brustdrüsen blassrosa Brustwarzen. Man könnte annehmen, dass bei Jungen die Anlage von Milchgängen pure Verschwendung sei; die Natur scheint jedoch erst nun, da die Halbzeit der Schwangerschaft erreicht ist, gezielt festzulegen, was für das Kind nützlich sein könnte und was nicht. So wurden z. B. bereits mehr Geschmacksknospen gebildet, als nach der Geburt notwendig sind, und der Fötus kann jetzt schon fest zugreifen. Vermutlich handelt es sich hierbei um evolutionäre Überbleibsel aus der Zeit unserer prähistorischen Vorfahren, die im gesamten Mund- und Rachenraum Geschmacksknospen brauchten, um Gifte in der Nahrung aufspüren zu können, bzw. einen festen Griff, um sich im Fell der Mutter festzuklammern.

Da das fötale Herz täglich viele Liter Blut durch den Körper pumpt, sind die Geräusche dementsprechend laut, so dass sie selbst von den werdenden Vätern, Geschwistern und anderen Personen wahrgenommen werden.

◄ Gegenüber: An den Finger- und Zehenspitzen bilden sich charakteristische Rillen und Furchen – die Finger- und Zehenabdrücke.

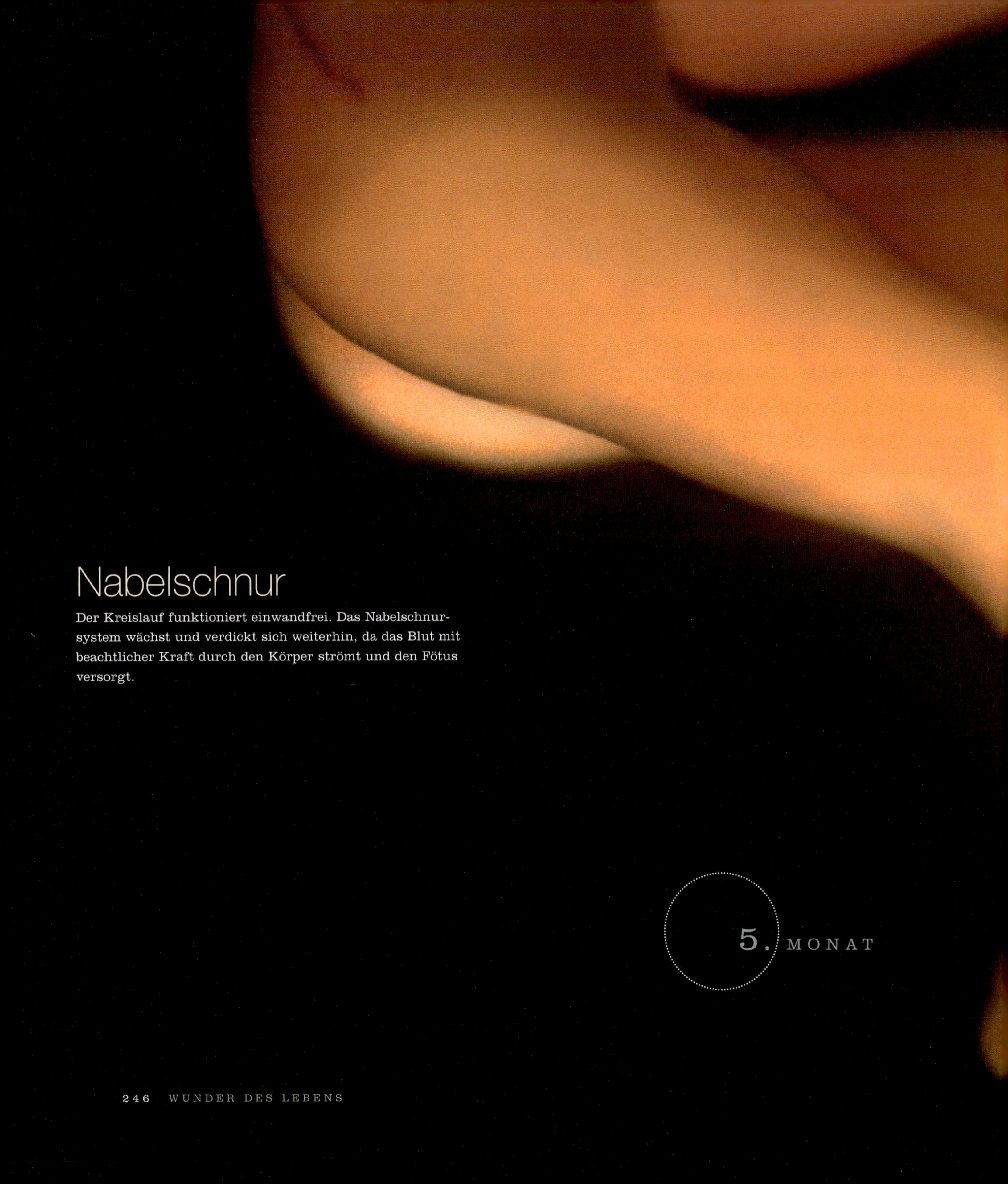

Nabelschnur

Der Kreislauf funktioniert einwandfrei. Das Nabelschnursystem wächst und verdickt sich weiterhin, da das Blut mit beachtlicher Kraft durch den Körper strömt und den Fötus versorgt.

5. MONAT

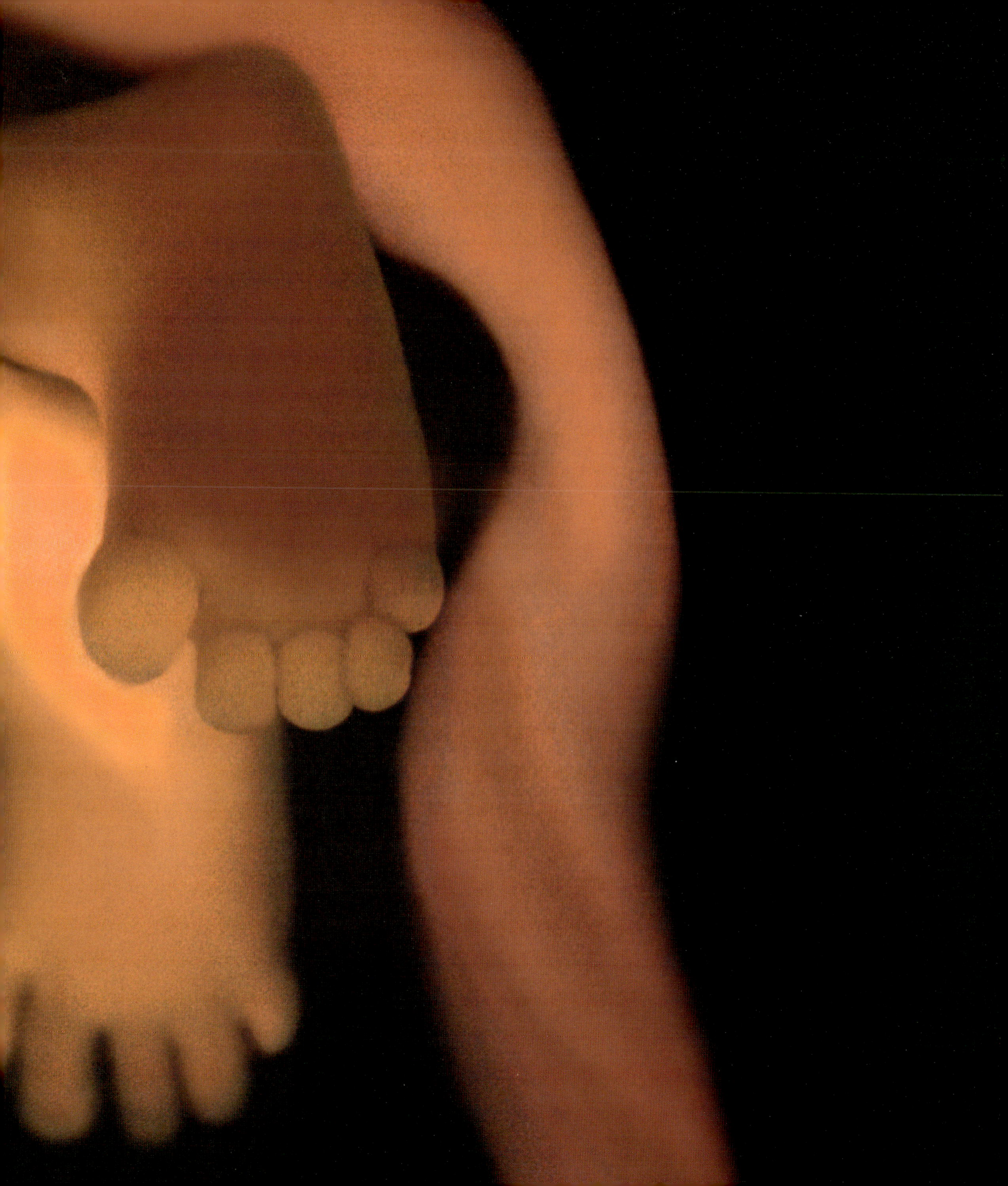

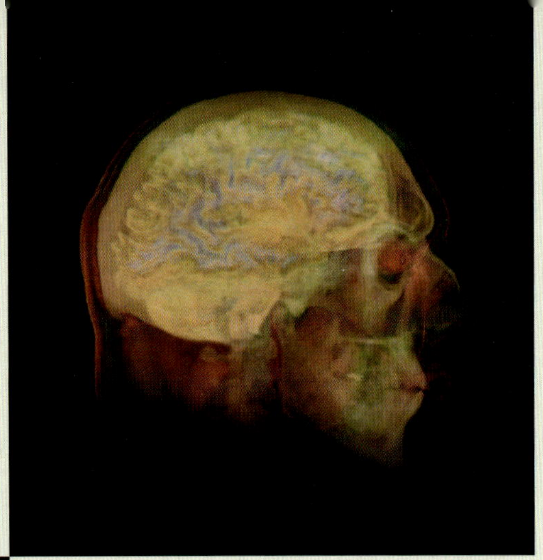

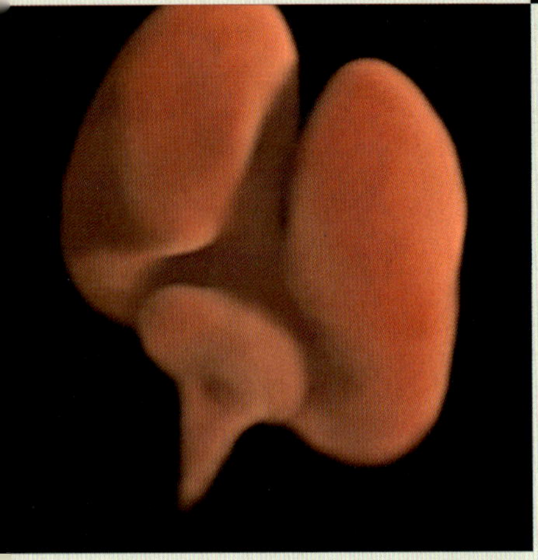

Vergleich zwischen dem gefurchten Gehirn eines erwachsenen Menschen (oben rechts) und dem glatten Gehirn eines Fötus (darunter).

➤ Gegenüber: Das Gehirn eines zwanzig Wochen alten Fötus von der Seite und von unten gesehen. Es nähert sich zwar schon seiner endgültigen Form, es ist jedoch immer noch glatt und nicht definiert. Seine Entwicklung wird noch Jahre in Anspruch nehmen.

GEHIRN

WINZIGER VERSTAND: Emily Dickinson schrieb: »Das Gehirn hat dieselbe Bedeutung wie Gott.« Ab der siebenten Woche berühren sich die Nervenzellen im Gehirn über vorstehende Moleküle. Manche bilden primitive Bahnen. Die Produktionsrate ist verblüffend: 100 000 neue Zellen in jeder Minute. Bei der Geburt besteht das Gehirn aus zehn Millionen dicht ineinander verschlungenen Nervenzellen – etwa 100 Milliarden Zelleinheiten insgesamt. Die einzelne Zelle misst im Durchmesser zwar nur ein Hundertstel Millimeter, doch ist jede über fingerähnliche Verzweigungen mit Tausenden anderer Zellen verbunden, so dass sie Signale aussenden und weiterleiten kann – insgesamt etwa zehn Billionen Nervenverbindungen. Vernetzung – nicht Masse – ist für die außergewöhnlichen Fähigkeiten des Gehirns verantwortlich. »Man schätzt«, so schreiben Rugh und Shettles, »dass die zwei Milliarden spezifischer Nervenzellen, die den Menschen entwicklungsfähig machen, sich allesamt in der Hirnrinde, dem Kortex, befinden und dass diese zwei Milliarden Zellen in einem Fingerhut Platz hätten.«

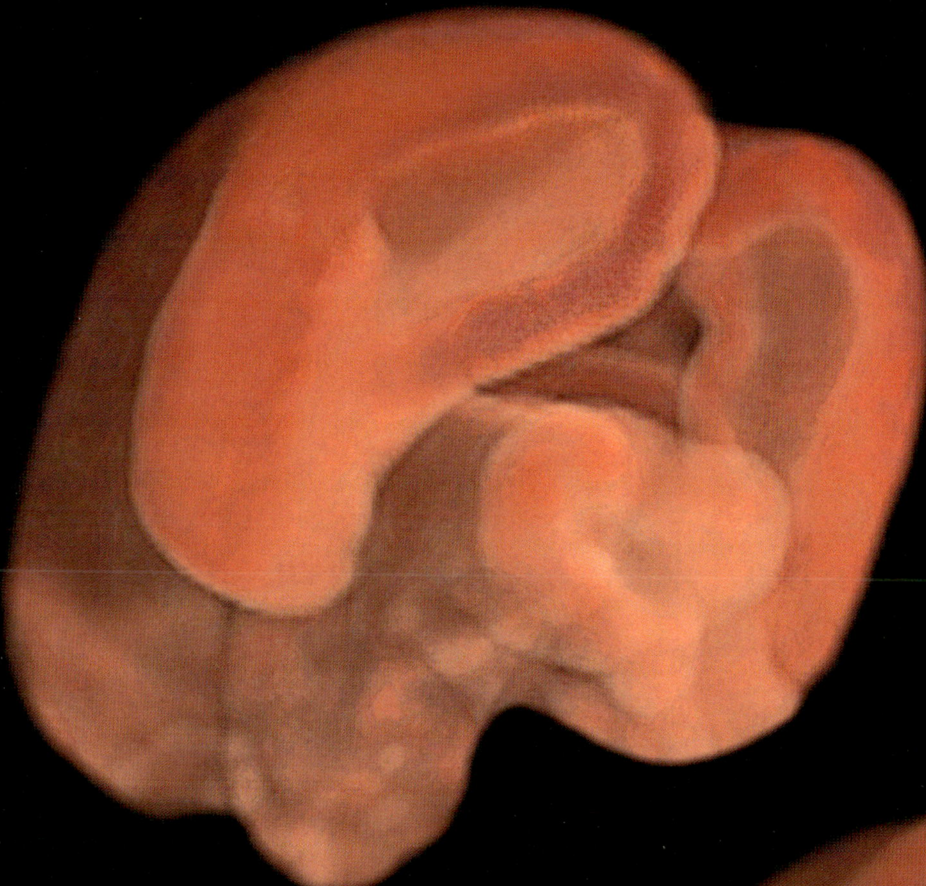

VON UNTEN GESEHEN

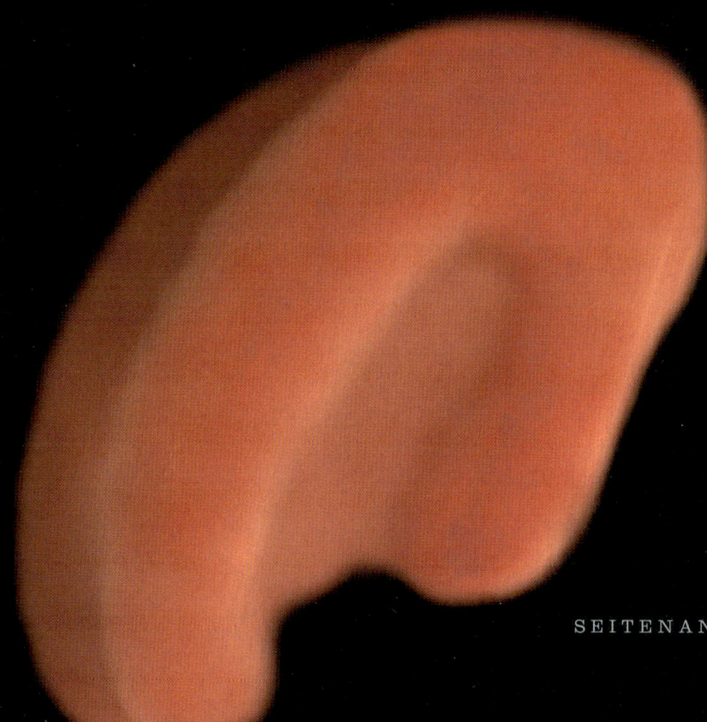

SEITENANSICHT

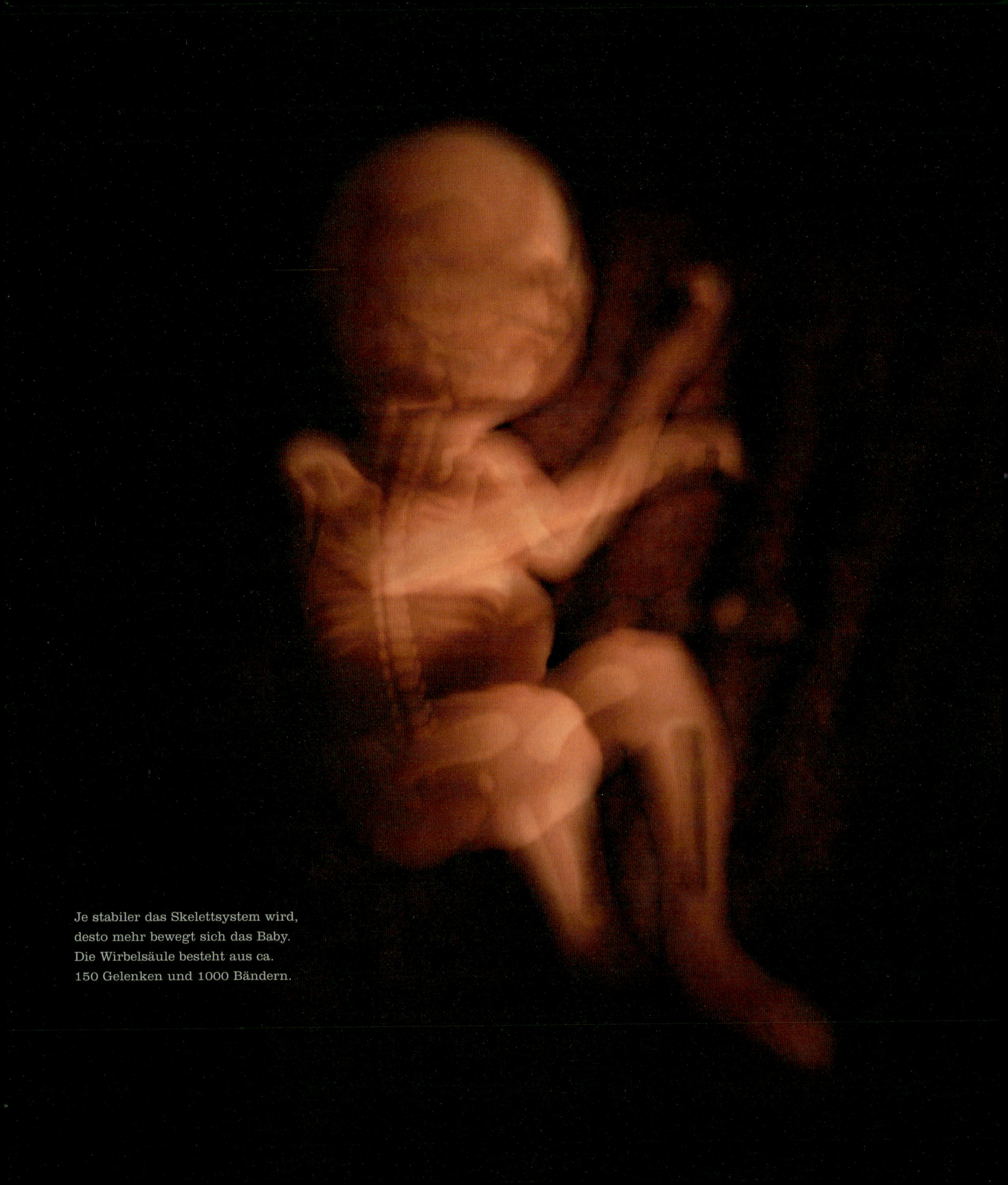

Je stabiler das Skelettsystem wird, desto mehr bewegt sich das Baby. Die Wirbelsäule besteht aus ca. 150 Gelenken und 1000 Bändern.

BABYVERHALTEN

DAUMENLUTSCHEN UND SCHLUMMERN: Gegen Ende des zweiten Trimenons sitzt der Fötus völlig aufrecht – aufrechter sogar als bei der Geburt. Dadurch können die Viszeralorgane, vor allem das Herz und die Leber, wachsen und ihre endgültige Position im unteren Abschnitt der Körperhöhle einnehmen. Ein Teil des Darms liegt vollständig im Bereich des Beckens.

Während sich die Körperproportionen nun allmählich ihrer endgültigen Form annähern, verhärten und verbinden sich weiterhin die über zweihundert Knochen, die dazu nötig sind, den Fötus in seiner vertikalen Lage zu halten. (Bei der Geburt besitzt das Kind dreihundert Knochen, wovon später einige miteinander verschmelzen, so dass der erwachsene Mensch nur 206 besitzt.) Die menschliche Wirbelsäule besteht aus 33 Gliedern, 150 Gelenken und 1000 Bändern, die das Körpergewicht halten. Nach Rugh und Shettles hat sich all dies bis zum sechsten Monat gebildet.

Da die Haut nur wenig oder gar kein Fett eingelagert hat, erscheint sie runzlig, schlaff und zarter, als das Neugeborene sie später braucht. Sie ist mit einem käseartigen Sekret überzogen, damit sie im mineralisierten Fruchtwasser ihre Geschmeidigkeit behält und gegen Abschürfungen geschützt ist. Ab diesem Zeitpunkt döst und wacht der Fötus abwechselnd, nimmt beim Schlafen seine Lieblingsposition ein und dehnt sich beim Erwachen.

Die Augen, die sich kaum drei Wochen nach der Befruchtung als zwei Ausstülpungen im primitiven Nervengewebe zeigten, sind nun vollständig ausgebildet. Jetzt beginnen die Augenlider zu flackern und sich zu öffnen und die Augen reagieren empfindlich auf Hell/Dunkel. Die Nasenlöcher sind frei und das Kind macht muskuläre Atembewegungen.

Da der Fötus nun sehr schnell wächst – vom Kopf bis zum Gesäß beträgt seine Länge fast dreißig Zentimeter und sein Gewicht anderthalb Pfund – und immer aktiver wird, steigt auch der Proteinbedarf erheblich. Die Mutter nimmt nun wöchentlich bis zu einem Pfund an Gewicht zu.

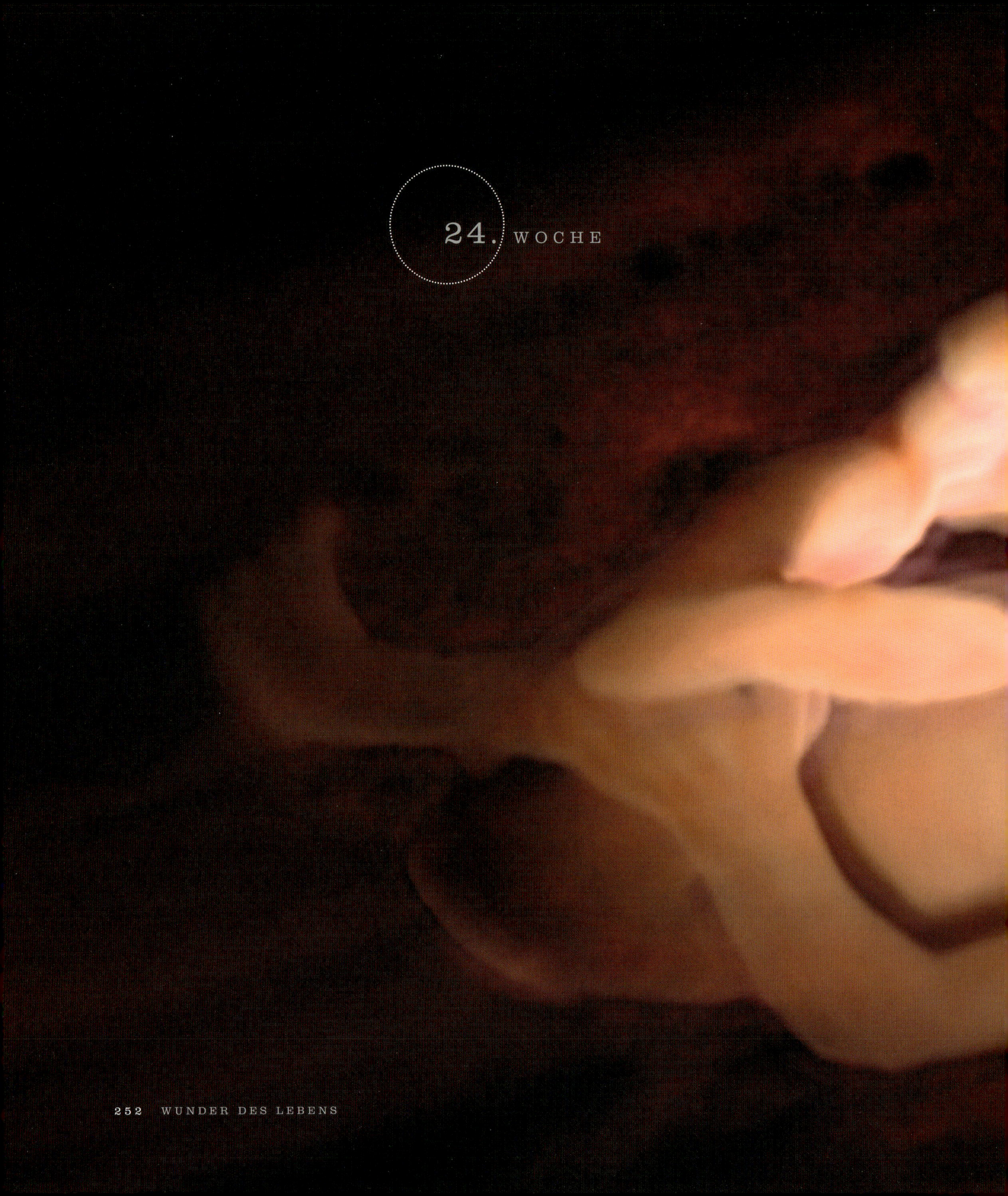

24. WOCHE

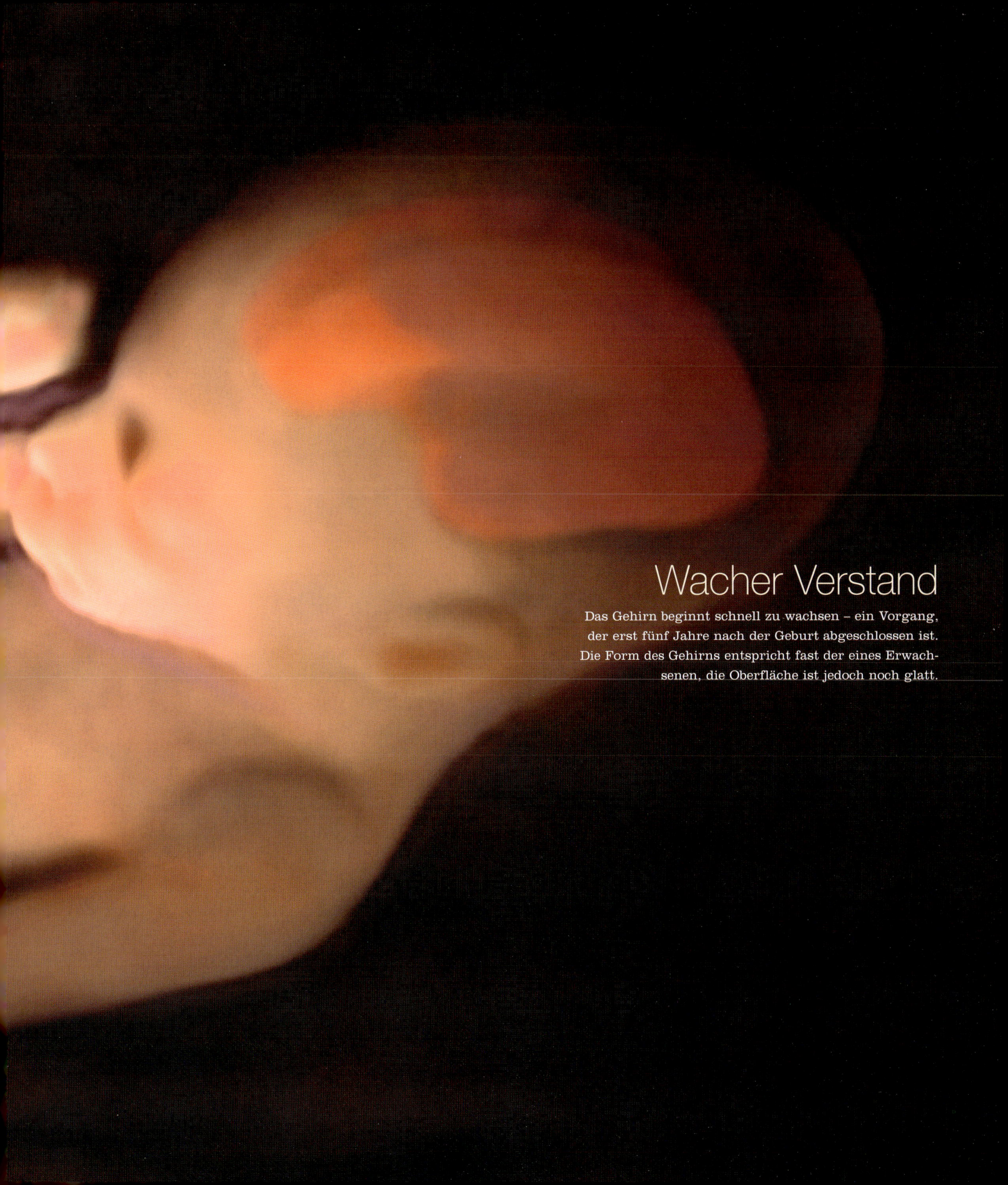

Wacher Verstand

Das Gehirn beginnt schnell zu wachsen – ein Vorgang, der erst fünf Jahre nach der Geburt abgeschlossen ist. Die Form des Gehirns entspricht fast der eines Erwachsenen, die Oberfläche ist jedoch noch glatt.

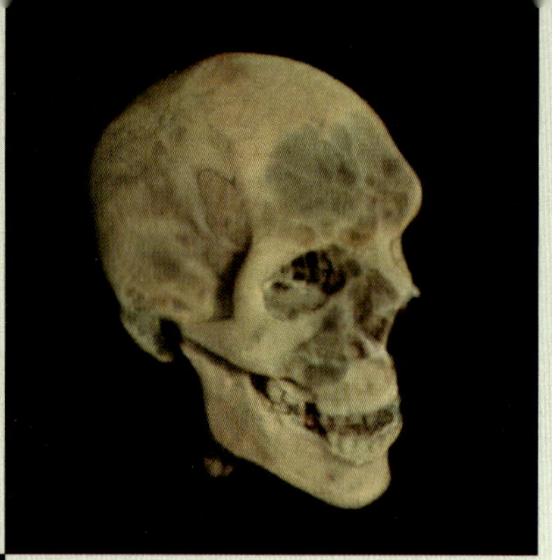

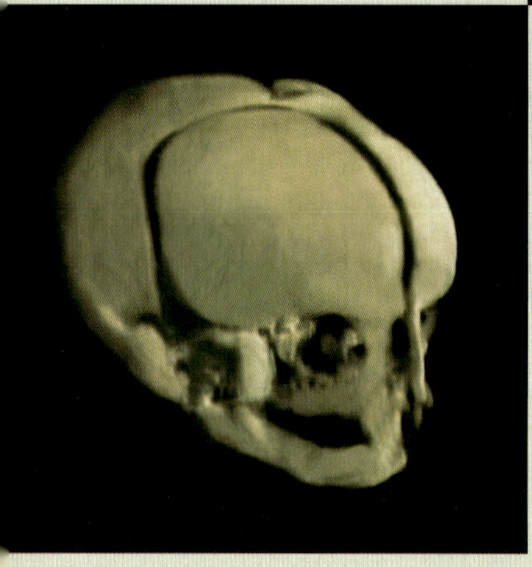

Der Schädel des Menschen ist aus einzelnen Teilen zusammengefügt. Dazwischen ist das Gehirn nur von dünnen Membranen (Fontanellen) bedeckt. Diese sind bis zum zweiten Lebensjahr vorhanden, doch der Schädel entwickelt sich weiter, bis wir erwachsen sind.

➤ Gegenüber: Fötus mit vierzehn Wochen. Das Skelettsystem entwickelt sich hauptsächlich aus embryonalem Bindegewebe. Nach acht Wochen werden die Knochen allmählich hart.

SKELETTSYSTEM

VERKNÜPFUNG DES KÖRPERS: Bis zum sechsten Monat ist das Knochenskelett vollständig aufgebaut, weist jedoch noch keine Gelenkverbindungen auf. Wie Drähte im Innern eines Gummimännchens dienen die Knochen dem Fötus als Stütze und ermöglichen Drehungen und Bewegungen. Doch wie beim Gummimännchen besitzen auch sie keine mechanischen Fähigkeiten – die Teile lassen sich verbiegen, können aber nicht willentlich angezogen und gestreckt werden. Das Kind braucht mindestens noch ein Jahr, bis die Kugelgelenk-, Scharnier- und Gleitmechanismen von Hüfte, Knie und Knöchel genügend Kraft und Flexibilität zum Laufen bieten können. Das Skelett des erwachsenen Menschen ist ein Bewegungsrahmen mit einfachen und doppelten Hebeln, der es ermöglicht, Pirouetten zu drehen, einen Sack Zement aufzuheben, einen Hundertmeterlauf zu absolvieren und eine Operation durchzuführen.

Auch der Schädel ist bausteinartig aufgebaut – ein Helm, der aus vier teilweise verkalkten Platten geformt ist. In der Gebärmutter sind diese Platten eher lose miteinander verbunden als verschmolzen. Dadurch kann der Kopf während der Geburt leicht spitz zulaufen. Im ersten Lebensjahr verdreifacht sich die Gehirnmasse und die flexible Bauweise des Schädels dient sowohl zum Schutz als auch zum Wachstum. Etwa im Alter von achtzehn Monaten greifen die Schädelknochen ineinander und verschmelzen allmählich. In der Zwischenzeit wächst der Kieferknochen weiter nach vorne und legt dann in den späten Jugendjahren noch einen Endspurt ein, wenn die Eltern erstaunt feststellen, dass ihre Kinder »plötzlich so erwachsen aussehen«.

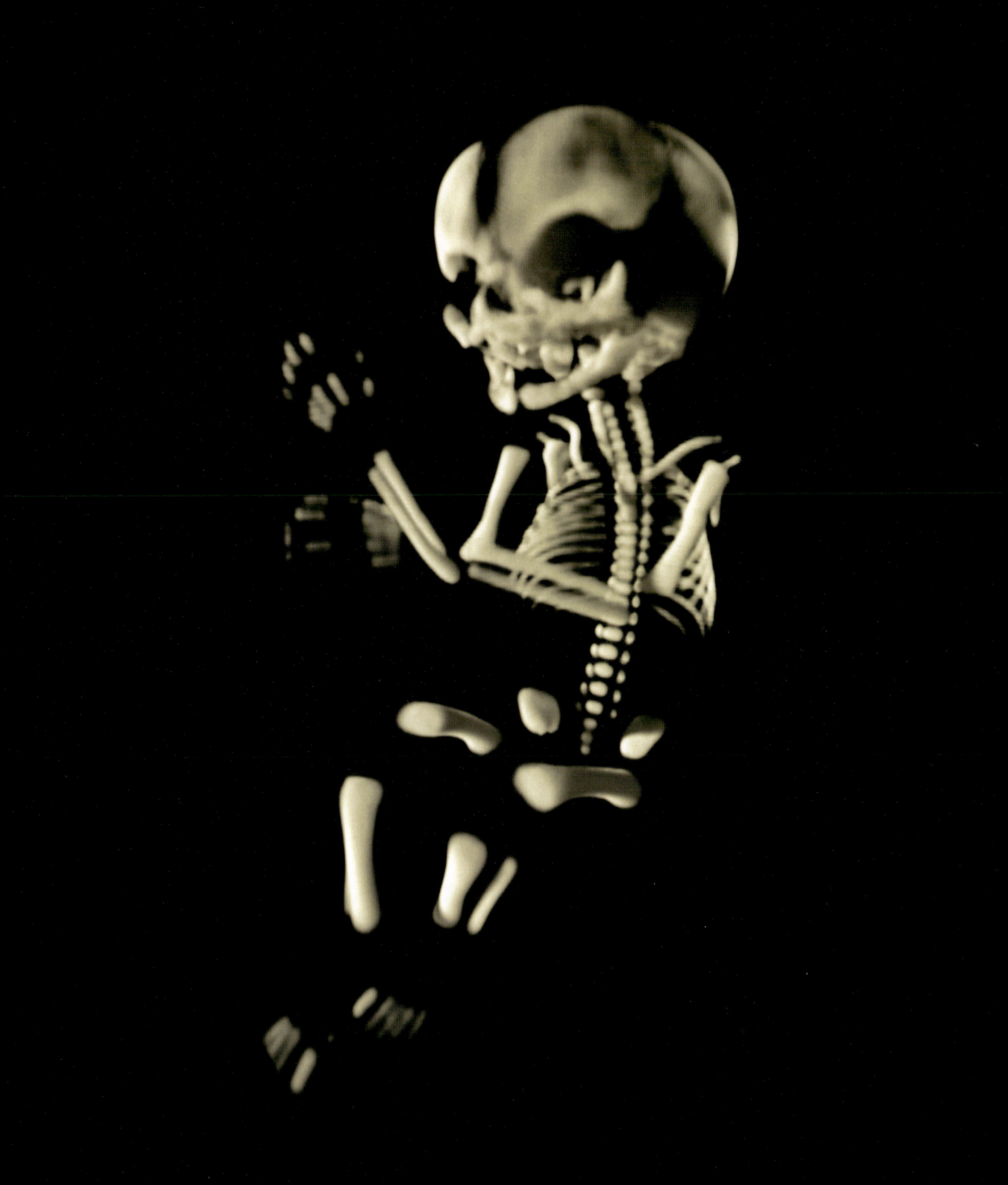

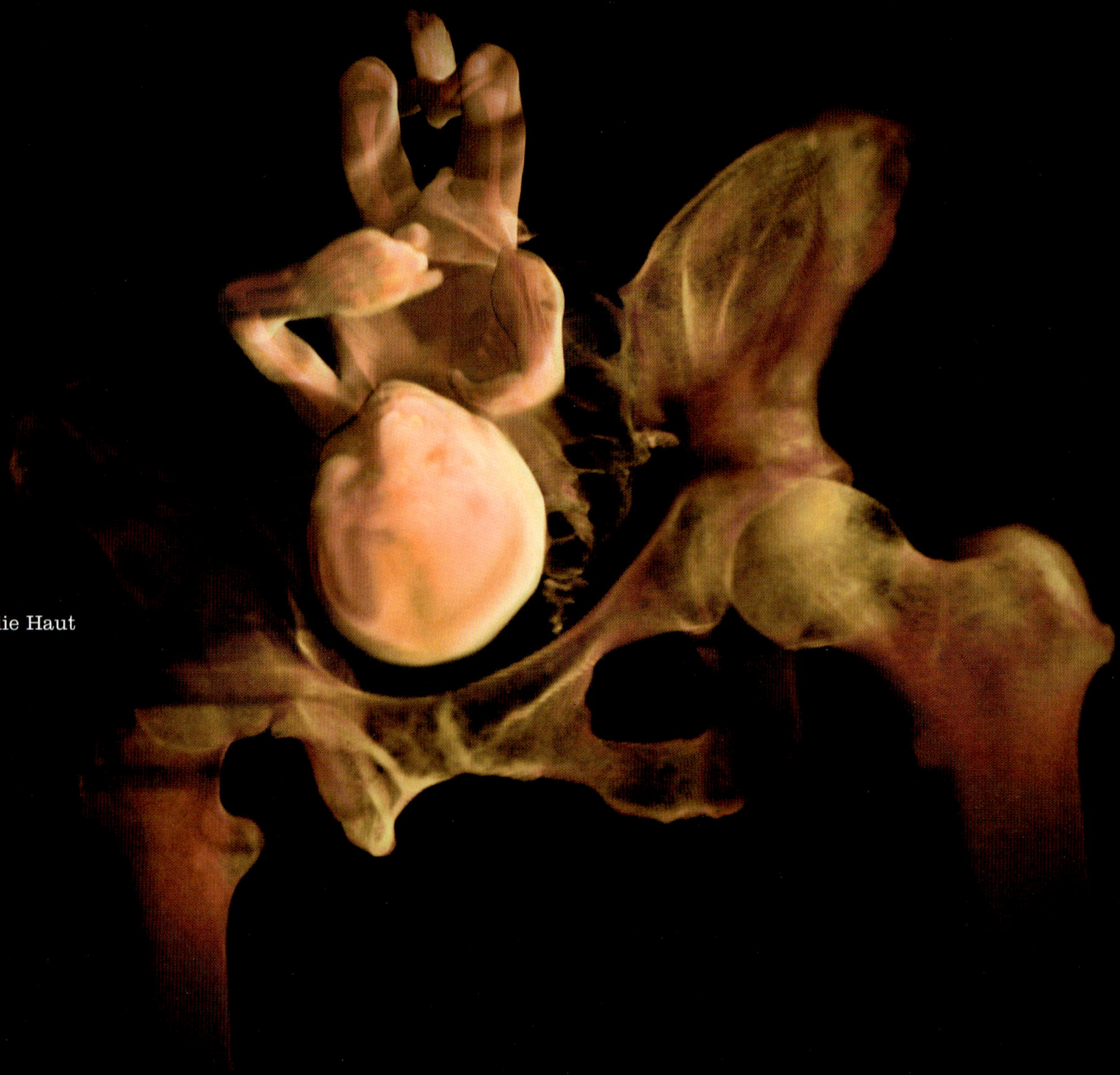

Haut

In der 25. Woche ist die Haut runzlig.

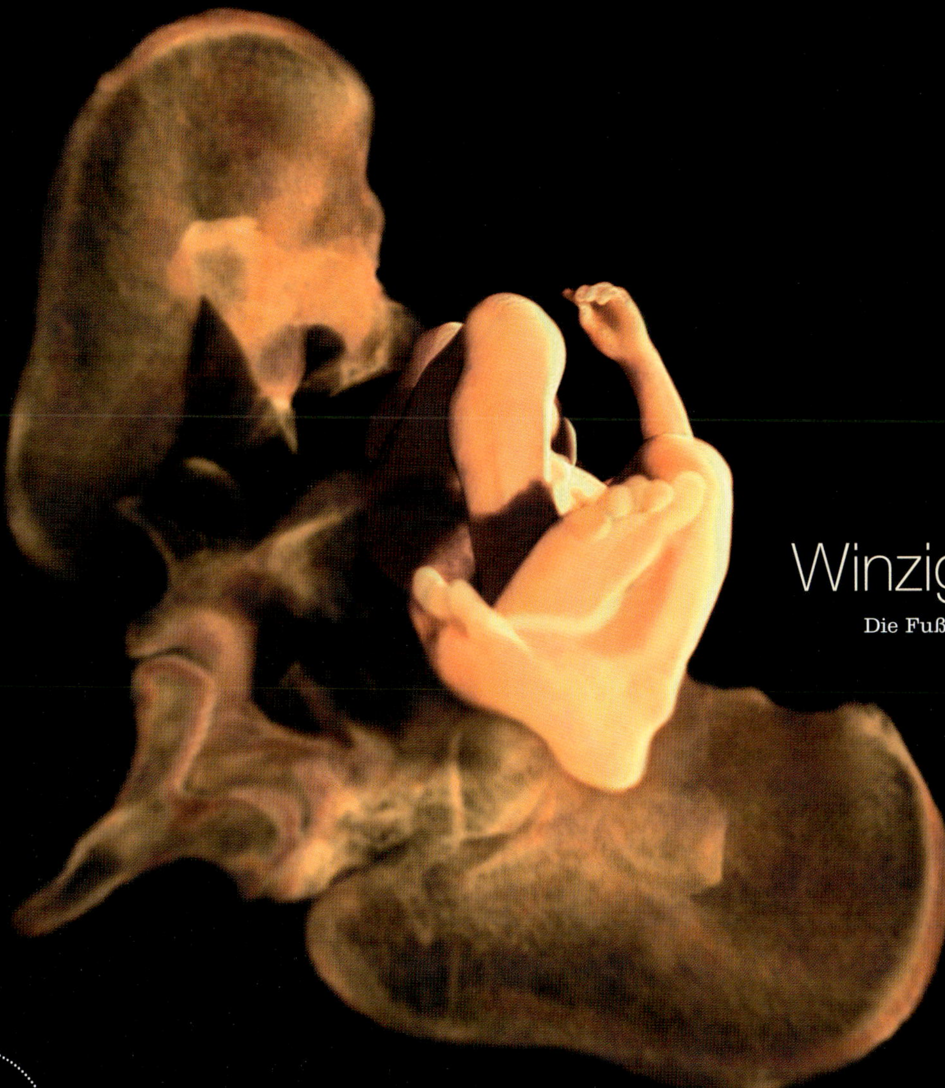

Winzige Details

Die Fußnägel sind zu erkennen.

6. MONAT

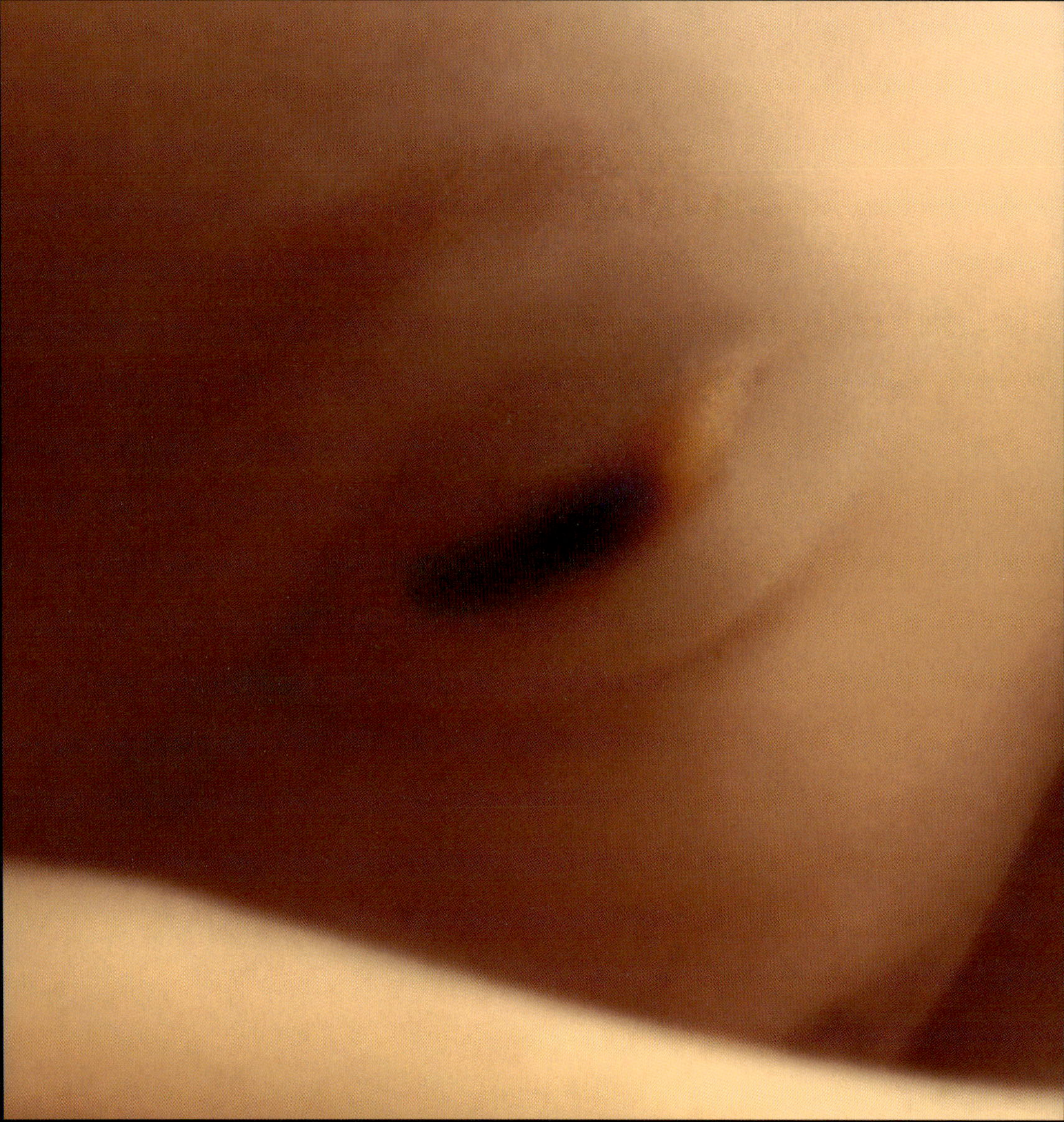

Ab der 26. Woche sind die Augen in den Wachzeiten geöffnet und im Schlaf geschlossen. Die Augenfarbe ist – unabhängig von der endgültigen Farbe – meist blau, weil die Pigmentierung noch nicht voll entwickelt ist. Für die endgültige Bildung der Augenpigmente ist Licht erforderlich, so dass sie meist erst einige Wochen nach der Geburt erfolgt.

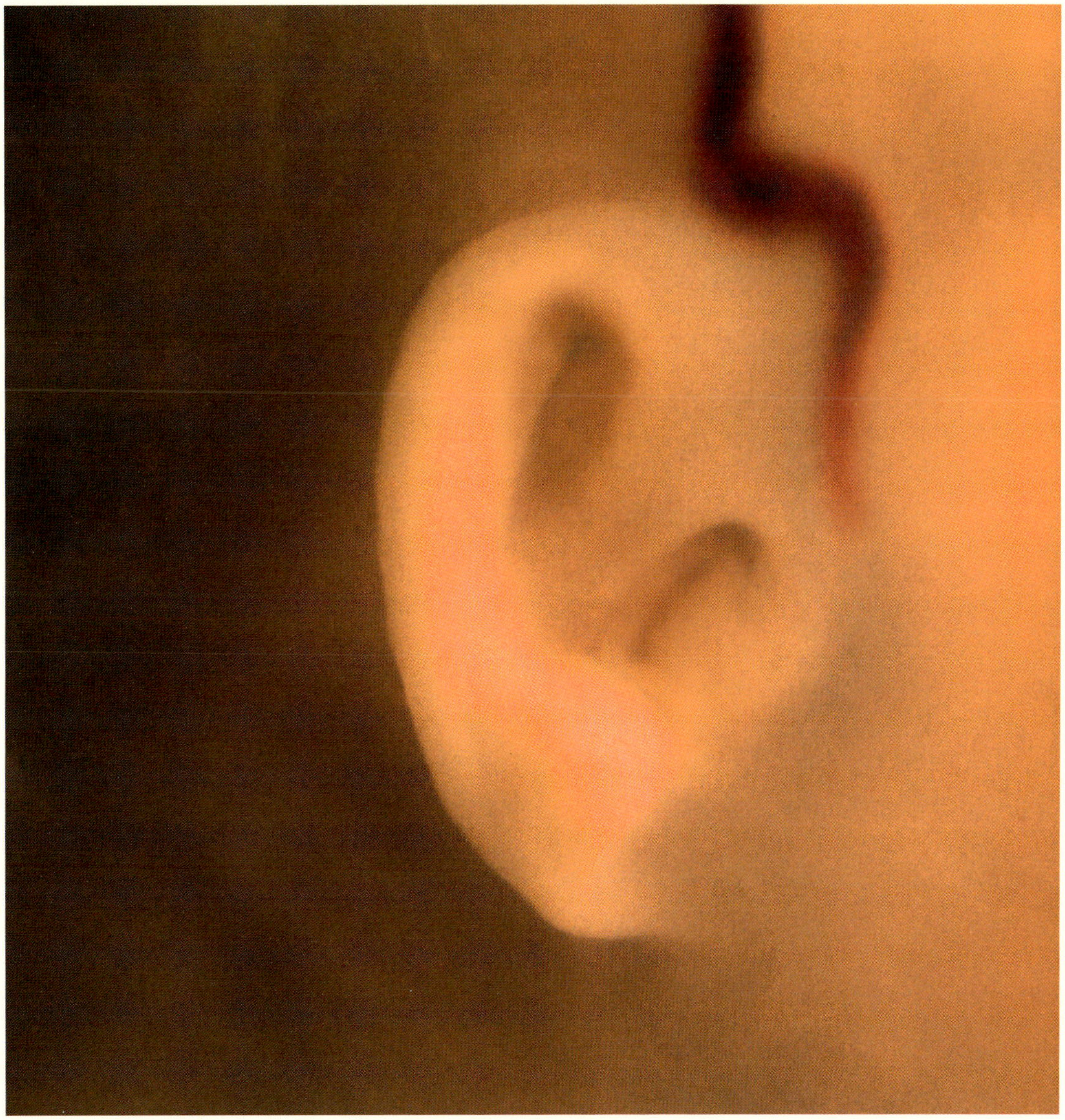

In der 24. Woche reagieren die Augen auf Licht und die Ohren auf Geräusche, die von außerhalb des Mutterleibes kommen.

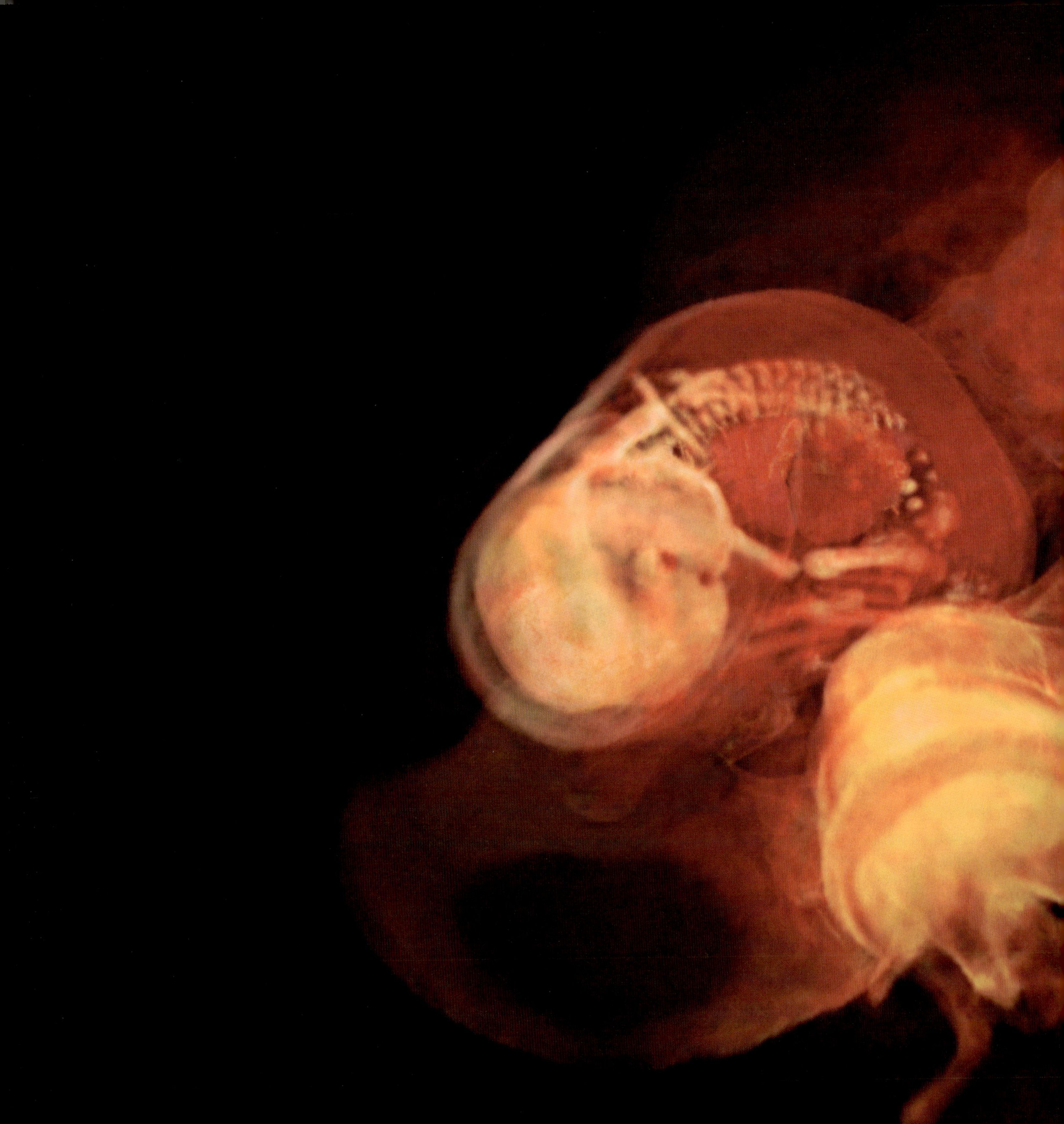

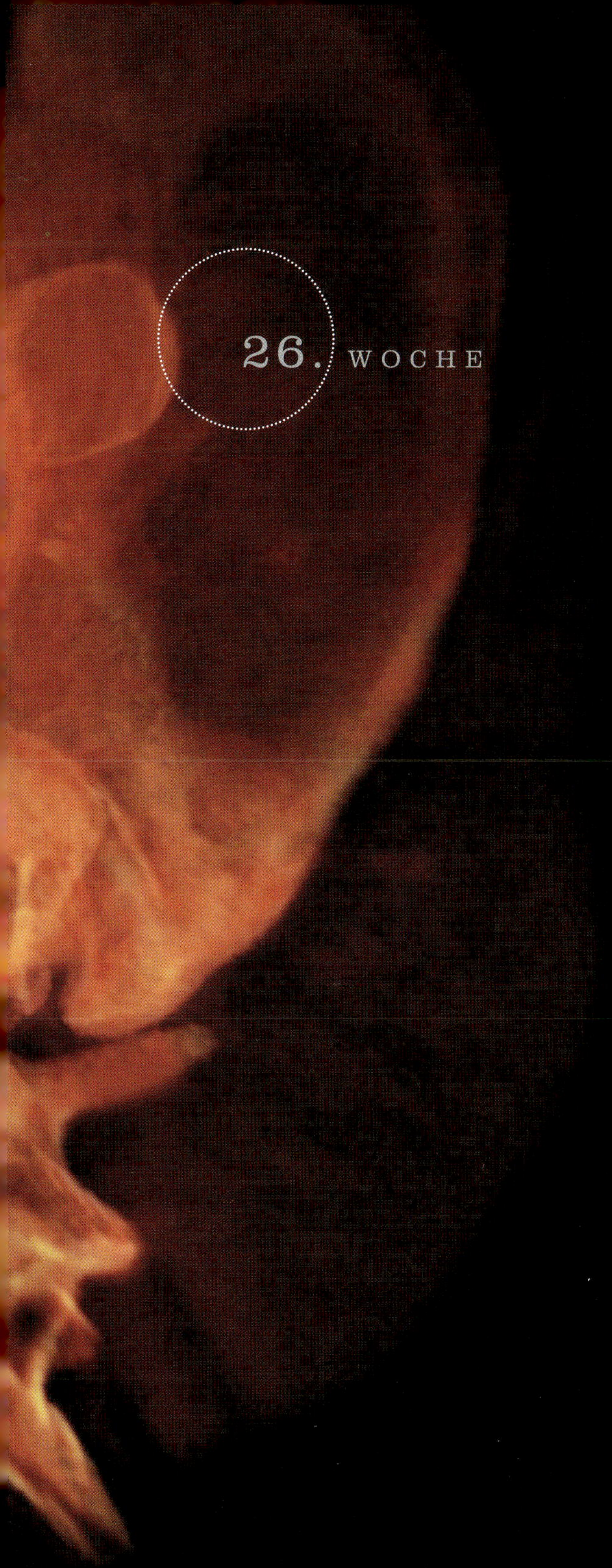

26. WOCHE

Eingebettet

26 Wochen alter Fötus im Becken. Auffallend ist das vergrößerte Vorderhirn. Das zentrale Nervensystem ist so weit entwickelt, dass es Atmung und Körpertemperatur steuern kann. In der 26. Woche ist die Lunge zur Luftatmung fähig, so dass Babys, die zu diesem oder einem späteren Zeitpunkt zur Welt kommen, gute Überlebenschancen haben.

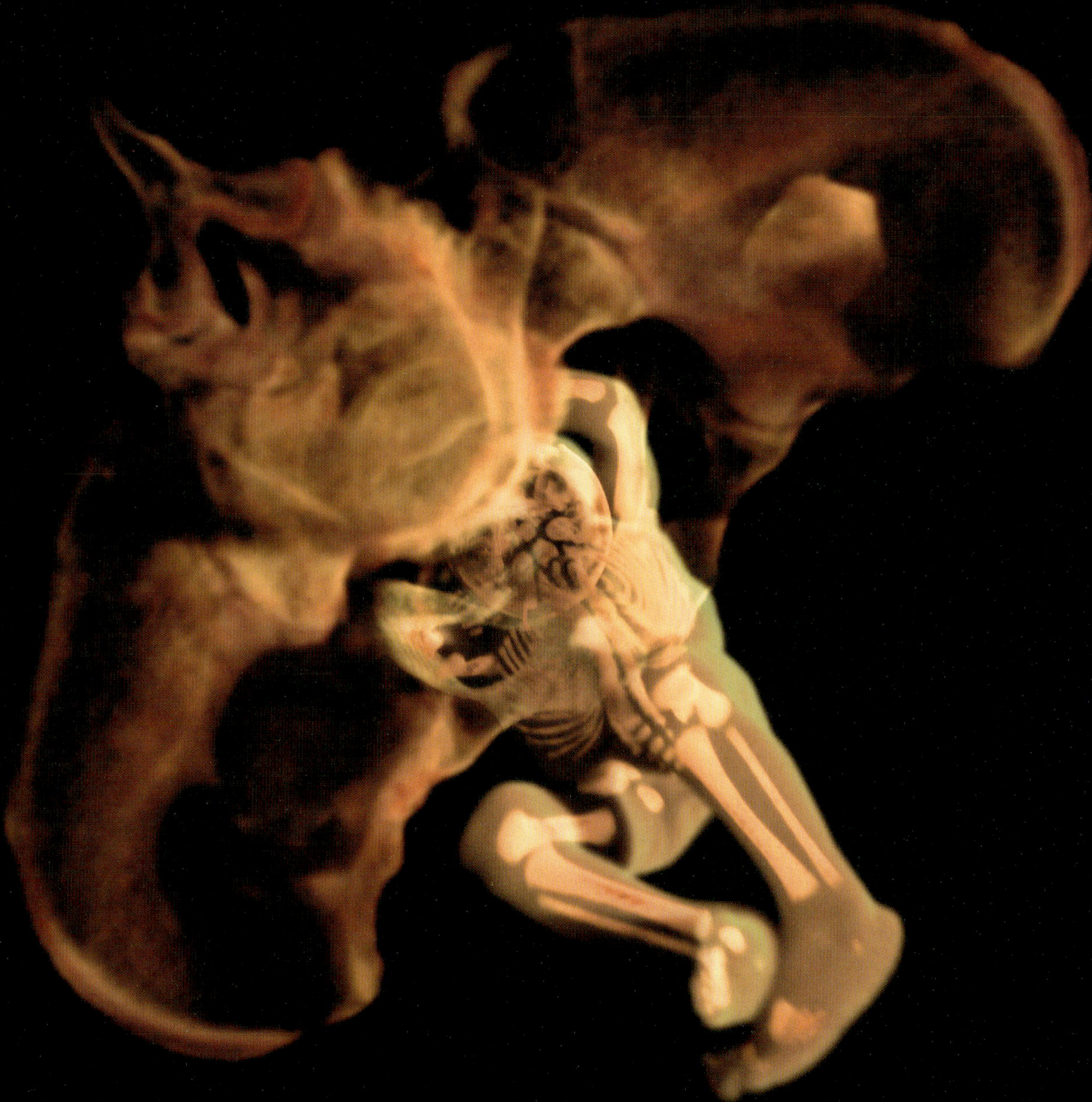

7. MONAT

LEBENSSCHWELLEN

LEBENSFÄHIGKEIT: Mit dem Auftreten ausgeklügelter Formen laufen die Aktivitäten im Gehirn auf Hochtouren. Bis jetzt war die Hirnrinde noch relativ furchenlos gewesen, doch nun entstehen auf der Außenfläche Rillen und Falten und mit ihnen breitere, örtlich beschränkte Funktionen. Bei jedem Menschen befinden sich die Zentren für Sehvermögen, Geruchssinn, Gehör, Sprache, Fortbewegung und alle anderen Empfindungen und Aktivitäten in genau denselben Bereichen. Diese sind nun alle ausgebildet. Die Bereiche und Verbindungen, die für den Verstand, das Gedächtnis und die Vorstellungskraft zuständig sind, müssen sich noch entwickeln. In diesem Stadium ist das Gehirn jedoch so weit fortgeschritten, dass es den Atemrhythmus, die koordinierten Kontraktionen im Verdauungstrakt und die Körpertemperatur steuern kann – drei überaus bedeutende Schwellen für das Leben außerhalb des Mutterleibes. Da die Lunge nun mit ausreichend Alveolen und Blutgefäßen ausgestattet ist, die dem Kind den Austausch von Sauerstoff und Kohlendioxid ermöglichen, wachsen die Chancen, außerhalb des Mutterleibes zu überleben, erheblich.

Im gesamten Körper werden letzte Vorbereitungen getroffen. Rote Blutkörperchen werden nun vollständig im Mark der mit Kalzium verstärkten Knochen gebildet. Die feine Körperbehaarung (Lanugo), die im fünften Monat auftrat, verschwindet – außer auf Rücken und Schultern – fast überall und das Kopfhaar beginnt zu wachsen. Die Haut wird glatter, da sehr rasch Fettspeicher angelegt werden, die zur Isolierung und Energieversorgung dienen. Bei fast allen Jungen sind die aus der Körperhöhle stammenden Hoden mittlerweile in den Hodensack gewandert und haben damit den Grundstein für die künftige Produktion lebensfähigen Spermas gelegt.

< Gegenüber: Das Knochenmark übernimmt nun vollständig die Produktion der roten Blutkörperchen.

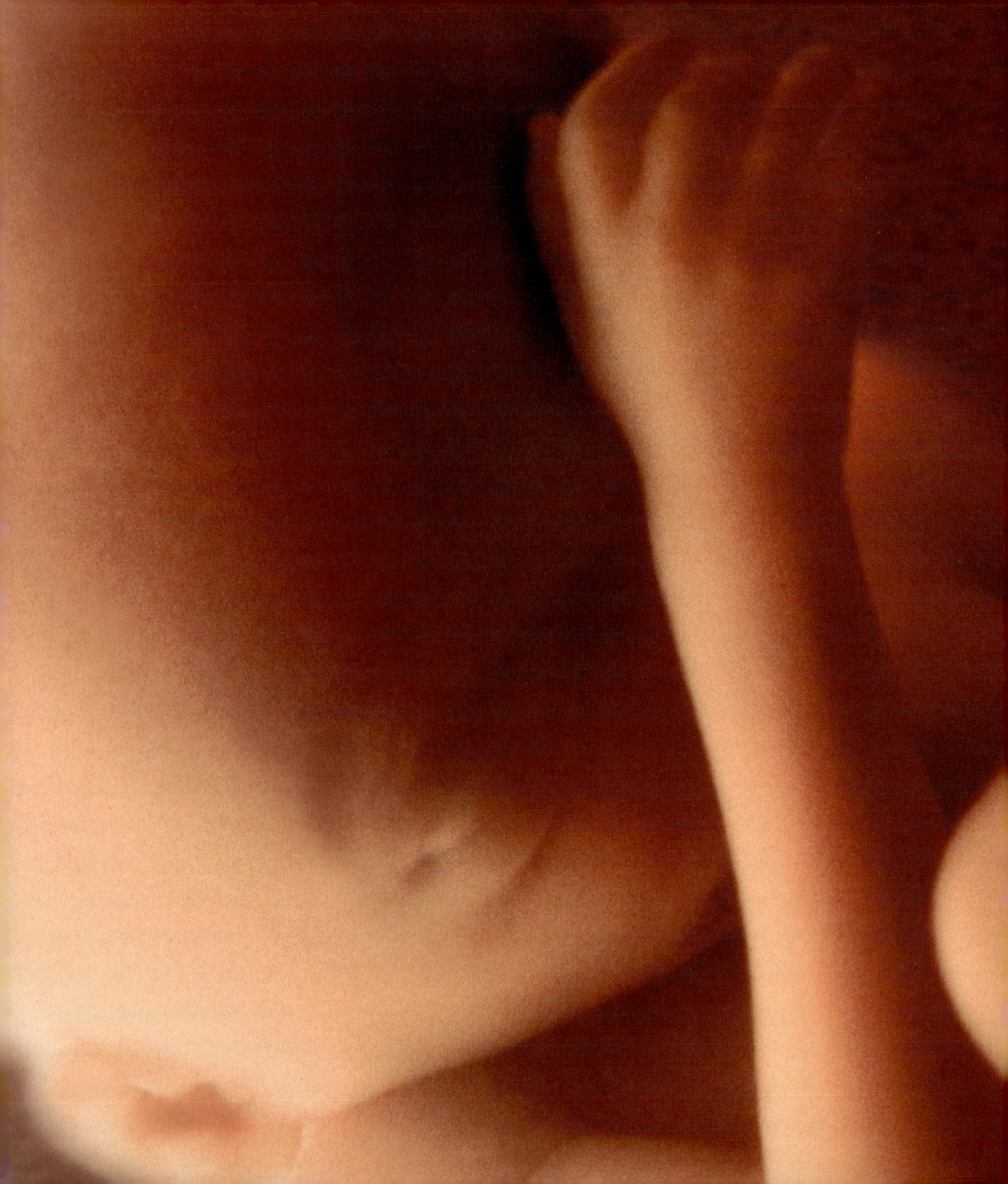

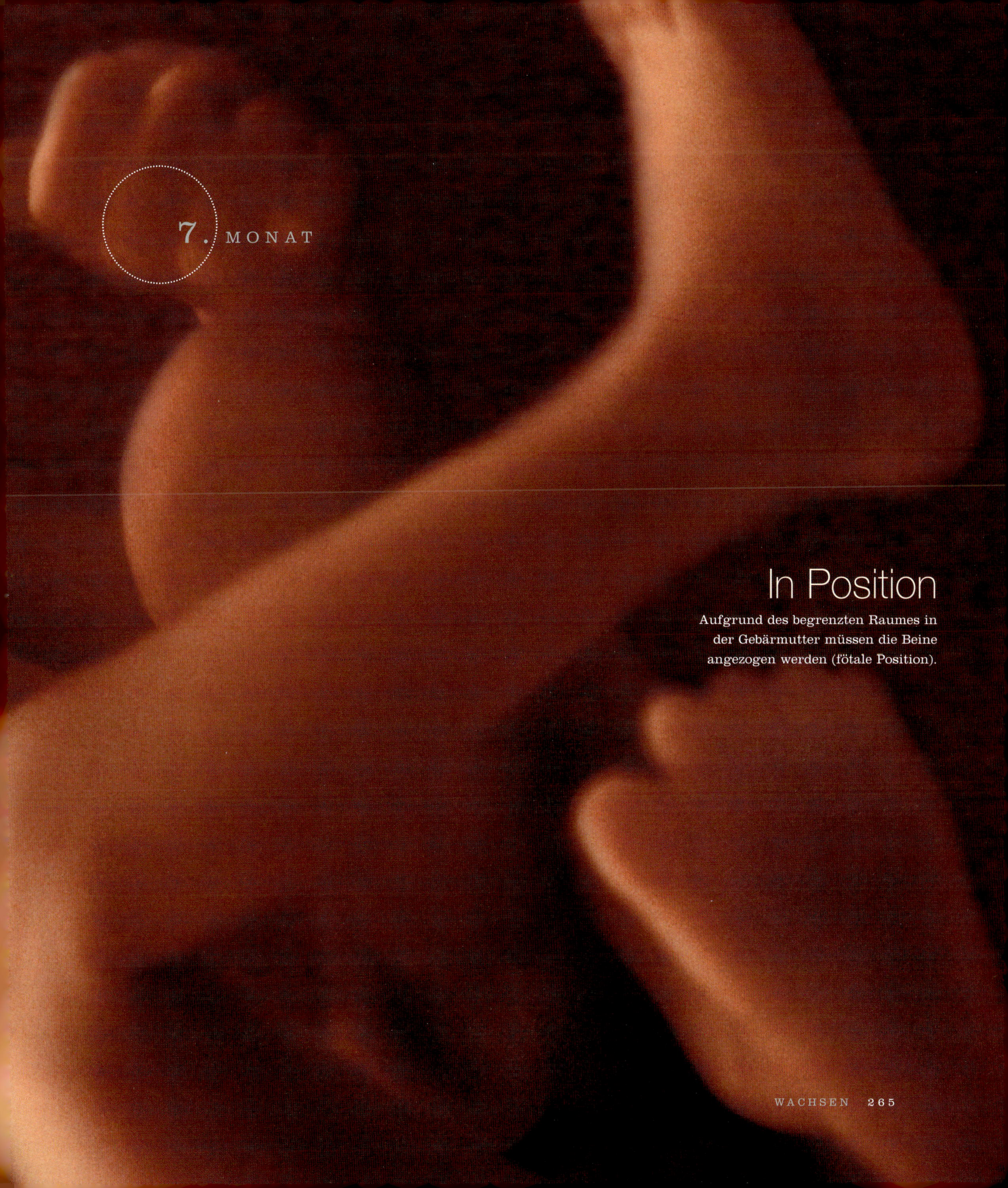

7. MONAT

In Position

Aufgrund des begrenzten Raumes in der Gebärmutter müssen die Beine angezogen werden (fötale Position).

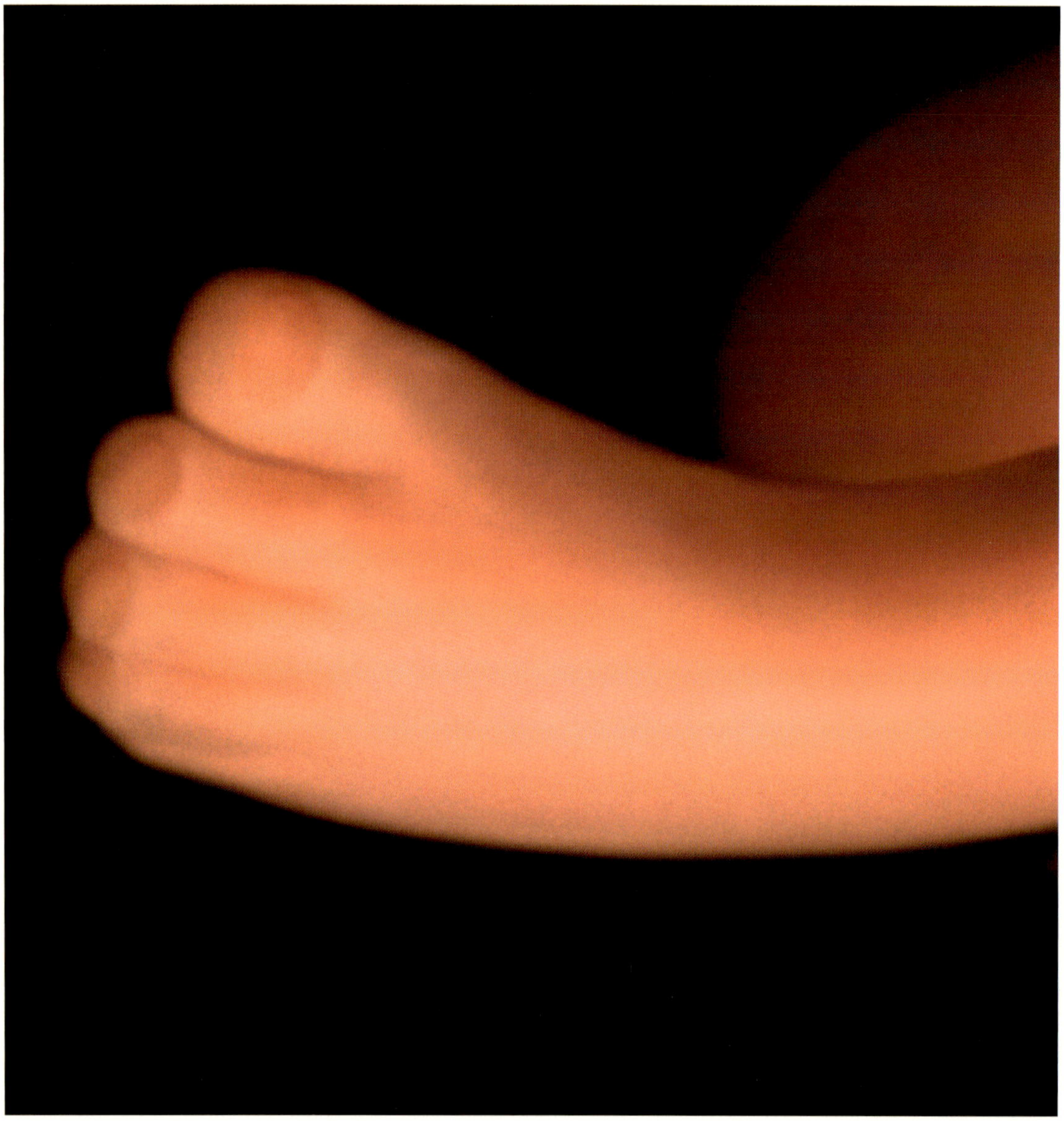

In der 30. Woche sind die Fußnägel vollständig ausgebildet.

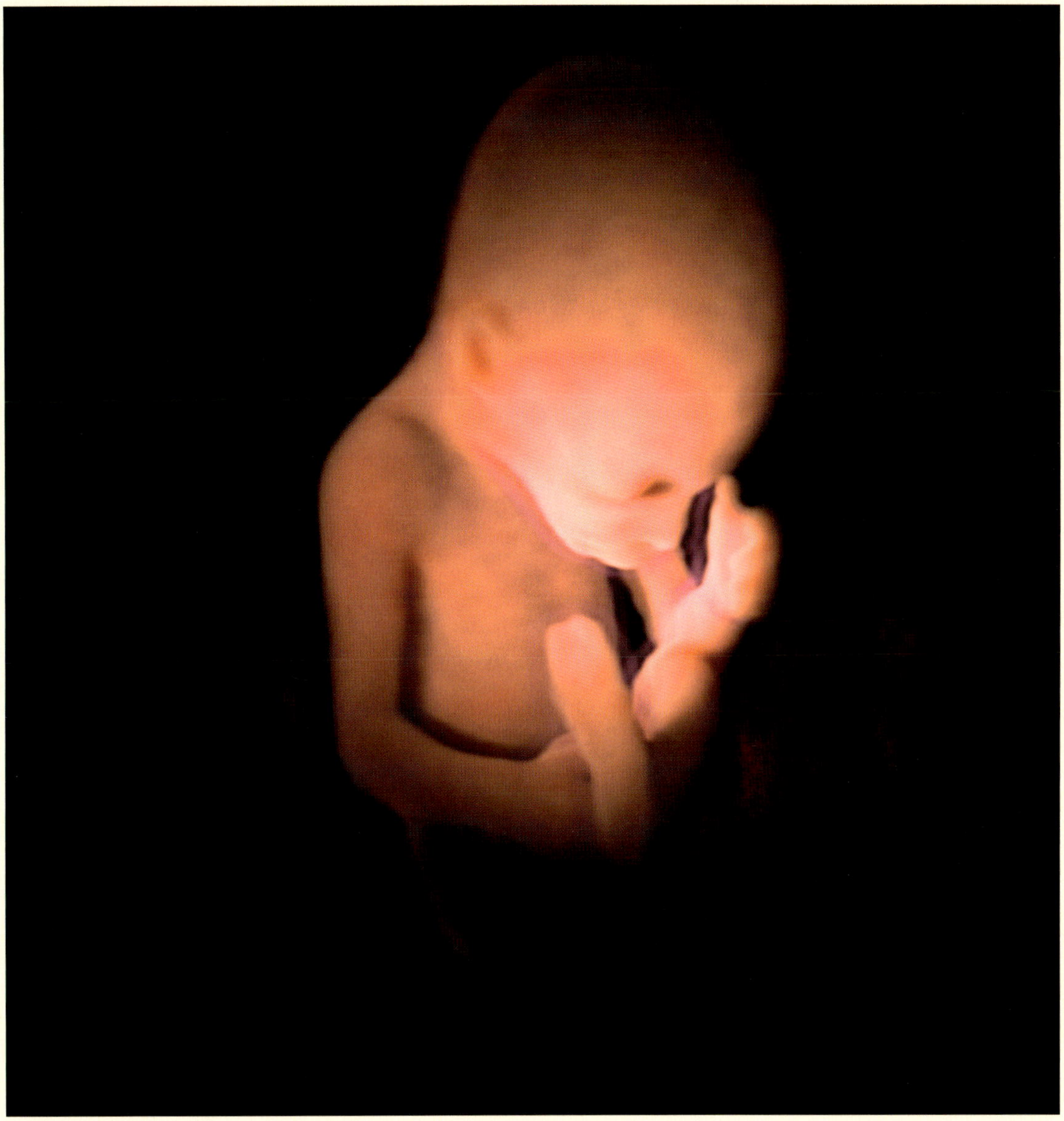

Die Haut wird glatter, weil darunter Fettspeicher angelegt wurden. Ab der 28. Woche dient das Fett zur Isolation und als Energiequelle. Das Fett bewirkt, dass der Fötus blasser aussieht.

BEGRENZTER LEBENSRAUM

HARTE ZEITEN FÜR DIE MUTTER: Je größer das Baby wird (Länge von Kopf bis Gesäß ca. 35 cm, durchschnittliches Gewicht fünf bis sechs Pfund), desto enger wird es in der Gebärmutter. (Man muss sich einmal vorstellen, wie eng es bei Vierlingen zugeht!) Die Beine sind in der fötalen Position angezogen, der Kopf ist meist in den Beckenbereich hinabgesunken. Grübchen an Ellenbogen und Knien, Falten im Nacken und weiche Fettwülste unter der Haut verleihen dem Baby sein etwas plumpes Aussehen. Die Zeit des vergnüglichen »Wasserballetts« ist vorüber, die Mutter fühlt sich schwerfällig und erhält ständig Tritte gegen die Bauchwand. Über Marie Antoinette wird berichtet, dass sie während dieser Schwangerschaftsphase einmal ihren Ehemann, König Ludwig XVI. von Frankreich, folgendermaßen um Hilfe bat: »Sire, ich bin gekommen, um mich bei Ihnen über einen Ihrer Untertanen zu beschweren, der es gewagt hat, mir einen Tritt in den Bauch zu versetzen.«

Sowohl beim Kind als auch bei der Mutter lässt nun die Gewichtszunahme allmählich nach. (Würde der Fötus nach wie vor mit derselben Geschwindigkeit zunehmen, brächte er an seinem ersten Geburtstag ein Gewicht von schätzungsweise zweihundert Pfund auf die Waage.) Da jedoch der fötale Verdauungstrakt – Magen, Leber, Bauchspeicheldrüse, Darm – immer noch nicht voll ausgereift ist, speichert das Baby für den Fall einer verfrühten Geburt die Nährstoffe, die es von der Mutter erhält. Im Darm bildet sich das Mekonium (»Kindspech«), das aus dunkelgrünem Schleim und abgestorbenen Zellen aus Leber, Bauchspeicheldrüse und Gallenblase besteht.

Alle Sinnesorgane sind voll funktionsfähig und das Baby sieht eigentlich schon genauso aus wie bei der Geburt: Die meisten haben allerdings – ungeachtet ihrer späteren Augenfarbe – noch blaue Augen. Für die endgültige Augenpigmentierung ist Licht notwendig, so dass dies meist einige Wochen nach der Geburt geschieht.

Sechs Wochen vor der Geburt verfügt das Baby über ein eigenes Immunsystem.

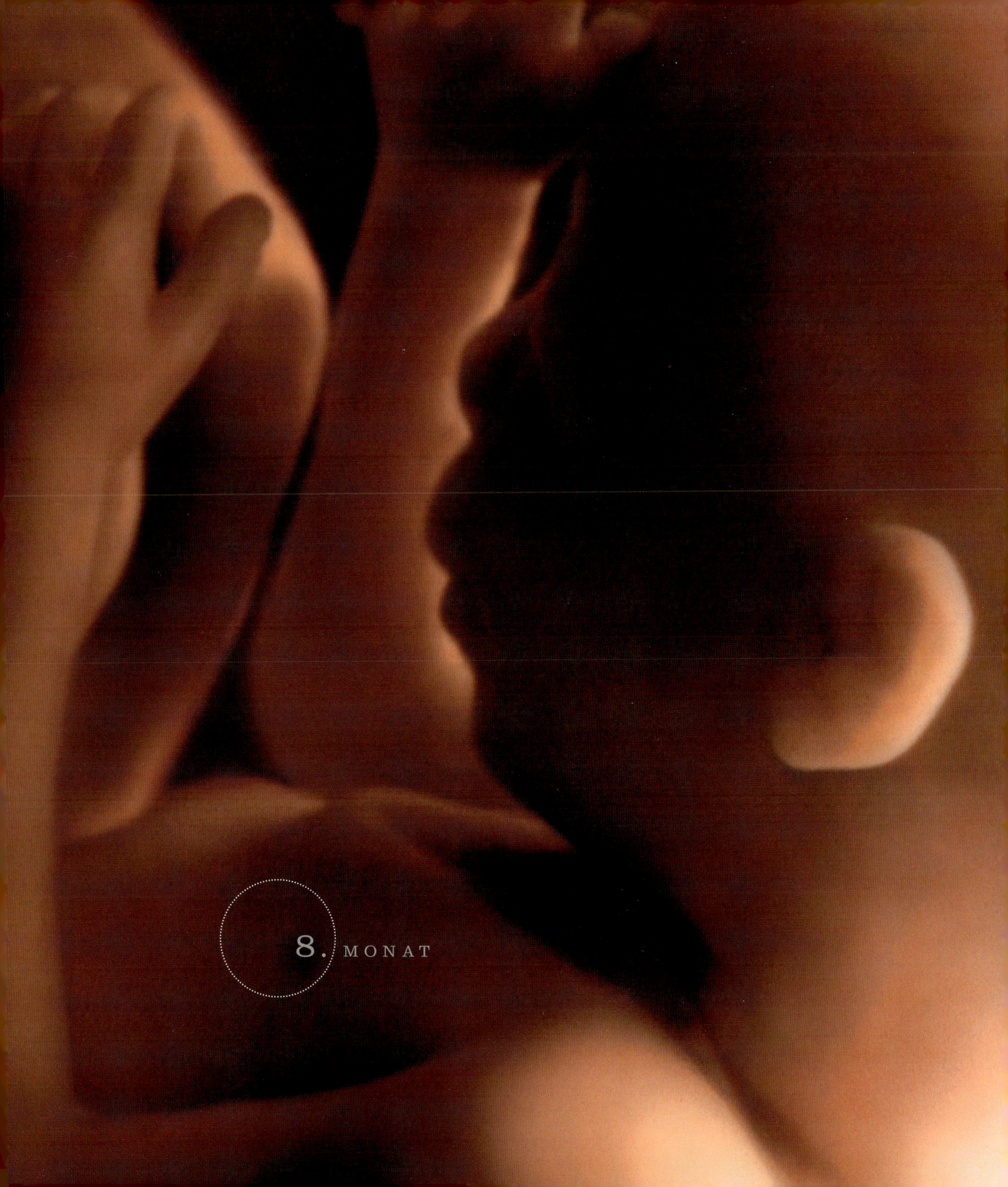

8. MONAT

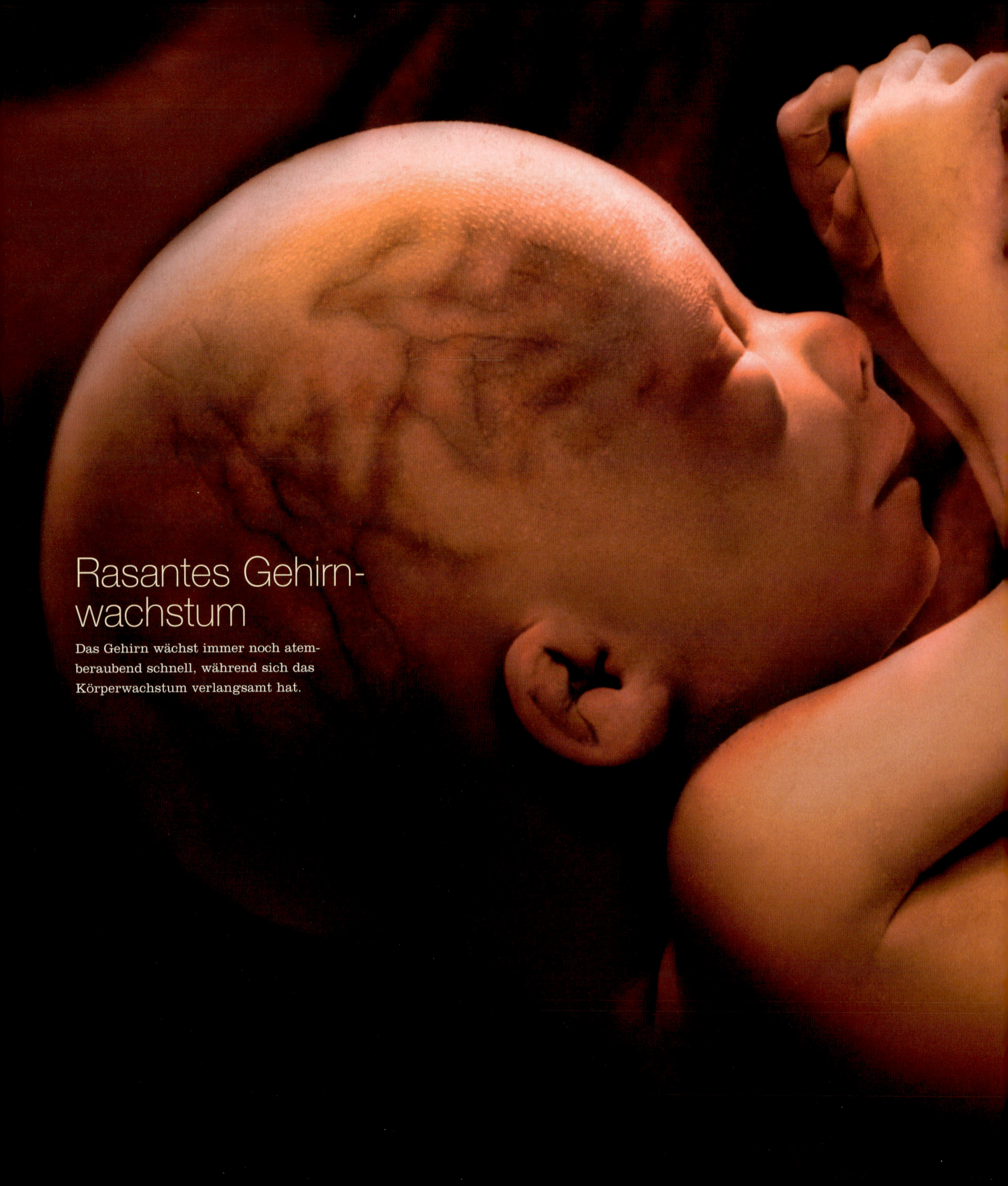

Rasantes Gehirn-wachstum

Das Gehirn wächst immer noch atemberaubend schnell, während sich das Körperwachstum verlangsamt hat.

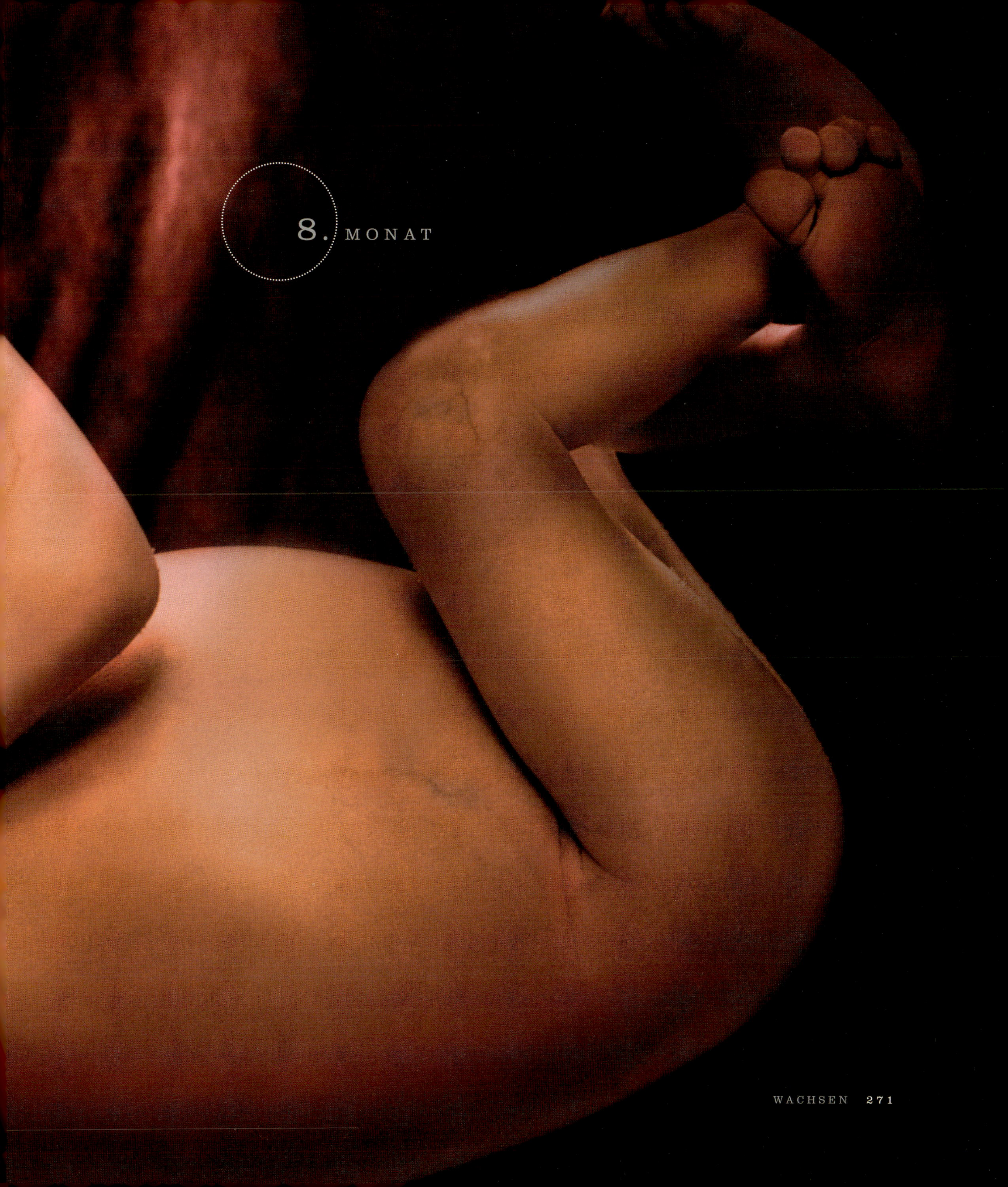

8. MONAT

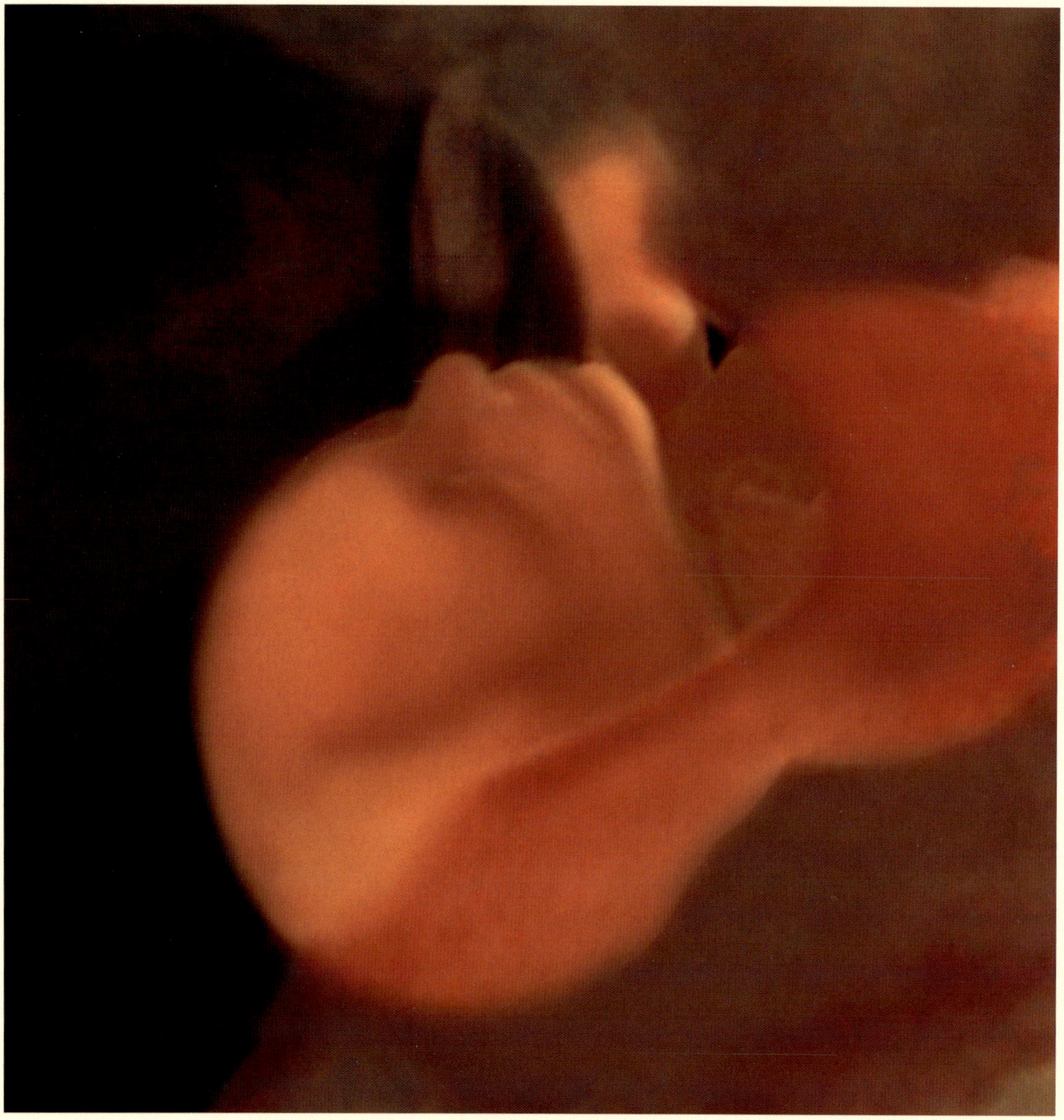

Wegen der dicht unter der Oberfläche liegenden Blutgefäße erscheint die Haut hellrosa.

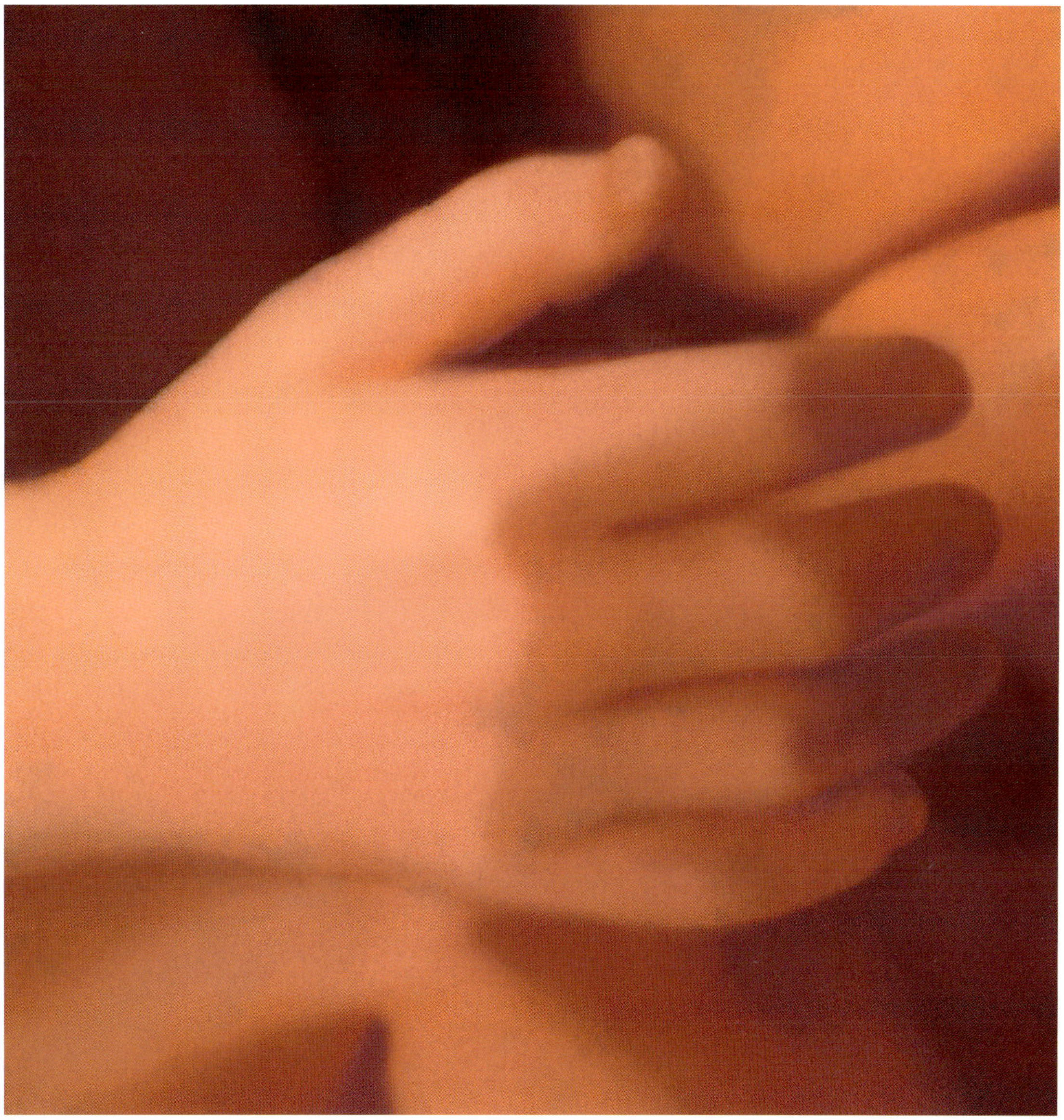

Ab der 32. Woche wachsen die Fingernägel über die Fingerspitzen hinaus, so dass sich der Fötus selbst Kratzer zufügen kann.

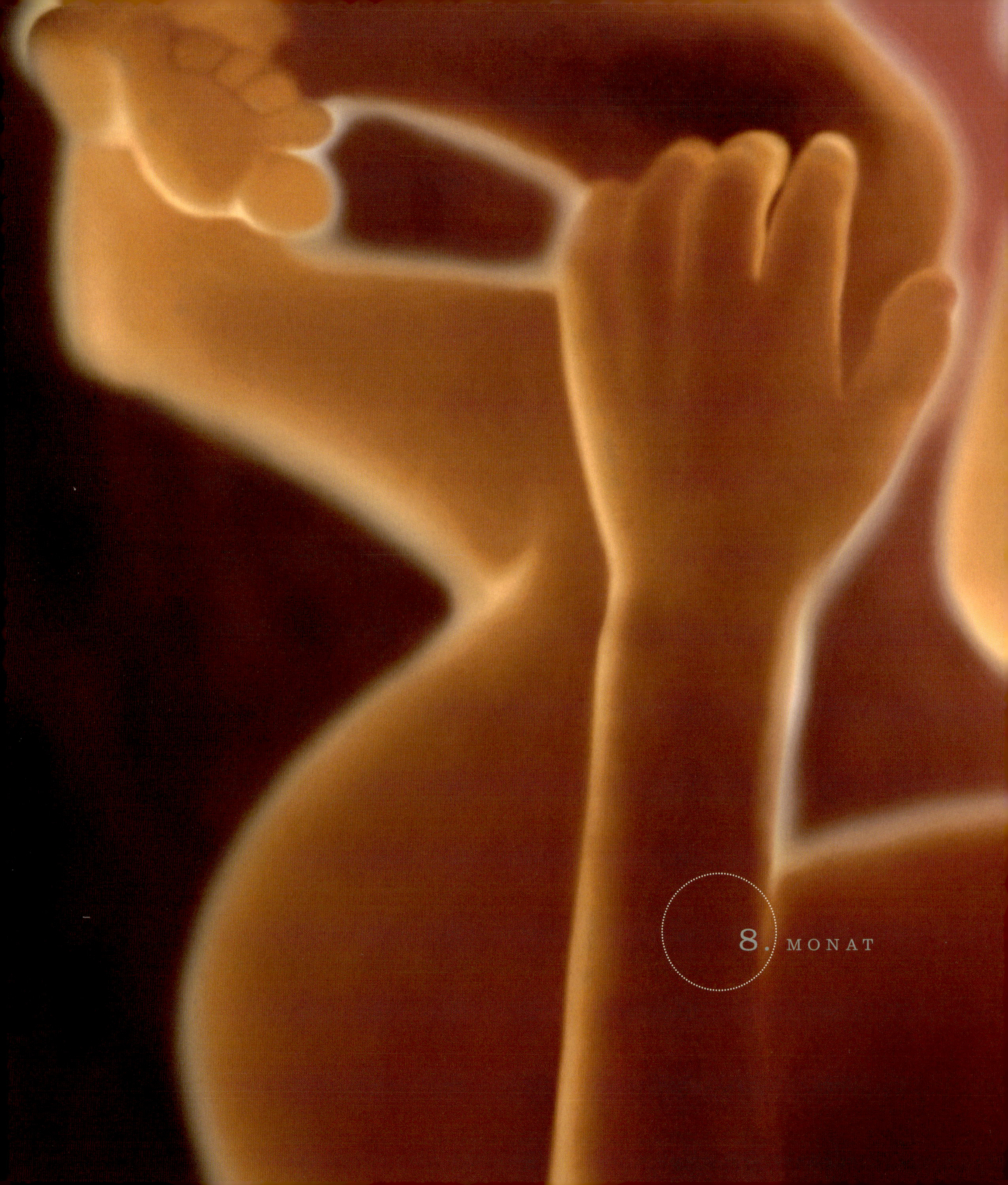
8. MONAT

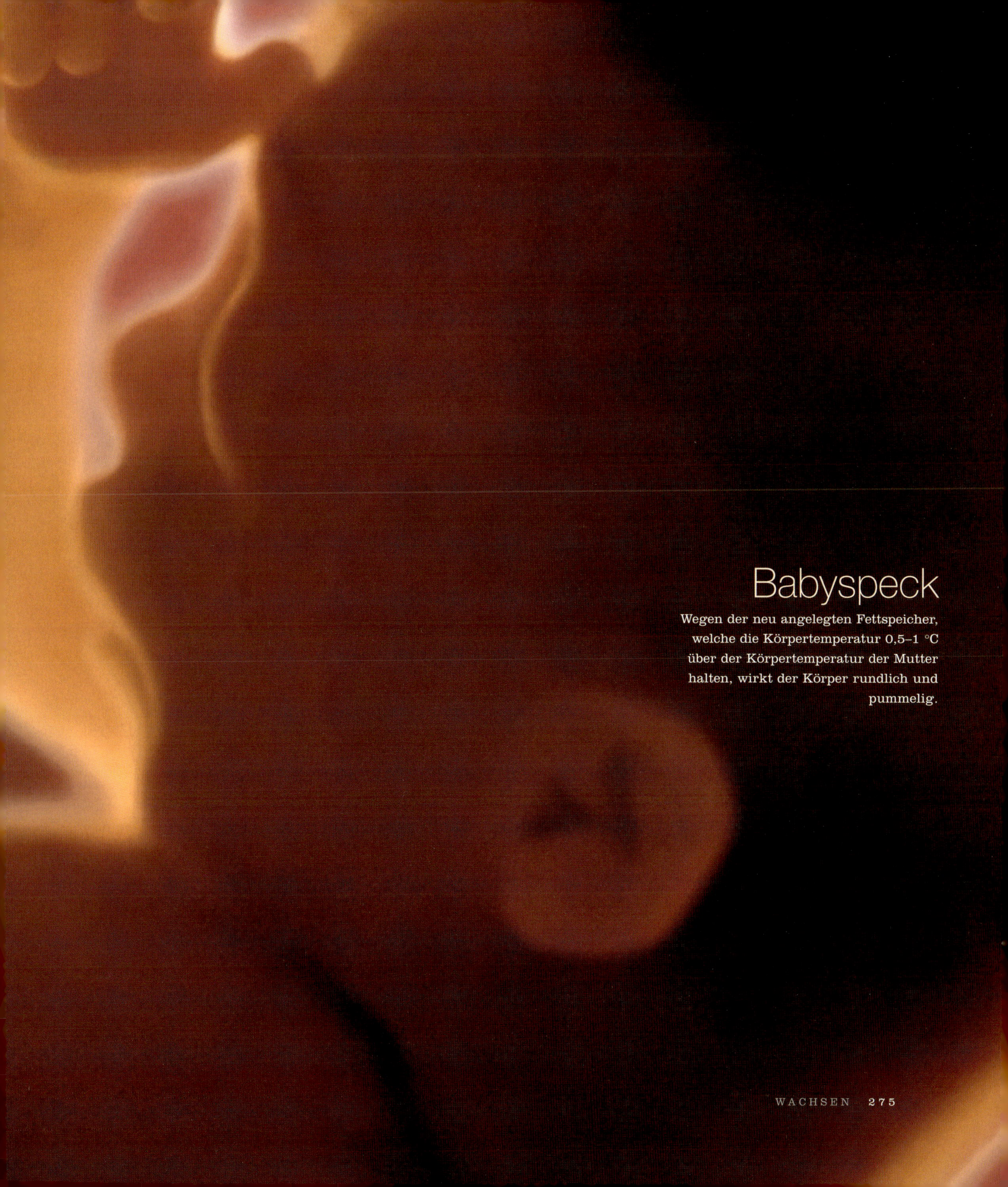

Babyspeck

Wegen der neu angelegten Fettspeicher, welche die Körpertemperatur 0,5–1 °C über der Körpertemperatur der Mutter halten, wirkt der Körper rundlich und pummelig.

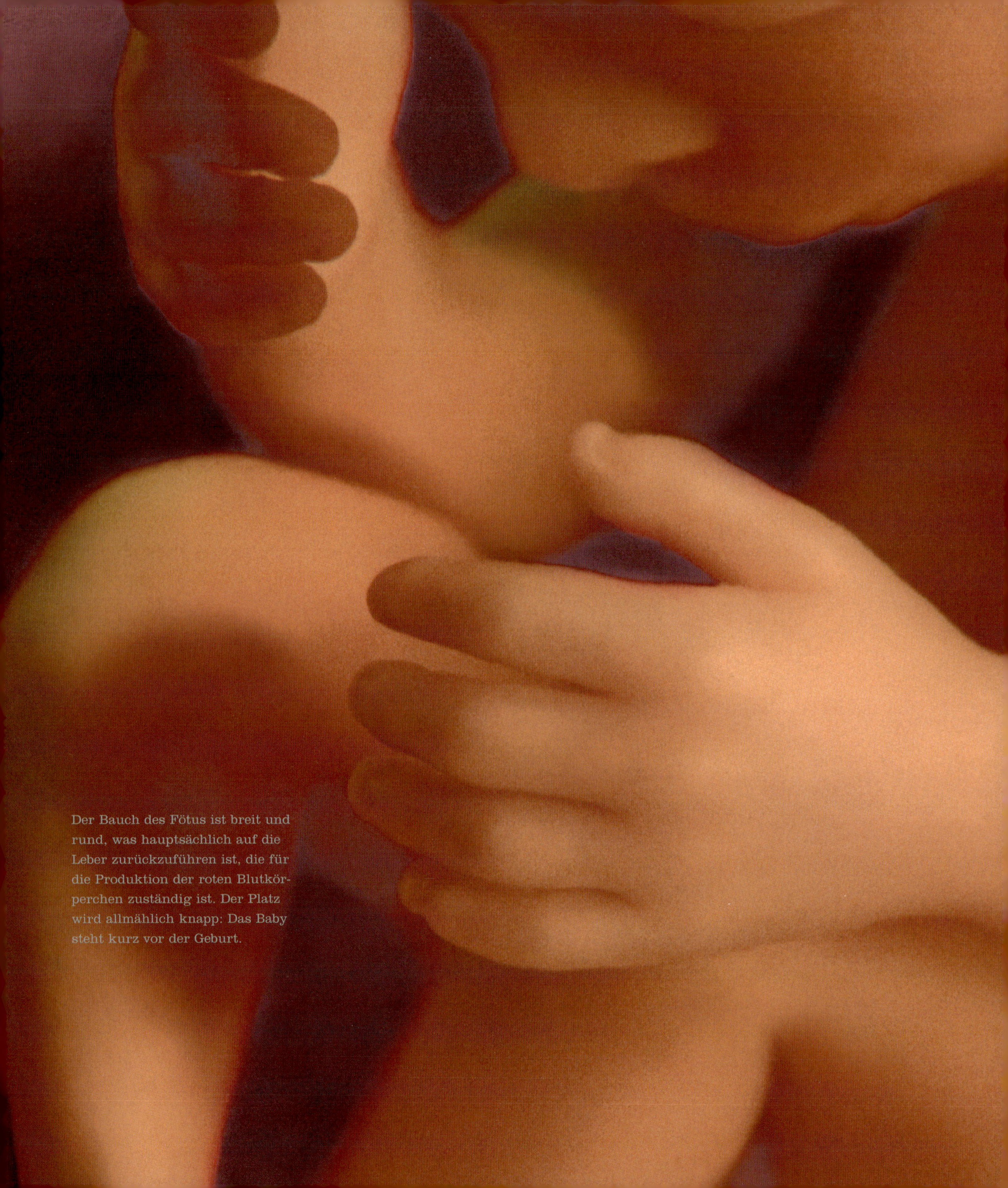

Der Bauch des Fötus ist breit und rund, was hauptsächlich auf die Leber zurückzuführen ist, die für die Produktion der roten Blutkörperchen zuständig ist. Der Platz wird allmählich knapp: Das Baby steht kurz vor der Geburt.

9. MONAT

STARTBEREIT FÜR DAS LEBEN DRAUSSEN

ABSCHIEDSGESCHENKE DER MUTTER: Es hat den Anschein, als ob das Kind in diesem Monat weniger aktiv sei, das liegt jedoch nur an seiner eingeschränkten Bewegungsfreiheit. Mädchen wiegen jetzt durchschnittlich sechs bis acht Pfund und messen 35 bis 37 cm von Kopf bis Gesäß (47 bis 50 cm insgesamt). Jungen sind meist etwas größer. Das Baby kann nun jeden Moment zur Welt kommen, obwohl noch letzte Hand angelegt werden muss: Tatsächlich entwickeln sich manche charakteristischen Merkmale noch nach der Geburt weiter, andere sogar das ganze Leben hindurch.

Am bemerkenswertesten ist vielleicht der Schädel, der noch nicht vollständig zusammengewachsen ist, sondern aus fünf unzusammenhängenden Knochenplatten (»Fontanellen«) besteht. Es ist eine Vorsichtsmaßnahme, um den Schädeldurchmesser zu reduzieren, damit er leichter durch den Geburtskanal kommt: Dieses verschiebbare Gefüge dient sowohl dazu, das Gehirn des Kindes zu schützen als auch der Mutter die Geburt zu erleichtern. Durch die Fontanellen ist der Kopf während des Geburtsvorgangs verformbar und kann danach seine runde Form wieder annehmen.

Ebenfalls von großer Bedeutung ist der Immunitätstransfer von der Mutter auf das Kind. Im letzten Monat erhält das Kind aus dem Blut der Mutter einen vorübergehenden Vorrat an Antikörpern. Diese Erreger bekämpfenden Proteine schützen das Baby gegen Kinderkrankheiten wie z.B. Mumps, Masern, Keuchhusten und Scharlach, aber auch gegen einige Bakterienstämme und sogar gegen Erkältungs- und Grippeviren so lange, bis das Kind seine eigenen herstellen kann.

Bis zum Ende des neunten Monats können die Finger- und Fußnägel so lang geworden sein, dass sich das Baby damit selbst Kratzer zugefügt hat. Das Zahnfleisch weist Furchen auf, die fälschlicherweise den Eindruck durchbrechender Zähne erwecken. Aus dem anfänglichen Haufen seifenblasenähnlicher Zellen, der vor neun Monaten den Eileiter hinunterwanderte und sich in der Gebärmutterwand einnistete, ist ein vollkommener Mensch geworden, der bis ins kleinste Detail optimal für das Leben ausgestattet ist.

Geburt

EINE NEUE STIMME IN DER WELT

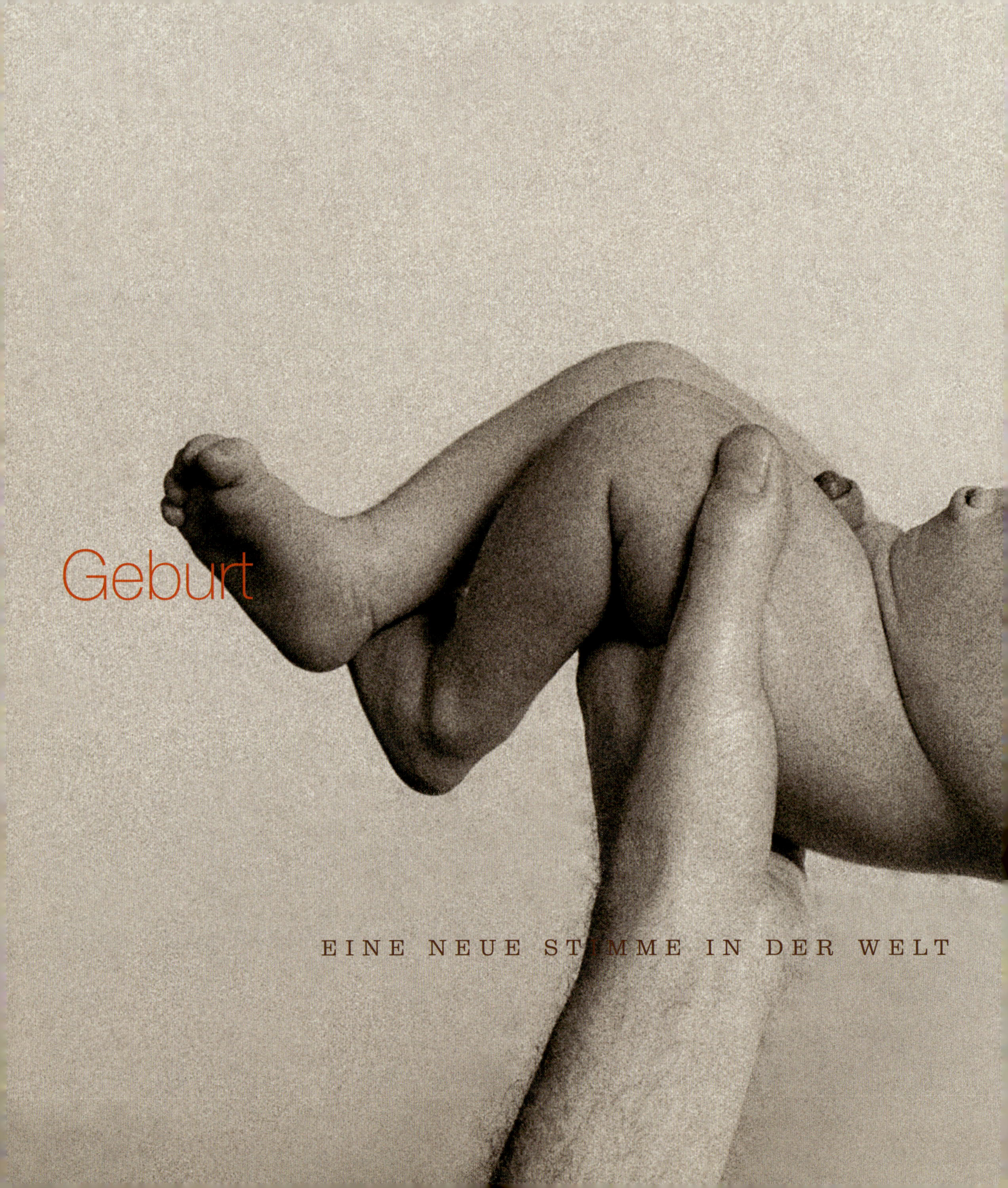

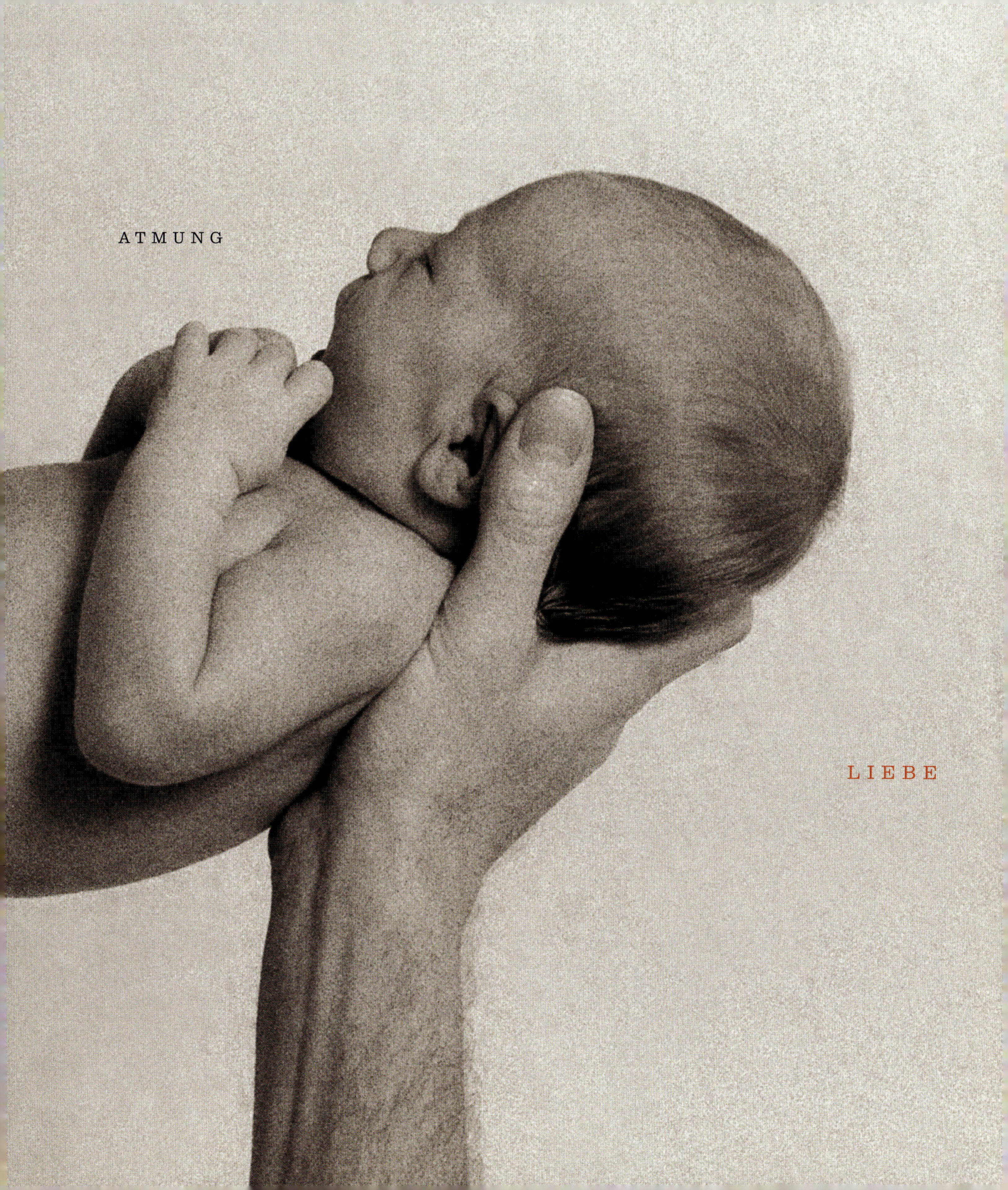
ATMUNG
LIEBE

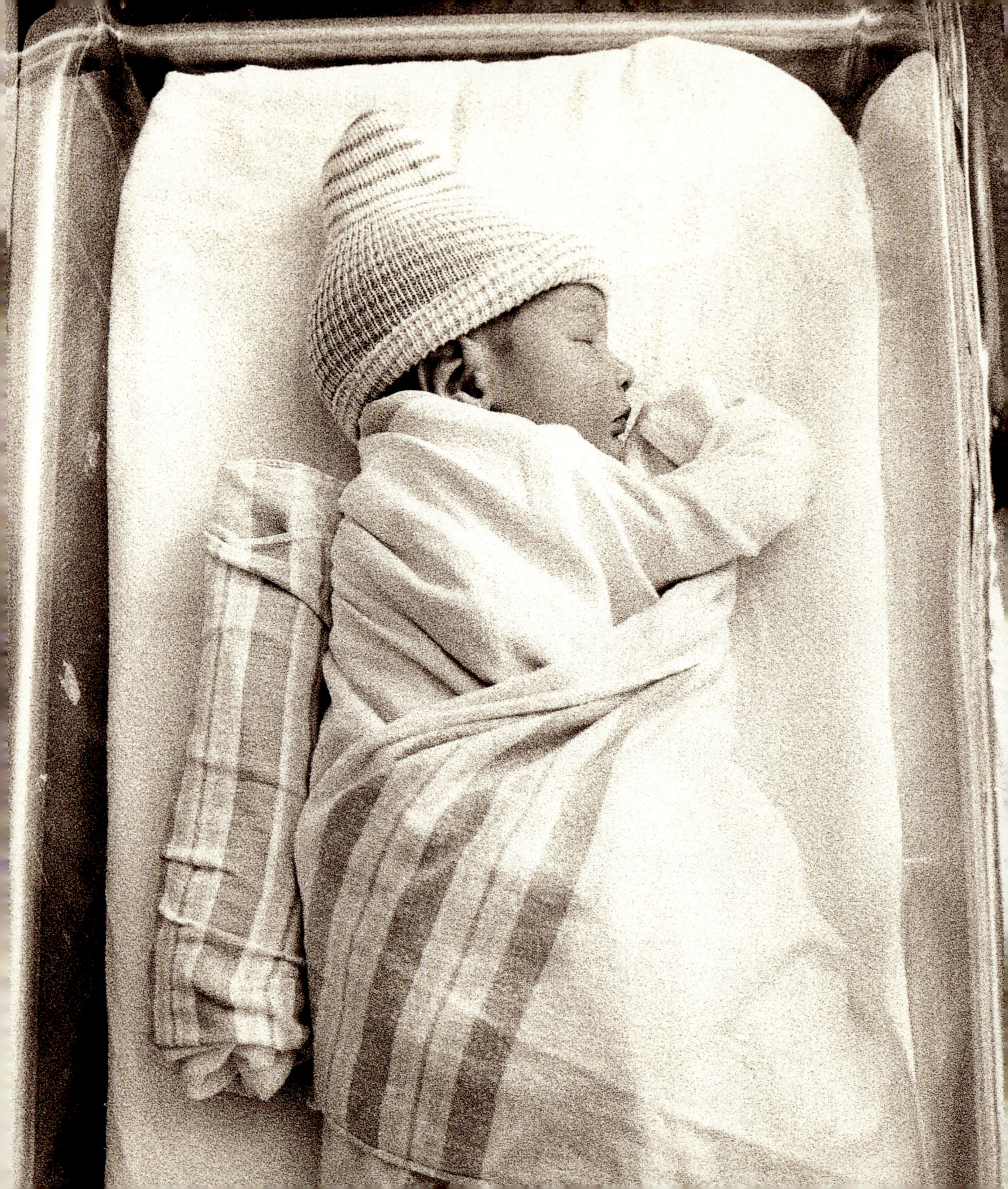

05

Geburt

Die Ankunft eines Babys bringt sowohl für das Neugeborene als auch für die Mutter tief greifende Veränderungen mit sich. Wichtige fötale Organe wie z. B. Lunge, Magen und Darm, die noch nie zum Einsatz kamen, weil kein Sauerstoff zum Atmen und keine Nahrung zum Verdauen vorhanden waren, müssen jetzt sofort funktionieren – manchmal innerhalb von Sekunden nach der Geburt. Andere, bereits funktionierende Organe wie Herz und Gehirn müssen sich unverzüglich an eine Welt anpassen, für die sie zwar mit peinlicher Genauigkeit entworfen und vorbereitet wurden, die sich jedoch stark von derjenigen Welt unterscheidet, in der sie bisher funktionierten. Das zum Herzen fließende Blut muss nun plötzlich in die Lunge geschleust werden, so dass die Öffnung zwischen den beiden oberen Kammern (notwendig für den Kreislauf, wenn der Sauerstoff über die Plazenta in den Blutstrom gelangt) sofort geschlossen werden muss. Das Nervensystem macht sich sofort an die Verarbeitung der von den Augen eintreffenden Informationen: Die Augen werden praktisch von einer Datenflut überrollt, ganz zu schweigen von den Tropfen, die der Arzt zur Vorbeugung gegen Infektionen hineinträufelt. Wenn wir das im vorangegangenen Kapitel öfter verwendete Bild aufgreifen, das uns Menschen mit Bauwerken vergleicht, dann sind wir unter Wasser konstruiert und dann aufs Land versetzt worden, um dort sofort den Betrieb aufzunehmen.

Im Gegensatz zum Fötus muss sich das Baby gegen Stöße, Temperaturschwankungen und Krankheiten behaupten; später dann das harte Schul- und Arbeitsleben, Termindruck, Verluste und die Erziehung der eigenen Kinder bewältigen. Es muss von Geburt an selbst zurechtkommen. Damit geht das Leben eines »Parasiten«, der von einem geduldigen Wirt abhängt, neue Wege.

Die Mutter nimmt nicht mehr die Vorrangstellung im Leben des Kindes ein. Sie war buchstäblich für alles zuständig – Nahrung, Wärmeversorgung, Schutz und Sicherheit. Sie stellte ihren Körper freiwillig einem »Eindringling« zur Verfügung und fand sich mit den damit verbundenen Unannehmlichkeiten und Veränderungen ab. Dieses Lebewesen befindet sich nun außerhalb ihres Körpers – ein schreiendes Bündel.

Vielleicht wird aus dem »süßen Schmerz«, auseinander gehen zu müssen, auch ein Trennungsschock. Doch Babys haben eine bemerkenswerte Art, sich in das Leben ihrer Eltern einzuschleichen: Die stolzen Eltern werden schon bald erfahren, dass sie mit ihrer kindlichen Vollkommenheit und Hilflosigkeit die Bewunderung aller auf sich ziehen.

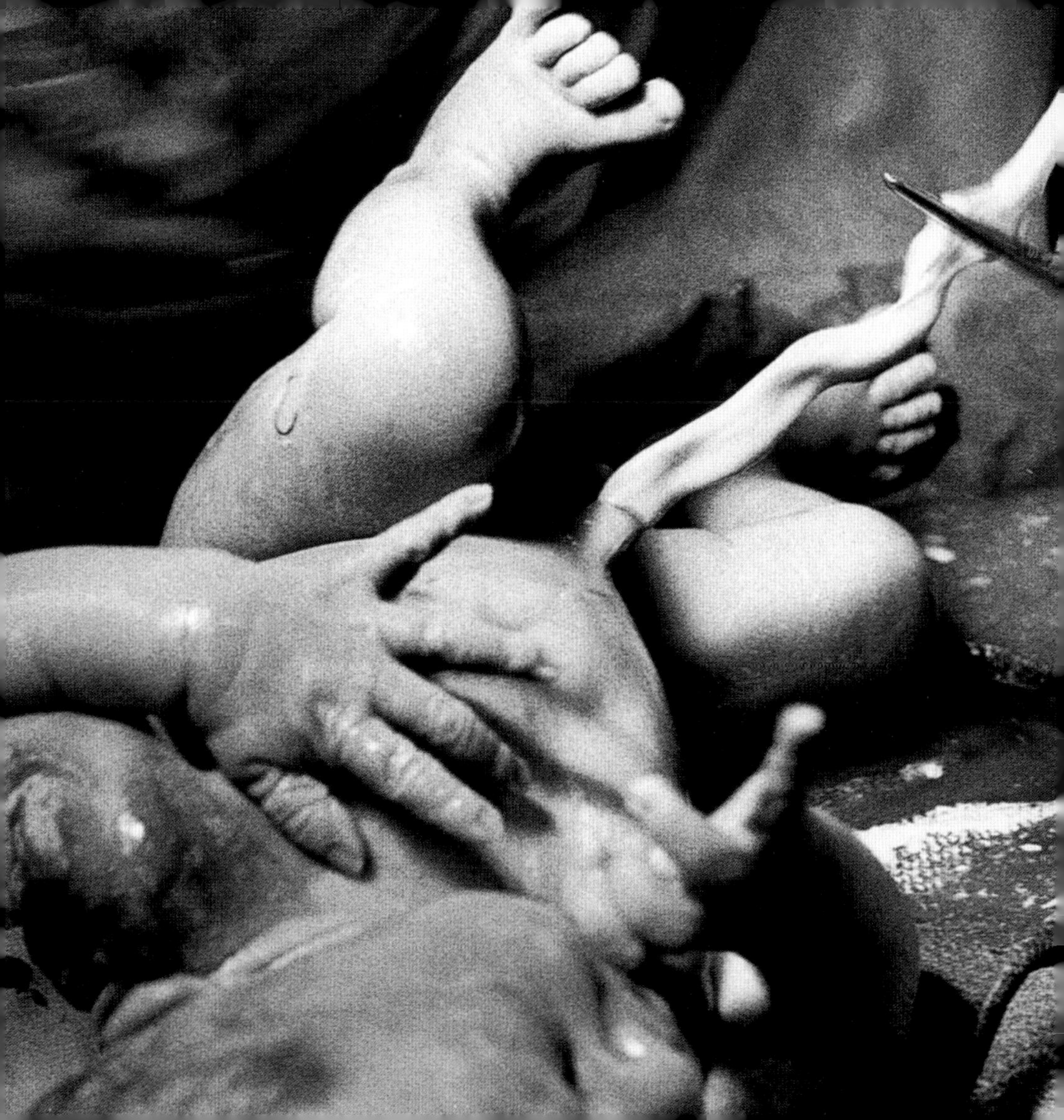

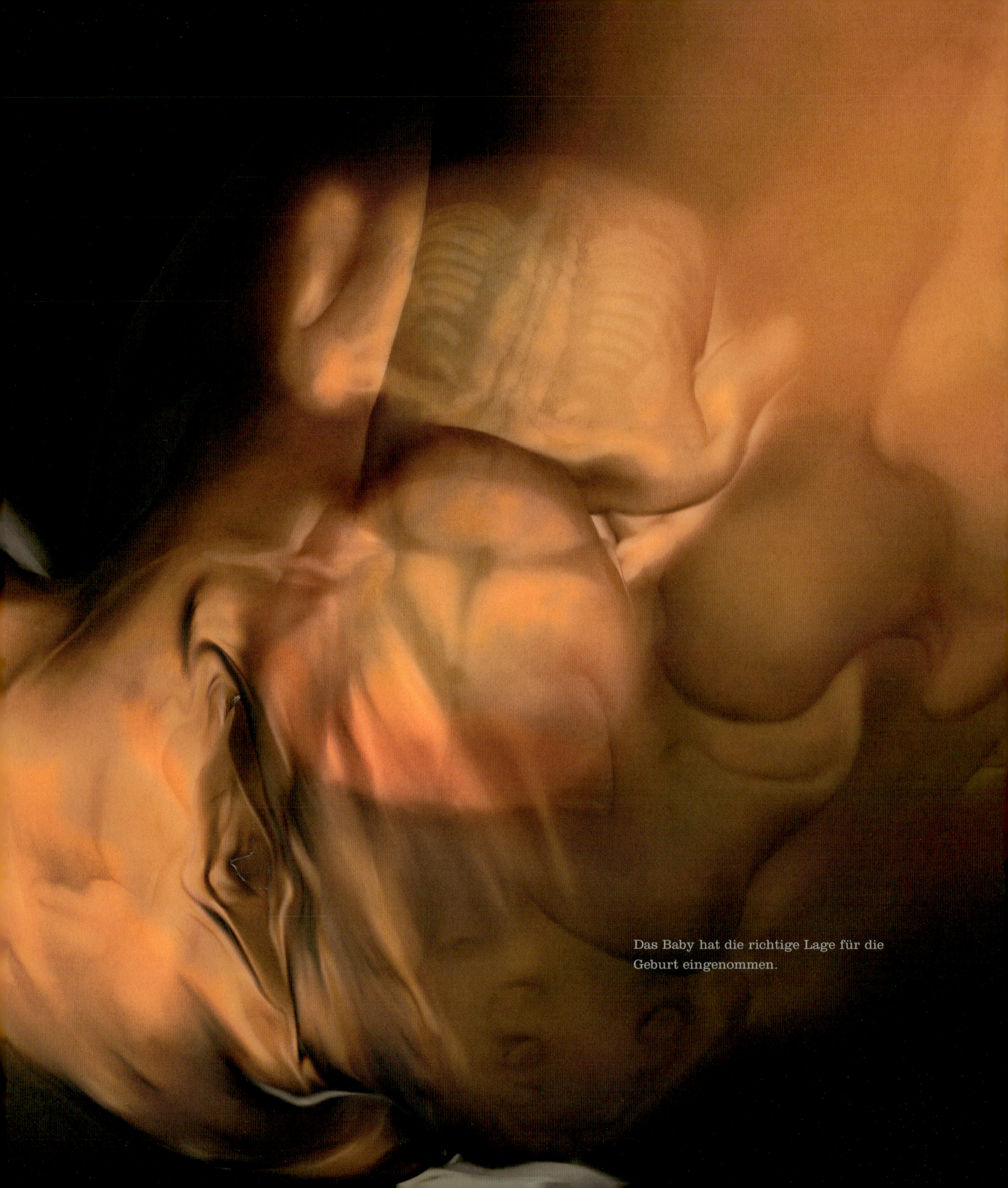

Das Baby hat die richtige Lage für die Geburt eingenommen.

WEHEN

DAS LANGE WARTEN HAT EIN ENDE: Schon bald nach der Zeugung bestand die Aufgabe der Gebärmutter darin, den sich entwickelnden Fötus zu schützen; jetzt muss sie den Fötus ausstoßen und sich wieder auf künftige Schwangerschaften vorbereiten. Hormone sind die Handlanger des Körpers, wenn es darum geht, einen Umschwung in den physiologischen Vorgängen zu bewirken: Um den Fötus aus dem Mutterleib auszutreiben, wird im Gehirn der Mutter Oxytocin ins Blut freigesetzt. Das Hormon Oxytocin stimuliert die Wehentätigkeit, indem es die Gebärmuttermuskulatur zu Kontraktionen veranlasst.

Aus den Eierstöcken wird ein weiteres Hormon ausgeschüttet, das den Gebärmutterhals entspannt, dessen Durchmesser sich für den Kopf des Kindes allmählich von einem halben Zentimeter – etwa die Größe einer Erdnuss – auf zehn Zentimeter weiten muss. Im Gebärmutterhals löst sich ein mit Blut vermischter Schleimpfropf, der durch die Vagina abgeht. Da die ersten Kontraktionen normalerweise so sanft und kurz verlaufen, dass sie von der Mutter kaum wahrgenommen werden, ist der Abgang dieses Schleimpfropfes das erste Anzeichen dafür, dass die Wehen begonnen haben. In der Zwischenzeit sondert die Vagina ein komplexes Kohlenhydrat, das so genannte Glykogen ab, das sofort in Milchsäure umgewandelt wird – eine Substanz, die Infektionen bekämpft.

Die Kontraktionen treten nun häufiger auf (im Abstand von drei bis fünf Minuten) und sind auch stärker und länger anhaltend. Bis zu diesem Zeitpunkt konnte die werdende Mutter wahrscheinlich noch irgendwelche Arbeiten erledigen, doch die immer häufiger auftretenden Kontraktionen verursachen immer größere Schmerzen und sind das Signal für die bevorstehende Geburt.

Wie Natalie Angier und andere bemerkten, ist der Gebärvorgang ein sozialer Prozess. Im Gegensatz zu anderen Primaten sind wir Menschen nicht dazu geschaffen, alleine zu gebären. Unsere aufrechte Haltung und die Größe des kindlichen Kopfes wirken sich auf den Gebärvorgang aus und machen ihn zu einem schmerzvollen und lang dauernden Ereignis. Beim Austritt aus der Vagina zeigt das Gesicht des Babys meist nach hinten, so dass die Mutter ihr Kind an Kopf und Hals verletzen könnte, wenn sie mit eigenen Händen in den Vorgang eingreifen wollte. Wie einzigartig das Verhältnis zwischen Mutter und Kind während der Schwangerschaft auch war, nun sind Hilfe und Beistand anderer Menschen notwendig und diese sollten sorgfältig ausgewählt werden.

KAISERSCHNITT

EINS ZU SIEBEN: Zwar gehen die meisten werdenden Eltern davon aus, dass ihr Kind auf normalem Weg zur Welt kommen wird, in den USA und auch in Deutschland wird jedoch eins von sieben Babys durch einen Kaiserschnitt geholt. Am häufigsten hört die Wehentätigkeit auf, weil der Kopf des Kindes zu groß ist, um durch das Becken zu passen, oder weil Kind bzw. Mutter sich in einer Notsituation befinden. In beiden Fällen ist eine Geburt auf natürlichem Weg mit zu vielen Risiken verbunden, so dass das Kind durch einen chirurgischen Eingriff zur Welt gebracht wird. Ein Kaiserschnitt kann auch in Fällen angezeigt sein, in denen die Plazenta sehr tief liegt und die Gebärmutterhalsöffnung bedeckt oder wenn sich das Baby in Steißlage befindet und nicht gedreht werden kann. Ein Kaiserschnitt ist ein größerer Eingriff, der unter Narkose durchgeführt wird. Die Zeit der Rekonvaleszenz ist für die Mutter dementsprechend länger als bei einer natürlichen Geburt.

Früher lautete die Faustregel: Einmal Kaiserschnitt, immer Kaiserschnitt. Dieser Spruch gilt jedoch nicht mehr. Wenn der Grund für einen Kaiserschnitt nicht mehr vorliegt, dann liegen in Zukunft die Chancen für eine natürliche Geburt bei 60 %.

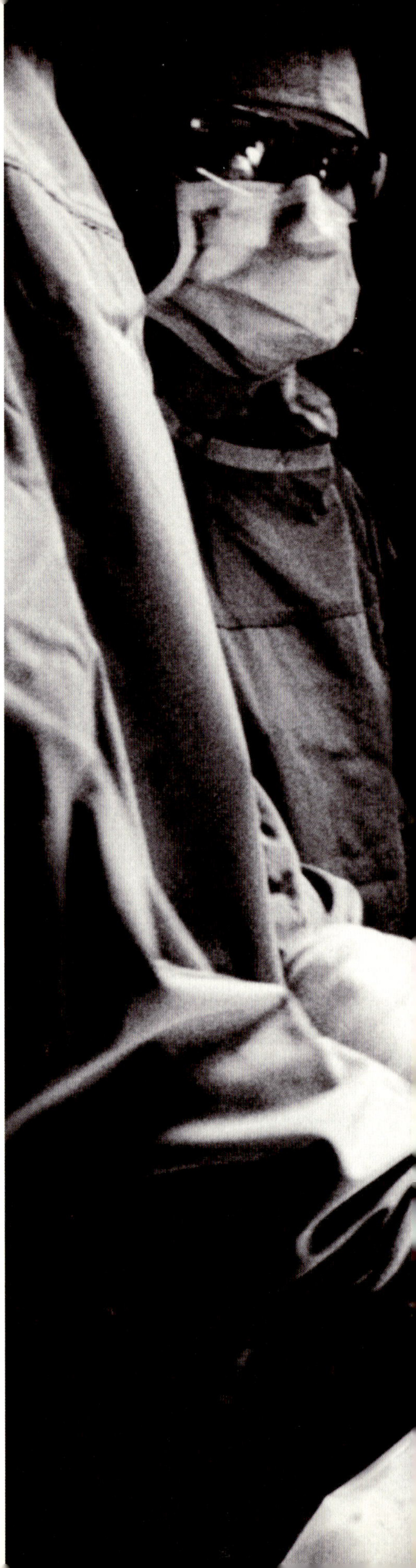

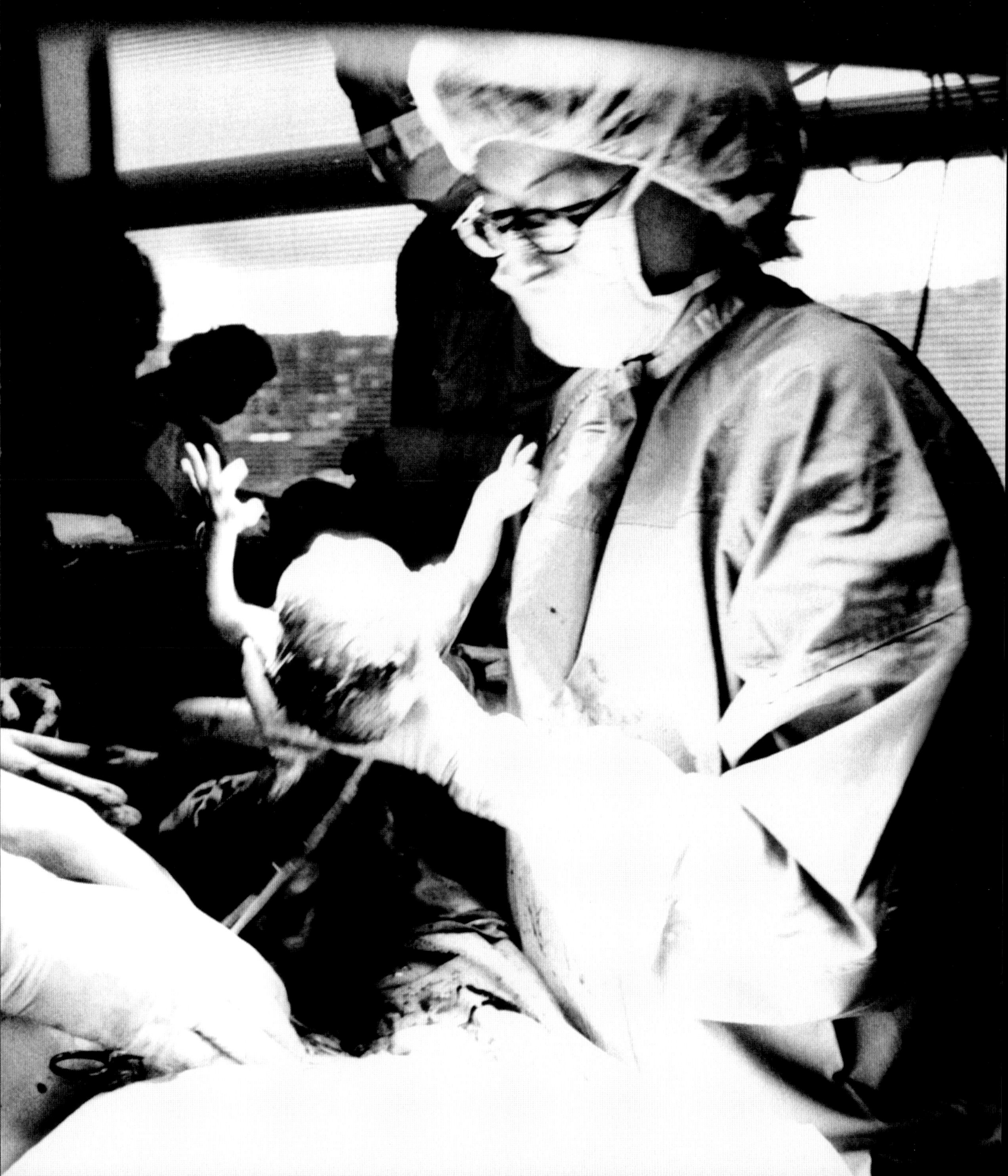

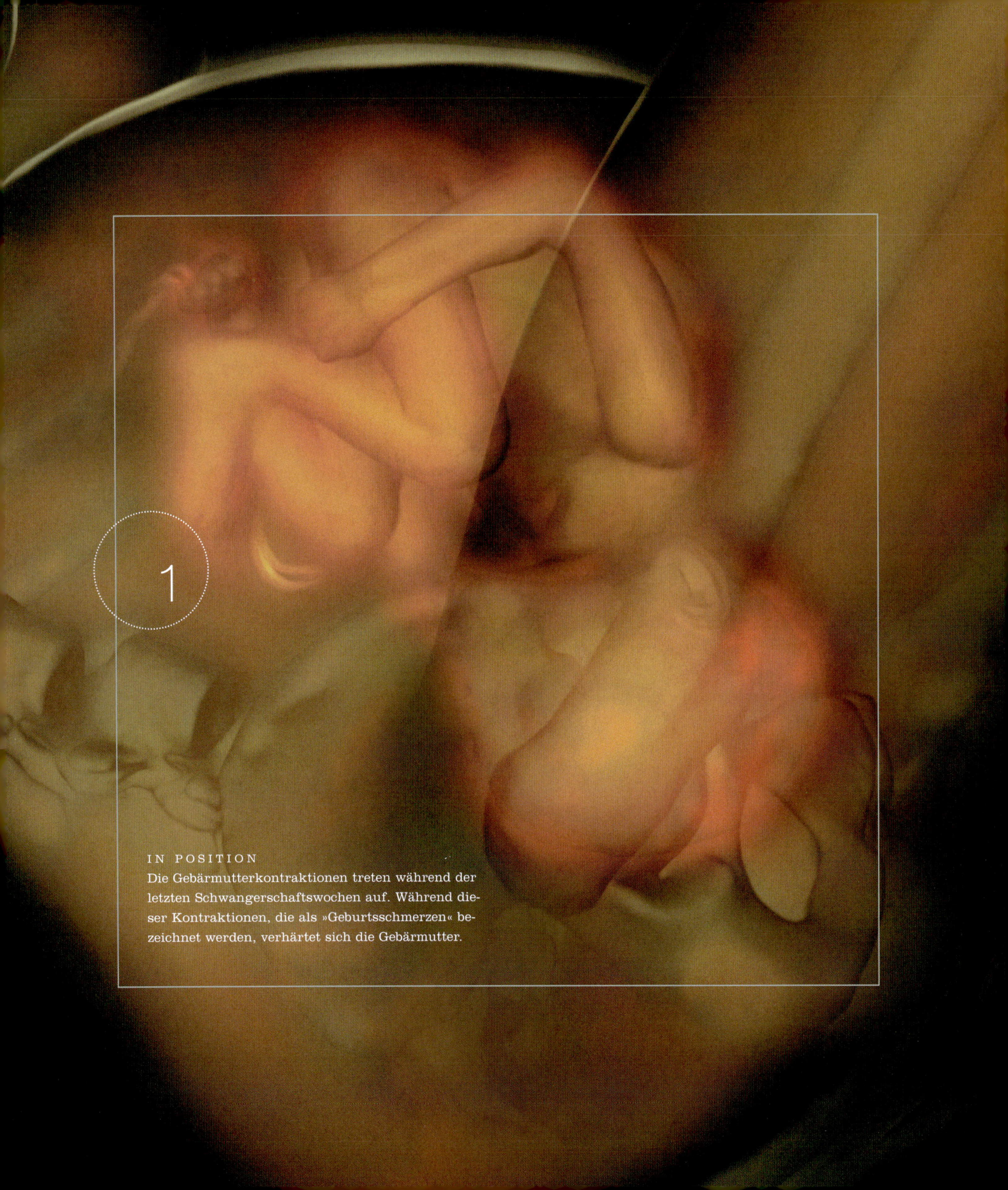

IN POSITION

Die Gebärmutterkontraktionen treten während der letzten Schwangerschaftswochen auf. Während dieser Kontraktionen, die als »Geburtsschmerzen« bezeichnet werden, verhärtet sich die Gebärmutter.

Gebärvorgang

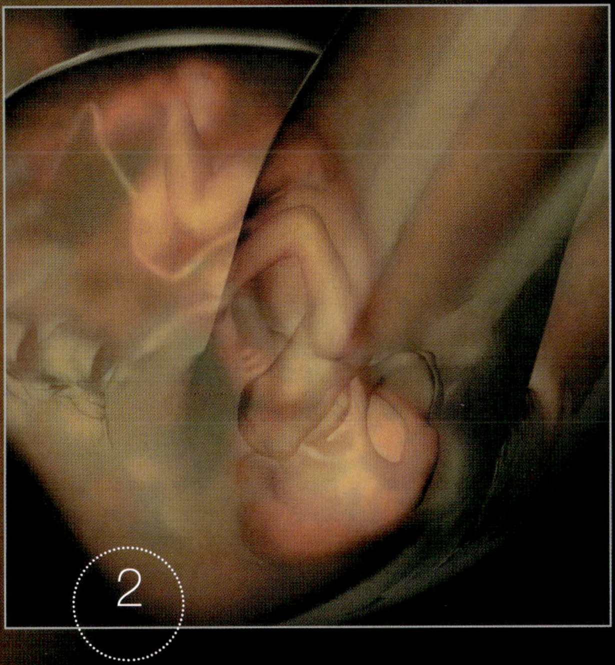

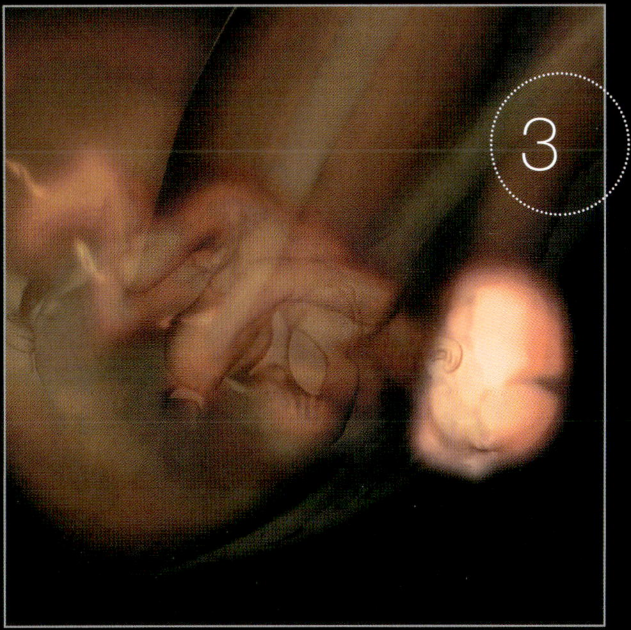

DIE GEBÄRMUTTER ÖFFNET SICH
Das Baby wandert nach unten und der Gebärmutterhals weitet sich. Das Kind wird mit den Kontraktionen der Mutter nach außen gedrückt.

DAS KIND ERSCHEINT
Die meisten Babys werden mit dem Kopf voran und dem Gesicht nach unten geboren.

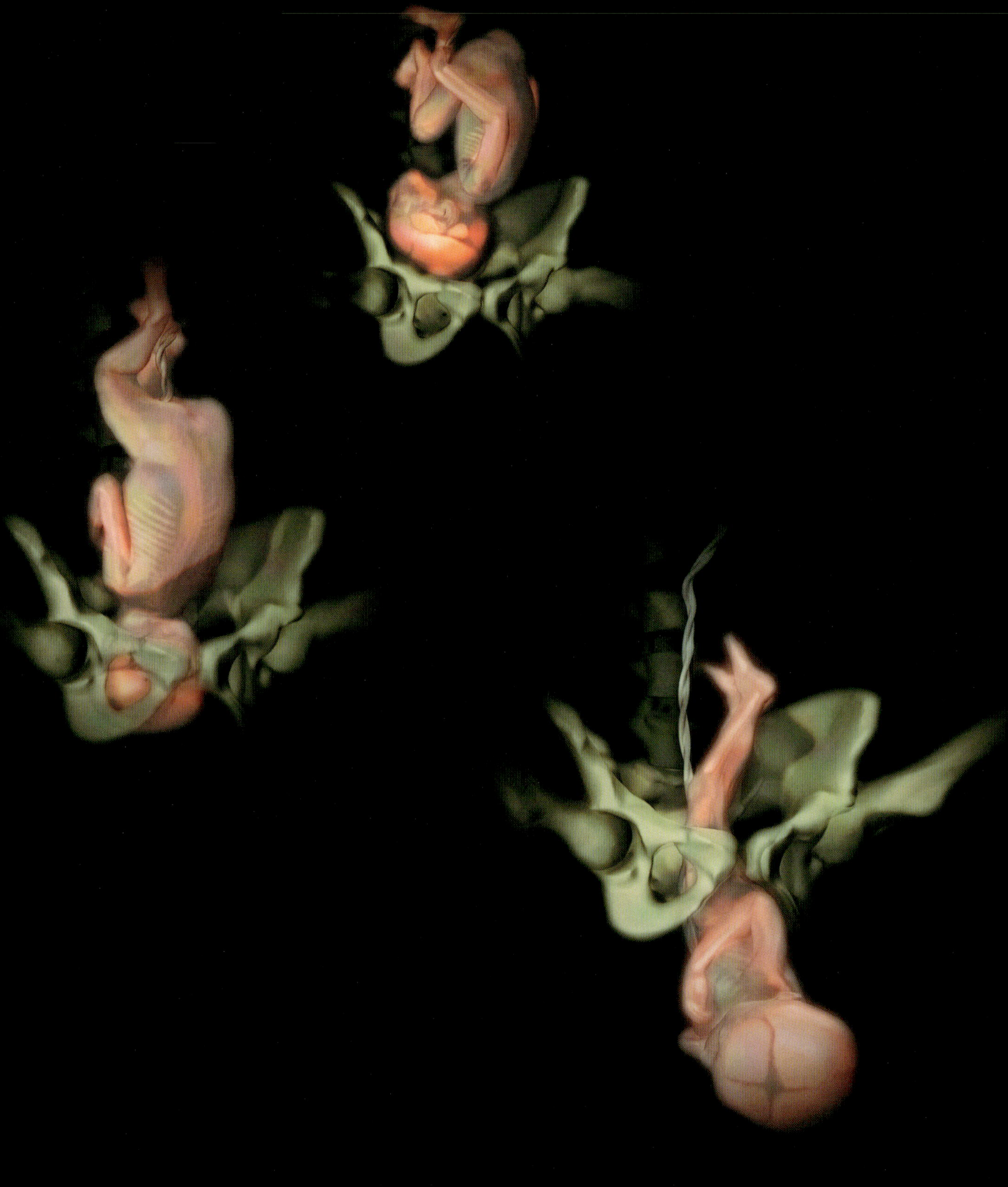

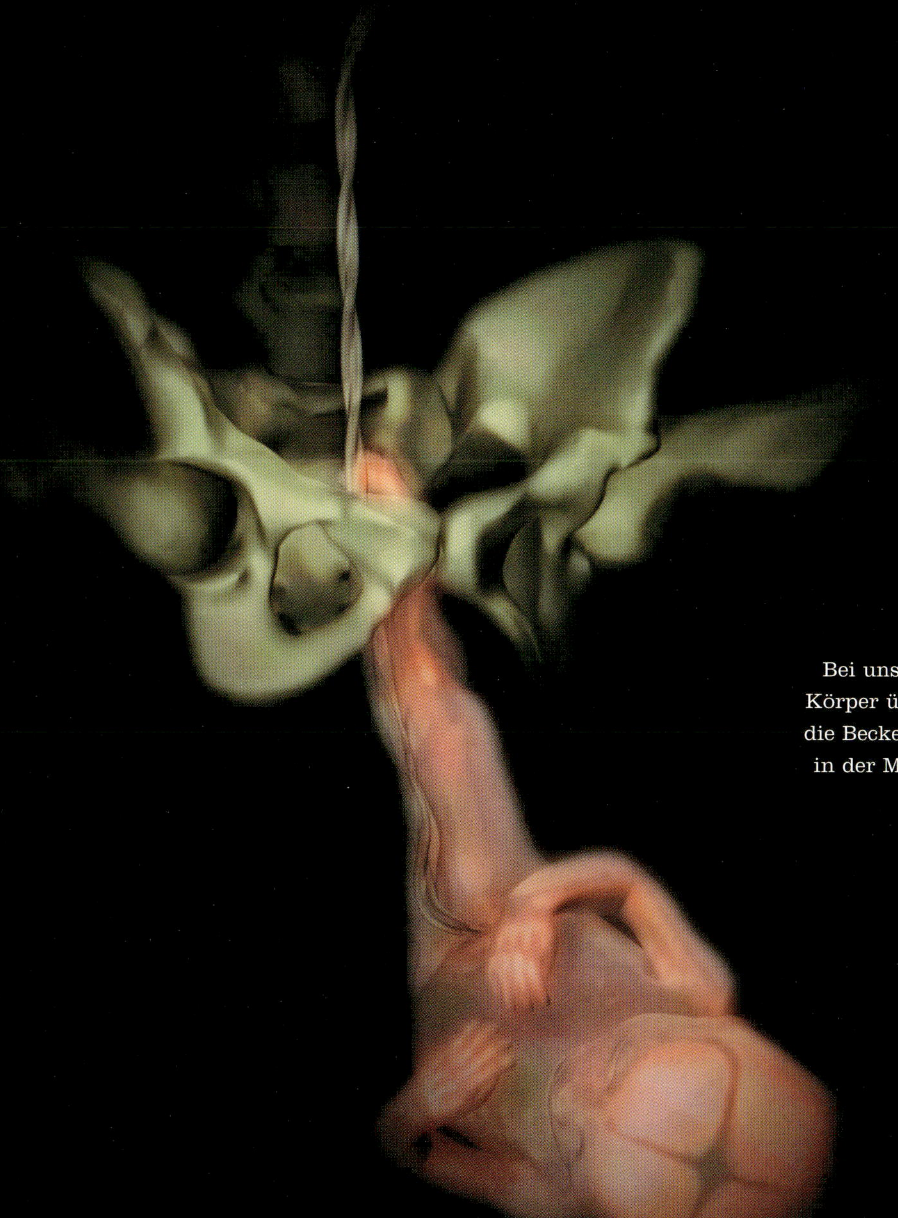

Der Kopf zuerst

Bei uns Menschen ist der Kopf im Vergleich zum Körper überdimensional groß. Um das Baby durch die Beckenöffnung zu drücken, muss der Knochen in der Mitte aufspringen. Das erste Mal ist immer das schlimmste.

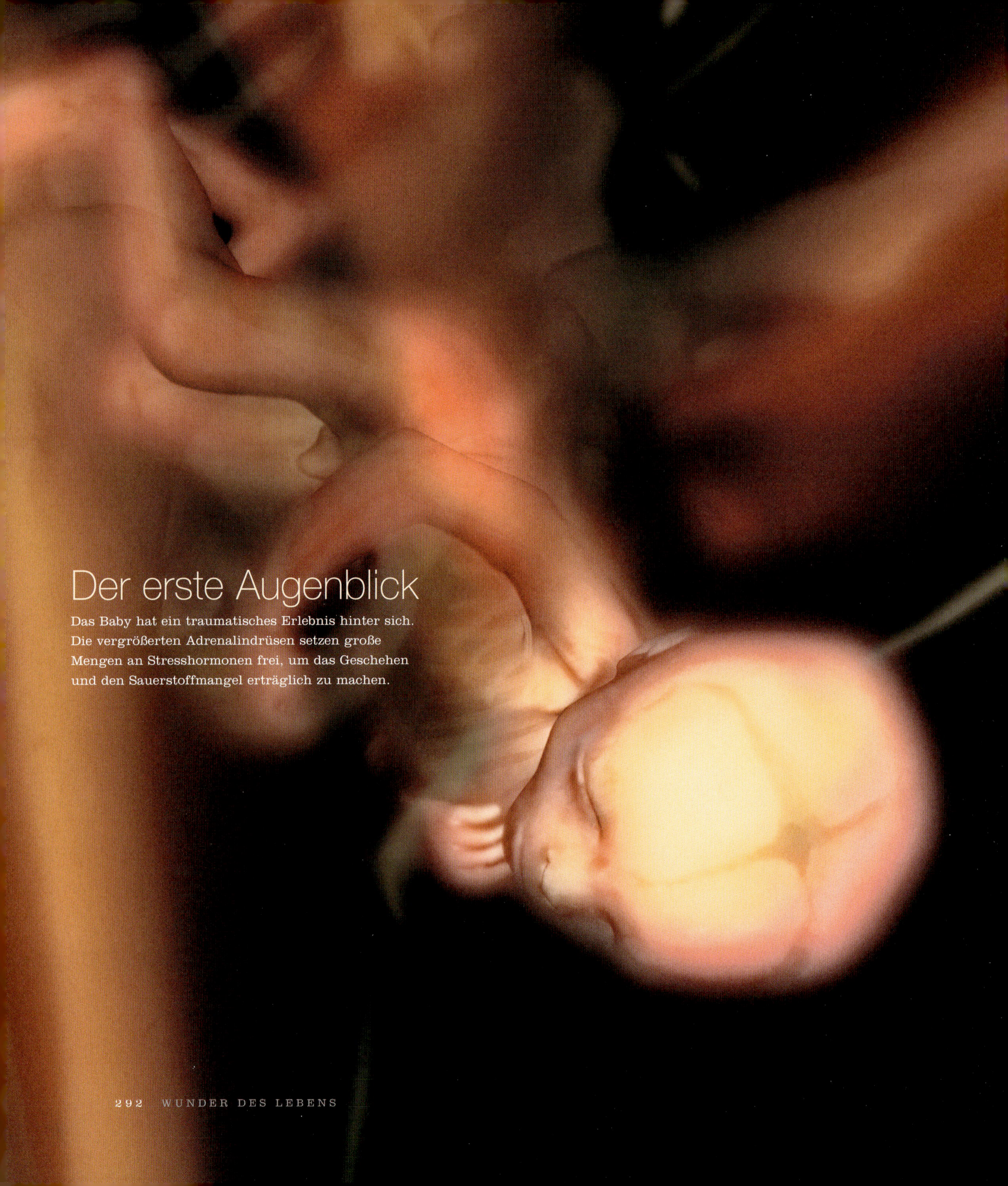

Der erste Augenblick

Das Baby hat ein traumatisches Erlebnis hinter sich. Die vergrößerten Adrenalindrüsen setzen große Mengen an Stresshormonen frei, um das Geschehen und den Sauerstoffmangel erträglich zu machen.

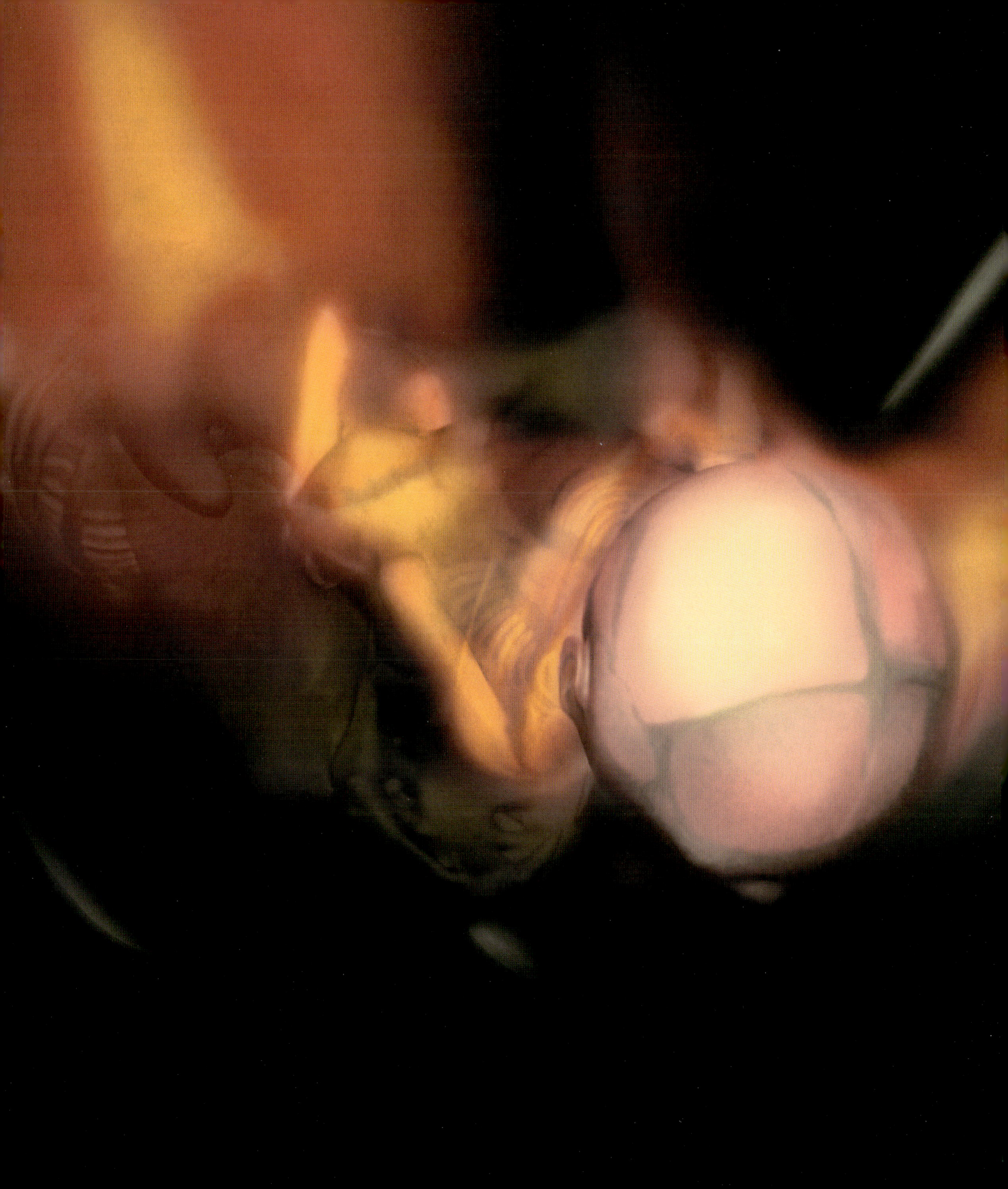

GEBURTSVORGANG

WILLKOMMEN IN UNSERER WELT: Die Geburt beginnt, sobald sich der Gebärmutterhals voll geweitet hat. Bisher setzten die Kontraktionen – die nun im Abstand von zwei bis drei Minuten kommen und jeweils eine Minute andauern – unwillkürlich ein. Doch nun kann die Mutter mithelfen, indem sie mit ihren Bauchmuskeln nach unten presst. Zu Beginn dieser Phase platzt die Fruchtblase (oder wird von einem Arzt auf chirurgischem Weg geöffnet, um die Geburt zu beschleunigen). Aus der Vagina tritt Fruchtwasser aus, so dass der Fötus plötzlich völlig ungeschützt ist. Da das Baby nun Keimen, Verklebungen und Temperaturschwankungen ausgesetzt ist, sind eine sterile Umgebung und ein schneller Geburtsvorgang entscheidend für die Gesundheit und Überlebensfähigkeit des Neugeborenen.

In fast allen Fällen (nur 3,5 % der Babys kommen mit den Füßen zuerst – in der so genannten Steißlage – zur Welt) wird der Kopf des Babys während der Kontraktionen durch den geweiteten Gebärmutterhals gepresst und ist an der Öffnung der Vulva zu sehen. Zwischen den Kontraktionen verschwindet er jedoch wieder. Sobald der Kopf vollständig zu sehen ist, helfen die Ärzte, Krankenschwestern und Hebammen, ihn herauszuziehen. Da die Fontanellen noch nicht zusammengewachsen sind, ist der Kopf des Kindes verformbar und kann fehlgebildet erscheinen – dieser Zustand ist jedoch nur vorübergehend.

Sofort nach der Geburt werden die Atemwege in Betrieb genommen. Im Mutterleib war die Lunge entweder kollabiert oder teilweise mit Fruchtwasser gefüllt, so dass die Millionen Alveolen zusammengedrückt, voll gesogen und noch nicht erprobt waren. Wenn nach der Geburt die Nabelschnur abgebunden und durchtrennt wird und ein letzter Blutschwall aus der Plazenta ausgetreten ist, wird die Sauerstoffzufuhr des Kindes abrupt unterbrochen. Da das Blut weiterhin im Körper des Babys zirkuliert, sammelt sich Kohlendioxid an und das Atmungszentrum im Stammhirn signalisiert den Muskeln von Zwerchfell und Brustkorb, die bereits Monate zuvor eingeübten Bewegungsmuster durchzuführen. Die Muskeln kontrahieren, der Brustkorb weitet sich, das Zwerchfell wird nach unten gezogen und die Lungenflügel füllen sich wie Segel im Wind.

Bei diesem ersten Atemzug – und dem darauffolgenden Ausatmen – schreit das Baby mit aller Kraft. Dieses Verhalten zeigt wie kein anderes, dass sich das Kind an das Leben außerhalb des Mutterleibes angepasst hat, und man kann nachempfinden, wenn die Eltern und alle Beteiligten vor Erleichterung und Aufregung auch zu weinen beginnen.

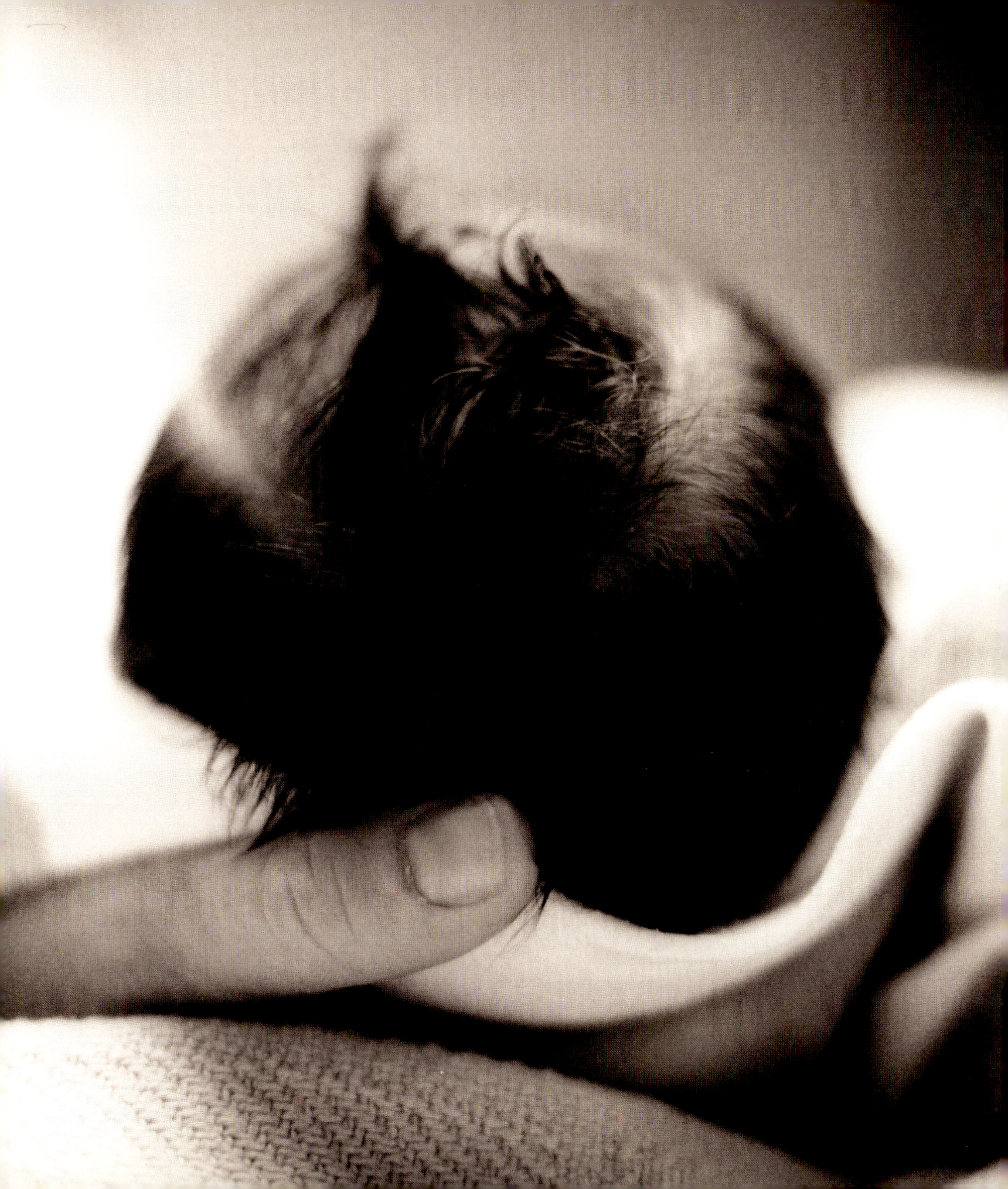

DAS WERK IST ALL DENJENIGEN GEWIDMET, die den Weitblick besaßen, die Carnegie Human Embryology Collections zusammenzutragen und zu erhalten. Dank der Sammlung der National Institutes of Health war es, mit Unterstützung des National Museum of Health and Medicine und der American Registry of Pathology, Wissenschaftlern und Künstlern möglich, unser Wissen über die menschliche Entwicklung zu erweitern und unser Staunen darüber zu bewahren.

Dr. Adrianne Noe, Leiterin des National Museum of Health and Medicine of the Armed Forces Institute of Pathology, und dem AFIP danke ich für ihre hingebungsvolle Arbeit an der Sammlung und ihre Ermutigung, die sie mir und allen anderen, die ihrer Forschungsarbeit und den Wundern der menschlichen Entwicklung Interesse entgegenbringen, haben zuteil werden lassen.

DANKSAGUNG

Bill Thomas, Programmleiter, Doubleday
Ich möchte Bill dafür danken, dass er das Potenzial dieses Buches vor allen anderen erkannte. Außerdem möchte ich ihm für sein ästhetisches Verständnis und seine Führungsqualitäten danken und dafür, dass er die gesamte Arbeit an diesem Werk zu einer meiner erfüllendsten beruflichen Erfahrungen machte.

Attila Ambrus, Senior Producer, Anatomical Travelogue, Inc.
Die vortreffliche Leistung, die er für die Produktion dieses Buches erbrachte, übertraf meine sämtlichen Erwartungen. Seine ästhetischen Beiträge und seine hervorragende technische Leistung verhalfen diesem Werk auf ein Niveau, das alle Beteiligten mit großem Stolz erfüllt.

Meiner Familie: Susan und Andreas
Ich danke ihnen für ihre unermessliche Liebe, ihre Unterstützung, Geduld, Unschuld und ihr Lachen. Ich hoffe, ich kann ihnen irgendwann einen Teil dessen zurückgeben, was sie mir gegeben haben.

Den Mitarbeitern von Anatomical Travelogue: Glen Ball, Laszlo Balogh, Chad Capeland, Diana Diriwaechter, Ildiko Fodor, Joanne Sommers Handley, Wan Seob Lee, Ben Lipman, Mark Mazaitis, Elias Papatheodorou, Kwang Park, Levente Szileszky.

E. C. Lockett, Imaging-Spezialist, The National Museum of Health and Medicine of the Armed Forces Institute of Pathology.

William Discher, Imaging-Spezialist, The National Museum of Health and Medicine of the Armed Forces Institute of Pathology.

Center for In Vivo Microscopy, Department of Radiology, Duke University Medical Center.

Biomedical Magnetic Resonance Laboratory, University of Illinois, College of Medicine at Urbana-Champaign.

Olympus America, Inc., Olympus Scientific Equipment Group.

Marlin Minks, ehemaliger Creative Director, Anatomical Travelogue.

Carlo Bulletti, M. D., Leiter der Abteilung für Physiopathologie der Reproduktion, Allgemeines Krankenhaus Rimini, Universität Bologna und Gesundheitseinheit Rimini; Professor für Fortpflanzungs-Biotechnologie am Institut für Biotechnologie an der Medizinischen Fakultät der Universität Bologna, Italien; außerordentlicher Professor für Geburtshilfe und Gynäkologie an der New York University.

P. Schwartz und H. W. Michelmann, Universität Göttingen.

The National Institute of Child Health and Human Development (NICHD), National Institute of Health.

National Institute of Health.

Douglas T. Carrell, Ph. D., H. C. L. D., außerordentlicher Professor für Chirurgie, Geburtshilfe, Gynäkologie und Physiologie; Geschäftsführer von IVF und der Andrology Laboratories; Benjamin R. Emery, B. S., University of Utah School of Medicine, Salt Lake City.

Raymond F. Gasser, Ph. D., Professor für Humane Embryologie, Department of Cell Biology and Anatomy, Louisiana State University Health Science Center, New Orleans, Louisiana.

Lewis C. Krey, Ph. D., Anna Blaszcyk, M. S., Caroline McCaffrey, Ph. D., und Alexis Adler, B. S., Programm für In-vitro-Fertilisation, Plastische Chirurgie und Unfruchtbarkeit, Department of Obstetrics and Gynecology, New York University School of Medicine.

Stark Design, Adriane Stark und Craig Bailey.
Sie verrichteten eine sehr schwierige und komplizierte, aber lohnenswerte Arbeit. Danke für das vollendete Design und die vollkommene Professionalität.

Barry Werth
»Ihre Texte sind die eines Mozart« – Steve Rubin, Verlegerischer Geschäftsführer von Doubleday.

Rebecca Holland, Verlagsleiterin, Doubleday.

Kendra Harpster, Lektoratsassistenz, Doubleday.

Kim Cacho, Herstellung, Doubleday.

Jennifer Rudolph Walsh, Senior Vice President, Leiter der belletristischen Abteilung, William Morris Agency.

Sämtliche Abbildungen wurden auf HP Workstations hergestellt.

Die Software für die wissenschaftlichen Darstellungen wurde in Zusammenarbeit mit Volume Graphics GmbH, Heidelberg, entwickelt.

FOTONACHWEIS

Seite 1, © Barnaby Hall; S. 8, © Sandra Wavrick / Photonica; S. 16, © Michael Kelly / Getty Images; Seite 18–26, © Barnaby Hall; Seite 28–29, © Jane Yeomans / Photonica; Seite 53, © Andreas Pollok / Getty Images; Seite 62–63 und 92–93, © Jane Yeomans / Photonica; Seite 212–213, © Erik Rank / Photonica; Seite 278–279, © Owen Franken / Corbis Images; Seite 280, © Armen Kachaturian / Photonica; Seite 283, © Elke Hesser / Photonica; Seite 286–287, © Spike / Getty Images; Seite 295, © David Roth / Getty Images; Seite 303, © Jane Yeomans / Photonica.

Unser Dank gilt auch: E. C. Lockett und William Discher, Imaging-Spezialisten, The National Museum of Health and Medicine of the Armed Forces Institute of Pathology; Marlin Minks, ehemaliger Creative Director, Anatomical Travelogue; P. Schwartz und H. W. Michelmann, Universität Göttingen, Rasterelektronenmikroskopie; Douglas T. Carrell, Ph. D., H. C. L. D., außerordentlicher Professor für Chirurgie, Geburtshilfe, Gynäkologie und Physiologie; Geschäftsführer von IVF und der Andrology Laboratories; Benjamin R. Emery, B. S., University of Utah School of Medicine, Salt Lake City, Utah; National Museum of Health and Medicine/Carnegie Human Embryology Collection. Lewis C. Krey, Ph. D., Anna Blaszczyk, M. S., Caroline McCaffgrey, Ph. D., und Alexis Adler, B. S., Programm für In-vitro-Fertilisation, Plastische Chirurgie und Unfruchtbarkeit, Department of Obstetrics and Gynecology, New York University School of Medicine.

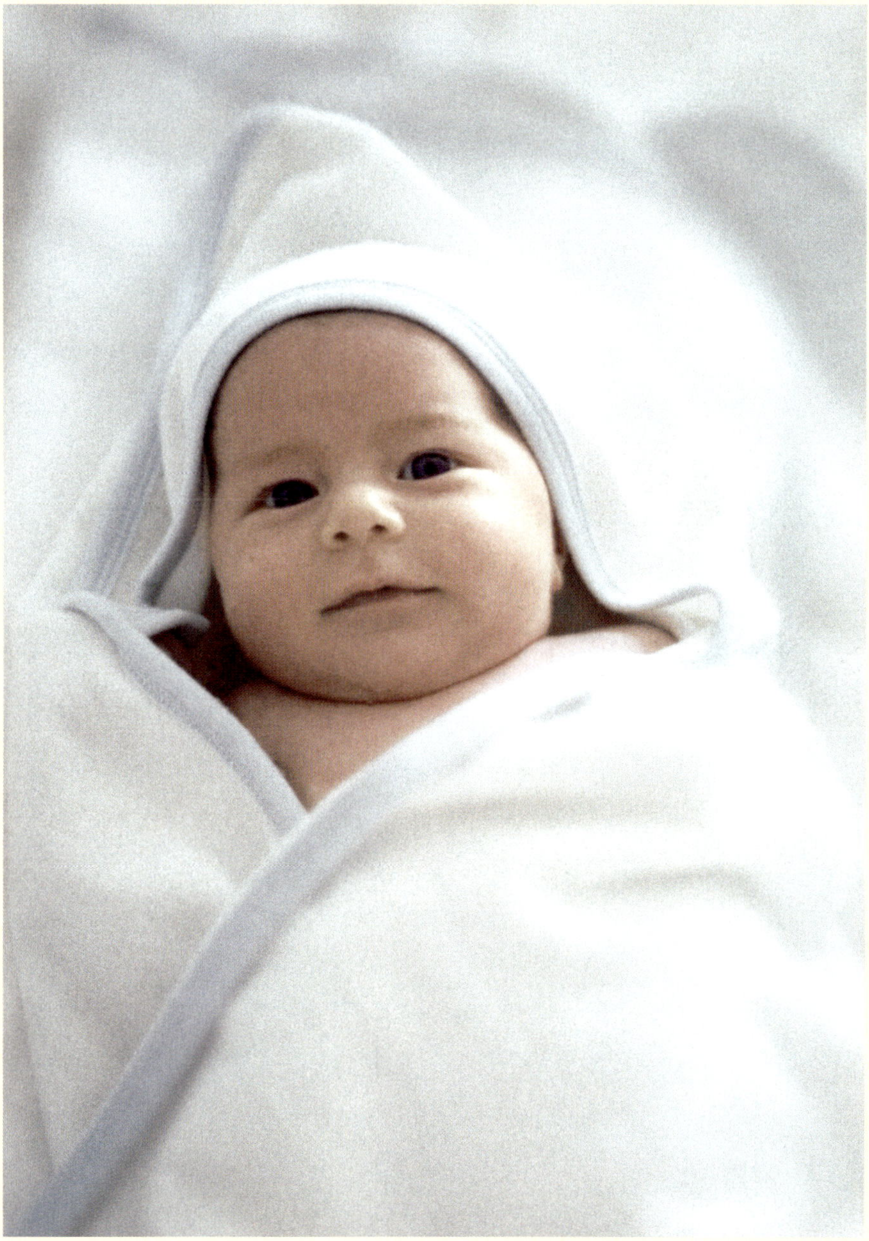

Der Sohn des Autors, Andreas

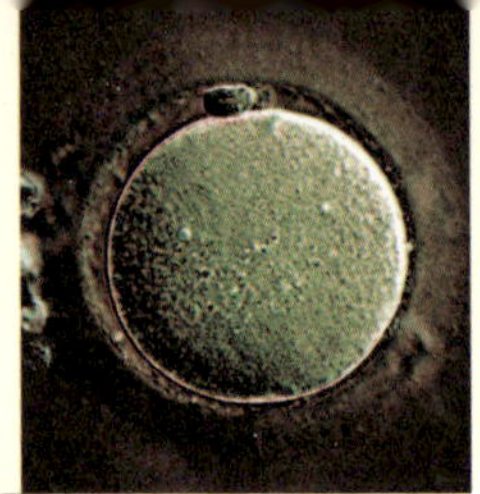
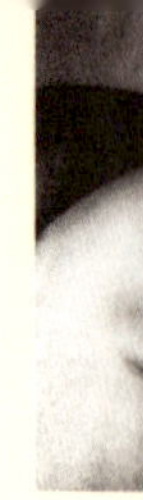
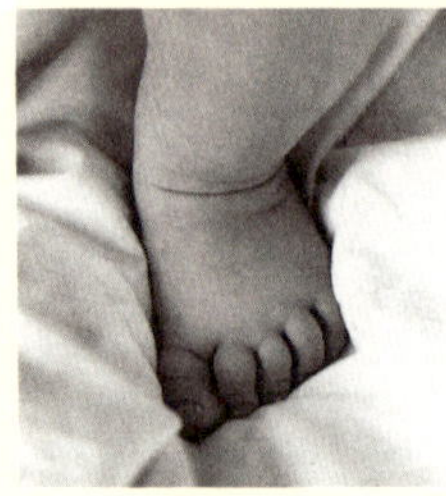
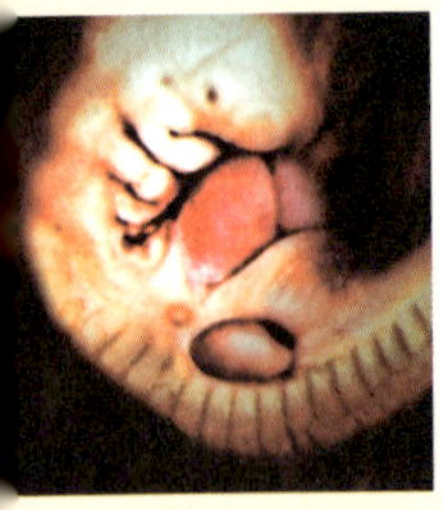
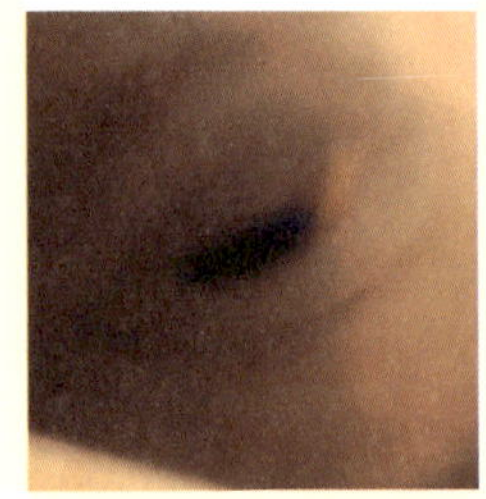
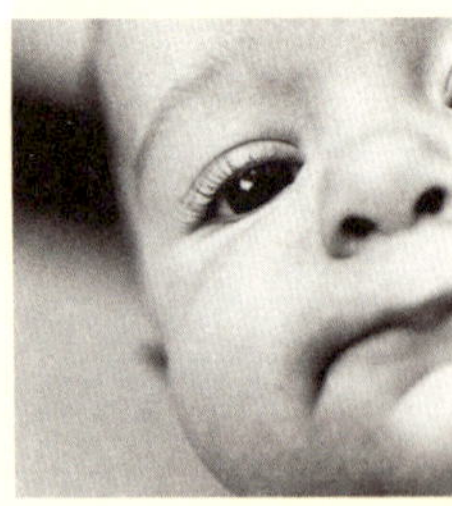
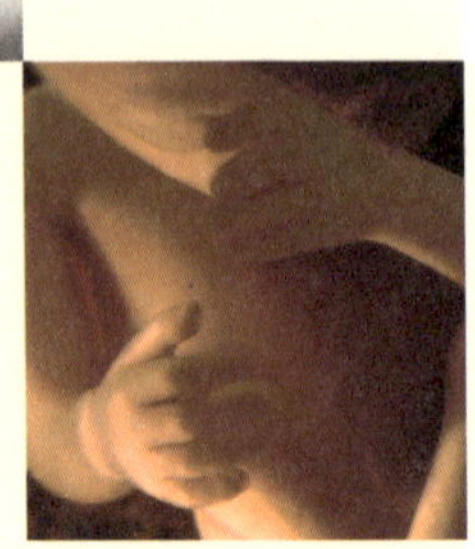
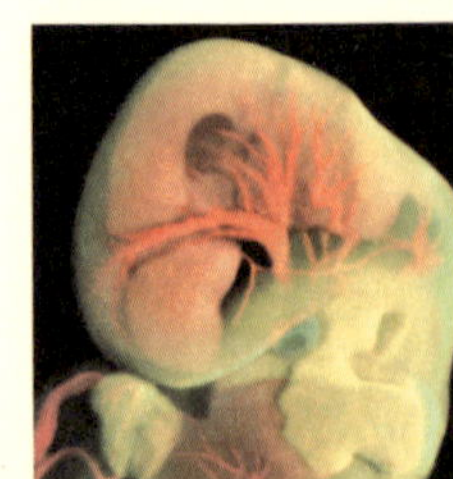
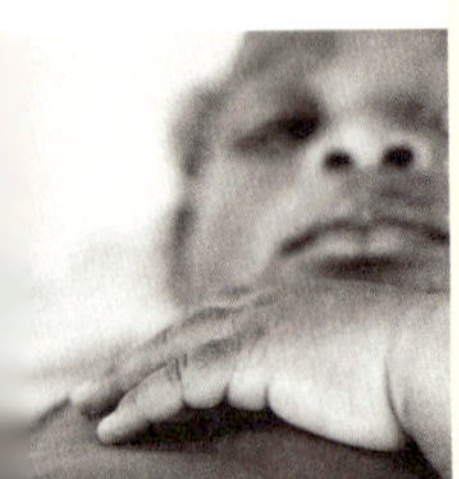
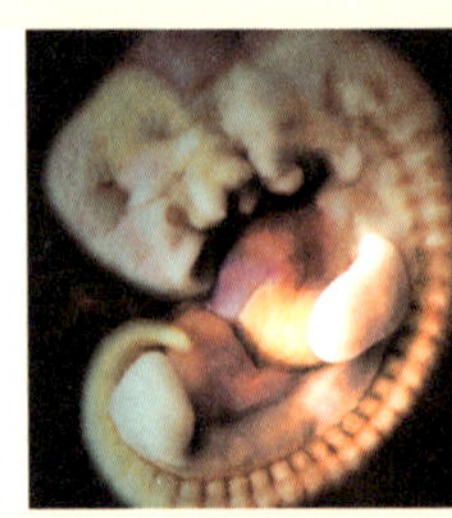
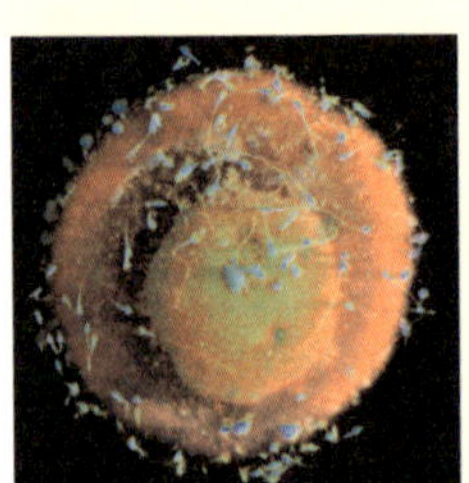

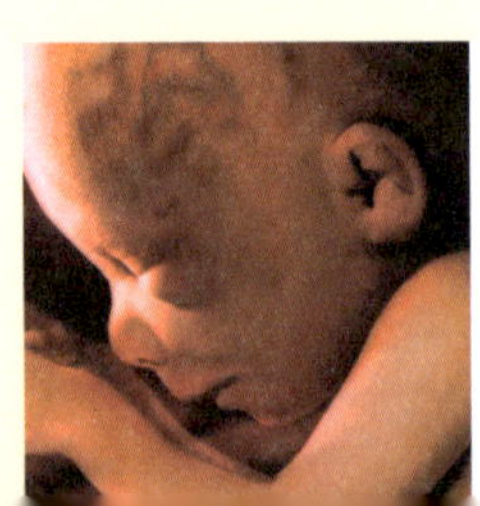